临床超声心动图
诊断学(上册)

主 编 ◎ 张全斌 江 勇

科学技术文献出版社
SCIENTIFIC AND TECHNICAL DOCUMENTATION PRESS
·北京·

图书在版编目（CIP）数据

临床超声心动图诊断学．上册 / 张全斌，江勇主编．—北京：科学技术文献出版社，2024.4
ISBN 978-7-5235-1242-5

Ⅰ．①临⋯　Ⅱ．①张⋯　②江⋯　Ⅲ．①超声心动图—诊断　Ⅳ．① R540.4

中国国家版本馆 CIP 数据核字（2024）第 059597 号

临床超声心动图诊断学（上册）

策划编辑：张　蓉　责任编辑：张　蓉　史钰颖　责任校对：张吲哚　责任出版：张志平

出　版　者　科学技术文献出版社
地　　　址　北京市复兴路15号　邮编 100038
编　务　部　（010）58882938，58882087（传真）
发　行　部　（010）58882868，58882870（传真）
邮　购　部　（010）58882873
官　方　网　址　www.stdp.com.cn
发　行　者　科学技术文献出版社发行　全国各地新华书店经销
印　刷　者　北京地大彩印有限公司
版　　　次　2024年4月第1版　2024年4月第1次印刷
开　　　本　889×1194　1/16
字　　　数　854千
印　　　张　30.25
书　　　号　ISBN 978-7-5235-1242-5
定　　　价　278.00元

主编简介

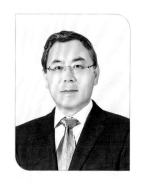

张全斌

山西医科大学第六医院超声科学科带头人、首席医师、主任医师、教授、博士研究生导师，享受国务院政府特殊津贴专家，留美访问学者。

学术成果

从事临床超声医学 40 余年，主要研究方向：心血管超声诊断和介入性超声医学。主编《介入性超声医学临床医师备忘录》，主译《婴幼儿多普勒超声心动图学》，参编、译《中国成年人超声心动图检查测量指南》《实用心脏超声诊断学》《心血管病最新诊断和治疗》等指南和专著 9 部；于国内外专业刊物发表论文 90 余篇；作为第一责任人承担国家和省部级科研资助项目 5 项，获省部级科学技术奖 6 项；培养超声医学专业硕士和博士研究生 17 名；2018 年带领学科创建为山西省医学重点学科。

学术任职

担任山西省医学会第七届超声医学专业委员会副主任委员，中国医药教育协会第二届超声医学分会常务委员，中国医疗保健国际交流促进会第二届超声医学专业委员会常务委员，中国医师协会第三届超声医师分会委员；担任《中国超声医学杂志》第十三届编委会编委，《中华医学超声杂志（电子版）》第四届通讯编委。

主编简介

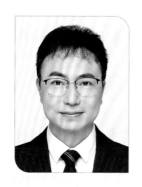

江 勇

医学博士、中国医学科学院阜外医院超声影像中心主任医师、硕士研究生导师，中国医学科学院阜外医院深圳医院超声科主任。

专业特长

从事心脏超声专业20余年，在先天性心血管疾病、瓣膜病、心肌病、冠心病及心脏肿瘤超声诊治方面具备丰富的经验。较早参加心脏移植、人工心脏辅助装置及心脏再同步化治疗等先进技术超声评估。

学术任职

现任中国超声医学工程学会第八届超声心动图专业委员会副主任委员。

学术成果

超声引导经皮介入治疗结构性心脏病的开拓者和推广者之一，曾多次举办经食管超声心动图技能培训班，主持及参与课题10余项，参与编写论著20余部，发表文章30余篇。

编委会

主　编　张全斌　江　勇
副主编　徐　琨　吴伟春　王　军
编　委（按姓氏笔画排序）

于　静　山西医科大学第二医院
王　军　北京大学第一医院太原医院（太原市中心医院）
王小艳　长治医学院附属和平医院
王昊刚　河北医科大学第一医院
宁　伟　青海省心脑血管病专科医院
刘学兵　山西医科大学第六医院 & 四川省人民医院
刘晓蓉　山西医科大学第六医院
江　勇　中国医学科学院阜外医院
杨　帅　首都儿科研究所附属儿童医院
杨秀玲　山西省儿童医院
吴伟春　中国医学科学院阜外医院
何　慧　山西医科大学第一医院
张全斌　山西医科大学第六医院
张园园　山西医科大学第六医院
张静涵　首都医科大学附属北京安贞医院
张静璇　山西医科大学第一医院
陈　力　山西医科大学第六医院
郑敏娟　空军军医大学西京医院
郝嫦娟　山西医科大学第三医院（山西白求恩医院）
姜怡南　长治医学院附属和平医院
贾保霞　深圳市第九人民医院
徐　琨　山西医科大学第一医院
高瑞锋　山西医科大学第六医院
郭　华　长治医学院附属临汾市中心医院
郭丽丽　北京大学第一医院太原医院（太原市中心医院）
崔艳华　山西省人民医院
寇　敏　河北大学附属医院
董　娟　山西医科大学第三医院（山西白求恩医院）
蔚俊丽　山西医科大学第六医院

前　言

自 20 世纪 50 年代瑞典学者 Edler 和 Hertz 将超声应用于探查心脏结构与运动之后，历经近 70 年的不断发展，心血管超声诊断技术在临床上得到了广泛的推广应用。该技术从初期经典的 M 型超声心动图发展至二维超声心动图、频谱多普勒超声心动图、彩色多普勒血流成像（color Doppler flow imaging，CDFI）、组织多普勒超声心动图、三维超声心动图（three-dimensional echocardiography，3DE）及三维斑点追踪技术，实现了对从简单的心血管结构与运动的探查到复杂心脏结构、功能及血流动力学变化的评估，从而成为临床心血管的常规检查手段和许多心血管疾病诊治的必要方法。随着超声技术的快速更新和设备的小型化，心血管超声诊断技术现已渗透到不同级别的医疗机构和临床涉及心血管疾病的各个相关专业，但是在临床上仍然存在超声心动图检查和测量方法不准确、不统一，对正常参考值的来源不清、应用不当，或因概念模糊，缺乏对某些心血管疾病声像图的正确理解和分辨等问题，以致超声医师在临床检查时常易漏诊或误诊，因此使心血管超声技术规范化和标准化显得日趋重要。此外，近年来实时三维超声心动图对心脏结构和功能的评估、瓣膜定量分析、容积近端等速表面积（proximal isovelocity surface area，PISA）、三维超声斑点追踪，心肌做功（myocardial work，MW）、人工智能及心腔内超声心脏融合成像等新技术在临床的应用取得了突破性进展。超声在心血管急危重症领域的应用对超声医师的急危重症思维和理念提出了更高的要求。超声心动图在心血管介入方面尚需要得到进一步推广应用，超声从以往的检查技术到参与临床治疗的时机已经到来。无论是超声医师，还是临床医师，对学习和掌握心血管超声诊断技术的需求与日俱增。

尽管已有许多相关心血管超声诊断的专著出版，但是仍然远跟不上超声技术更新和发展的步伐。本人从事临床心血管超声诊断专业 40 余年，于 2009—2010 年在美国埃默里大学医学院超声心动图研究室留学做访问学者，在国内曾带领 17 名硕士和博士研究生从事心血管超声检测技术的应用研究，并在国内外专业刊物发表相关学术论文 90 余篇；2013—2014 年我作为主要人员参与了中华医学会超声医学分会组织实施的前瞻性、全国多中心 EMINCA 研究（中国汉族健康成年人超声心动图测量值研究）；2016 年参与制订和编写中华医学会超声医学分会发布的《中国成年人超声心动图检查测量指南》。为了适应超声心动图技术的发展和临床需要，由本人牵头组织了在国内心血管超声专业方面有所造诣的来自 11 所医科院校附属医院和科研院所（包括 18 所三级甲等医院和研究机构）的 29 位专家，结合自身临床实践经验，并参阅近年来专业刊物发表的相关指南或专家共识等文献，历时 2 年编著《临床超声心动图诊断学》一书，书中部分示意图由陈力医师绘制。

《临床超声心动图诊断学》分为上、下两册，其中上册内容包括超声的物理特性及其心血管成像原理、心血管超声检查、经胸超声心动图的临床应用；下册内容含经食管超声心动图的临床应用、心脏声学造影、心脏负荷超声、心血管介入性超声及心血管急危重症超声应用，共 8 篇，分 42 章，编排原则上以临床实用为主，注重循序渐进、简明扼要，按心脏大血管血液循环的解剖结构顺序，重点阐述了心血管超声检查方法、超声特征或表现、注意事项、鉴别诊断及临床价值和意义，并介绍了近年来涌现的许多心血管超声新技术、新知识和新理论。文中绝大多数超声图像为编者在临床实践中积累的病例，不乏少见、罕见和疑难心血管疾病声像图，这些资料翔实可靠。该书内容丰富、图文并茂，附有静态图像近 1400 幅，动图视频近 400 条（扫描二维码观看），适用于临床超声科医师、心血管科医师、心血管专业研究生及相关学科专业人员学习、理解和查阅。在附录中，附有最新版的中国成人经胸心血管超声正常参考值、儿童经胸心血管超声正常参考值及经胸超声心动图检查报告专家共识（2024 版），文末还附有大量相关参考文献，可供读者查询与进一步学习。因心腔内超声和血管内超声的内容属于较强的专科性领域，本书未对其进行详细论述，如有需求可查阅相关资料。

鉴于编者水平有限，书中难免存在不足或疏漏之处，敬请读者批评指正！

注：关于本书中所提及的药物，仅供阅读参考，具体应用，请参考药物使用说明书。

2023 年 10 月于太原

致 谢

感谢美国埃默里大学医学院超声心动图研究室孙静平教授给予的指导、帮助及支持！感谢在本书编著过程中曾提供过帮助和支持的所有朋友们！

目 录

第一篇

超声的物理特性
及其心血管成像原理

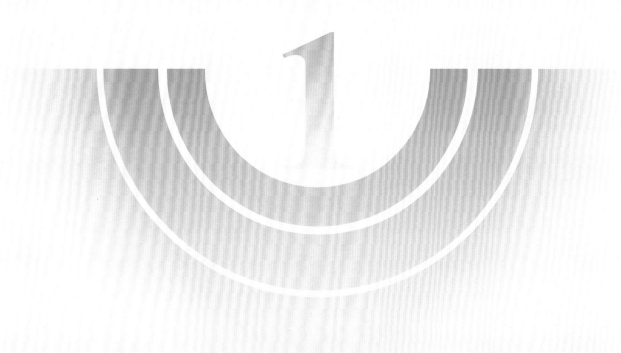

第一章

超声的物理特性

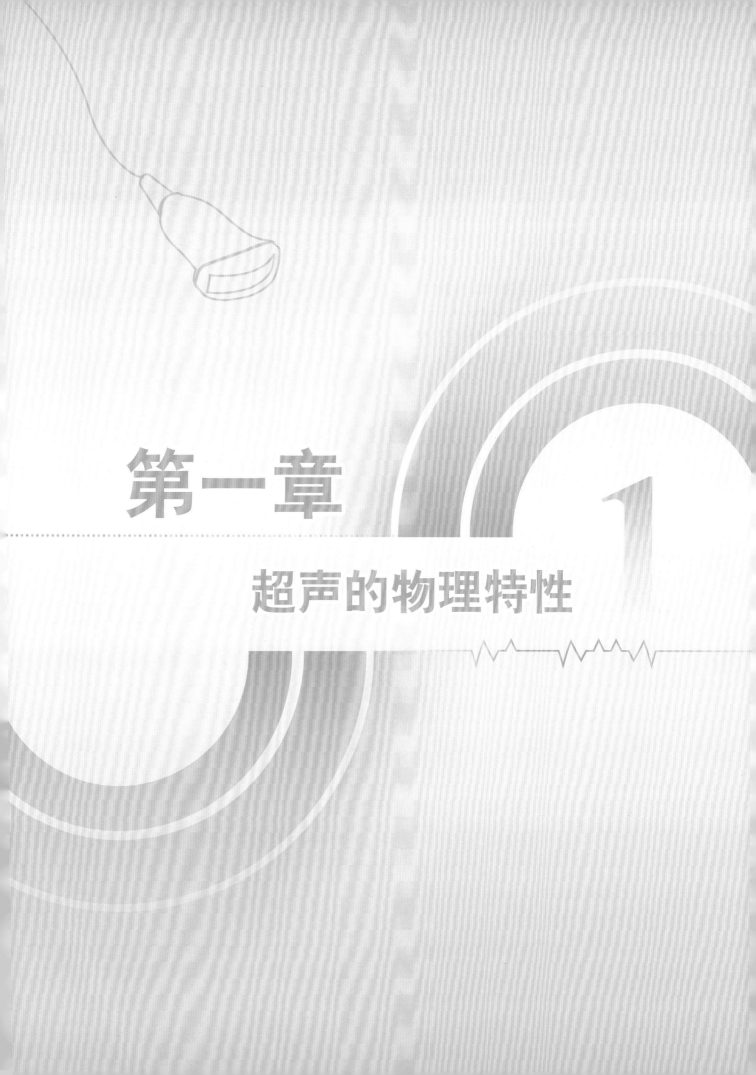

引言

超声心动图（echocardiography）是一种无创性的活体心脏成像方法。它是基于对传输到心脏的超声脉冲声束所产生回声的检测。学习超声的物理特性及其心血管成像原理是掌握其临床应用的重要基础。了解超声的物理学基础和技术的局限性，可以确保在成像采集时避免或大大减少成像的失真和伪影，从而减少误诊的机会。理解超声心血管成像的原理有助于操作者优化、理解和分析图像。

通过对本章的学习，可以帮助临床医师在临床工作中最大限度地发挥心血管超声的诊断作用。

第一节 声波与超声波

一、概念

声波（sound）是指振动源产生的频率在20～20 000 Hz，并在弹性介质中激起的疏密波，在此频率范围，当传播至人耳时可引起声音的感觉。超声波（ultrasound）是指振动源产生的频率在20 000 Hz以上而物理性能与声波相似的疏密波，其频率超过人的听觉感受范围。

二、声波的物理特性

声波通常被简化用正弦波来描述其所具有的特性（图1-1-1）。

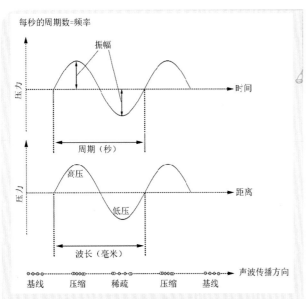

图 1-1-1 超声波的物理特性及传播示意

（绘图依据：Galiuto L.The EAE Textbook of Echocardiography. Oxford University Press,2011.）

（1）频率（f）：每秒的周期数。

（2）波长（λ）：相邻周期上两个相同点之间的距离。

（3）速度（v）：声波传播的方向和速率。

三者之间的关系由公式表达为$v=f\lambda$。

由频率和速度计算波长

例如，3.5 MHz超声探头：

$v=f\lambda$

$1540=3\ 500\ 000\times\lambda$

$\lambda=0.44\ mm$

（4）在人体软组织中，声波（压力波）的传播速度约为1500 m/s（而在空气中则为300 m/s）。

（5）因此，在人体软组织中，频率为1000 Hz（赫兹，或每秒周期）的波长是1.5 m。常识表明这个波长太大，无法使心脏成像，因为心脏厚度只有大约15 cm，其所包含的某些结构厚度还不到1 mm。要达到1 mm的波长，频率必须是1 500 000 Hz或1.5 MHz。

人体不同组织超声波的传播速度

骨：2000 ～ 4000 m/s
血液：1570 m/s
心脏：1540 m/s
水：1520 m/s
脂肪：1450 m/s
空气：300 m/s

第二节 超声在组织中的传播

超声波穿过人体组织时，会发生反射、折射或散射（图1-2-1）。

一、反射

（1）当超声波穿过胸腔至心脏时，它们会遇到不同身体组织之间的几个界面，例如心包、心肌。

（2）当这些界面像一面镜子时，一些入射能量在它们上反射，就像光从发亮的表面反射回来一样。

（3）反射的声波被称为"回声"，经过"镜面"（像镜子一样）反射的声波被称为"镜面回声"。

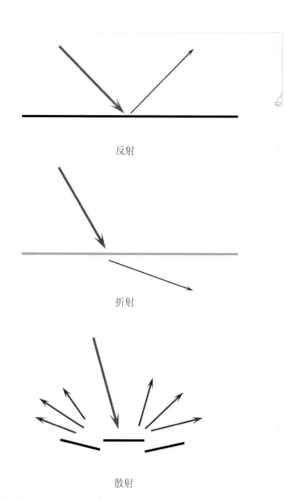

图 1-2-1　反射、折射和散射示意

（绘图依据：LEESON P., AUGUSTINE D.,MITCHELL A.R.J., et al. Echocardiography[M]. 2nd ed.London：Oxford University Press, 2012.）

（4）反射的"回声"被传送回探头，并震动压电晶体，从电信号中形成一个信号，由此可以构建心脏的图像。

（5）产生的微小电信号被放大并处理，形成一个视频信号，显示出反射结构与探头的相对距离，信号强度提供了有关界面性质的一些信息。

二、折射

（1）折射是波的传播方向由于其速度的改变而改变，当波以非90°或0°的其他任何角度从一种介质传播到另一种介质时，这种现象最常见。

（2）折射是光最常见的现象（例如，铅笔放在一杯水中，其角度会明显弯曲），任何形式的波，包括超声波，都会发生折射现象。

三、散射

（1）用来形成心脏图像的镜面回声来自组织界面。

（2）当超声波遇到很小的结构时，它会以不同的方式传播：它不是沿着确定的路径反射，而是均匀地向各个方向散射。

反射、散射与图像质量

（1）心脏内的一些组织（心包、心外膜、心内膜、瓣膜）有较多的镜面反射，在心血管超声上有较高的信号强度，其他组织（如心肌）有较多的散射。

（2）血液产生的反射很少，因此在心血管超声上信号强度很低。这使得心肌很容易与血液相鉴别。

反射（图1-2-2）：入射超声的角度影响从介质边界反射回来的回声。折射：入射超声从一种介质传播到另一种介质，引起方向的改变。散射：回声是由较小的物体界面产生的，回声强度较低和角度依赖性较小。

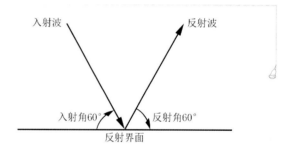

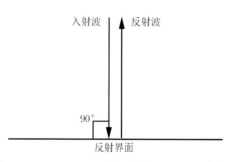

图 1-2-2　声波的反射特性，反射角等于入射角，入射角决定反射角

（绘图依据：Silverman DI,Manning WJ.The Complete Guide to Echocardiography.Jones&Bartlett Learning,LLC，2012.）

四、反射、衰减和深度补偿

超声波在穿过脂肪和肌肉等"海绵状"组织时衰减相当严重。衰减程度很大程度上取决于超声频率。

（1）在组织界面反射的比例主要取决于组织密度的差异。在有很大差别的组织之间，比如与空气或骨骼的界面,大部分入射波会被反射回来,产生很强的回声,剩余超声能量几乎不可能再穿透到更深的组织结构。正是出于这个原因,操作者必须操作探头,以避免肋骨和肺气的干扰,并使用接触凝胶来消除探头和胸壁之间的空气。

(2)相比之下,血液、肌肉和脂肪的密度差异相对较小,因此从它们之间的界面反射的回声非常小——大约是入射波能量(振幅)的0.1%。

(3)这不仅是要检测一个非常小的信号,而且所需的放大水平远远大于接近探头的同样界面。为了克服这个问题,超声设备提供深度补偿或时间增益补偿(TGC)。这在特定脉冲回声的时间内自动增加放大,使最后到达的超声脉冲比第一个到达的超声脉冲被放大的水平要大得多。

(4)这种补偿大部分是内置在设备上的,但用户可以通过一组滑块控制对其进行微调,在选定的深度上调节放大。

(5)利用各种介质的反射和衰减特性可以帮助识别它们。特别是与空气交界的界面,在近端边界会产生非常强的反射,超过这个边界,空气会使声波强烈地衰减,造成声影。

结合衰减(attenuation)和反射损耗的影响

例如,频率在5MHz时:

50%的传输能量在2 cm后丢失;

0.1%在典型的软组织界面反射;

50%的反射能量在返回时损耗;

这样,回波就是 $1/2 \times 1/1000 \times 1/2 =$ 发射能量的1/4000。

在界面的波

反射波

密度的微小变化,只有一部分波被反射;

密度发生大的变化,大部分入射波会被反射或全反射。

五、混响伪像

(1)混响伪像是由某些传输和衰减特性与软组织(心脏)有显著不同的结构产生的。

(2)反射的回声在高反射物体与探头之间来回反射。

(3)在混响伪像中,超声波从探头–皮肤界面反射回胸部,这是引起图像误解而产生二次"幻影"图像的常见来源。在正常情况下,这种效应是看不到的,因为软组织反射太弱,二次反射太小,无法识别。

(4)然而,如果探测目标是一个非常强的反射体如钙化或人工瓣膜,那么次级或更高级混响回声足够强,则可以被检测到。

(5)识别它们的线索是,它们与探头的距离总是恰好等于高强度回声的两倍。如果主结构(primary structure)移动一定距离,多次反射回声移动其两倍的距离。

避免和识别混响伪像的线索

(1)注意那些只能在一个成像平面上看到的目标。

(2)注意不注重解剖学边界的目标,例如位于室壁上方的瓣膜或位于心脏外的血管。

(3)注意那些距探头距离两倍的强反射体目标。

(4)使用获取图像所需的最小功率。

(5)使用足够的超声耦合剂。

如果伪像在需要的视野范围内,旋转患者或改变探头角度移动伪像。

(张全斌 陈力)

第二章

心血管超声成像原理

第一节 心血管超声探头

一、概念

探头（probe）是放在患者胸部的传感器（transducer），它可将高频率的超声波发射到胸腔，并检测从心脏和大血管反射回来的回声（图2-1-1~图2-1-3）。

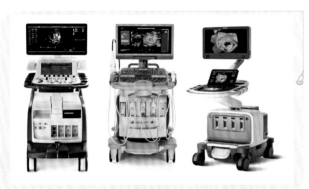

图2-1-1 不同特色功能的心脏彩色多普勒超声诊断设备

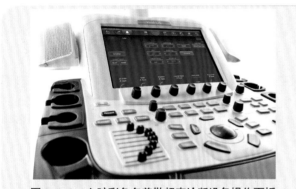

图2-1-2 心脏彩色多普勒超声诊断设备操作面板

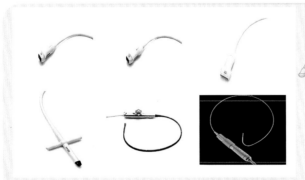

依次为纯净波二维心脏探头、矩阵二维和三维探头、血管探头、专用连续微波多普勒探头、经食管超声心动图探头及心腔内超声心动图探头

图2-1-3 用于心血管检查的各种不同功能超声探头

二、探头的构造及特性

（1）探头包含一层压电晶体，其具有以下几种特性。

1）它们能够产生和接收超声波。

2）当施加电流时，晶体膨胀和压缩，从而产生超声波。

3）当超声波冲击压电晶体时，就产生电流。

（2）探头发出超声波，然后切换到接收模式。这种周期的重复可使超声仪建立超声图像。

（3）探头产生的高频率声波的速度取决于它所经过组织的物理性质。

（4）用于心血管的超声心动图常产生1.5~7 MHz的超声波。

（5）越致密的组织，超声波传播得越快。因此，在像心脏这样的软组织中，波的传播速度（1540 m/s）要慢于像骨骼这样的致密组织（2000~4000 m/s）。

三、探头的分类

一般依据检查途径不同可将用于心脏的超声探头分为经胸心血管超声探头、经食管超声心动图探头及心腔内超声探头（图2-1-3）。此外，还有专科应用的血管内超声探头（如经冠状动脉超声探头）。

（一）经胸心血管超声探头

（1）专用探头：专用连续波（CW）多普勒超声探头包括单个发射晶片和单个接收晶片。该种探头被认为可以更准确地检测和评估经主动脉的速度。

（2）三维矩阵阵列探头：矩阵阵列探头用于生成三维金字塔容积（大小约$30^0 \times 60^0$）或非实时的全容积数据集（大小约$100^0 \times 104^0$）。

（3）在二维相控阵，探头使用3000~4000个晶片（图2-1-4）。

心脏和血管探头的区别

（1）血管超声采用线阵探头，因为它被设计用来成像线性结构——血管。这些晶片沿轴线对齐，可使声束沿平面移动、聚焦和偏转。

（2）当感兴趣的目标离探头更近时，可以使用更高频率的探头进行血管成像。

（3）三维成像使用矩阵阵列探头是可能的。血管三维成像往往是基于扫描血管，并通过一系列二维超声重建三维图像。

（4）心脏探头常常用一组曲面晶片来成像一个容积。

（二）经食管超声探头

（1）探头的构造与胃镜相似，但它的尖端安装了一个微型超声探头，而非用于光成像的光线束。

（2）探头阵列的平面可以由操作者旋转，以提供与心脏正交轴相对应的图像平面，尽管这些轴并没有与食管轴自然对齐。

（3）必须采取预防措施，以避免通过加热和对心脏后部施加150伏电脉冲对患者造成意外伤害的可能性，需要定期检查，以确保电气绝缘的完整性。

（4）放置于食管的探头二维成像具有以下几点优势。

1）胸壁没有声波衰减。

2）可以使用较高频率的探头（达7.5 MHz），以提高图像质量（图2-1-5）。

（5）三维经食管成像正在被越来越多地使用。例如，分析瓣膜结构、指导介入治疗。采集二尖瓣（MV）三维数据集，形成三维二尖瓣图像，从左心室面可以观察到中央的二尖瓣前后叶，其上方为主动脉瓣回声（图2-1-6）。

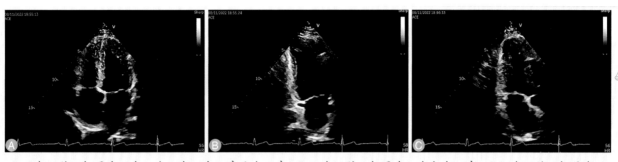

A.心尖四腔心切面左心室、右心室、左心房及右心房；B.心尖二腔心切面左心室和左心房；C.心尖三腔心切面左心室、左心房及主动脉

图 2-1-4　经胸二维超声心动图

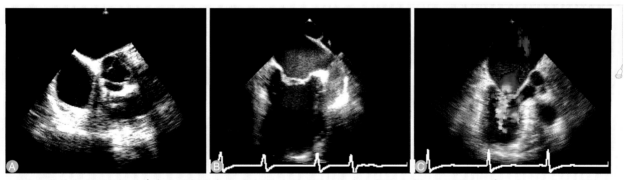

A.于主动脉水平短轴切面清晰显示舒张期主动脉瓣3个瓣开放；B.左心室流入道切面可见左心房、左心室及左心耳；C.CDFI于非标准心尖三腔心切面显示舒张期二尖瓣前向血流和主动脉瓣少量反流信号

图 2-1-5　经食管超声心动图

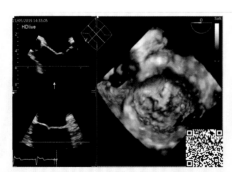

采集二尖瓣三维数据集，形成三维二尖瓣图像，从左心室面可以观察到中央的二尖瓣前后叶，其上方为主动脉瓣回声

图 2-1-6　TEE 三维超声心动图（动态）

1）近年来，三维经食管超声心动图（TEE）探头使用全采样的矩阵阵列传感器来实现实时三维成像。

2）一个2～7 MHz传感器（探头）包含2500个晶片，可采集金字塔三维数据集。

（三）其他探头

1. 心腔内探头

心腔内超声心动图在心脏内部显示心脏结构（详见相关专著介绍）。心腔内超声心动图探头已在临床应用近40年。其可提高图像分辨率，但是由于采用了高频率探头（20～40 MHz），它的穿透力是有限的。最新的ICE探头改进了如下特性。

（1）线性相控阵和较低的多频率范围（5～10 MHz）。

（2）脉冲和彩色多普勒成像能力。

（3）使用多向转向装置改进操作。

（4）保持导管角度的转向锁。

2. 血管内超声探头

（1）高频率血管内探头（30～40 MHz）可在冠状动脉内成像。

（2）放置在动脉管腔内的探头发射超声波，可穿透血管壁。在不同声学特性的组织成分（例如斑块、钙化和血栓）之间的界面上产生反射。

（3）产生高分辨率的横断面图像，可以检测管腔直径和管壁的特征。

（四）探头频率和空间分辨率

（1）各种探头的频率根据临床用途不同而异（表2-1-1）。

表 2-1-1　不同超声探头及其额定的频率

探头类型	换能器频率
TTE 探头	2～5 MHz
TEE 探头	5～7.5 MHz
血管探头	10 MHz
血管内探头	30～40 MHz

（2）探头频率的选择取决于成像深度和所需的分辨率。

（3）低频率探头具有较强的穿透力，但由于波长较长，分辨率较差。

（4）高频率探头分辨率高，但穿透力较差。

（5）在较浅的部位，可使用分辨率较高的高频率探头，例如对儿童的成像检查或TEE时。

（6）血管内超声对穿透力要求不高，但需要非常高的分辨率，因此要使用非常高的高频率探头。

探头频率对图像质量的影响

（1）轴向分辨率取决于波的频率（计算为～2×λ）。

（2）当应用 3.5 MHz 探头时，轴向分辨率大约是 1 mm。如果应用高频率心脏探头（＞3.5 MHz），而非标准的 2.5 MHz 探头，将会提高轴向分辨率。但是，如此将会牺牲组织穿透力。波长越短，穿透力越差。

第二节　心血管超声的成像方式

现代的心血管超声诊断仪使用晶体阵列，它在观察扇面内发射多条超声波。然后，收集每条超声波的反射线，生成心脏的图像。返回的回声击中压电晶体，首先是来自最靠近探头的结构回声，接着是来自较远界面的一系列结构回声。产生的微小电信号被放大处理，形成一个视觉信号并显示出来，表示反射结构与探头的相对距离，而信号强度提供了有关界面性质的某些信息。每秒钟多次重复这种超声通过扇区的扫描，可以产生一个移动的图像。因此，图像的空间分辨率是由扫描线之间的距离和每个扇区的扫描线数量决定的，时间分辨率是由扇区每秒钟扫描的次数（帧频率）决定的。

一、超声成像方式

（一）A型（amplitude-mode）心血管超声

最老的一种超声波显示方式——A型超声心动图。属于一维超声，探头向人体发射超声波，而后接收人体组织结构反射回来的超声波，反射回来的信号强弱由波的振幅大小来显示。其是反射回来的超声波振幅依据探头与反射源的距离不同而分布的图像（目前在临床已不单独使用）。

（二）B型（brightness-mode）心血管超声

在B型超声显示方式中，反射回来的超声波振幅是通过回声点亮度（强度）记录的（目前在临床已不单独使用）。

（三）M型（motion-mode）心血管超声

属于辉度（亮度）调制型，即以亮度反映回声的强弱。它显示体内各层组织结构（界面）与体表（探头）的距离随时间而变化的曲线。同A型心血管超声一样，都是反映一维的空间结构，其有以下几个特点。

（1）超声信号的反射被记录下来，并随着时间的推移以单色点的形式显示出来。

（2）超声束的方向是固定的，随着时间的推移，沿着单一轴向探查结构，与二维超声技术相比，其具有非常高的时间分辨率（1000帧/秒，而二维超声为25帧/秒）。

（四）二维超声心动图（two-dimensional echocardiography，2DE）

探头技术可使超声束快速扫描穿过心脏，产生二维断层图像。

（五）三维超声心动图（three-dimensional echocardiography，3DE）

最新的探头技术能够立即获取包含在金字塔容积中的图像，从而生成三维数据库。

二、超声仪器的调节

（一）发射功率

（1）发射超声波的振幅（超声强度）由发射功率〔或机械指数（mechanical index，MI）〕控制。

（2）商用心血管超声系统通常设置为默认发射功率，以确保对被成像的组织没有不良影响，如原生成像MI＞1.0。

（3）在超声造影显像研究中，为了减少造影剂气泡的破坏，发射功率的调整尤为重要。

（二）增益（图2-2-1）

（1）图像的亮度取决于探头从反射回声中接收到的超声信号的量。

（2）反射信号的强度取决于被成像结构的深度（距离的增加降低了信号强度）和被成像物体的固有反射特性。

（3）近场的物体比远场的物体看起来更亮。为此，使用了深度补偿或TGC。它增强了之后（和远离探头的组织结构处）返回的信号强度。

（4）TGC在特定脉冲回波的时间内自动增加放大，使最后到达的脉冲被放大得比第一个（先期）脉冲大得多。

（5）大部分补偿都是内置在机器里的，但用户可以通过一组滑块控制对其进行微调，在选定的深度上调节放大。

（6）过高的增益水平会导致噪声，使图像看起来像一场"暴风雪"，使人难以解读。

（三）灰阶和压缩（图2-2-2）

（1）回声的强度取决于组织界面的性质。回声强度的范围很广，钙化结构产生的回声强度是血液与新形成的血栓之间界面回声强度的数千倍。

（2）显示系统有限的动图范围只能表示这个范围的一小部分（在"白色"纸上打印的"黑色"墨水之间的光强差只有30倍左右）。因此，超声波图像显示所有强回声为"白色"，所有微弱回声为"黑色"，几乎没有灰色调。

（3）可以更改灰色级别（或动图范围）的数量，以便在黑色和白色之间出现灰色级别的范围，但是如此是以牺牲边界清晰度为代价的。

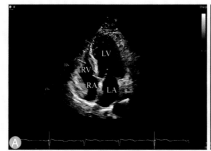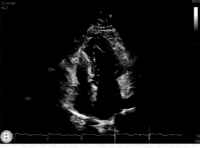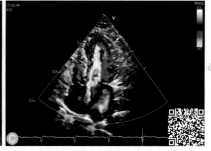

A.左心室腔心尖部似扩张；B.提高增益后左心室心尖心肌肥厚、心腔缩小；C.CDFI显示左心室腔心尖血流信号变窄，提示肥厚型心肌病，左心室心尖部肥厚为著（动态）。RV：右心室；LV：左心室；RA：右心房；LA：左心房

图 2-2-1　左心室腔心尖扩张

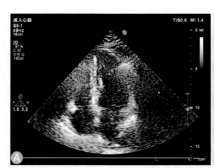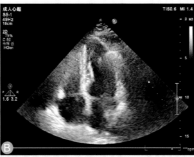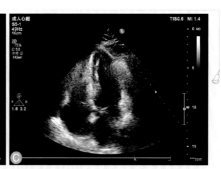

A.心尖四腔心压缩较小；B.心尖四腔心压缩较大；C.心尖四腔心压缩适宜

图 2-2-2　二维超声心动图

（四）图像分辨率

（1）时间分辨率是指成像设备在单位时间内采集的图像帧数，通常是帧率、角度、宽度和深度之间的平衡（折中）。较浅的成像深度和较窄的扇形宽度都将提高时间分辨率。

（2）轴向分辨率是使两个界面位于与光束平行的方向（平行方向）所需的最小分离距离，使其可以继续成像为两个独立的采样点而不是一个，它能够通过使用更高超声频率进行优化。

（3）横向分辨率（侧向分辨率）是指在二维超声图像上，从一侧到另一侧的分辨率，即垂直于超声波束的两个采样点的最小间距，可使它们继续作为两个独立的界面而不是一个。横向分辨率主要由探头与目标之间的距离决定。随着深度的增加，回声波束会变宽，导致横向分辨率降低。

（4）空间分辨率是衡量两个反射体之间距离的一种方法，以使它们仍然可以被识别为不同的反射体。

（五）聚焦（图2-2-3，图2-2-4）

（1）横向分辨率是限制所有超声图像质量的主要因素，它比轴向分辨率低约10倍。为了改进横向分辨率，必须通过聚焦使超声束变窄。

（2）探头的表面安装了一个塑料透镜，与玻璃透镜聚焦光线的方式相同，尽管效果较差，探头可以用短、中、长焦透镜构成。

（3）控制声束的脉冲序列可以通过电子手段进行修改，以提供额外的聚焦。这种调节可以由操作者进行。

（六）二次谐波成像（图2-2-5～图2-2-7）

（1）超声波发出的频率是基频。

（2）靶组织对声波的反应是扩张和压缩，其反过来又会造成声波的失真。这种失真产生额外的频率，称为谐波。

（3）这种波形变化可以从数学上表明是由于在原有频率上增加了两倍的频率（称为二次谐波）。

（4）谐波频率大于基波频率。

（5）谐波和基波频率都将返回探头，但通过滤除原始基波频率，可以优先接收更高的谐波频率。

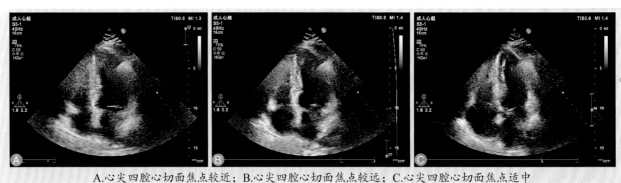

A.心尖四腔心切面焦点较近；B.心尖四腔心切面焦点较远；C.心尖四腔心切面焦点适中

图 2-2-3　二维超声心动图

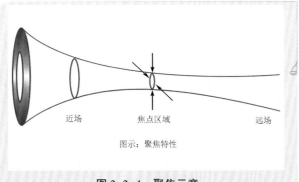

图示：聚焦特性

图 2-2-4　聚焦示意

（绘图依据：Silverman DI,Manning WJ.The Complete Guide to Echocardiography.Jones&Bartlett Learning,LLC，2012.）

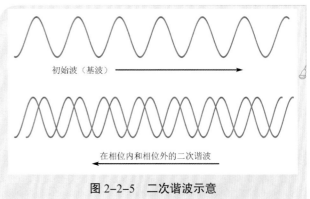

初始波（基波）

在相位内和相位外的二次谐波

图 2-2-5　二次谐波示意

（绘图依据：Silverman DI,Manning WJ.The Complete Guide to Echocardiography.Jones&Bartlett Learning,LLC，2012.）

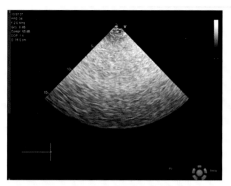

图 2-2-6　M5Sc-D 基波频率显示

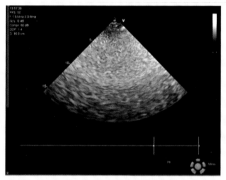

图 2-2-7　M5Sc-D 基波及谐波频率显示

1. 优点

（1）谐波成像结合了传输低的基波频率的穿透力，提高了谐波频率的图像轴向分辨率，后者是基波频率的两倍。

（2）谐波图像来自更深层次的结构，从而减少了肋骨等近端结构产生的伪像。

（3）远离中心声束轴的谐波图像相对较弱，因此不太容易产生离轴的伪像。

2. 缺点

（1）由于现在的图像是由单一频率的回声形成的，某些结构纹理会丢失，像瓣膜小叶这样的结构可能会出现假性（artificially）增厚。

（2）如果基频图像的质量非常好，以至于二次谐波模式几乎不会提供更多的好处，此时最好不要使用谐波。但事实上，在大多数患者中，谐波图像质量的改善还是很大的。

（张全斌　陈力）

第二篇

心血管超声检查

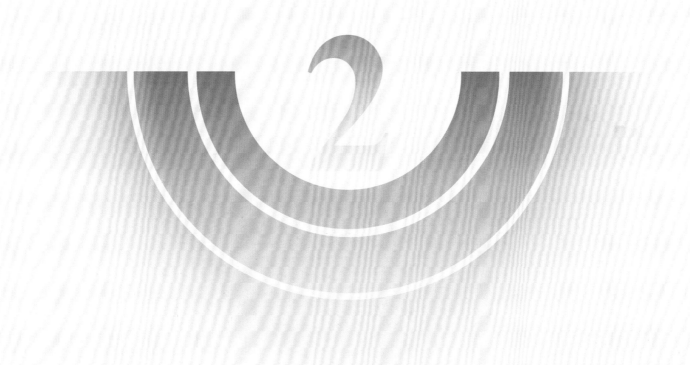

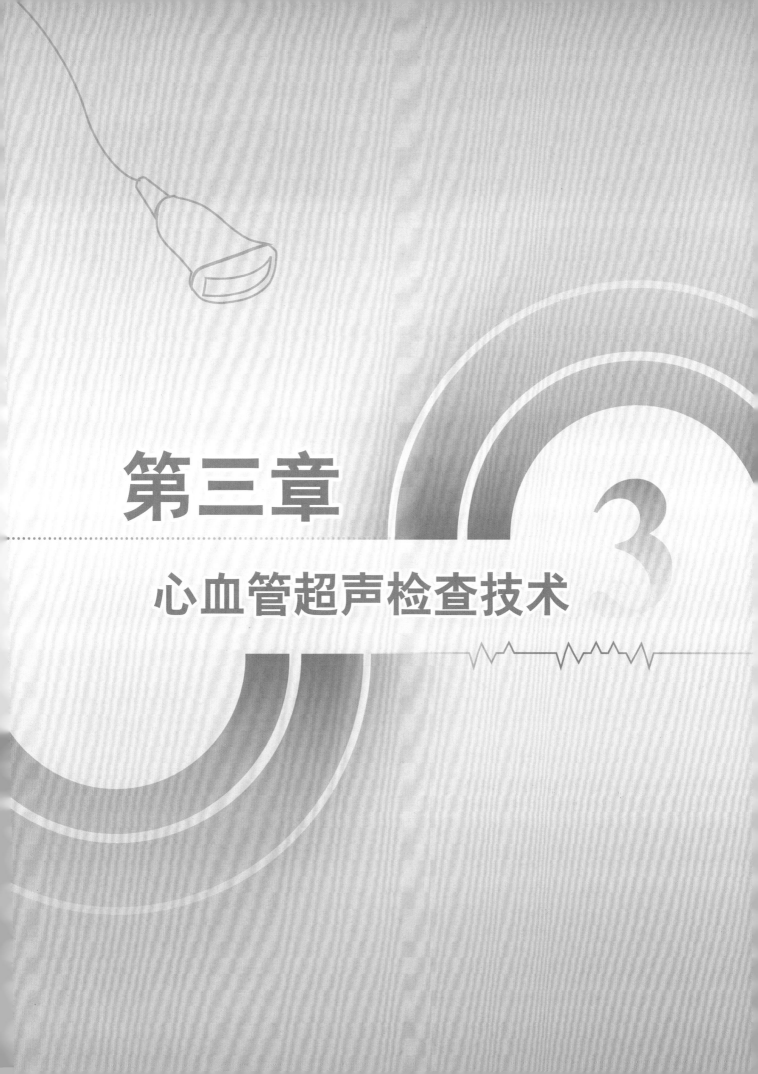

第三章

心血管超声检查技术

3

第一节　M型超声心动图

M型超声心动图是经典的心血管超声扫描技术。它是采用单声束扫描心脏，将心脏和大血管的运动以光点群随时间改变所形成曲线的形式显示的超声图像。M型超声心动图为探头相对固定于胸壁，心脏或大血管在扫描线所经过部位做上下运动而形成。由于它显示心脏和大血管的运动，故根据"运动"英文的第一个字母"M"而命名为M型超声心动图。当M型超声心动图取样线依次穿过心房、心室的时候，可以了解心脏结构和心肌活动能力，并可判断心律失常的类型。由于该技术具有较高的时间分辨率，所以对分析心动周期内心壁、瓣膜及大血管等结构的运动时相有重要的诊断价值。

一、常见波群（图3-1-1～图3-1-7）

（一）心底波群（4区）

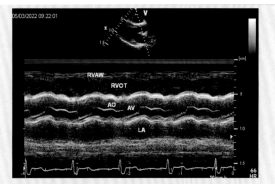

RVAW：右心室前壁；RVOT：右心室流出道；AO：主动脉；AV：主动脉瓣；LA：左心房

图3-1-1　心底波群（4区）

在心底短轴或左心室长轴切面，经主动脉根部放置M型超声取样线可获取心底波群。在心底波群图像上，解剖结构自前至后分别为胸壁、右心室流出道、主动脉根部及左心房。主要显示活动曲线有：①主动脉根部曲线，呈前后两条明亮且同步运动的曲线，前者代表右心室流出道后壁与主动脉前壁，后者表示主动脉后壁与左心房前壁。②主动脉瓣曲线，主动脉根部前、后两条曲线之间，可见主动脉瓣的活动曲线呈"六边形盒状"结构，收缩期主动脉瓣右冠瓣与无冠瓣回声曲线分开，分别靠近主动脉前、后壁；舒张期则快速闭合呈单一曲线，位于主动脉腔中心处。

（二）二尖瓣波群（3区）

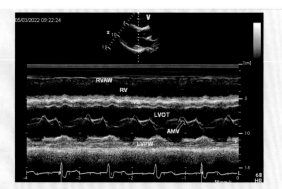

RVAW：右心室前壁；RV：右心室；IVS：室间隔；LVOT：左心室流出道；AMV：二尖瓣前叶（箭头）；LVPW：左心室后壁

图3-1-2　二尖瓣波群（3区）

在胸骨旁左心室长轴切面，经二尖瓣前叶放置M型超声取样线即可获取此波群。该波群自前至后，活动曲线代表的分别为胸壁、右心室前壁、右心室、室间隔、左心室流出道、二尖瓣前叶、左心房及房室环区左心房后壁等结构的活动轨迹，主要观察二尖瓣前叶的活动曲线，称为二尖瓣前叶波群。

（三）二尖瓣波群（2b区）

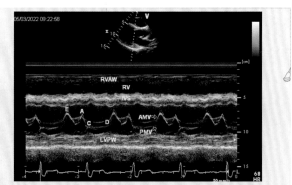

RVAW：右心室前壁；RV：右心室；IVS：室间隔；AMV：二尖瓣前叶（箭头）；PMV：二尖瓣后叶（箭头）；E：二尖瓣前叶舒张早期向前运动；A：二尖瓣前叶舒张晚期向前运动；C、D：收缩期二尖瓣关闭点；LVPW：左心室后壁

图3-1-3　二尖瓣波群（2b区）

M型超声取样线通过二尖瓣前后叶的瓣尖，从前至后解剖结构为胸壁及右心室前壁、右心室心腔、室间隔、左心室心腔、左心室后壁，左心室内显示二尖瓣前、后叶开闭曲线。

（四）心室波群（2a区）

在胸骨旁左心室长轴，经二尖瓣腱索水平放置

M型取样线获此波群。图像上自前至后回声代表的解剖结构分别为胸壁、右心室前壁、右心室心腔、室间隔、左心室（及其内腱索）与左心室后壁，此波群常用于测量心室腔大小与心室壁厚度等。

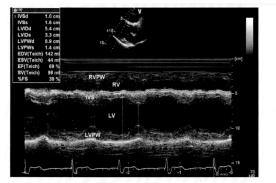

RVPW：右心室前壁；RV：右心室；IVS：室间隔；
LV：左心室；LVPW：左心室后壁
图 3-1-4　心室波群（2a 区）

（五）心尖波群（1 区）

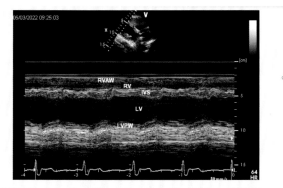

RVAW：右心室前壁；RV：右心室；IVS：室间隔；
LV：左心室；LVPW：左心室后壁
图 3-1-5　心尖波群（1 区）

在胸骨旁左心室长轴，经心尖水平放置M型超声取样线获取心尖波群。在图像上自前至后回声代表的解剖结构分别为胸壁、右心室前壁、右心室腔、室间隔、左心室腔及左心室后壁。此波群常用于观察左心室壁运动与测量室壁厚度等。

（六）三尖瓣波群（5 区）

于胸骨左缘第3、第4肋间扫查时，将探头向内下倾斜，可见一活动幅度较大的双峰曲线，为三尖瓣前叶的回声。三尖瓣前叶曲线的形态及波形产生机制与二尖瓣相似，故曲线上舒张早期波峰称为E峰，舒张晚期波峰为A峰。

（七）肺动脉瓣波群（6 区）

于胸骨左缘第2、第3肋间扫查可见肺动脉瓣波

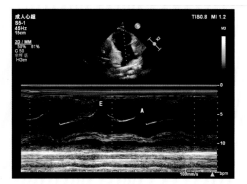

E：三尖瓣前叶舒张早期向前运动；A：三尖瓣前叶舒张晚期向前运动
图 3-1-6　三尖瓣波群（5 区）

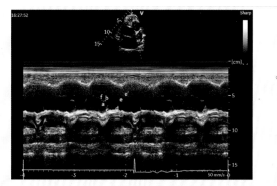

图 3-1-7　肺动脉瓣波群（6 区）

群（6区），通常为后瓣曲线，收缩期肺动脉瓣开放，曲线向后，舒张期瓣膜关闭，曲线向前。a点：波峰向下，相当于心电图P波之后，和三尖瓣曲线上A峰处于同一时间，即心室舒张末期的心房收缩。b点：代表右心室射血开始时瓣膜的位置，相当于心电图R波之后，紧接第一心音处，此时右心收缩，三尖瓣已关闭，为肺动脉瓣开放之起始点。bc段：右心室收缩，肺动脉瓣后叶迅速开放的曲线，从b点到c点的垂直距离为（6.68±0.92）mm；c点：是肺动脉瓣曲线的最低点，肺动脉瓣开放达到最高限度；cd段：为一缓慢上升的直线，相当于心脏收缩期，此曲线缓慢向上是因为当右心室收缩射血时肺动脉向前移动；de段：为肺动脉瓣关闭时的运动曲线，当右心室舒张时，肺动脉瓣后叶和肺动脉瓣前叶迅速合拢，从d点上升至e点，肺动脉瓣关闭；e点：为肺动脉瓣关闭处，位于心电图T波之后，相当于心音图上第二心音处；ee′段：因主动脉摆动导致肺动脉位移，故使肺动脉瓣后叶向上移动；ef段：当心脏舒张时，随着肺动脉向后移动，肺动脉瓣后叶曲线亦随之下移。

二、波群识别与分析

为了正确测量与分析图像，必须准确识别各组波群中每一曲线所代表的解剖结构。以下方法有助于识别M型超声曲线所代表的解剖结构及其在心动周期内的活动规律。

（一）曲线特征

心脏每一个结构活动时都具有一定特点，其中瓣叶等结构活动曲线具有明显的特征，如二尖瓣前叶呈双峰曲线，主动脉瓣呈"六边形盒状"曲线。

（二）曲线与体表间距离

左、右心房室瓣活动时，其血流动力学改变相似，故曲线形态亦有类同。但三尖瓣位置较表浅，曲线距体表较近；二尖瓣位置较深，曲线距体表较远。

（三）波形连续性

心脏某些结构互相连续，可供观察时参考。例如，主动脉前壁与室间隔、主动脉后壁与二尖瓣前叶互相移行。

三、M 型超声心动图观测项目与测量

（一）幅度

幅度指曲线上两点之间的垂直距离，测量单位为毫米（mm）。测量时取曲线的前缘。

（二）间期

间期指曲线上前后两点所经历的时间，测量单位为秒（s），如时值很短，则以毫秒（ms）为单位。时间测量时，均于两点的左缘处测量。

（三）速度

超声心动图上某界面在单位时间内运动的距离，测量单位为厘米/秒（cm/s）。目前超声仪器均内置测量程序，测量时只要在曲线上选取两点，仪器则自动显示其幅度、间期与速度。

（四）内径

M型超声心动图上测量某一腔室的垂直距离即为内径，单位以mm表示。

（五）厚度

厚度指心脏某一实质性结构的前后径，单位亦为mm。测量时应适当调节灵敏性，测量这些结构回声的前缘至后缘的距离。

第二节 二维超声心动图

二维超声心动图又称切面超声心动图，简称二维超声，将从人体反射回来的超声波信号以光点形式组成切面图像，亦称辉度调制型（brightness-mode，B型）超声显像。能清晰、直观、实时显示心脏各结构的形态、空间位置及连续关系等，是心血管超声最基本的检查方法。二维超声已广泛用作心血管疾病的无创性检查。二维超声克服了M型超声仅能显示一维心血管结构图像的限制，更适用于评价心肌收缩异常和评估心室功能。二维超声虽可扫描多个切面，如胸骨旁长轴和短轴切面，心尖四腔、二腔、三腔或五腔心切面，剑突下四腔心切面等（图3-2-1），但在检查心脏时最常用的是3个互相垂直的平面——心脏长轴切面、短轴切面和四腔心切面。

二维超声是各种类型心血管超声发展的基础，多普勒超声心动图、经食管超声心动图、三维超声心动图及心脏声学造影等均要建立在二维超声的基础上。其可从二维空间显示心脏和大血管不同方位的断层结构、毗邻关系与动图变化，是心血管超声的核心检查手段，适合各种类型心血管疾病的检查和诊断。

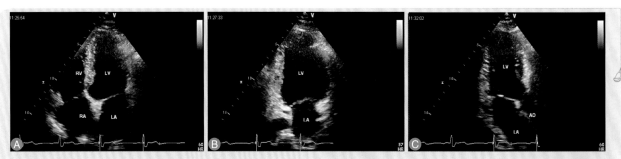

A.心尖四腔心切面；B.二腔心切面；C.三腔心切面。RV：右心室；LV：左心室；RA：右心房；LA：左心房；AO：主动脉

图 3-2-1 二维超声心动图

第三节　多普勒超声心动图

一、多普勒效应

1842年，奥地利物理学家克里斯汀·约翰·多普勒（Christian Johann Doppler）发现由于声源（或光源）与观察者之间出现相对运动，使声波（或光波）频率产生变化的现象，故将此现象称为多普勒效应（Doppler effect）。多普勒原理示意见图3-3-1。

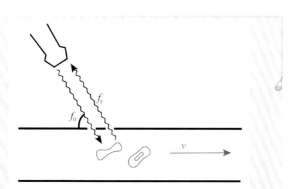

图 3-3-1　多普勒原理示意

（绘图依据：张运编著.多普勒超声心动图学 [M].青岛：青岛出版社，1988.）

利用多普勒效应进行超声检测，将声波频移大小在零线上下显示为波幅高低不同的曲线，即为频谱多普勒，其中包括脉冲波（PW）多普勒和连续波多普勒。在进行超声多普勒检测时，将扫描线上各点的频移方向、大小均以伪彩色编码红、蓝、绿等颜色显示，即为彩色多普勒。频谱多普勒和彩色多普勒统称为多普勒超声心动图。多普勒超声心动图可以确定血流的方向和速度，用于检测和评估心脏瓣膜功能不全和狭窄，以及许多其他异常的血流模式。

在使用多普勒效应检测心血管时，多普勒频移的大小反映了血液的速度。当血液流向探头时，反射回声的频率变化增大；当血液远离探头时，反射回声的频率变化会减小。多普勒方程可描述发生的频率变化。

$$\Delta F = 2f_0 v \cdot \cos\theta / C$$

注：ΔF 为多普勒频移；f_0 为探头的超声频率；v 为血流速度；θ 为血流与声束之间的角度；C 为超声在组织中的传播速度（1540 m/s）。

对返回的超声信号进行解调，提取多普勒频移，然后确定速度。多普勒频移通常在可听范围内（20Hz～20 KHz）。在进行多普勒检查时，音调越高，多普勒频移越大，血流速度也越快。

二、连续波多普勒（图 3-3-2）

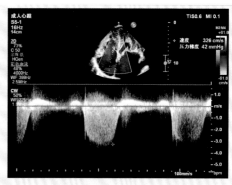

心尖四腔心切面检测收缩期三尖瓣最大反流速度达326 cm/s，最大压差（压力梯度）为42 mmHg，见测量标识

图 3-3-2　CW 检查结果

（1）CW需要发射连续的超声波序列，同时接收返回的散射回声。

（2）血流运动的后向散射回声频率与发射（transmitted）频率不同，这种差异被称为多普勒频移或多普勒频率。

（3）由于动脉中的血流速度不是恒定的，超声波声束产生大量不同的多普勒频率，这些都被机器用来产生频谱多普勒信号。

（4）CW需要两个压电晶体（一个用于发射，一个用于接收），而不像脉冲波多普勒使用一个晶体。

（5）不同的探头具有不同的晶体排列，独立的"铅笔"式探头有单独的发射和接收晶体，正常探头分配晶体群发射或接收。

（6）由于超声波的发射和接收是连续的，它不能分辨深度，而且特定的多普勒频移可能在沿着声束轴的任何地方产生。

（7）CW不能直接分辨深度是该种方法的局限性。在临床实践中，通常从二维超声和流速轨迹形态可以很明显地识别高速射流的来源。

（8）频谱轨迹的密度与每个多普勒频率下的信号振幅成正比，从而表示了该速度下的血流情况。

三、脉冲波多普勒（图 3-3-3）

（1）这是一种利用超声波交替发射和接收的单压电晶体技术。

（2）感兴趣区域的深度（取样容积）决定了超声波发射和接收之间的间隔。

（3）脉冲交替发射和接收的周期称为脉冲重

第二篇

复频率（PRF）。

（4）信息采集自一个小的取样容积上。该取样容积可以被移动到任何感兴趣的区域。

（5）脉冲波多普勒的主要优点是可以获得较高的空间分辨率（通常可以检测1～5 mm的样本），并且对检测特定区域的速度非常有用，例如左心室流出道。

四、脉冲重复频率

（1）对于脉冲波多普勒，序列脉冲之间的时间间隔必须足够，以便初始脉冲有足够的时间到达目标并返回探头。

（2）如果脉冲之间的时间间隔太短，以至于在接收到第一个脉冲之前发送了第二个脉冲，那么就很难从样本容积中区分反射信号。

（3）感兴趣的区域距离探头越近，PRF越高。

（4）较低的PRF通常用于评估低流速，因为脉冲发射和接收周期之间的时间增加，超声探查可更好地识别较慢的血流（例如静脉）。

CW测量压差的局限性

（1）为了成功地应用CW超声，需要准确校正声束与血流方向的夹角（夹角要＜15°，如此余弦值为0.97，V2值的误差＜7%）。

（2）CDFI可用于指导校准声束方向。如果存在主动脉瓣狭窄（aortic stenosis，AS），须采用两个不同的切面检查与测量（例如心尖区和高肋间右侧胸骨旁）。

（3）也有必要校准声束与通过狭窄射流中心的角度。

（4）强烈推荐最适用于CW的"笔式探头"记录高速瓣膜血流速度。

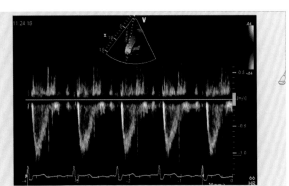

图 3-3-3　PW 于心尖五腔心切面主动脉瓣上检测收缩期主动脉瓣血流速度

混叠（aliasing）

（1）对于脉冲波多普勒，发射波在每个周期中采样至少两次，以确定波长（这是奈奎斯特定理的一个例子）。

（2）可精确测量的最大速度（多普勒频移）等于PRF的一半（此值为奈奎斯特极限）。

（3）如果脉冲传播到更大的深度，那么接收反射信号的时间间隔就会增加，因此PRF就会更低。因此，采样深度越大，奈奎斯特极限（混叠水平）就越低。

PW在临床实践中应当注意：

（1）混叠的实际效果是超过奈奎斯特极限的正向速度峰值会被截断，并显示为负向速度。

（2）假如占优势的血流是面向或背离探头，而非双向，那么就会出现混叠。零速度基线可以移动到有利方向，无须顾及其他方向，这样可以将混叠的速度提高至多两倍，如此即可。

（3）当观察脉冲波的波形时，如果测量的是层流，那么波形就会有一个清晰的轮廓，波形与基线之间为空窗；如果是湍流，则血流就会充填空窗，形成一种更坚实的波形。

关于高脉冲重复频率PW

（1）高脉冲重复频率PW专门使用高PRF来增加混叠速度，从而提高PW可测量的最大速度。

（2）连续发射脉冲波，而无须等待接收初始的脉冲波。如此提高PRF，使得频谱波形不产生混叠。

（3）使用高PRF来取样高速信号的代价是一些超声波会穿透至感兴趣的深度之外。如此，可记录到来自不同取样深度的信号。

（4）在临床实践中，这可以通过合理地放置声束来克服，以确保额外的取样容积不会来自不感兴趣的高速区域。

五、彩色多普勒血流成像（图 3-3-4）

（1）PW原理可以扩展到显示PW读数的图形，并表示在指定的感兴趣区域。

（2）多个脉冲快速从探头发射，冲击在同样运动的散射体上。因此，可以确定散射体面向探头或远离探头运动的距离。

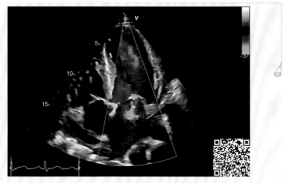

图 3-3-4　心尖四腔心切面 CDFI（动态）

（3）颜色的标准指定是根据方向进行的，如蓝色表示离开探头（BA），而红色则代表面向探头（RT，图3-3-5）。在CW或PW图像上，朝向探头的血流，其频谱波形显示在基线（时间轴）上方，而背离探头的血流，其频谱波形则显示在基线下方。

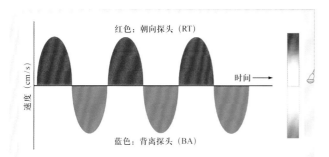

图 3-3-5　彩色血流方向标识示意

（绘图依据：LEESON P., AUGUSTINE D., MITCHELL A.R.J., et al. Echocardiography[M]. 2nd ed.London：Oxford University Press, 2012.）

混叠

（1）同时显示二维成像和多普勒将会降低有效的PRF。流速为 0.5 m/s 以上的血流，出现典型的CDFI 的混叠。

（2）混叠在彩色多普勒显示上表现为彩色反转：红色变成蓝色，蓝色则变为红色。对于朝向探头稳定的血流，流速为 0.4 m/s 表示为淡红色，但随着流速增加到 0.6 m/s 则其变成淡蓝色。当流速为 1.0 m/s 时（两倍的混叠速度），色彩显示再次出现黑色，随着进一步增加速度，色彩显示为红色，然后为蓝色，以此类推。

湍流（方差成像）

（1）当血流为湍流时，存在一个局部流速很宽的频谱：高和低，正向与反向。这在 CW 上显示为频带变宽，但不能用彩色多普勒显示，因为它只能用一种颜色显示一个点和一个时间的流速。

（2）通过分析局部流速的时间变化，我们提供了一种解决方案，以致当同一像素（分辨率）在连续的图像中检测到显著不同的流速时，显示会被更改，例如将这些像素显示为绿色。

（3）这被称为方差成像，但它会进一步影响帧率和混叠速度。

CDFI的调节

CDFI 能够对取样区域内的血流多普勒频移信号进行彩色编码，便于显示血流方向与速度。CDFI 采用血流平均速度、速度方差和血流方向3 种参数反映血流性质。血流方向一般用红色与蓝色来表示，红色信号代表血流朝向探头方向流动，蓝色信号代表血流背离探头方向流动。彩色亮度即色彩饱和度，亦称明暗度，表示平均速度；绿色表示方差。

（一）仪器调节

为了清晰、准确地显示血流信息，仪器模式设置主要用到以下控制钮。

1. 彩色增益

彩色增益需适宜，以微弱血流信号得以清晰显示且无明显噪声信号为标准。

2. 彩色抑制与滤波

二者功能相似，用于消除彩色血流信号中的低速成分，以减少室壁等组织运动及噪声对血流彩色信号的干扰，提高彩色图像清晰度。

3. 速度范围

速度范围或标尺设定须与被检测血流速度相匹配。高速血流如速度标尺设定偏低，易出现彩色信号混叠；低速血流如速度标尺设定偏高，则血流可能显示不完全或不显示。

4. 彩色基线

当彩色多普勒信号出现色彩倒错时，除通过改变速度范围即脉冲重复频率的方法外，还可上下移动彩色多普勒基线，借以消除或减轻色彩倒错。

5.取样框大小

彩色多普勒成像时，可调节取样框大小。结合调整二维切面扫描角度与调节彩色取样框大小，可提高图像帧频，改善二维与彩色图像质量。

（二）CDFI观测与分析

1.成像

检查过程中，应先清晰显示二维超声，正确显示与识别各解剖结构回声，确认每一液性暗区所代表的腔室与血管断面，再启动彩色成像模式，观测各区域的血流状态。取样框放置时，应尽量减小声束与血流方向之间的夹角，夹角应＜20°。

2.血流时相

根据同步显示的心电图可分析心动周期中血流的时相。M型CDFI具有极高的时间分辨率，有助于精确分析反流与分流血流束的时相变化。

3.彩色类型

血流方向朝向探头，回声频率增加，频移为正值，以红色表示。血流方向背离探头，回声频率降低，频移为负值，以蓝色表示。如有涡流或湍流形成，则血流方向复杂且随时间不断变化，显示为红蓝交替，呈五彩镶嵌的图像（图3-3-6）。

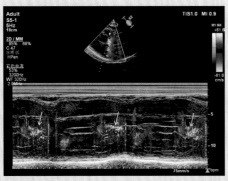

于胸骨旁左心室二尖瓣波群（3区）可见左心室流出道血流逐步加速，在收缩中晚期达峰，呈五色镶嵌花色血流信号（箭头）

图3-3-6　M型CDFI

4.辉度强弱

多普勒频移信号进行彩色编码时，除以红、蓝表示方向之外，还以色彩的明暗程度，即辉度级别代表血流速度。色彩暗淡者表示血流速度慢，色彩鲜亮者表示血流速度快。

5.行程与范围

CDFI可显示血流束的起始与终止部位，以及血流束宽度与流向等，有助于临床上对异常血流的分析与判断。

六、组织多普勒成像（图3-3-7，图3-3-8）

（1）组织多普勒成像（tissue Doppler imaging，TDI）可以测量心肌节段和其他心脏结构的运动速度。

（2）传统的多普勒技术通过测量高频、低振幅、小而快速运动的血细胞信号来评估血流速度。而TDI则是利用同样的多普勒原理对来自心肌组织运动的较高振幅、较低速度信号进行量化分析。

（3）TDI可以测量相对于临近心肌而非探头的心肌运动，其易受邻近组织的牵拉影响。

（4）过滤掉高速血流信号，适当调整放大比例，以记录和显示来自组织的多普勒信号。

（5）组织多普勒成像在临床实践中应考虑的问题：TDI的准确性与取样角度有关，它只测量平行于超声声束方向上的运动矢量。

七、组织多普勒的应变成像

（1）应使用高帧率（100～150帧/秒），以便最大限度地采集频谱轨迹的信息。

（2）在心动周期中，取样容积应保持在感兴趣的组织内。

（3）呼吸运动会导致应变曲线漂移，因取样容积会离开感兴趣区域，所以应在呼气末时采集图像。

（4）靠近体表的组织会因其反射而产生伪像（混响伪像）。在PW-TDI中，这些可以看作速度为零的强度增加。

（5）应使用最低的可读增益设置来获取和分析频谱轨迹。太高的增益会增加频谱的宽度，增加增益强度则会增加TDI的峰值速度。

八、组织多普勒应变率成像

（1）应变是一种对感兴趣区域形状变化（畸变）的检测与测量，这种变形随时间变化的相对量被称为应变率（strain rate，SR）。

（2）收缩期峰值应变率是指收缩期的最大变形量。

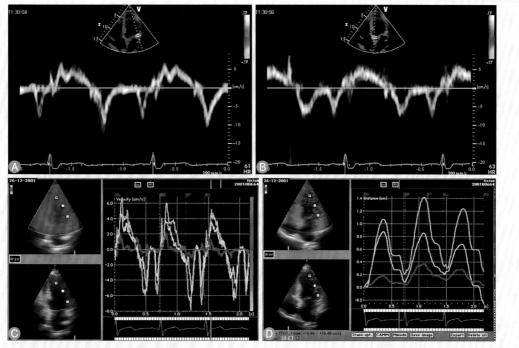

A.左心室基底段外侧壁脉冲波组织多普勒心肌运动速度；B.左心室基底段室间隔侧脉冲波组织多普勒心肌运动速度；C.定量组织多普勒同步记录左心室外侧壁基底段、中段及心尖段心肌运动速度；D.组织多普勒追踪法同步记录左心室外侧壁和室间隔二尖瓣瓣环、基底段、中段及心尖段心肌运动位移

图 3-3-7　心尖四腔心切面

（3）组织多普勒的应变率测量心肌节段内有固定距离的两点之间的速度差。

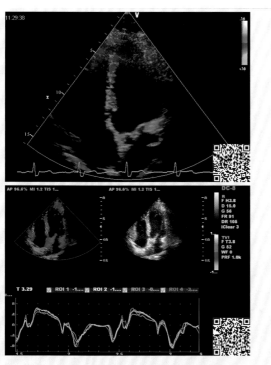

图 3-3-8　心尖四腔心切面 CDFI（动态）

第四节　三维超声心动图

一、概述

（1）三维图像采集的优点是可以考虑到心室形状在各方向的变化，而不仅仅是双平面测量的两个方向，它依赖于在三维探头范围捕获整个左心室，并要求图像具有良好的心内膜边界清晰度。

（2）三维超声心动图非常适合用于评估瓣膜疾病，其优点是可以显示深度，这是它比二维超声心动图多的一个额外维度，并能从多个角度观察瓣膜（图3-4-1）。

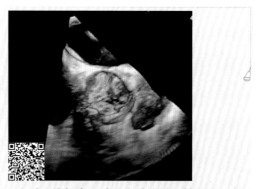

图 3-4-1　实时三维超声心动图主动脉瓣短轴切面 3 个瓣膜运动（动态）

（3）三维图像采集的是真正的"实时"图像或接近实时的（全容积）图像。实时图像可以显示即时的反馈信息，但因所显示区域较窄而临床应用受到一定限制。近年来，随着计算机技术的发展，实时三维超声采集有了很大进步，应用同步记录心电图（ECG）采集序列心动周期多个子容积实现准实时三维成像（图3-4-2），且单心动周期全容积实时三维超声心动图也逐步应用于临床（图3-4-3）。

二、三维采集模式

1. 全容积三维数据集

（1）这种模式可以产生一个三维数据，它是通过在相应连续的心动周期最终采集的几个子容积（通常采集1～7个，依据生产厂家而定）来创建心脏的三维图像。

（2）这种模式需要有节律的心动周期，患者要有足够的屏气能力，如此可在几个子容积合并在一起时，减少伪像产生的概率。

（3）所使用的子容积数量越多，帧频和时间分辨率越高。

（4）当采集完成所有的子容积，就形成最终的三维图像。因此这种图像并非真正意义上的"实时"。

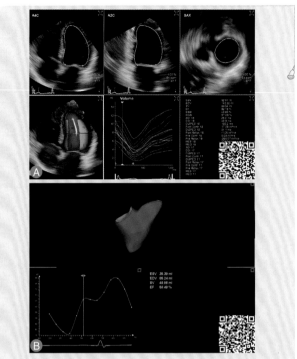

A.评估左心室容积和射血分数；B.评估右心室容积和射血分数

图3-4-3　单心动周期全容积实时三维超声心动图（动态）

2. 实时三维

（1）实时容积图像产生实时的心脏三维采集（图3-4-4）。

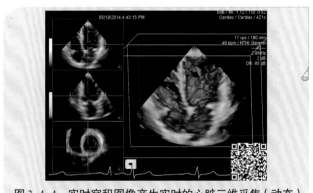

图3-4-4　实时容积图像产生实时的心脏三维采集（动态）

（2）这种模式可生成一个三维数据集，通常小于全容积采集，以便达到足够的帧频率。

（3）它非常适用于经皮介入手术期间的显像或近距离对瓣膜病变的检查，以及在不规则心律过程中成像。

3. 三维彩色多普勒

三维彩色多普勒将灰阶容积数据与彩色多普勒结合在一起，适用于检查反流或分流病变（图3-4-5～图3-4-7）。

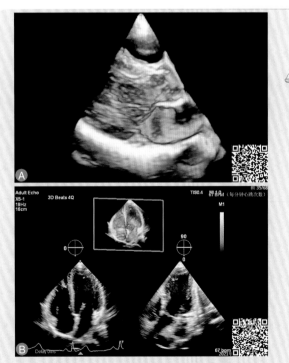

A.于胸骨旁声窗显示左心室长轴切面；B.于心尖声窗显示心尖四腔心切面

图3-4-2　三维超声心动图（动态）

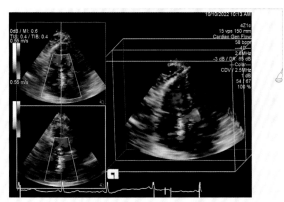

图 3-4-5　心尖四腔心切面三尖瓣反流三维 CDFI

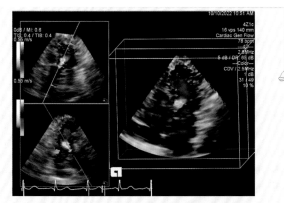

图 3-4-6　心尖五腔心切面主动脉瓣反流三维 CDFI

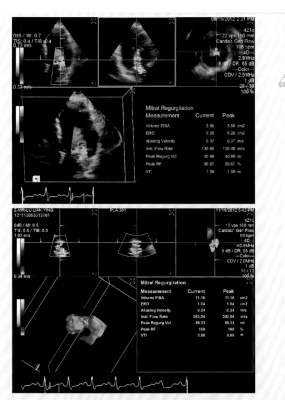

图 3-4-7　心尖四腔心切面二尖瓣反流的三维 PISA 定量分析

三维超声心动图的应用和局限性

1. 应用

（1）已有研究表明三维超声心动图可以准确评估左、右心室的容积和功能。

（2）三维数据集可为左心室非同步化的评估提供新的指标。

（3）三维超声心动图也能够定量分析瓣膜异常，并可指导心脏介入手术（例如卵圆孔未闭/房间隔缺损封堵、经导管主动脉瓣植入术和二尖瓣夹植入等）。

2. 局限性

（1）当子容积合并在一起时，可能出现错位现象，称为拼接伪像。

（2）三维图像的质量很大程度上依赖于二维超声的质量。

三、三维伪像

1. 拼接伪像

（1）在采集三维全容积图像时，记录子容积，每个心动周期触发时会出现拼接伪像。

（2）当子容积没有整齐地合并在一起，而是单个子容积之间的边界被显示出来，此时可看到拼接伪像。

（3）出现拼接伪像的原因包括不规则的心律、采集时探头移动或采集时患者活动（如呼吸）。

2. 脱落伪像

在采集感兴趣的容积时，如果使用了不适当的增益设置，就会出现这种现象。例如，在二尖瓣成像时，由于瓣叶很薄，若将增益设置得太低，就可产生脱落伪像。反之，如果使用的增益太高，则可引起其他成像伪像。

3. 衰减伪像

就像二维超声心动图一样，三维超声心动图也可以产生衰减伪像。这种情况是指在容积目标的远端，因背向散射、减少和吸收，信号强度存在逐渐减弱的过程。

四、图像显示

1. 概述

（1）在采集三维数据集之后，三维超声心动图的优势逐步显现，所有三维超声心动图设备均可进行后处理。

（2）后处理可以直接在设备上进行，也可通过独立的软件包间接处理。

（3）使用后处理可以识别心脏标志，这是二维超声心动图是不能独立完成的（例如二尖瓣的外科"正面"观）。一般厂家的三维软件包都具备后处理技术（尽管各厂家的后处理技术名称有所不同）。

2. 切割

（1）这个功能可以从最初的数据中去除不需要的信息，重点关注目标解剖结构。例如切割心室，以便从心尖位置观察二尖瓣的情况。

（2）大多数三维操作系统能够切割，可以在通过图像的单平面或使用三平面技术旋转和去掉不需要的数据。在图像切割和渲染之后，三维采集系统可以显示出来。

（3）有几种模式，诸如容积渲染图像、线框显示或多平面重建（nulti-planar reformatting，MPR）切片（幻灯片）显示，可以同时显示3个正交的类似二维的切片。

3. 切片模式

（1）大多数三维超声心动图系统都可以"薄层"格式显现数据（例如飞利浦iSlice）。

（2）在此，三维图像的容积可以初始优化，避免任何缩略，之后在水平面可以观察到许多间隔均匀一致的切片。

五、三维图像渲染（图3-4-8）

（1）图像渲染对于全面了解目标容积的细节至关重要。与二维超声心动图一样，这一过程应在采集容积之前开始，以确保采集到最佳图像。可以在图像采集后完成，优化采集的图像，以获取最佳视觉表现。

（2）大多数三维超声心动图软件包都会提供不同的图像渲染功能，主要有以下几种。

1）平滑度：可对图像进行调整，使细节在近距离观察时不会有"粗糙"感。

2）增益调节：在三维图像优化过程中，仔细调节图像的整体增益尤为重要。高增益水平使图像看起来更像二维的，而低增益会显示出更深的组织结构，从而使较深的组织在整体容积中更容易被发现。

3）透明度/压缩：这决定了最终图像的坚实或透明程度，降低压缩率会增加图像的透明度，反之亦然。

4）亮度。

5）三维视觉/色彩图案：所有三维后处理系统都具有各种色彩图像或不同的"三维视觉"，操作者可以从中选择。每个独立的选择都提供了不同颜色的组合，以改变对深度的感知。

6）放大：可将采集的图像放大，以便观察和评价更精细的结构。

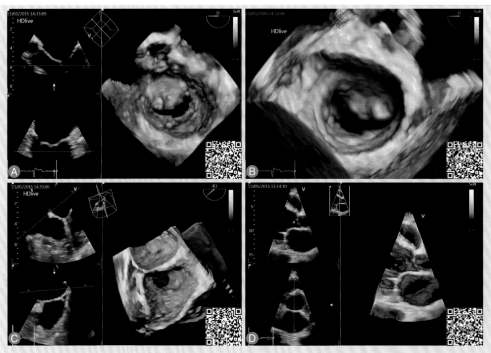

A. 二尖瓣左心室切面；B.二尖瓣左心房切面；C.左心耳正面观；D.左心室长轴切面

图3-4-8　实时三维超声心动图（动态）

第五节　斑点追踪超声心动图

斑点追踪成像（speckle tracking imaging，STI）技术测量心肌应变（strain）是定量观察左心室功能的一个新方法。在对心肌组织进行成像时，背向散射的超声图像是由反射的超声束产生的，其显示为一种灰度值的模式，被称为"斑点图"。左心室心肌纤维分布是复杂的。健康人的心肌纤维在几个不同的平面上运动，他们均可由斑点追踪所探查到，每个心肌区域的斑点图都有独特性。斑点追踪软件在整个心动周期可以对一个感兴趣区域内的单个斑点进行逐帧追踪。机器的斑点追踪算法可以计算心肌区域内位移、速度、应变和应变率。

有研究发现，应变是检测早期心室功能障碍的敏感工具，可以检测心肌功能的细微变化，对多种心血管疾病的预后有预测意义。因此，STI评估左心室功能可为早期临床决策和实施更有效的治疗提供可能，从而改善各种疾病的预后。STI又包括二维斑点追踪成像（2D-STI）技术、三维斑点追踪成像（3D-STI）技术、分层应变及结合后负荷评估心肌做功的新参数压力-应变环（pressure-strain loop，PSL）。

一、心肌应变的概念

应变是物体在一定方向内相对于其基线长度的变化，并以百分比表示，应变（%）=（L_t-L_0）/L_0，其中L_t是当t时间时的物体长度，L_0是物体初始的长度。应变率是应变的时间导数，它提供了关于应变发生的速度。应变是一个矢量，对心肌复杂变形的完整描述需要3个正常应变分量和6个剪切应变分量。由于实际应用原因，临床首选的正常应变是沿着左心室坐标轴排列的，描述了径向增厚、变薄及圆周和纵向缩短、延长。延长或增厚由正应变值表示，而缩短或变薄由负应变值表示。应变可以量化局部心肌功能，同时随着STI的应用，可以对总体左心室功能进行评估，其中最常用的参数是左心室整体纵向应变（left-ventricular global longitudinal strain，LV-GLS），在整体纵向应变（GLS）上，3个心尖切面的测量值结合起来得到一个平均GLS值，同时心肌应变也与左心室射血分数（left ventricular ejection fraction，LVEF）一样受到心率、负荷的影响，在测量时应考虑上述因素的干扰。

左心室心肌应变对左心室功能的评估最早是通过TDI来实现的，TDI有非常好的时间分辨率，可以快速定性功能评估，直接显示测量数据，但通过TDI方法测量应变需要依赖角度，要测量的变形分量必须与超声束对准，想要使用TDI方法来评估整个左心室功能还是比较困难的。由于心肌不均匀的声学特性可以引起干涉模式，从而形成"斑点"。斑点并不代表组织结构，但已经被证明可以在有限的时间和距离内与组织一起移动，因此可以作为追踪的对象。STI由于不需要依赖角度，能够在不同的空间方向上（纵向、径向和圆周）评估心肌力学，并且较TDI有更高的空间分辨率、再现性等优点，已成为目前临床上最广泛使用的心肌应变分析方法。

二、二维斑点追踪成像技术

2D-STI克服了传统组织多普勒的角度依赖性，可以定量分析左心室纵向、径向和圆周的心肌应变，评价左心室整体及局部功能，目前临床上已广泛应用，部分超声中心已将其纳入常规检测项目。虽然2D-STI克服了传统TDI的角度依赖性，但其测量是基于二维平面追踪的结果，由于心肌是由3个不同的心肌层组成，它们同时向不同的方向收缩，导致心肌的运动并不局限在一个平面上，这使得2D-STI测量结果并不完全准确。因此准确的评估可能需要进行三维分析。

三、三维斑点追踪成像技术

与2D-STI相比，3D-STI是在斑点追踪原理的基础上发展起来的，不受心肌运动方向限制，可以在三维容积内客观、准确地追踪心肌的运动轨迹，弥补了2D-STI局限于所扫描的平面内追踪心肌运动斑点的不足，可以对复杂的心肌运动进行评价。3D-STI除了可以分析纵向、径向、圆周应变外，还引入了一个新的参数——面积应变，反映了纵向和圆周缩短影响的相对面积变化，是GLS和圆周应变结合的结果，也有部分研究证实了其应用价值。同时，3D-STI采集和分析时间更快，2D-STI包括3个短轴切面来测量整体圆周应变和整体径向应变，以及3个心尖切面来测量GLS，导致需要更长的数据采集时间，相比之下，3D-STI分析只需要进行一次心尖图像采集，从而缩短了采集时间，并能从单个心动周期中测量所有的三维应变成分。但是2D-STI及

第二篇

3D-STI都受到图像质量的影响,尤其是3D-STI,时间和空间分辨率都相对较低。此外,由于不同供应商之间软件及图像后处理的差异,导致在不同仪器上获得的数值有所不同,这使得STI的临床应用受到一定限制。

四、分层应变

过去研究多以心室壁的整体平均应变及整体纵向应变作为研究对象,而忽视了心室壁是由3层心肌纤维通过不同结构和走向组成,心内膜心肌和心外膜心肌为纵行心肌,主要负责左心室长轴方向的功能,而中层心肌为环形心肌,负责径向和圆周功能。不同疾病可以导致不同心肌层受损,从而出现各不相同的分层应变表现。通过分层应变分析也可以评估心肌损伤的累及深度,但是分层应变也存在局限性,首先,对图像质量要求更高,需要清晰地追踪三层心肌的活动轨迹;其次,三层心肌并非完全独立,存在各层之间的相互影响,导致分析结果不能完全代表单层的功能(图3-5-1～图3-5-3)。

五、斑点追踪在临床实践中应考虑的问题

(1)与TDI不同,STI技术是一种非角度依赖性技术,即使探头偏离轴线,同样可以获得最佳图像。

(2)为了可靠追踪,需要心内膜边界清晰可辨。

(3)为了减少平面上的移动,应在屏气时采集图像数据。

(4)如果存在脱落或混响伪像,有时会被追踪到,如此将导致应变计算错误。

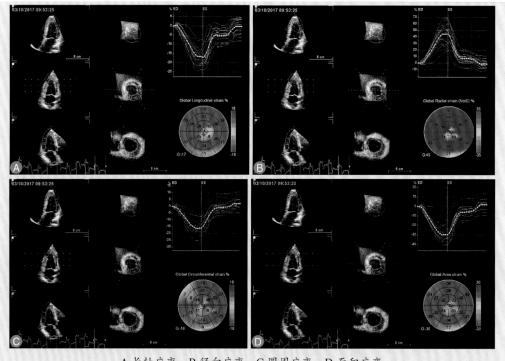

A.长轴应变;B.径向应变;C.圆周应变;D.面积应变

图3-5-1 实时3D-STI

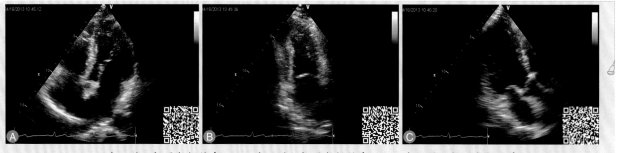

A.心尖四腔心切面数据信息;B.心尖二腔心切面数据信息;C.心尖三腔心切面数据信息

图3-5-2 实时二维超声心动图(动态)

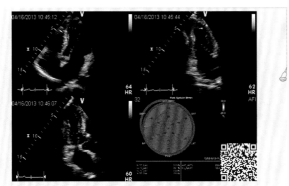

图 3-5-3　实时 3D-STI 定量分析（动态）

（5）采集图像的最佳帧率（FPS）为50~90帧/秒，远低于TDI所需要的帧率（＞120帧/秒）。在患有心动过速或心率快速事件中，较低的帧率意味着可能会出现采样不足，峰值应变和应变率均会低于真值。

（6）较高帧率将会减少取样不足的问题，但会降低空间分辨率。因此，降低帧频率可有助于保证最佳的空间分辨率，但注意不要降低太多，否则STI将无法逐帧追踪。

（7）能够通过调节扇面宽度，使其刚好宽于心肌室壁，以获得时间和空间的良好平衡。

（8）虽然优化图像质量很重要，但也须注意，STI也取决于厂家的设计，不同的算法可能产生不同的结果。

拉格朗日（Lagrangian）应变和自然应变

有两种类型的应变，即拉格朗日应变和自然应变。拉格朗日应变是从初始长度变形的基础上定义的，而自然应变是相对于前一时间的长度变形而定义的，后者不必是初始长度。自然应变与心脏成像更为相关，因为希望了解应变在心动周期中是如何变化的，而不仅仅是相对于开始时的变化。

六、压力 - 应变环

STI已逐渐成为评价心脏应变的可靠方法，尤其是2D-STI，目前已经有大量的研究结果支持。但STI具有负荷依赖性，前、后负荷的改变会影响应变值，后负荷增高会造成应变值的降低，导致左心室功能评估结果存在偏差。基于这一原因，Russell等提出用PSL来评价心肌做功这一新方法。无创性测量左心室PSL整合了心肌变形和左心室压力的测量，提供了一种新型定量心肌做功的方法，与传统的GLS相比具有潜在的优势。PSL结合STI与无创估测左心室压力技术得到左心室从二尖瓣闭合到二尖瓣开放期间的心肌各节段及整体的做功，能够客观、定量地评估心肌局部及整体功能。心肌做功（mmHg%）等于节段应变值（%）与瞬时左心室压力（mmHg）的乘积。PSL包括整体做功指数（global work index，GWI）、整体有用功（global constructive work，GCW）、整体无用功（global wasted work，GWW）、整体做功效率（global work efficiency，GWE）等参数。其中GWI为心肌17节段做功指数加权平均数；GCW为收缩期心肌缩短和舒张期心肌延长所做正功，即有助于左心室射血的功；GWW为收缩期心肌延长和舒张期心肌缩短所做负功，即对抗左心室射血的功。GWE＝GCW/（GCW＋GWW）×100%。

目前已有部分研究证实了PSL在临床应用中的价值。GWI可以预测冠心病，并且在冠心病早期诊断方面较GLS可能更为敏感。在心肌病患者中也有研究发现心肌做功的参数能够敏感地反映心肌功能受损的情况，在肥厚型心肌病（hypertrophic cardiomyopathy，HCM）患者中，其可为预后评估提供新的危险分层方法，还可以对同步化治疗进行疗效评估。通过超声心动图对心肌做功进行无创评估具有很好的应用前景，可以评估多种心脏血管疾病（图3-5-4～图3-5-6）。

但PSL也存在很多局限性：首先，受STI影响，PSL对图像质量要求也较高；其次，压力是通过袖带血压计测量的肱动脉收缩压，非实际测量值，可能并不精确，此外，当存在一些疾病状态导致动脉压力与左心室压力不一致时，结果会不准确，如主动脉瓣狭窄、流出道梗阻等。

STI在临床上的应用十分广泛，尤其是LV-GLS，目前已经有大量研究证明其在临床应用中的价值。而3D-STI、分层应变及PSL等斑点追踪的新技术虽然可以提供许多增量价值，但目前的研究数据还不够充分，仍需要未来更多的大样本研究来证实，并且需要进一步的标准化，制定正常参考值，从而使这些技术可以更广泛地应用于心血管疾病的诊治中。

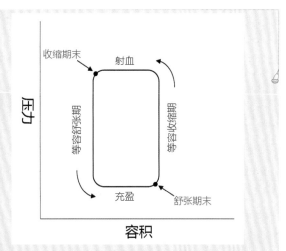

做功=压力-容积环的面积($W=F×S=P×A×S=P×V$)。
W：做功；F：力；S：距离；P：压力；A：面积；
V：容积

图3-5-4　有创检查压力-容积环

{引自：Ogilvie LM., Edgett BA., Huber JS., et al. Hemodynamic assessment of diastolic function for experimental models. Am J Physiol Heart Cir Physiol[J]. 2020, 318(5): H1139-H1159.}

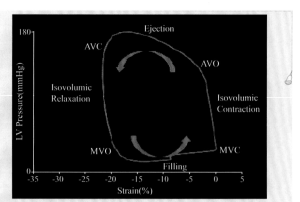

AVC：主动脉瓣关闭；AVO：主动脉瓣开放；MVO：二尖瓣开放；MVC：二尖瓣关闭；Ejection：射血；Isovolumic Relaxation：等容舒张；Isovolumic Contraction：等容收缩；Filling：充盈；Strain：应变

图3-5-5　无创压力-应变环心肌做功=压力-应变环面积=LVP（左心室压力，用袖带收缩压表示）×Strain（长轴应变）

{引自：Chan J, Edwards NFA, Khandheria BK, et al. A new approach to assess myocardial work by noninvasive left ventricular pressure-strain relations in hypertension and dilated cardiomyopathy[J]. Eur Heart J Cardiovasc Imaging. 2019, 20(1): 31-39.}

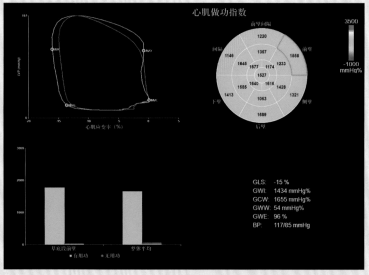

左上为左心室压力-容积环；右上为整体做功指数（GWI）牛眼图；左下为柱形图表示整体有用功（GCW）和整体无用功（GWW）；右下为心肌做功分析结果。GLS：整体纵向应变；GWE：整体做功效率；BP：血压；AVC：主动脉瓣关闭；AVO：主动脉瓣开放；MVO：二尖瓣开放；MVC：二尖瓣关闭；LVP：左心室压

图3-5-6　超声心动图心肌做功无创评估

第六节
二次谐波模式多普勒用于造影成像

（1）二次谐波成像最初是为了增强被包裹的造影剂的信号（详见下册第二篇心脏声学造影）。

（2）这些都是专利产品，由包含在一个坚硬外壳内非常小的（1~3 μm）气体微泡组成。

（3）在非常低的超声功率下，微泡起常规散射体的作用，但当功率稍大时（尽管仍低于通常用于成像的功率），压力波就会使其扭曲，发生振动和发出二次谐波频率的能量（图3-6-1）。

（4）由二次谐波多普勒频率产生的信号，可选择性地来自微泡，而不是来自周围的组织或血液。

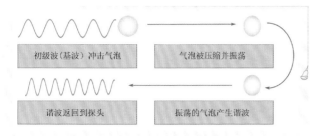

图 3-6-1　谐波产生原理示意

（绘图依据：Silverman DI, Manning WJ. The Complete Guide to Echocardiography. Jones&Bartlett Learning, LLC, 2012.）

（5）增加的造影大大提高了充满血液的腔和多普勒信号图像的质量，显示一种清晰的速度曲线，即使是非常小的血流束。

（6）在较高的超声功率水平下，微泡就会破裂，释放出含有的气体，从而产生一个短暂但非常强的反射。

第七节　功率模式（振幅）显像

（1）如前所述，多普勒频移是由速度决定的，但多普勒信号的强度与超声束内散射体的数量有关。

（2）如果有许多散射体在随机的方向上运动，那么单纯速度可能为零，但多普勒信号的振幅却很高。

（3）显示多普勒信号振幅或功率的图像体现了散射体的密度，而不管速度如何（图3-7-1，图3-7-2）。这种类型的显像通常与超声造影的谐波模式结合使用。

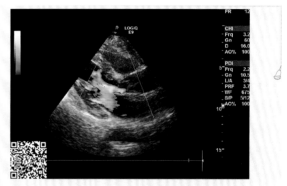

图 3-7-1　胸骨旁左心室长轴能量多普勒显像（动态）

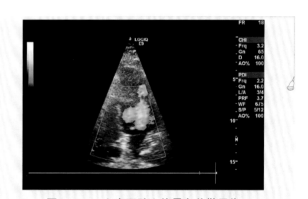

图 3-7-2　心尖四腔心能量多普勒显像

（张全斌　高瑞锋　陈力）

第四章

基本的流体动力学概念

第一节　容积流量

对于稳态流动（当速度恒定时），在给定的时间段（t）内流经管道的液体容积是管道横截面积（A）、平均速度（v）和时间段（t）的乘积。

$$容积 = a \times v \times t$$

如果流量是脉冲式的（如循环中的血流），那么速度随时间增加而降低，速度与时间的乘积由速度时间积分（velocity time integral，VTI）替代。

$$VTI = (\int v \times dt)$$

第二节　连续性方程

如果一种不可压缩的流体沿刚性管壁流动，进入管道一端的量必定与离开管道另一端的量相同。如果管道末端的直径小于起始部管道（倒锥型），这一点仍然成立。为了在减少的横截面积上保持流动，就必然要增加平均流速。这就是挤压软管末端时流速增加的原理，这一基本原理由以下连续性方程阐述（图4-2-1）。

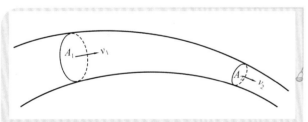

A_1：面积1；v_1：速度1；A_2：面积2；v_2：速度2

图4-2-1　连续性方程示意

（绘图依据：张运.多普勒超声心动图学[M].青岛：青岛出版社，1988.）

$$A_1 \times v_1 = A_2 \times v_2$$

A_1：入口横断面积；v_1：A_1所处位置的流速；A_2：出口横断面积；v_2：A_2所处位置的流速。

（1）假如在此方程中，已知3个因素，第4个因素就可依据连续性方程导出。

（2）例如在主动脉瓣狭窄时，利用该方程计算主动脉瓣面积。

左心室流出道（LVOT）的面积（A）作为管道的入口（假定是圆形，则由直径可计算面积为πr_{LVOT}^2），入口血流是脉动的，可用速度时间积分（VTI）替代流速。采用脉冲波多普勒在左心室流出道测量获得VTI_{LVOT}，采用连续波多普勒测量通过

主动脉瓣血流（出口血流）波形获得VTI，依据连续性方程：

$$A_{LVOT} \times VTI_{LVOT} = A_{AV} \times VTI_{AV}$$

$$则 A_{AV} = (A_{LVOT} \times VTI_{LVOT}) / VTI_{AV}$$

A_{AV}：主动脉瓣面积（the area of aortivc valve）。

第三节　伯努利方程

伯努利方程阐述了在固定直径的管道内压力和速度之间的关系。只有当管道两端存在压力差时，液体才会沿着管道流动。对于一个固定直径的管道和处于稳定流动的流体，只需要很小的压力差来克服摩擦损失。如果为了提高流速，管道变得更窄（保持流动所必须），则需要更大的压力差。同样，若将拇指放在水管的末端，忽略摩擦损伤，压力与流速的关系如下（图4-3-1）。

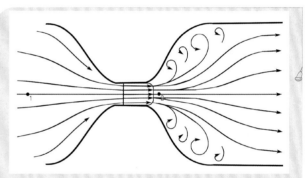

图4-3-1　简化伯努利方程示意

（绘图依据：张运.多普勒超声心动图学[M].青岛：青岛出版社，1988.）

$$P_1 - P_2 = \frac{1}{2}\rho(v_2^2 - v_1^2)$$

v_1：狭窄上游的流速；P_1：狭窄上游流速测量处的压力；v_2：狭窄后的流速；P_2：狭窄后的压力；ρ：液体的密度。

（1）在大多数血流受阻的临床案例中（例如主动脉瓣狭窄），狭窄前的速度（v_1）与狭窄后的速度（v_2）相比是很小的。例如，左心室流出道流速1 m/s与通过主动脉瓣的流速4 m/s，当流速被平方后（$v_1=1$，$v_2=16$），二者之差进一步放大。因v_1所引起的变化非常小，所以v_1^2可以忽略不计，伯努利方程则简化为：

$$P_1 - P_2 = \frac{1}{2}\rho v^2$$

（2）在超声心动图中，压差与血液有关（对

血液而言，ρ是恒定的），压力以mmHg为单位，速度以m/s为单位，则上述方程可以进一步简化为：

$$P_1-P_2=4\,v_2^{\,2}\text{或}\Delta P=4\,v_2^{\,2}$$

（3）如果上游的速度与下游的速度相比并不小，例如肥厚型心肌病合并主动脉瓣狭窄的情况下，瓣膜下的肌肉限制可能与瓣膜狭窄相结合，那么就不能从伯努利方程中省略掉v_1。

（4）值得注意的是，如果左心室流出道的流速为1.5 m/s，则主动脉瓣2 m/s的速度不能代表跨瓣压差为16 mmHg。在这种情况下，应使用完整的伯努利方程：

$$P_1-P_2=4(v_2^{\,2}-v_1^{\,2})$$

将压力的单位以 mmHg 表示，v_2 的单位以 m/s 表示，代入血液密度 1.06×10^3 kg/m³、汞的密度为 13.6×10^3 kg/m³、重力加速度为 9.81 m/s²。

$$
\begin{aligned}
P_1-P_2 &= \frac{1}{2}\rho v_2^{\,2} \\
&= [1.06\times10^3(\text{kg/m}^3)\times1000(\text{mm/m})\times v_2^{\,2}(\text{m}^2/\text{s}^2)]/ \\
&\quad\ [2\times13.6\times10^3(\text{kg/m}^3)\times9.81(\text{m/s}^2)] \\
&= 3.97\ v_2^{\,2} \\
&\approx 4\ v_2^{\,2}(\text{m/s})
\end{aligned}
$$

（张全斌　陈力）

第五章

诊断用超声的安全性

在成人超声心动图检查中，没有发生过关于超声诊断对患者造成伤害的案例。从任何标准来看，超声心动图的风险与效益之比低到可以忽略不计，但并不意味着不存在零风险。为了将风险降至最低，对于机器功率水平和患者暴露时间，应始终遵循"ALARA"原则（as low as reasonably achievable，在合理范围内尽可能低）。

高功率水平的超声可以用来凝固组织，加热深层肌肉或清洁污染的手术器械，但是，医用超声诊断设备绝不能使用具有潜在不良生物效应的超声功率。潜在的有害影响与声束强度和超声波频率有关。

第一节 热指数

当声束通过组织时，衰减损失的能量主要转化为热量。超声脉冲通过时，峰值强度可能相当高，但在脉冲之间有很大的间隙（脉冲持续时间为 2 μs，而脉冲之间的间隔可达200 μs）。因此，平均加热是相当低的。

用来表达这一点的术语是热指数，它是实际的声功率与将特定组织的温度提高1 ℃所需的声功率之比。

温度与经食管超声心动图

经食管超声心动图扫描有一个特殊的问题，即探头表面与食管接触并局部加热。如果探头出现故障，可能会导致组织坏死。因此探头尖端的温度应受到监控，并且应有一个自动的热切断装置，当温度过高时，会自动切断电源。

第二节 机械指数

超声波穿过组织时，不断增加的发射功率会导致较高的压力波动。

MI对潜在的危害进行了量化。这个参数是由超声频率的平方根除以负波峰值压力而得出的。大多数心脏超声诊断仪将最大功率限制在MI=1.1。

第三节 造影超声心动图

超声心动图的安全问题与造影剂本身及其如何被分解也有关系。在诊断推荐的超声设备设置下，组织的生物效应可以忽略不计。然而，发生过敏性或假过敏性反应是可能的，但非常罕见（详见下册第二篇心脏声学造影）。

（张全斌）

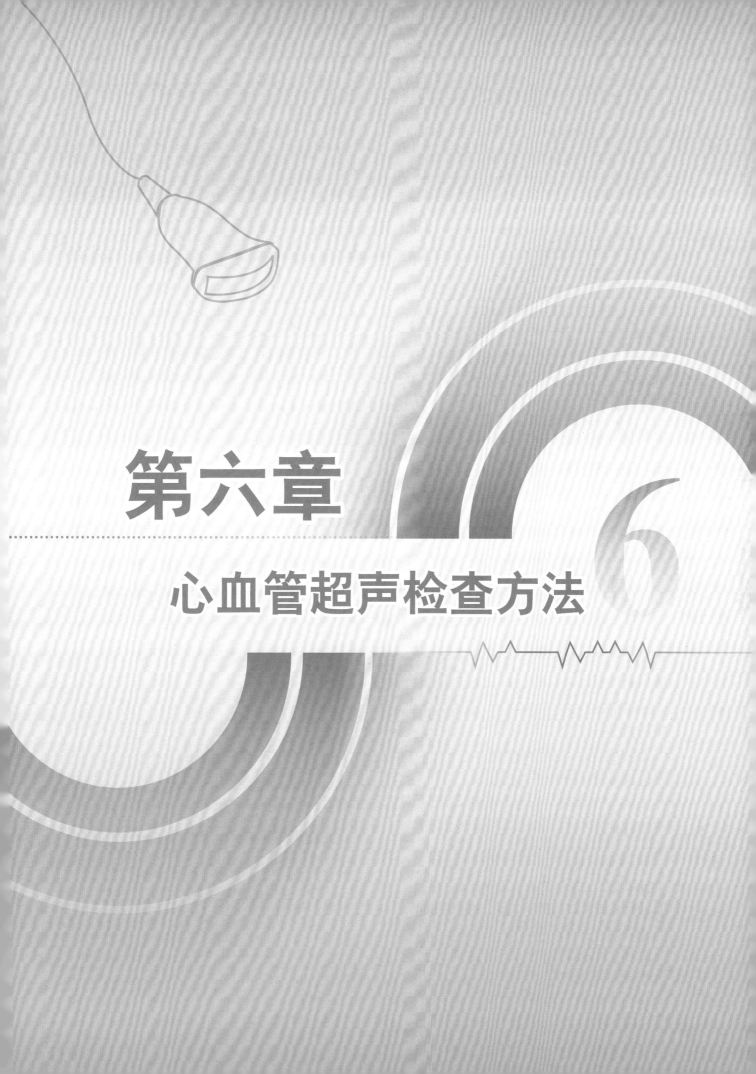

第六章

心血管超声检查方法

第一节 图像优化与采集

一、图像的优化

可以调节4个方面来提高图像质量。每当变换声窗和切面时，需要认真查看，以确保获得最佳图像。在某些情况下，想要获得高质量图像，需要采用完全不同的方法，例如造影剂增强成像。

（1）在探头和胸部之间，确保有足够的耦合剂，这可以最大限度地减少探头和心脏之间声能的损失。需要使用足够的压力，特别是患者皮下或探头下脂肪较多时，需要施加更多的压力，增加探头与胸部的接触。

（2）改变患者体位，使心脏移动接近探头。确保患者没有滑出位置，尝试将患者稍作翻动，通过变换为另一种体位，以改善图像质量。

（3）嘱患者吸气或呼气，可以改变心脏和肺脏的相对位置。随着横隔膜的上下移动，探头和心脏之间的肺组织（含空气和组织，会降低图像质量）也可能移开。嘱患者缓慢吸气和呼气，观察图像，最佳图像可能是在吸气末或呼气末，也可能在二者之间。当图像处于最佳状态时，请患者屏住呼吸。

（4）机器设置的调节。

（5）机器通常有组织谐波成像，这应当是常规选择。

（6）总的说来，横向和侧向的增益应该与对比度控制钮（如压缩）一起调整，以优化血液与心肌之间的对比度。较新的机器只需要按下一个"优化键"就可实现以上图像的自动优化。

当所需要信息填不满屏幕时，应最大限度地提高帧频率（其决定了分辨率），这可以通过调节深度至刚好在心脏（或感兴趣区域）后方，以及减小扇面宽度至所检查的区域（这对CDFI和组织多普勒尤为重要，因为二者在开启时会降低帧率，但反过来说，它们又需要相对高的帧率才能发挥作用）。

二、二维超声的采集

（一）标准采集

按标准方式采集图像，应该采集一系列图像切面。为确保采集的资料齐全，必要时还可采集一些其他图像切面，即使存在某些特殊问题，也应该采集完整的数据集，以确保没有任何遗漏（图6-1-1）。

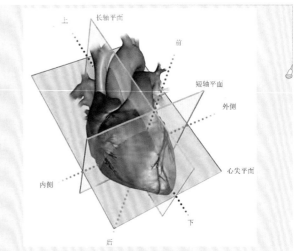

长轴、短轴、水平、上下、前后及内外侧平面

图6-1-1 超声心动图不同切面

［引自：Mitchell C, Rahko P, Blauwer L, etal. Guidelines for Performing a Comprehensive Transthoracic Echocardiographic Examination in Adults:Recommendations from the American Society of Echocardiography. Journal of the American Society of Echocardiography, 2019, 32（1）: 1-64.］

（二）声窗

在胸部和腹部有3个关键部位或声窗可采集标准图像（如果需要可采用其他声窗）。一般情况下，从胸骨旁的声窗开始，依次在每个声窗进行成像。然而，当发现需要更详细了解的病变时，可能有必要再次回到相应声窗做进一步的检查（图6-1-2）。

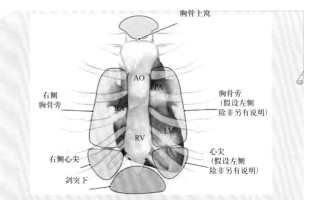

胸骨旁、心尖、剑突下、胸骨上窝声窗，此外，有时还可用右侧胸骨旁和右侧心尖声窗。AO：主动脉；RA：右心房；RV：右心室；LV：左心室；PA：肺动脉

图6-1-2 常用声窗

［引自：Mitchell C, Rahko P, Blauwer L, etal. Guidelines for Performing a Comprehensive Transthoracic Echocardiographic Examination in Adults:Recommendations from the American Society of Echocardiography. Journal of the American Society of Echocardiography, 2019，32（1）: 1-64.］

1. 胸骨旁声窗

这个声窗刚好在胸骨左侧第3、第4肋间，但胸骨旁切面的最佳位置因每个患者而异。为了找到最佳声窗，可以在上下肋间移动探头，并靠近或远离胸骨探查病变。

2. 心尖声窗

顾名思义，就是在心尖，一般在胸部的底、左、侧部位。在探头下，可能会感觉到心尖搏动。理想的声窗应位于真正的心尖，要避免缩略。为了获得最佳切面，探头需要尽量向外侧，并在上下肋间移动探头找到真正的心尖。

3. 剑突下声窗

这个声窗位于腹部剑突下。嘱患者取仰卧位，放松腹部（患者屈起腿来更方便检查）。将探头放在腹部，适当加压，并指向胸部，以便显示肋下平面。

4. 胸骨上窝声窗

这个声窗在胸骨上窝。嘱患者取仰卧位，抬起下巴。将探头置于胸骨上窝，向下指向胸部。

5. 右侧胸骨旁声窗

这个声窗常用于观察升主动脉血流，可以使用一个一般的或单独的探头。患者应完全翻过身来，右侧卧。声窗在胸骨的右侧，通常略高于相应的左侧胸骨旁声窗。

标准系列切面

1. 胸骨旁声窗（有时可选右侧胸骨旁声窗）
（1）胸骨旁左心室长轴切面。
（2）胸骨旁右心室流入道切面（包括胸骨旁右心室流入道下腔静脉切面和胸骨旁右心室流入道冠状静脉窦切面）。
（3）胸骨旁右心室流出道切面。
（4）胸骨旁心尖短轴切面。
（5）胸骨旁乳头肌短轴切面。
（6）胸骨旁二尖瓣水平短轴切面。
（7）胸骨旁主动脉水平短轴切面（包括胸骨旁主动脉瓣水平切面、胸骨旁主动脉水平下腔静脉切面、胸骨旁主动脉短轴肺动脉长轴切面和胸骨旁主动脉水平冠状动脉切面）。
（8）胸骨旁四腔心切面。
（9）高位胸骨旁长轴切面（包括"导管观"切面，适用于婴幼儿）。

（10）右侧胸骨旁声窗切面
2. 心尖声窗
（1）心尖四腔心切面（包括心尖冠状静脉窦或四腔心后间隔切面，观察冠状静脉窦；右心室为主的心尖四腔心切面）。
（2）心尖五腔心切面。
（3）心尖二腔心切面。
（4）心尖三腔心切面。
3. 剑突下声窗
（1）剑突下长轴和短轴切面（包括剑突下四腔心切面、心房两腔心切面、主动脉水平短轴肺动脉长轴切面及其上下腔静脉心房切面）。
（2）下腔静脉切面。
（3）主动脉切面。
4. 胸骨上窝声窗
（1）主动脉弓长轴切面。
（2）主动脉弓短轴切面。

6. 锁骨上声窗

这个声窗很少使用。其位于锁骨上方，可用于观察血管结构和主动脉。

三、三维图像采集

（一）概述

三维采集的不同之处在于其是用于补充数据收集，以解决由二维成像所质疑的问题。所选声窗目的是可用于优化心脏某一特定区域的数据采集，探头置于胸部与二维采集相同的位置。

（二）声窗

1. 心尖声窗（图 3-4-2）

心尖声窗是用于采集左心室和右心室三维数据的主要声窗。图像的设置几乎与二维成像相同，需要识别真正的心尖，可以改变探头，使其聚焦于右心室或左心室。

心尖声窗也可用于评估主动脉瓣、二尖瓣和三尖瓣。

2. 胸骨旁声窗（图 2-1-6，图 3-4-1，图 3-4-2A）

在三维超声心动图中，胸骨旁声窗用于获取左心室、二尖瓣、主动脉瓣和三尖瓣的数据集。声窗的寻找方法与二维成像的方法相同，因为三维数据集是在双平面二维基础上创建的。然而，为了将关注点集中在心脏的特殊区域，例如三尖瓣，常常需要修正胸骨旁声窗。

四、三维图像优化

当采集实时三维全容积数据集时，以下步骤将有助于优化最后的图像。

（1）良好的心电图信号和清晰的R波是必要的，如此可便于三维全容积触发。

（2）调整超声设备的设置（就如对二维成像所做的那样），获得最佳三维分辨率。

1）调节增益设置。

2）确保感兴趣的区域在三维容积内。

3）缩小扇形（角度和深度），以聚焦于感兴趣区域。

4）根据患者屏气的能力，最大限度地增加子容积的数量。

5）选择适当的线密度。较高的线密度可以提高分辨率，但其代价是更加缩小了扇形角度。

6）优化容积大小。所有的超声设备都可以略微调节最终的容积大小，这在某些情况下是有益的［如扩张型心肌病（dilated cardiomyo-pathy，DCM）］。

7）探头应保持稳定位置，并在呼气末采集图像。

采集图像后，回顾图像，寻找有无拼接伪像，当感觉图像满意时，可以接受采集。

五、多平面图像采集

（一）双平面成像

（1）目前的超声设备能够在两个平面上观察正在采集的图像。经典的是其可用于评估左心室容积和射血分数。

（2）最初采集的是最佳左心室四腔心切面。当在双平面模式时，可显示正交图像（可分屏显示二腔）。

（3）双平面模式的优点是在采集四腔和二腔时可保持相同的探头位置，从而减少了由于使用不同的探头位置而可能发生的误差。

（4）双平面超声心动图的另一个优点是可以从两个平面观察目标，因此可确保最大限度地减少图像缩略。

（二）三平面成像（图6-1-3）

（1）三平面成像技术可以采集目标容积，并从3个不同的正交平面观察图像。

（2）当在三平面模式采集四腔心切面的左心室时，二腔心切面和三腔心切面的左心室可同时显示。

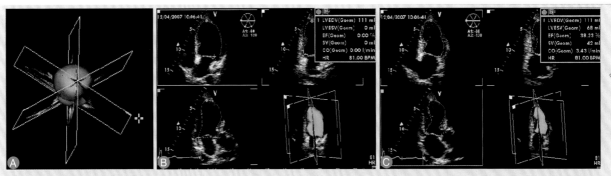

A.采用三平面时，转换3V矩阵探头，在Tri-plane模式下，调整探头方位与声束方向，以心尖四腔心切面为基准切面，同步采集与其成60°的心尖二腔心切面及与其成120°的心尖左心室长轴切面。冻结图像，手动勾画上述3个平面的内膜边界，测量左心室容积；B.测量舒张末期左心室容积和射血分数；C.测量收缩末期左心室容积和射血分数

图6-1-3 三平面超声心动图

（三）X平面和iRotate（智能旋转）

飞利浦超声心动图系统允许操作者从固定探头位置在声窗同步成像，并选择不同的平面进行观察。

（1）X平面：其优点是能够同步直接比较两个独立的平面，主图像显示在左边，次图像可选择显示在主图像一侧。

（2）iRotate（智能旋转）：在这项技术中，操作者能够在不移动探头的情况下，改变被观察平面的角度。使用设备上的控制装置，类似于经食管超声心动图检查时转换扫查平面。

六、数据采集

（一）获取每幅图像的技术

每幅图像均是以二维超声开始，然后再考虑是否需要进一步的超声心动图技术记录所见。虽然标准的最小数据集采集是至关重要的，但是当检查患者时，分析和解释图像同样重要。

可以很容易地保存一套标准图像供之后分析，但如果在检查后才意识到某些病理变化，就可能是在当时检查时没有获得正确的信息。搜索和识别病变所需要的初步分析，应在检查过程中进行，并在以后的报告中详细确认，每一幅图像都要考虑：

- ·CDFI
- ·M型超声
- ·CW
- ·PW
- ·组织多普勒
- ·斑点追踪成像
- ·三维成像
- ·造影成像

在所有情况下均要使用二维成像和CDFI。大多数情况也使用CW和PW，以及偶尔采用M型超声。在某些情况下，需要应用三维成像、声学造影和组织多普勒成像检查。

（二）图像存储

（1）所有的图像和数据都必须储存起来，以供将来参考。随着储存越来越便利，现在已经不能接受在进行超声心动图检查时只保留手写记录的做法了，甚至在急诊也同样如此。

（2）图像通常被储存起来，然后直接传输到一个主服务器。数字化储存通常以存储心电图触发的单一心动周期为基础。如果患者有心律失常，心动周期长短不一，那么存储3～5个心动周期可能会更好。

（3）最好能有一个数字实验室来存储所采集的图像，存储在数字媒体上可以更好地进行后期处理和后续的比较。

（三）格式

（1）目前首选的检查存储方式是医学数字成像和通信（digital imaging and communications in medicine，DICOM）。DICOM定义了存储、运输和检索患者数据的方式。

（2）对于视频存储，图像采集通常可以存储为AVI或MPEG格式。

（3）广泛使用的静态屏幕/非视频存储格式包括BMP、TIF和JPEG。

（四）图像压缩

（1）为了减少总体存储需要，可以使用图像压缩。

（2）图像压缩可以是无损的，也可以是有损的。无损图像压缩可将最终文件的大小减少2～5倍，如果压缩得很好，则允许创建一个与原件相同的版本。而有损图像压缩将最终文件的大小减少了更大的数额（高达20倍），但这是以潜在图像降阶为代价的。

第二节　声窗与切面

一、胸骨旁左心室长轴切面

第一个切面，可对主要瓣膜、左右心室、主动脉及心包有一个直接的整体印象。

（一）扫查切面

（1）在胸骨旁声窗，探头置于胸骨左缘第3、第4肋间，探头标志朝向9～10点钟方位，声束平面与右肩至左腰连线方向平行，可显示标准左心室长轴切面（图6-2-1）。

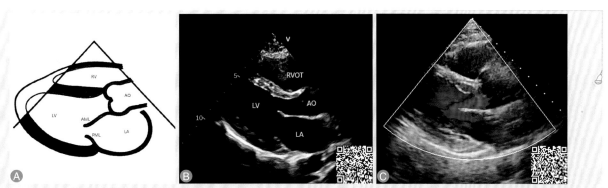

A.解剖示意；B.二维超声心动图显示舒张期（动态）；C.CDFI显示血流信号（动态）。RV：右心室；LV：左心室；AO：主动脉；AML：二尖瓣前叶；PML：二尖瓣后叶；LA：左心房；RVOT：右心室流出道

图6-2-1　胸骨旁左心室长轴切面

（2）最佳图像是通过二尖瓣和主动脉瓣的中部，显示左心室的流入道和流出道。左心室壁平行并笔直地通过屏幕（室间隔前缘与探头的距离应与升主动脉前壁的距离相同）。升主动脉应该是一个具有平行管壁的管道。

（3）有时，并非所有的结构都能在一个切面中对齐，在这种情况下，应多记录几个切面，重点关注每个细节。

（二）检查方式

（1）二维成像。

（2）CDFI：观察主动脉瓣、左心室流出道及二尖瓣血流动力学情况。

（3）M型超声：观察主动脉瓣、左心房、二尖瓣和左心室。

（三）超声所见

（1）左心室：可以显示室间隔（前间隔部分）和下侧壁（有时也称为后壁及心腔）。使用二维成像和M型超声评估左心室大小、功能和肥厚，也能很好地测量左心室流出道大小，为CDFI提供血流加速的依据。使用CDFI可以显示室间隔缺损（ventricular septal defect，VSD）。

（2）主动脉瓣：前方是右冠状动脉瓣，后方是无冠状动脉瓣。二维成像和M型超声可以评估瓣膜运动情况。CDFI能够显示主动脉瓣反流（aortic regurgitation，AR）信息。

（3）主动脉根部：可以使用二维成像或M型超声显示完整的主动脉根部，包括主动脉窦（Valsalva窦）、窦管连接部和升主动脉，并予以测量。

（4）升主动脉：略微向一侧晃动调节探头，可以显示升主动脉近端部分。

（5）降主动脉：在二尖瓣后方，能够显示降主动脉呈圆形的横断面结构，可以作为鉴别心包积液和胸腔积液的标志。

（6）二尖瓣：通常可以显示二尖瓣A_2和P_2段，二维超声能够评价瓣膜运动情况（如脱垂、狭窄等），M型超声可以记录瓣尖的移动，使用CDFI评估反流。在此切面，血流汇聚的缩流颈可能是明显的。

（7）左心房：可评估左心房大小，并使用M型超声测量。

（8）右心室：右心室刚好位于探头附近，易于被测量。

（9）心包：可在右心前方和心脏后方显示心包。良好的切面可显示积水并测量。

二、胸骨旁右心室流入道切面

用于观察三尖瓣和右心室流入道（图6-2-2～图6-2-4）。

（一）扫查切面

（1）从胸骨旁长轴切面，缓慢摆动探头，将声束方向略向患者右腰方向倾斜可获取此切面，显示三尖瓣。通常需要略微旋转探头以优化图像。

（2）最佳图像可显示三尖瓣及其后方的右心房，有时可见到腔静脉流入血流或冠状静脉窦流入血流。

（二）检查方式

（1）二维成像。

（2）CDFI显示三尖瓣血流。

（3）CW和PW检测三尖瓣血流。

（三）超声所见

（1）三尖瓣：主要特征是在屏幕中央可见两个瓣叶（前叶与后叶），三尖瓣病变时，可在此切面查看三尖瓣前叶和后叶的情况，如三尖瓣下移畸形。使用CDFI观察三尖瓣反流信号。校准三尖瓣反流束方向与多普勒取样方向保持一致，以测量流

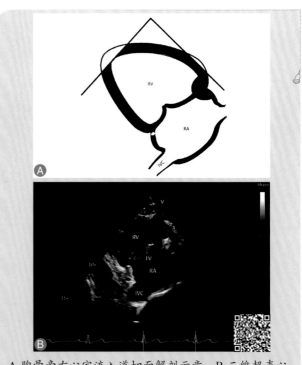

A.胸骨旁右心室流入道切面解剖示意；B.二维超声心动图于胸骨旁显示右心室流入道下腔静脉切面（动态）。RV：右心室；IVC：下腔静脉；TV：三尖瓣前叶和后叶（箭头）；RA：右心房

图6-2-2　胸骨旁右心室流入道切面

入血流量和右心室收缩压（right ventricular systolic pressure，RVSP）。

（2）右心房：位于三尖瓣后方，略微旋转探头可以显示右心耳、下腔静脉瓣（eustachian valve，EV）和冠状静脉窦长轴及其在右心房的开口等结构和流入血流。略微调整声束方向，在此切面底部可显示上、下腔静脉及其在右心房的开口，以及其流入血流。

（3）右心室：可显示右心室的部分靠近三尖瓣。

三、胸骨旁右心室流出道切面

用于显示肺动脉瓣和肺动脉（图6-2-5）。

（一）扫查切面

（1）从胸骨旁长轴切面，慢慢摆动探头指向左上方（左肩方向），显示肺动脉瓣，略微旋转探头优化图像可观察到肺动脉。

（2）最佳图像可清晰显示肺动脉瓣和肺动脉主干及其分支。

（二）检查方式

（1）二维成像。

（2）CDFI显示肺动脉瓣血流信号。

（3）CW和PW检测通过肺动脉瓣的血流。

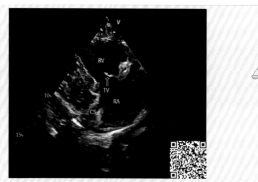

TV：三尖瓣前叶（箭头）；CS：冠状静脉窦；RV：右心室；RA：右心房

图6-2-3 胸骨旁显示右心室流入道冠状静脉窦切面（动态）

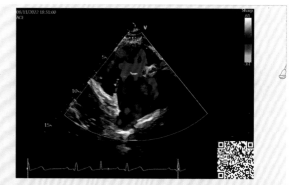

图6-2-4 CDFI于胸骨旁显示右心室流入道血流信号（动态）

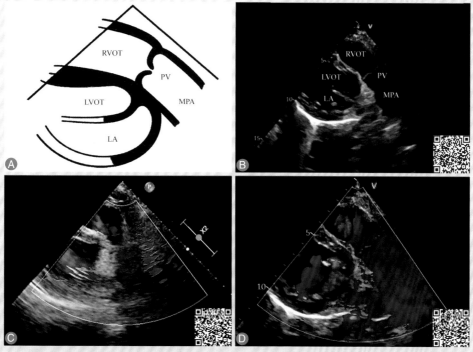

A.解剖示意；B.二维超声心动图（动态）；C.CDFI于胸骨旁显示右心室流出道切面收缩期肺动脉瓣前向蓝色血流信号（动态）；D.CDFI于胸骨旁显示右心室流出道切面舒张期肺动脉瓣微量红色反流信号（动态）。RVOT：右心室流出道；PV：肺动脉瓣；MPA：主肺动脉；LVOT：左心室流出道；LA：左心房

图6-2-5 右心室流出道切面

(三)超声所见

(1)肺动脉瓣:主要特征是在屏幕中央可显示肺动脉瓣两个瓣叶。使用CDFI可见肺动脉瓣反流信号。将多普勒取样方向校准反流束方向可测量流出道和反流。

(2)肺动脉:在该切面远场,略微调节探头方向通常能够显示至肺动脉分叉处,并可测量大小和显示异常血流束[动脉导管未闭(patent ductus arteriosus, PDA)]或血栓[肺栓塞(pulmonary embolis, PE)]。

四、胸骨旁主动脉瓣水平短轴切面

用横断面扫查心脏底部,可获得胸骨旁主动脉瓣水平短轴切面(图6-2-6)。

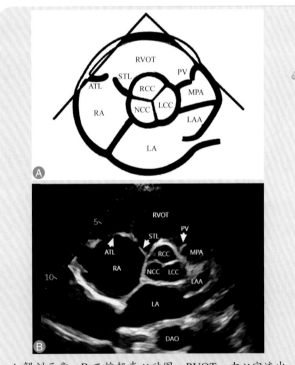

A.解剖示意;B.二维超声心动图。RVOT:右心室流出道;ATL:三尖瓣前叶;STL:三尖瓣隔叶;RA:右心房;RCC:右冠状动脉窦;NCC:无冠状动脉窦;LCC:左冠状动脉窦;MPA:主肺动脉;LAA:左心耳;LA:左心房;PV:肺动脉瓣;DAO:降主动脉

图6-2-6 胸骨旁主动脉瓣水平短轴切面

(一)扫查切面

(1)在胸骨旁长轴切面,旋转探头至大约90°,探头标志指向左肩方向,声束平面大致与左腰部与右肩连线方向垂直,尝试从长轴切面以主动脉瓣为中心旋转探头,重点是保持主动脉瓣在中心,直至获得典型的主动脉瓣水平横断面。

(2)要获得一个真正的轴上横切面是很困难

的。为了优化图像,可以尝试围绕该点轻微旋转探头,直至主动脉瓣呈圆形,右心室包绕主动脉瓣。然后摆动探头,使切面呈直线。

(3)最佳图像应该显示为圆形主动脉具有3个清晰瓣膜,三尖瓣显示在其左侧,肺动脉瓣显示在其右侧。

(4)如果所有的结构都未清晰显示,注意要多显示几个切面,重点观察每个细节。

(二)检查方式

(1)二维成像。

(2)使用CDFI显示主动脉瓣、三尖瓣和肺动脉瓣血流信息(有时也观察房间隔)。

(3)使用频谱多普勒观察和测量肺动脉瓣和三尖瓣血流。

(三)超声所见

(1)主动脉瓣:此切面显示3个瓣叶位于中央,呈典型的"Y"字形,左冠状动脉瓣在右侧,右冠状动脉瓣在前方,无冠状动脉瓣在左侧。使用CDFI可以显示反流信号。在左冠状动脉窦,有时可见左主冠状动脉。在此切面可显示高位室间隔缺损,并使用CDFI和频谱多普勒观察和测量分流信息。

(2)右心室:右心室基底部靠近探头,并延伸至右心室流出道,包绕主动脉瓣,可以测量心室。

(3)三尖瓣:在主动脉瓣左侧可见三尖瓣(前叶和隔叶),使用CDFI检查瓣膜反流,可以校准CW取样方向,便于测量血流。

(4)肺动脉瓣和肺动脉主干近端:在主动脉的右侧。CDFI可以显示瓣膜反流,CW和PW能够检测血流速度。

(5)左心房:位于主动脉瓣后方。

(6)房间隔:位于7点钟方位。使用CDFI可在此切面显示有无房间隔缺损(atrial septal defect, ASD)。

(7)右心房:位于左后方。

(8)心包:可以观察到前心包,在右心的前方。

在胸骨旁主动脉瓣水平短轴切面,探头向右侧倾斜,可以观察到下腔静脉及其右心房开口,此切面下腔静脉与声束方向一致,CDFI和频谱多普勒可以较好地获取血流信号与频谱(图6-2-7)。

从心底平面开始将探头向头侧倾斜,显示左心房和肺静脉。在此平面,CDFI可确定肺静脉与左心房的正常连接,应用脉冲波多普勒可检测不同的肺静脉并确定其有正常的血流。

在胸骨旁主动脉瓣水平短轴切面，略向头侧倾斜探头，并沿肺动脉长轴方向轻微转动能够显示主肺动脉、肺动脉分叉及左、右肺动脉（图6-2-8）。在此切面，二维成像和CDFI可评价降主动脉与左肺动脉起始部之间的动脉导管结构及血流信号，CW可测量分流速度。

五、胸骨旁二尖瓣水平短轴切面

该切面是二尖瓣的经典正面或"鱼嘴样"切面（图6-2-9）。

（一）扫查切面

（1）从胸骨旁主动脉瓣水平短轴切面，略微摆动探头向心尖方向移动，经从主动脉瓣水平开始进行胸骨旁切面扫查，图像就保持"在轴上"。

（2）最佳的图像应该是舒张期左心室的"鱼嘴样"开放，收缩期"一"字样闭合的二尖瓣清晰可见。

（二）检查方式

（1）二维成像。如果二尖瓣狭窄，可考虑用二维超声测量狭窄口面积。

（2）如果有二尖瓣反流（mitral regurgitation，MR），可考虑使用CDFI显示二尖瓣反流信息。

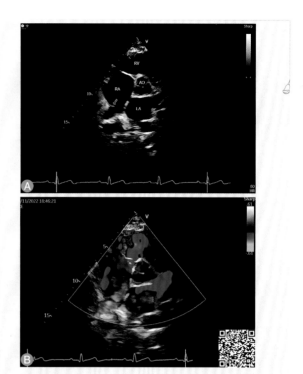

A.二维超声心动图，箭头所指为残留下腔静脉瓣；B.CDFI于下腔静脉内可见与声束方向一致并面向主动脉侧的红色血流信号（动态）。RV：右心室；RA：右心房；AO：主动脉；LA：左心房

图 6-2-7　胸骨旁主动脉短轴下腔静脉切面

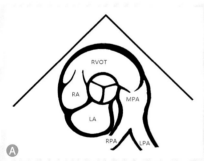 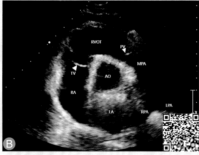 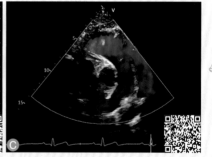

A.解剖示意；B.二维超声心动图（动态）；C.CDFI（动态）。RVOT：右心室流出道；RA：右心房；MPA：主肺动脉；RPA：右肺动脉；LPA：左肺动脉；LA：左心房；TV：三尖瓣；PV：肺动脉瓣；AO：主动脉

图 6-2-8　胸骨旁主动脉水平短轴肺动脉长轴切面

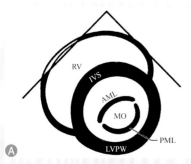 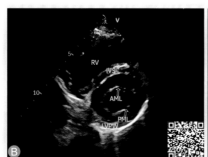 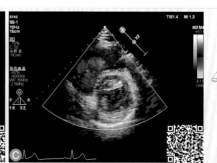

A.解剖示意；B.二维超声心动图（动态）；C.CDFI（动态）。RV：右心室；AML：二尖瓣前叶；MO：二尖瓣瓣口；PML：二尖瓣后叶；LVPW：左心室后壁；IVS：室间隔

图 6-2-9　二尖瓣水平短轴切面

（三）超声所见

（1）二尖瓣：一个经典的二尖瓣正面切面（二尖瓣瓣叶横切面）图像位于左心室心腔中部，可观察瓣膜形态（包括独立的小叶结构）和运动。如果出现异常，可考虑使用CDFI或三维超声成像。并可以使用面积测量法测量二尖瓣瓣口开放面积。

（2）该切面能显示心脏诸多重要结构，如右心室、室间隔、左心室壁等，可见左心室心腔与室壁表现为圆形结构，右心室心腔为半月形，位于左心室右侧包绕部分左心室。

（3）如果有室间隔缺损，可在此切面显示缺损形态和大小，并可使用CDFI和频谱多普勒观察和测量分流信息。

（4）如将探头再稍向下倾斜或平移，可显示腱索水平左心室短轴图像。

六、胸骨旁心室水平短轴切面

该切面是经典的左心室水平短轴切面（图6-2-10，图6-2-11）。

（一）扫查切面

（1）从胸骨旁二尖瓣水平短轴切面，轻微摆动探头并向心尖方向移动（声束平面大致与左肩至右肋弓连线平行），直至出现左心室的横断面。在乳头肌水平，有两个明显的乳头肌回声。

（2）进一步向心尖方向移动，则出现乳头肌远端的心尖切面。

（3）通常情况下，避免出现偏离轴线的图像是很重要的，这样才能对左心室功能进行真正的评估。轻微旋转探头有助于显示圆形的左心室形状。如果确实很难获得清晰的图像，可考虑在声窗内稍微移动探头的位置。

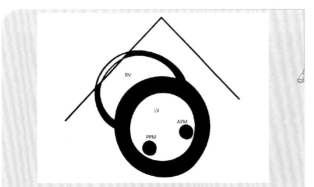

RV：右心室；LV：左心室；PPM：后内侧乳头肌；APM：前外侧乳头肌

图 6-2-10　胸骨旁左心室水平短轴切面解剖示意

（4）最佳的图像应该是出现左心室的横断面。

（二）检查方式

（1）二维成像。在乳头肌水平测量左心室大小和质量。

（2）考虑显示心尖图像。

（3）考虑进行左心室的M型超声测量。

（4）有时在短轴，使用组织多普勒成像观察。

（5）斑点追踪成像。

（三）超声所见

（1）左心室：左心室短轴切面，可以显示室间隔、前壁、侧壁和下壁（按顺时针方向观察）。可用于测量左心室大小和厚度，评估左心室中部的节段性运动异常。

（2）右心室：右心室呈新月形，位于左心室左侧并包绕左心室。可用于评估右心室大小、功能和血流动力学变化。

（3）在左心室乳头肌水平切面图像上显示前外侧和后内侧两组乳头肌结构。前外侧乳头肌位于4～5点钟方位，后内侧乳头肌位于7～8点钟方位。此切面可评价局部室壁心肌运动状态与乳头肌功能。

（4）室间隔：在此切面，可观察和评估右心

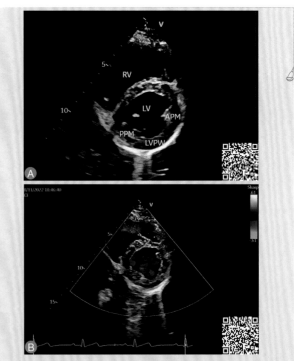

A.实时二维超声心动图；B.CDFI。RV：右心室；LV：左心室；PPM：后内侧乳头肌；APM：前外侧乳头肌；LVPW：左心室后壁

图 6-2-11　胸骨旁乳头肌水平短轴切面（动态）

室负荷增高时室间隔的变化情况（如左心室"D"形表现；如果有肌部室间隔缺损，可显示和测量缺损形态和大小，并可使用CDFI和频谱多普勒观察和测量分流信息。

七、胸骨旁左心室心尖水平短轴切面

探头置于前胸壁心尖搏动处，或在乳头肌水平短轴切面上将探头再向心尖方向移动，可获取心尖水平左心室短轴切面，该切面主要观察左心室心尖部的心室壁厚度及活动（图6-2-12），可观察和评价左心室心尖憩室、室壁瘤及血栓。

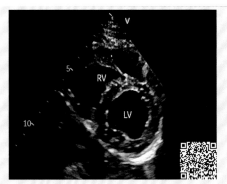

RV：右心室；LV：左心室

图 6-2-12　实时二维超声心动图胸骨旁左心室心尖水平短轴切面心尖（动态）

八、胸骨旁三维观

（一）扫查切面

（1）初始声窗的探头定位与二维超声采集的方式相似，探头标记指向右肩，探头置于第3或第4肋间。

（2）轻微调节探头向胸骨外侧或向胸骨内侧，或将探头移动到邻近肋间隙，有助于确定探头采集图像的最佳位置。

（二）检查方式

（1）左心室全容积采集（图3-4-2B）。

（2）二尖瓣全容积或实时三维采集（图2-1-6）。

（3）二尖瓣彩色多普勒血流采集（图3-4-4）。

（4）主动脉瓣全容积和（或）实时三维采集（图3-4-1）。

（5）主动脉瓣彩色多普勒血流采集（图3-4-6）。

（三）超声所见

可以显示类似二维切面的解剖学标志。当数据集能够旋转观察到解剖结构和不同病理的空间关系时，就显示出三维采集的优势，如二尖瓣脱垂和腱索插入等。

九、心尖四腔心切面

（一）扫查切面

（1）在心尖声窗，探头置于心尖搏动处，声束方向朝向右侧胸锁关节，探头标志约指向3点钟方位。

（2）探头需要尽可能地靠近左心室心尖，以此改变图像，重点获得最佳的左心室大小和形状。心尖的特征是相较于其他室壁，其移动幅度较小且较薄。在一个真正的心尖切面，左心室处于最长的状态。一旦确定了心尖，就可以通过旋转和摆动探头来优化图像，以显示右心室、左心房、右心房及二尖瓣和三尖瓣。通过倾斜探头，去掉或排除左心室流出道和主动脉瓣。

（3）最佳图像为探头在心尖，可以清晰地显示两个心室和两个心房，以及二尖瓣和三尖瓣。间隔应该在图像中央，呈竖直位。

此切面显示室间隔起于扇尖，向下连接房间隔。房、室间隔与左侧二尖瓣前叶、右侧三尖瓣隔叶组成"十"字交叉结构，位于图像中央并分隔左心房、左心室、右心房、右心室4个心腔，故称为心尖四腔心切面（图6-2-13）。

（二）检查方式

（1）二维成像。

（2）CDFI：显示二尖瓣和三尖瓣血流信号。

（3）CW和PW：可以观察二尖瓣和三尖瓣血流频谱形状和测量血流速度。

（4）可以观察和测量右上肺静脉。

（5）可以使用组织多普勒成像检测左、右心室。

（6）斑点追踪检查。

（7）三维数据采集。

（8）在需要和适宜的情况下，可使用超声造影检查。

（三）超声所见

（1）二尖瓣：可以显示二尖瓣A_2和P_2段信息。二维成像可观察瓣膜运动情况。CDFI可显示反流（缩流颈、血流汇聚等），多普勒可以很好地校准，检测瓣膜狭窄或瓣膜流入血流。也可以检测二尖瓣瓣环室间隔外侧和室间隔侧的组织多普勒信息。

（2）三尖瓣：可以显示三尖瓣前叶和隔侧叶，就像二尖瓣一样，可使用CDFI、频谱多普勒和组织多普勒检查。

第二篇

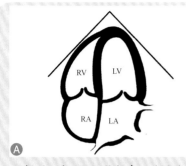
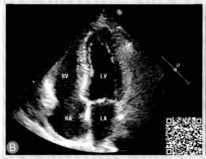
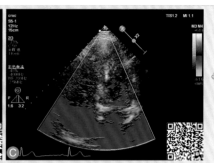

A.解剖示意；B.二维超声心动图（动态）；C.CDFI（动态）。RV：右心室；LV：左心室；RA：右心房；LA：左心房

图 6-2-13　心尖四腔心切面

（3）左、右心房：在此切面可以显示两个心房和房间隔。在远场，可以观察到肺静脉和腔静脉，并可测量心房容积。

（4）左心室：重点是检查整体和节段左心室功能。可以显示室间隔、心尖和侧壁。如果心内膜边缘清晰，可以使用二维成像测量容积。如果需要评估左心室功能，可以考虑超声造影和（或）三维采集，以提高左心室数据采集的准确性。也可以使用组织多普勒检查不同节段的室壁。

（5）右心室：在此切面可观察和测量右心室大小和功能。通常可与相对的左心室进行比较，也可使用组织多普勒或M型超声观察和测量三尖瓣瓣环。

（6）该切面可观察左心房、左心室、右心房、右心室、房间隔和室间隔的连接关系，以及对左心与右心进行对比分析，并可评估二尖瓣装置（二尖瓣及其瓣下结构）、三尖瓣装置（三尖瓣及其瓣下结构）的病变。

（7）心包：此切面是观察心包积液多少和位置的重要切面，也可用于超声引导下心包穿刺引流。

十、心尖冠状静脉窦或心尖四腔心后间隔切面（图 6-2-14）

1.扫查切面

从心尖四腔心切面，调整探头扫描平面，方向略向后偏（将探头扫查平面向脊柱方向倾斜），则可以出现心尖四腔心后间隔切面（左心房图像即将消失）。

2.检查方式

（1）二维成像。

（2）CDFI和频谱多普勒。

3.超声所见

（1）在此切面显示右心室后侧壁的修正切面。

（2）在此切面最易显示冠状静脉窦回声。

（3）此切面与超声束平行，所以可测量三尖瓣反流参数。

十一、心尖五腔心切面

用于观察左心室流出道和主动脉瓣(图6-2-15)。

（一）扫查切面

（1）从心尖四腔心切面，向前倾斜探头扫查平面可显示主动脉瓣和左心室流出道。

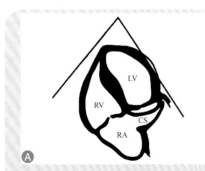
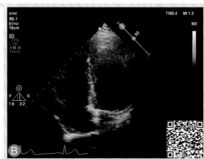
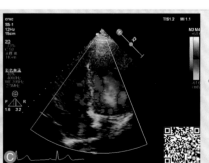

A.解剖示意；B.二维超声心动图（动态）；C.CDFI（动态）。RV：右心室；LV：左心室；RA：右心房；CS：冠状静脉窦

图 6-2-14　心尖冠状静脉窦切面

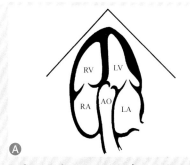 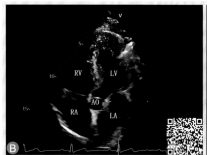 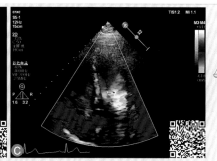

A.解剖示意；B.二维超声心动图（动态）；C.CDFI（动态）。RV：右心室；LV：左心室；RA：右心房；AO：主动脉；LA：左心房

图 6-2-15　心尖五腔心切面

（2）在胸壁上，通过向外侧（更向腋窝）移动探头，可以较好地对准和显示主动脉瓣和升主动脉。

（3）此切面易于使左心室缩略，因此主要对准主动脉瓣，仅观察主动脉瓣变化情况。

（4）最佳图像类似于心尖四腔心切面，但在远场突出显示主动脉瓣和升主动脉。

（二）检查方式

（1）二维成像。

（2）CW和PW：观察和测量主动脉瓣和左心室流出道血流信号。

（三）超声所见

（1）主动脉瓣：可以观察右冠状动脉瓣和无冠状动脉瓣（尽管不太容易显示）。CDFI可以观察反流，CW能够评估主动脉瓣狭窄和反流。

（2）左心室流出道：CDFI观察主动脉瓣反流或由于梗阻引起的湍流信号。也是应用PW置于左心室流出道评估流出道血流和梗阻的最佳切面。

十二、心尖二腔心切面

该切面是评估左心室整体和节段解剖功能的重要切面（图6-2-16）。

（一）扫查切面

（1）从心尖四腔心切面逆时针方向旋转探头90°，观察图像和尝试保持二尖瓣位置不变。如果心室的心尖发生变化，提示大概偏离心尖的位置，使左心室有所缩略。

（2）继续旋转探头直至右心室在图像中完全消失，但是左心室流出道还未出现。

（3）最佳的图像在图像中央包含来自心尖的左心室（无右心室），二尖瓣为通过联合部的断面。可以观察到在远场的左心房，左心耳也可以见到。

（二）检查方式

（1）二维成像。

（2）使用CDFI和频谱多普勒观察与测量二尖瓣血流。

（3）使用组织多普勒成像检测左心室。

（三）超声所见

（1）左心室：在左侧，是下壁；在右侧，是前壁。可很好地评估节段性功能。使用此平面，可以测量左心室容积，组织多普勒可检测室壁节段功能。

（2）二尖瓣：理想的切面是二尖瓣联合的图像，从左到右，依次显示P_3、A_2和P_1瓣膜节段（或

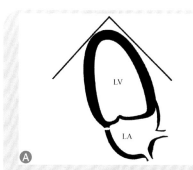 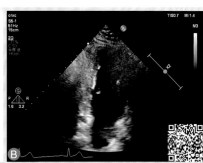 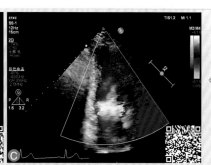

A.解剖示意；B.二维超声心动图（动态）；C.CDFI（动态）。LV：左心室；LA：左心房

图 6-2-16　心尖二腔心切面

小叶)。在此切面,CDFI和频谱多普勒可以很好地评估二尖瓣瓣环的长轴。

(3)左心耳:有时可显示为弯曲的"手指状",指向二尖瓣右侧,面向探头。

(4)冠状静脉窦:在二尖瓣的左侧,通常可以见到呈横断面的冠状静脉窦。

(5)适应性切面——右心室:略微倾斜探头,指向前方,可以显示右心二腔心切面(不是标准切面)。

十三、心尖三腔心切面

类似于胸骨旁长轴,包括左心室心尖部(图6-2-17)。

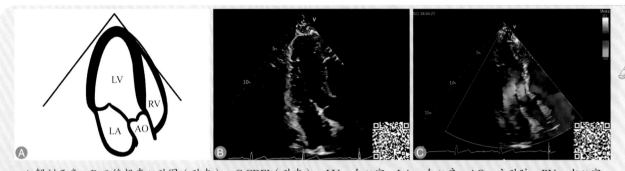

A.解剖示意;B.二维超声心动图(动态);C.CDFI(动态)。LV:左心室;LA:左心房;AO:主动脉;RV:右心室

图6-2-17 心尖三腔心切面

(一)扫查切面

(1)从心尖二腔心切面继续逆时针方向旋转探头(从四腔心切面旋转大约115°)。

(2)观察图像,保持二尖瓣位置不变,旋转直至出现左心室流出道和主动脉瓣。

(3)最佳的图像包含左心室,从心尖直接向下到屏幕,可以显示远场的二尖瓣、左心房、左心室流出道和主动脉瓣。

(二)检查方式

(1)二维成像。

(2)可使用组织多普勒和斑点追踪成像检测左心室。

(3)使用CDFI和频谱多普勒观察与测量通过主动脉瓣的血流,尽可能对准。

(4)使用CDFI和频谱多普勒观察与测量通过二尖瓣的血流。

(三)超声所见

(1)左心室:该切面易于评估图像右侧的室间隔、心尖和图像左侧的下侧壁(或后壁)。

(2)主动脉瓣:右冠状动脉瓣在右侧,无冠状动脉瓣在左侧。CDFI可显示主动脉瓣反流,通常要对准瓣膜,以便多普勒测量。

(3)二尖瓣:可以显示二尖瓣的A_2和P_2节段(或小叶)。如果从其他切面没有观察到足够的细节,可考虑使用CDFI和频谱多普勒观察与测量二尖瓣血流情况。

(4)左心房:心房位于二尖瓣后方。

十四、重点关注以右心室为重点的心尖四腔心切面(图6-2-18)

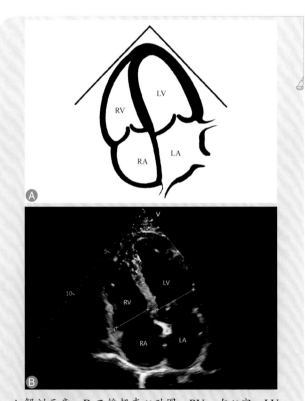

A.解剖示意;B.二维超声心动图。RV:右心室;LV:左心室;RA:右心房;LA:左心房

图6-2-18 聚焦右心室的心尖四腔心切面

推荐替代心尖四腔心切面测量右心室基底段的横径（短径）。

（一）扫查切面

从心尖四腔心切面，将探头声束向左轻微转动，即可出现该切面。

（二）检查方式

二维成像。

（三）超声所见

（1）可见右心室和右心房的大小、形状和功能，并可增强显示右心室游离壁。

（2）如三尖瓣反流与声束平行，可在此切面测量三尖瓣反流速度。

十五、胸骨旁四腔心切面（图6-2-19）

（一）扫查切面

从心尖四腔心切面，将探头声束方向向右肩方向旋转，即可获此切面。

（二）检查方式

（1）二维成像。

（2）CDFI显示右心室流入道和三尖瓣血流。

（3）PW和CW测量血流速度。

（三）超声所见

（1）该切面是修正的四腔心切面，可显示部分右心室侧壁和倾斜的右心房平面的信息。

（2）由于该切面有缩略，并有图像倾斜，不应当用于定量评估右心房，也不应当用于测量右心室。

（3）该切面可用于测量右心室流入道的血流参数，如果三尖瓣反流与超声束平行，也可用于测量三尖瓣反流速度。

（4）使用二维成像和CDFI可评估房间隔缺损和卵圆孔未闭。

十六、心尖三维观

（一）扫查切面

初始声窗的定位与二维方式采集心尖四腔心切面相似。

（二）检查方式

（1）左心室全容积采集。

（2）右心室全容积采集。

（3）二尖瓣全容积和实时三维采集。

（4）二尖瓣CDFI采集。

（5）主动脉瓣全容积和实时三维采集。

（6）主动脉瓣CDFI采集。

（7）三尖瓣全容积和实时三维采集。

（8）三尖瓣CDFI采集。

（三）超声所见

可以显示类似二维切面的解剖学标志(图3-4-2B)，数据采集后，可以旋转三维图像以便更易于理解病变和心脏不同部分的关系。

十七、剑突下切面

在检查心包积液、评估右心室流入道和筛查间隔缺损方面非常有用（图6-2-20）。此外，如果胸骨旁声窗不适宜时，剑突下声窗也是相当于胸骨旁切面的备选声窗。

（一）扫查切面

（1）在剑突下声窗，将探头平放并加压，使成像平面在肋骨下面向上。

（2）通过轻微的旋转和前后倾斜，可以显示心脏，需要增加深度，如果很难得到图像，建议患者吸气，这样可以使横隔膜下降，让心脏进入视野，一旦显示心脏，就轻轻移动探头优化图像。

（3）最佳的图像是显示4个心腔，但是从一侧

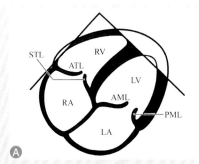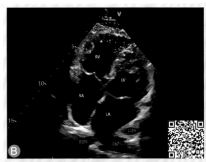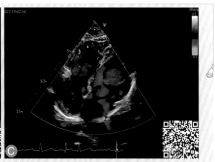

A.解剖示意；B.二维超声心动图（动态）；C.CDFI（动态）。RV：右心室；LV：左心室；ATL：三尖瓣前叶；STL：三尖瓣隔叶；AML：二尖瓣前叶；PML：二尖瓣后叶；RA：右心房；LA：左心房；RIPV：右下肺静脉；LIPV：左下肺静脉；DAO：降主动脉。

图6-2-19 胸骨旁四腔心切面

开始。在屏幕上，两个心室和两个心房分别由室间隔和房间隔分隔开来，呈水平走向。二尖瓣和主动脉瓣可以清晰显示。

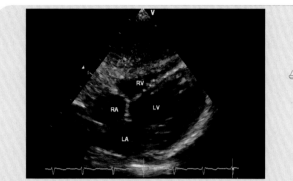

RV：右心室；LV：左心室；RA：右心房；LA：左心房

图6-2-20　剑突下显示四腔心切面

（4）在上述切面，探头也可以旋转90°，显示剑突下短轴切面。通过向后和向前倾斜，可以观察左右心室及肺动脉瓣。

（二）检查方式

（1）二维成像。

（2）CDFI显示三尖瓣和房、室间隔。

（三）超声所见

（1）右心室：靠近探头，能够显示游离壁和间隔，可测量右心室壁的厚度。间隔水平走向通过屏幕，所以便于二维成像和CDFI对准间隔，从而很好地显示间隔缺损。

（2）右心房：当靠近探头时，可很好地显示右心室流入道。可以见到下腔静脉瓣及下腔静脉汇入。因为房间隔呈水平走向，与声束垂直，所以该声窗是CDFI显示房间隔缺损的理想声窗，并便于频谱多普勒对通过缺损的血流定量分析。

（3）三尖瓣：靠近探头，可用于CDFI显示三尖瓣反流。

（4）心包：因探头的位置在剑突下，当计划进行心包穿刺时，该声窗是评估心包积液多少和深度的最佳声窗。

（5）左心室：在远场，可以显示室间隔和侧壁。

（6）二尖瓣：在远场，很难提供额外的信息。

（7）左心房：对于左心房，几乎不能提供额外的信息。

十八、下腔静脉切面

对评估右心房压力至关重要（图6-2-21，图6-2-22）。

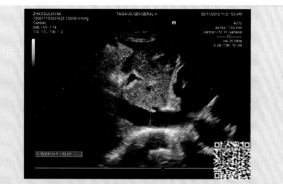

图6-2-21　剑突下显示下腔静脉长轴切面，见测量标识（动态）

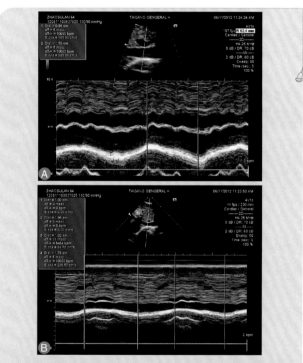

A.手动测量呼吸塌陷率；B.机器智能自动测量呼吸塌陷率

图6-2-22　剑突下下腔静脉M型超声心动图曲线

（一）扫查切面

（1）从剑突下切面，逆时针旋转探头。

（2）保持右心房在图像的中心，并在旋转探头时重点关注于心房，下腔静脉开口可清晰显示。当旋转探头时，下腔静脉呈一条长管状结构水平通过屏幕。如果需要与腹主动脉鉴别，可使用PW证实其是连续、低速的静脉血流信号，而非脉动性、高速的主动脉血流信号。

（3）最佳图像为下腔静脉如同一条铁轨样结构通过屏幕，也可以显示其开口到右心房，肝静脉汇入下腔静脉。

（二）检查方式

（1）吸气和呼气的二维成像（可能需要5次吸

气和呼气动作）。

（2）呼吸时，使用M型超声测量下腔静脉的直径。

（3）使用PW对准肝静脉记录频谱曲线。

（三）超声所见

（1）下腔静脉：用于测量下腔静脉的直径和观察吸气时的大小（一般应当做）。

（2）肝脏和肝静脉：可以显示这些静脉汇入下腔静脉。如需要多普勒测量，可校准多普勒取样方向。如果右心房的压力增高，肝静脉和下腔静脉则会扩张。

（3）镜像右位心，内脏转位时，下腔静脉位于脊柱左侧。

十九、剑突下左心室流出道长轴切面

（一）扫查切面

在剑突下四腔心切面，将探头再向上稍倾斜，即可获取该切面（图6-2-23）。

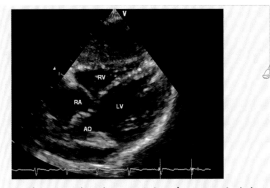

RV：右心室；LV：左心室；RA：右心房；AO：主动脉

图6-2-23　剑突下显示五腔心（左心室流出道切面）

（二）检查方式

（1）二维成像。

（2）CDFI和频谱多普勒。

（三）超声所见

此切面可完整显示左心室流出道、升主动脉和部分主动脉弓，能够评价左心室与大动脉的连接关系。升主动脉左侧为肺动脉横断面，右侧为上腔静脉及与其连接的右心房。该切面对法洛四联症（tetralogy of Fallot，TOF）、永存动脉干、左心室双出口等畸形有重要的诊断价值。

二十、剑突下右心室流出道切面

（一）扫查切面

在剑突下左心室流出道长轴切面，将探头再稍向

上倾斜并逆时针略微旋转可获取该切面（图6-2-24）。

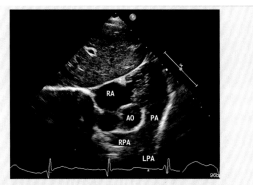

RA：右心房；AO：主动脉；PA：肺动脉；RPA：右肺动脉；LPA：左肺动脉

图6-2-24　剑突下显示右心室流出道切面

（二）检查方式

（1）二维成像。

（2）CDFI和频谱多普勒。

（三）超声所见

此切面能充分显示右心室流出道及部分肺动脉瓣，是评价右心室和肺动脉的位置关系，以及诊断右心室双腔心、右心室流出道狭窄及右心室双出口（double outlet of right ventricle，DORV）的理想切面。

二十一、剑突下双心房切面

（一）扫查切面

在剑突下显示上、下腔静脉，顺时针旋转探头90°，并朝向头侧倾斜30°～40°，该切面可显示呈前后排列的右心房与左心房（图6-2-25），此即剑突下双心房切面。

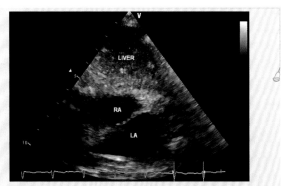

LIVER：肝脏；RA：右心房；LA：左心房

图6-2-25　剑突下显示双心房切面

（二）检查方式

（1）二维成像。

（2）CDFI和频谱多普勒。

（三）超声所见

该切面因房间隔走行与声束方向垂直，是判断房间隔缺损、卵圆孔未闭、肺静脉畸形引流等病变的理想切面。

二十二、腹主动脉切面

常规心脏诊断，是一项主动脉瘤的简单筛查方法，并非必要的检查，但有时还是需要的（图6-2-26，图6-2-27）。

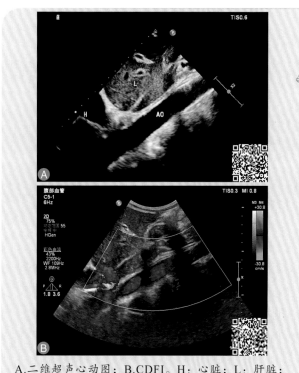

A.二维超声心动图；B.CDFI。H：心脏；L：肝脏；AO：主动脉

图 6-2-26　剑突下显示腹主动脉长轴切面（动态）

（一）扫查切面

（1）从剑突下下腔静脉切面将探头扫查平面离开下腔静脉，向左侧移动可显示腹主动脉，形状类似于下腔静脉。腹主动脉位于下腔静脉左侧，略深一些，壁较下腔静脉厚。可用PW证实其是动脉血流信号。

（2）最佳图像是腹主动脉类似一条"铁轨"水平走向通过屏幕。

（二）检查方式

二维成像。

（三）超声所见

（1）主动脉：可以显示腹主动脉壁增厚、动脉瘤或活动性血栓和斑块。

（2）镜像右位心，内脏转位时，腹主动脉位于脊柱右侧。

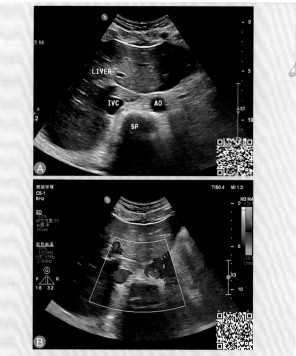

A.二维超声心动图；B.CDFI。IVC：下腔静脉；AO：腹主动脉；LIVER：肝脏；SP：脊柱

图 6-2-27　剑突下显示腹主动脉短轴切面（动态）

二十三、胸骨上窝主动脉弓长轴切面

一个检测主动脉大小和血流、评估主动脉缩窄或反流的切面。

（一）扫查切面

（1）在胸骨上窝声窗，探头指向并略微旋转进入胸骨后方的胸部。探头上的标志朝向左肩。使用轻微压力（必要时使用额外的耦合剂以保持探头和皮肤之间的接触），如果加压过度，患者会感到不舒服。

（2）将探头向后和向前倾斜，直至显示主动脉弓，然后旋转探头，最大限度地显示主动脉弓的弯曲。CDFI有助于识别主动脉的血流。

（3）最佳图像可显示升主动脉远端、主动脉弓及降主动脉近端，左锁骨下动脉起始部在右侧，向右排列应当是左颈总动脉和头臂干的起始部。

（二）检查方式

（1）二维成像。

（2）多普勒检测升主动脉和降主动脉的血流信号。

（3）CDFI检测主动脉弓、降主动脉及锁骨下动脉［寻找动脉导管未闭、主动脉缩窄（coarctation of aorta，CoA）或梗阻的血流束］。

（三）超声所见（图6-2-28）

（1）主动脉弓：显示走行弯曲的主动脉，可以进行测量。

（2）升主动脉：一般难以清晰显示，但可以使用CW校准取样方向，测量和评估主动脉瓣狭窄。

（3）降主动脉：一般显示较升主动脉清晰。可以测量大小，并使用多普勒校准取样方向检测主动脉血流，对主动脉反流或缩窄分级。

（4）左锁骨下动脉：最容易显示的主动脉分支，可见主动脉的重要标志——主动脉峡部[常常是主动脉夹层（aotic dissection，AD）或缩窄的部位]。

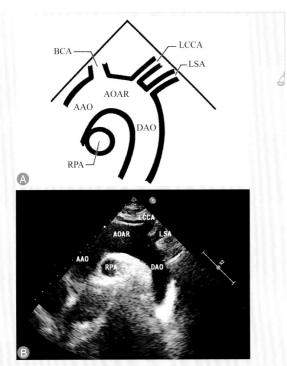

A.解剖示意；B.二维超声心动图。BCA：头臂干；LCA：左颈总动脉；LSCA：左锁骨下动脉；AO：主动脉；RPA：右肺动脉；AAO：升主动脉；AOAR：主动脉弓；LCCA：左颈总动脉；LSA：左锁骨下动脉；DAO：降主动脉

图 6-2-28　胸骨上窝主动脉弓长轴切面

二十四、胸骨上窝主动脉弓短轴切面

（一）扫查切面

探头置于胸骨上窝，顺时针旋转90°，探头标志指向3点钟方向，声束横切主动脉弓，获取该切面（图6-2-29），此切面上主动脉弓短轴呈圆形，稍转动探头可显示肺动脉干分叉处及右肺动脉（图6-2-30）。

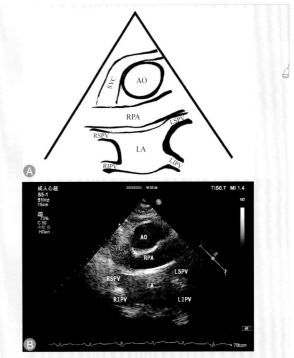

A.解剖示意；B.二维超声心动图。SVC：上腔静脉；AO：主动脉；RPA：右肺动脉；RSPV：右上肺静脉；LSPV：左上肺静脉；RIPV：右下肺静脉；LIPV：左下肺静脉；LA：左心房

图 6-2-29　胸骨上窝主动脉弓短轴切面

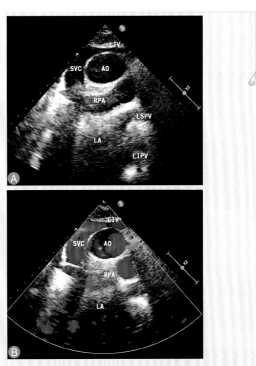

A.二维超声心动图；B.CDFI。SVC：上腔静脉；LIV：左无名静脉；AO：主动脉；RPA：右肺动脉；LSPV：左上肺静脉；LIPV：左下肺静脉；LA：左心房

图 6-2-30　胸骨上窝主动脉弓短轴上腔静脉切面

第二篇

（二）检查方式

（1）二维成像。

（2）CDFI和频谱多普勒。

（三）超声所见

图像近场尚可见左无名静脉、上腔静脉等结构，是测量上腔静脉内径及观察上腔静脉与右心房连接的理想切面。此外，主动脉弓下方可显示右肺动脉长轴，有时在下方可见左心房和四条肺静脉及其左心房入口，由此，左心房与四条肺静脉形成所谓的"螃蟹征"。

二十五、右侧胸骨旁切面

一个用于观察升主动脉和评估主动脉瓣狭窄严重程度的额外切面，成人一般难以显示。

（一）扫查切面

（1）将患者翻转至右侧，探头向下指向胸骨下方（可以使用独立多普勒探头和二维探头）。

（2）向各个方向调整探头，寻找通过主动脉瓣和到达升主动脉的多普勒血流信号。如果使用独立的多普勒探头，可寻找主动脉瓣频谱类型；如果使用二维探头，可用CDFI识别升主动脉。一旦显示多普勒信号，略微调整探头位置直到出现最大的多普勒信号。

（3）最佳图像是采用多普勒校准探头方向，可检测升主动脉血流。

（二）检查方式

（1）二维成像和CDFI证实主动脉。

（2）CW检查通过主动脉瓣的血流。

（三）超声所见

升主动脉一般不易显示，但如果担心主动脉压差被低估，其对第二次测量主动脉压差是非常有用的。在右侧胸骨旁切面进行多普勒测量通常比在心尖或胸骨上窝更好。需要对通过主动脉瓣血流校准取样方向测量。

第三节　标准检查

完成一项检查所需的最小序列切面和测量可以被标准化，以确保收集最低限度的数据集。最低限度的数据集是由专家组发布的作为应该收集信息的指南。

一、超声心动图记录的质量判断标准

（1）数据集是否完整，即完整的标准检查和最低限度的数据集。

（2）所有的记录都是从适当的成像点获得的，即正确的心尖位置等。

（3）图像质量是否良好，即是否适当地记录切面，是否正确地调节增益和深度等。

二、图像质量判断标准

（1）二维/三维成像质量的最佳判断标准是心内膜边界的清晰度。根据在3个心尖切面中能够清楚看到边界的比例判断图像质量。

1）如果在3个心尖切面中，能够看到80%以上的边界，则为良好。

2）如果未能识别心内膜边界，则为差。

3）如果心内膜边界可见，但<80%，则图像质量为中等。

对于负荷超声心动图来说，需要有良好的图像质量，并且在任何切面中，不能观察清楚的节段最多不超过两个。

（2）频谱多普勒图像质量判断标准如下。

1）如果能显示示标位置，且对位良好（血流和声束方向之间夹角<30°），以及频谱有一个清晰的包络，则为好。

2）如果血流和声束方向之间夹角>30°或频谱不完全，则为差。

只有好的频谱多普勒波形曲线才适宜定量分析。

（3）CDFI质量判断标准如下。

1）如果感兴趣的血流与探头方向一致，且增益设置正确（刚好低于产生背景噪声的水平），则为最佳。如果是为了血流汇聚，则基线已被移动。

2）如果血流与探头方向不一致或增益调节不正确，则为差。

对于反流的评估，则要求CDFI必须为最佳调节；当用于校准频谱多普勒时，虽不是最佳调节，但应该足够了。

（张全斌　陈力）

第三篇

经胸超声心动图的临床应用

第七章

经胸超声心动图测量及国人正常参考值

第一节 二维超声和 M型超声测量方法及正常参考值

中国成人经胸心血管超声正常参考值见附录1，儿童经胸心血管超声正常参考值见附录2。

一、左心室测量及正常参考值

（一）测量方法

1.二维测量

（1）前后径：在胸骨旁左心室长轴，于左心室二尖瓣腱索水平，测量室间隔左心室心内膜面至左心室后壁心内膜面的垂直距离（图7-1-1A）。此即左心室前后径，亦为左心室短轴径（图7-1-1B）。

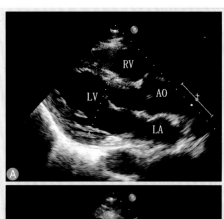

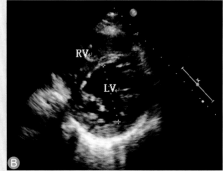

A.长轴切面，测量左心室前后径，左心室前后径见测量标识；B.短轴切面，测量左心室前后径，左心室前后径见测量标识。RV：右心室；LV：左心室；AO：主动脉；LA：左心房

图7-1-1 舒张末期胸骨旁左心室

（2）左右径：在心尖四腔心切面，测量室间隔左心室心内膜面至左心室侧壁心内膜面的距离，即为左心室左右径，测量点应置于左心室基底部最宽处（图7-1-2）。

（3）长径：在心尖四腔心切面，测量从二尖瓣瓣环连线中点至左心室心尖心内膜面的距离，即为左心室长径（图7-1-2）。

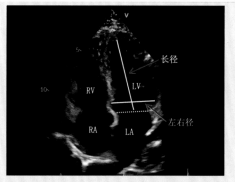

左心室左右径和长径测量标识。RV：右心室；LV：左心室；RA：右心房；LA：左心房

图7-1-2 二维超声心动图显示心尖四腔心切面

2.M型测量

在胸骨旁左心室长轴切面，M型取样线通过左心室二尖瓣腱索水平的左心室腔（2a区）获得心室波群，可以测量右心室前壁厚度、右心室腔内径、室间隔厚度、左心室腔内径（前后径）、左心室后壁厚度、心包厚度等。舒张末期和收缩末期左心室腔内径、室间隔厚度与左心室后壁厚度等参数，可用于计算左心室收缩功能与左心室质量（图7-1-3A）。

在胸骨旁左心室短轴切面，M型取样线置于左心室短轴乳头肌水平，能获得左心室短轴波群，可用于观察和测量左心室前壁及后壁的运动情况，亦可评估左心室收缩功能（图7-1-3B）。

采用同步心电图选择心动周期，在心电图上R波顶峰为舒张末期，T波降支为收缩末期。

（二）正常参考值

（1）男性：舒张末期前后径为38.4~54.0 mm，收缩末期前后径为24.1~37.1 mm。

（2）女性：舒张末期前后径为36.7~49.7 mm，收缩末期前后径为20.8~35.4 mm。

二、右心室测量及正常参考值

（一）测量方法

临床上主要采用二维方法测量舒张末期右心室腔径。

（1）前后径：在胸骨旁左心室长轴切面，测量舒张末期右心室前壁心内膜面至室间隔右心室面基底部最宽处的距离（图7-1-4）。

（2）左右径：在心尖四腔心切面，测量舒张末期室间隔右心室心内膜面至右心室侧壁心内膜面的距离，测量点选在右心室基底部最宽处（图7-1-5）。

（3）长径：在心尖四腔心切面，测量舒张末期三尖瓣瓣环连线中点至右心室心尖心内膜缘的距离（图7-1-5）。

（二）正常参考值

（1）男性：前后径为14.7～29.9 mm，左右径为22.2～42.2 mm，长径37.1～75.1 mm。

（2）女性：前后径为14.0～28.2 mm，左右径为19.6～39.2 mm，长径34.8～68.6 mm。

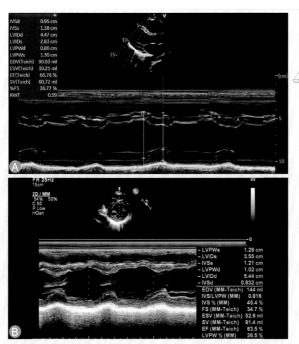

A.长轴切面测量，取样线通过左心室二尖瓣腱索水平的左心室腔（2a区）获得心室波群，测量左心室壁厚度、心腔内径及评估收缩功能；B.短轴切面测量，取样线置于乳头肌水平获得左心室短轴波群，测量左心室前后壁的运动情况及评估收缩功能

图 7-1-3　胸骨旁左心室 M 型超声心动图

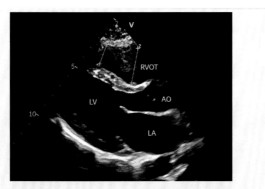

测量舒张末期右心室前后径（见测量标识）。RVOT：右心室流出道；LV：左心室；AO：主动脉；LA：左心房

图 7-1-4　胸骨旁左心室长轴切面

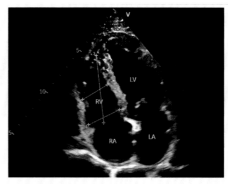

测量舒张末期右心室左右径及长径。RV：右心室；LV：左心室；RA：右心房；LA：左心房

图 7-1-5　聚焦右心室的心尖四腔心切面

三、左心房测量及正常参考值

（一）测量方法

1.二维测量

（1）前后径：在胸骨旁左心室长轴切面，测量收缩末期主动脉后壁处左心房前壁心内膜面至左心房后壁中部心内膜面的距离（图7-1-6）。

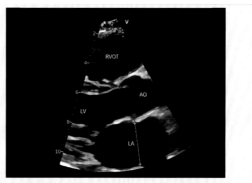

测量左心房前后径（见测量标识）。RVOT：右心室流出道；LV：左心室；AO：主动脉；LA：左心房

图 7-1-6　胸骨旁左心室长轴切面

（2）左右径：在心尖四腔心切面，测量收缩末期房间隔的左心房心内膜面至左心房侧壁（左缘）心内膜面的左心房最宽处的距离（图7-1-7）。

（3）长径：在心尖四腔心切面，测量收缩末期从二尖瓣瓣环连线的中点至左心房顶部心内膜面的距离（图7-1-7）。

2.M 型测量

在胸骨旁左心室长轴切面，M型取样线通过显示主动脉瓣处的主动脉根部及左心房，于舒张末期测量主动脉根部内径，于收缩末期测量左心房前后径（避开主动脉窦膨大处，图7-1-8）。

第三篇

（二）正常参考值

（1）男性：前后径为23.5～38.7 mm，左右径为26.7～44.7 mm，长径为35.2～58.4 mm。

（2）女性：前后径为22.0～36.8 mm，左右径为26.2～43.0 mm，长径为33.7～56.5 mm。

四、右心房测量及正常参考值

（一）测量方法

临床上主要采用二维测量。

（1）左右径：在心尖四腔心切面，测量收

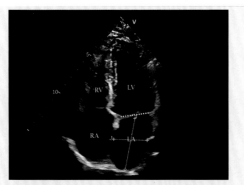

测量左心房左右径及长径，（见测量标识）。RV：右心室；LV：左心室；RA：右心房；LA：左心房

图7-1-7　心尖四腔心切面

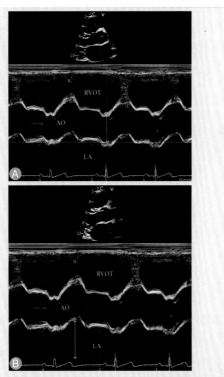

A.于舒张末期测量主动脉根部内径；B.于收缩末期测量左心房前后径（避开主动脉窦膨大处）。RVOT：右心室；AO：主动脉；LA：左心房

图7-1-8　M型超声心动图于胸骨旁左心室长轴切面测量左心房

缩期从房间隔的右心房心内膜面至右心房右侧缘（右侧壁）心内膜面的距离，测量点置于右心房最宽处（图7-1-9）。

（2）长径：在心尖四腔心切面，测量收缩期从三尖瓣瓣环连线的中点至右心房顶部心内膜的距离（图7-1-9）。

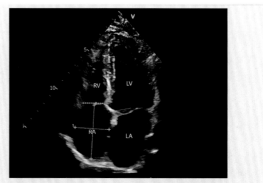

测量右心房左右径及长径（见测量标识）。RV：右心室；LV：左心室；RA：右心房；LA：左心房

图7-1-9　心尖四腔心切面

（二）正常参考值

（1）男性：左右径为26.4～44.4 mm，长径为35.2～53.6 mm。

（2）女性：左右径为23.9～40.7 mm，长径为32.2～50.7 mm。

五、主动脉瓣环测量及正常参考值

（一）测量方法

在胸骨旁左心室长轴切面，局部电子放大（Zoom）主动脉瓣环，于收缩中期主动脉瓣叶附着处测量主动脉瓣环内径（图7-1-10）。

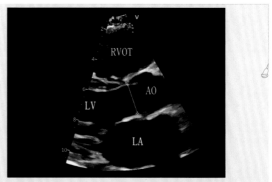

测量主动脉瓣环内径，观察主动脉瓣环，并局部电子放大（Zoom），测量收缩中期主动脉瓣叶插入部位之间的距离（见测量标识）。RVOT：右心室流出道；LV：左心室；AO：主动脉；LA：左心房

图7-1-10　胸骨旁左心室长轴切面

（二）正常参考值

主动脉瓣环内径：男性为16.4～26.2 mm，女性为15.1～24.1 mm。

六、主动脉窦内径测量及正常参考值

（一）测量方法

在胸骨旁左心室长轴切面，于舒张期主动脉窦膨出的最高点处（避开左、右冠状动脉开口）测量主动脉窦部最宽处内径（图7-1-11）。

（二）正常参考值

男性为23.8～36.4 mm，女性为21.3～33.5 mm。

七、升主动脉与主动脉弓测量及正常参考值

（一）测量方法

在胸骨旁左心室长轴切面，于舒张期主动脉窦管结合部稍远处测量升主动脉内径（图7-1-11）。

在胸骨上窝主动脉弓长轴切面，可见升主动脉、主动脉弓及降主动脉。在舒张期所显示的主动脉弓中部可测量主动脉弓内径（图7-1-12）。

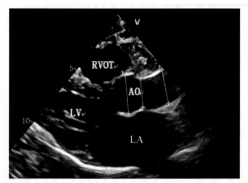

主动脉根部，测量舒张期主动脉窦、窦管连接部及升主动脉近心端（见测量标识）。RVOT：右心室流出道；AO：主动脉；LV：左心室；LA：左心房

图7-1-11　胸骨旁左心室长轴切面

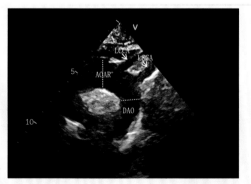

显示主动脉弓和降主动脉测量部位（见测量标注）。LCCA：左颈总动脉（箭头）；LSCA：左锁骨下动脉（箭头）；AOAR：主动脉弓；DAO：降主动脉

图7-1-12　胸骨上窝主动脉弓长轴切面

（二）正常参考值

（1）升主动脉内径：男性为20.4～35.0 mm，女性为19.0～32.8 mm；壁厚度≤3.0 mm。

（2）主动脉弓内径：男性为17.1～31.7 mm，女性为16.4～29.8 mm。

（3）降主动脉内径：为14～30 mm；壁厚度≤5.0 mm。（引自：Kacharava Andro G, Gedevanishvili Alexander T, Imnadze Guram G, et al. Pocket Guide to Echocardiography, First Edition.2012 John Wiley & Sons,Ltd.）

八、主肺动脉测量及正常参考值

（一）测量方法

在胸骨旁短轴右心室流出道切面，可显示主肺动脉及其左、右分支，于距瓣环上方约2.0 cm（大约在肺动脉环至肺动脉分叉部的中点）处测量主肺动脉内径，左、右分支在分叉处近端测量（图7-1-13）。

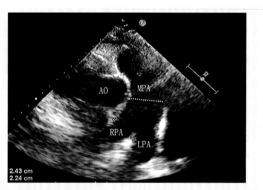

测量主肺动脉直径和左、右肺动脉直径（见测量标注）。AO：主动脉；MPA：主肺动脉；RPA：右肺动脉；LPA：左肺动脉

图7-1-13　胸骨旁主动脉水平短轴肺动脉长轴切面

（二）正常参考值

（1）主肺动脉内径：男性为15.2～26.2 mm，女性为14.3～26.1 mm。

（2）左肺动脉内径：男性为6.0～19.4 mm，女性为7.5～16.9 mm。

（3）右肺动脉内径：男性为7.6～17.4 mm，女性为7.0～16.8 mm。

九、下腔静脉内径测量及正常参考值

在剑突下下腔静脉长轴切面上，显示肝左叶纵切面及下腔静脉长轴切面，于下腔静脉入右心房前约2 cm处（避开肝静脉分支起始处），呼气末测量下腔静脉内径，正常参考值为12～23 mm（图7-1-14）。

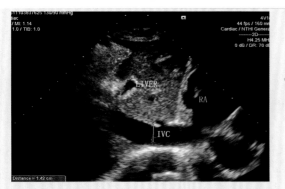

测量下腔静脉内径。显示肝左叶纵切面及下腔静脉长轴切面，于下腔静脉入右心房前约2 cm处（避开肝静脉分支起始处），在呼气末测量下腔静脉内径（见测量标识）。LIVER：肝脏；IVC：下腔静脉；RA：右心房

图7-1-14　剑突下下腔静脉长轴切面

第二节　多普勒超声心动图测量方法和正常参考值

一、脉冲波多普勒

脉冲波多普勒虽可准确显示取样容积的深度、位置，但受奈奎斯特取样极值的限制，最大测量速度较低，为2.0 cm/s。临床上脉冲波多普勒常用测量部位、频谱形态及正常参考值范围如下。

（一）二尖瓣瓣口

（1）探查切面：通常选取心尖四腔心切面探测二尖瓣瓣口血流频谱。

（2）测量方法：取样容积置于二尖瓣瓣尖，大小为2.0～2.5 mm。声束方向尽量平行于血流方向，依据音频信号和频谱形态相应调整探头扫描方向，以获取最大血流峰值速度。

（3）频谱形态与时相：二尖瓣瓣口血流频谱呈舒张期正向双峰窄带波形。正常二尖瓣舒张期血流为层流，频谱呈三角形尖峰，与基线间留有空窗。第一峰为E峰，较高，是心室舒张早期快速充盈所致；第二峰为A峰，较低，是心房收缩、心室充盈所致。心动过速时，E峰和A峰相互融合成单峰；心动过缓时，E峰和A峰之间则出现无血流信号间隔，代表舒张中期左心房、左心室之间的等压期（图7-2-1）。

（4）主要测量指标与正常参考值范围：于二尖瓣瓣尖水平测量E峰、A峰峰值速度，获取E/A值；测量E峰减速时间（deceleration time，DT）；于二尖瓣瓣环水平测量A峰持续时间（A-dur，表7-2-1）。

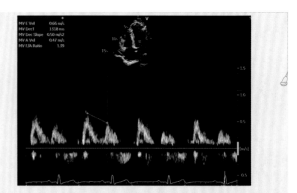

图7-2-1　PW于心尖四腔心切面探测二尖瓣瓣口血流频谱

表7-2-1　二尖瓣瓣口舒张期血流频谱正常参考值

指标	年龄（岁）			
	16～20	21～40	41～60	＞60
E/A	1.88±0.45	1.53±0.40	1.28±0.25	0.96±0.18
	(0.98～2.78)	(0.73～2.33)	(0.78～1.78)	(0.60～1.32)
DT (ms)	142±19	166±14	181±19	200±29
	(104～180)	(138～194)	(143～219)	(142～258)
A_{dur} (ms)	113±17	127±130	133±13	138±190
	(79～147)	(101～153)	(107～159)	(100～176)

注：二尖瓣瓣口血流频谱受年龄因素影响较大，故依据不同年龄组给出正常参考值。正常参考值形式为平均值±标准差（95%可信区间）

（二）三尖瓣瓣口

（1）探查切面：通常选取心尖四腔心切面或胸骨旁右心室流入道切面探查三尖瓣瓣口血流频谱。

（2）测量方法：取样容积置于三尖瓣瓣尖，大小为2.0 mm。声束平行于室间隔，根据音频信号和频谱多普勒形态仔细调整探头方向，以获取最大血流峰值速度。

（3）频谱形态与时相：三尖瓣瓣口舒张期血流频谱与二尖瓣相似，均为正向窄带双峰血流频谱，呈E、A两峰，但幅度较二尖瓣低。E峰的产生是由于右心室舒张时其压力低于右心房，右心室血流快速充盈所致。A峰较小，发生于心房收缩期。正常成人E峰常大于A峰，小儿A峰可大于E峰。吸气时，三尖瓣瓣口血流速度加快，呼气时则减低（图7-2-2）。

（4）主要测量指标与正常参考值范围：于三尖瓣瓣尖水平测量E峰、A峰的峰值速度及E/A。成人三尖瓣瓣口E峰流速正常参考值范围为35～73 cm/s，A峰流速正常参考值范围为21～58 cm/s，E/A正常参考值范围为0.8～2.1。

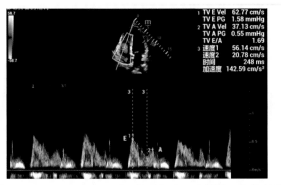

图 7-2-2　PW 于心尖四腔心切面探查三尖瓣瓣口血流频谱

（三）主动脉瓣口

（1）探查切面：通常选取心尖五腔心切面或心尖左心室长轴（心尖三腔心切面）探查主动脉瓣口血流频谱。

（2）测量方法：取样容积置于主动脉瓣上，刚好超过收缩期开放瓣叶的顶部位置。取样线尽量与血流方向平行。根据血流频谱和音频信号调整探头方向，以获取最大血流峰值速度。

（3）频谱形态与时相：收缩期主动脉瓣口血流频谱呈单峰负向窄带波形。左心室快速射血期，升主动脉内血流速度加速到最高，随后血流速度逐渐减低，血流频谱上升支陡峭，下降支圆钝，呈不对称三角形，与基线间留有空窗（图7-2-3）。

（4）主要测量指标与正常参考值范围：成人主动脉瓣口收缩期峰值血流速度正常参考值范围为70～170 cm/s；儿童峰值血流速度正常参考值范围为120～180 cm/s。

（四）左心室流出道

（1）探查切面：通常选取心尖五腔心切面探查左心室流出道血流频谱。

（2）测量方法：取样容积置于主动脉瓣下左心室流出道，即主动脉瓣关闭平面的近心端，取样线尽量与血流方向平行。取样容积大小为3～5 mm，取样线稍向二尖瓣侧移动，置于主动脉瓣与二尖瓣之间，同时显示二尖瓣瓣口舒张期血流频谱，可于此处测量左心室等容舒张时间（IVRT，图7-2-4）。

（3）频谱形态与时相：收缩期左心室流出道血流频谱为负向单峰窄带波形，呈不对称三角形，与基线间留有空窗。因收缩早期左心室收缩力强，致快速射血期血流速度急剧增加，频谱加速支陡峭，曲线顶端即为收缩早期最大射血速度。收缩中晚期左心室收缩力减弱，射血缓慢，减速支较平

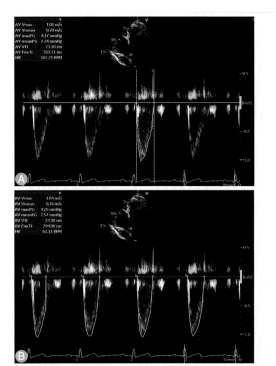

A.PW于心尖五腔心切面探查主动脉瓣口血流频谱，手动描绘主动脉瓣口血流频谱，测量收缩期最大血流速度和估测跨瓣压差；B.PW于心尖五腔心切面探查主动脉瓣口血流频谱，机器软件自动描绘轨迹及测量主动脉瓣口血流频谱，测量收缩期峰值血流速度和估测跨瓣压差

图 7-2-3　PW 于心尖四腔心切面探查主动脉瓣口血流频谱

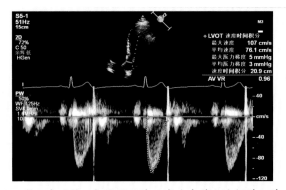

PW于心尖五腔心切面显示左心室流出道血流频谱，并测量左心室等容舒张时间、勾勒血流波形的最大速度（v_{max}）和VTI

图 7-2-4　PW 于心尖五腔心切面探查左心室流出道血流频谱

缓。舒张期还可记录到辉度较弱的二尖瓣瓣口正向双峰频谱。紧邻二尖瓣E峰及A峰之后，频谱上另可记录到辉度较强的负向血流信号，其峰值较收缩期流出道峰值低，一般认为是舒张期左心室充盈时，血流抵达心尖后形成左心室内逆时针旋流，于左心室流出道形成背离探头的负向血流信号所致。

（4）主要测量指标与正常参考值范围：成人左心室流出道收缩期流速较主动脉瓣口流速稍低，正常参考值范围为70~110 cm/s。等容舒张时间的正常参考值范围为50~100 ms。因年龄和心率不同，等容舒张时间的测值变异大。

（五）右心室流出道

（1）探查切面：通常于胸骨旁主动脉瓣水平短轴切面或右心室流出道切面探查右心室流出道血流频谱。

（2）测量方法：取样容积置于肺动脉瓣下右心室流出道内，声束方向尽量与血流方向平行，根据音频信号和频谱形态仔细调整探头方向，以获取血流峰值速度（图7-2-5）。

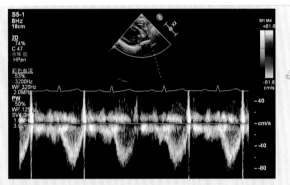

PW于收缩期肺动脉瓣下右心室流出道内探及前向血流频谱形态，测量峰值速度和VTI

图7-2-5 PW于心尖五腔心切面探查右心室流出道血流频谱

（3）频谱形态与时相：收缩期右心室流出道血流频谱呈负向单峰窄带波形，其形态与左心室流出道血流频谱类似，与基线间留有空窗。不同之处在于其峰值速度稍低，射血周期更长，速度曲线更圆钝，峰值流速出现于收缩中期，其频谱形态显示与下游血管阻力有关。

（4）主要测量指标与正常参考值范围：右心室流出道收缩期峰值血流速度正常参考值范围为60~90 cm/s。

（六）肺动脉瓣口

（1）探查切面：通常选取胸骨旁主动脉瓣水平短轴切面探查肺动脉瓣口血流频谱。

（2）测量方法：取样容积置于肺动脉瓣上的主肺动脉腔内1 cm处，收缩期开放瓣叶的顶端位置。扫查声束尽量与血流方向一致。根据血流频谱和音频信号调整探头方向，以获取血流峰值速度（图7-2-6）。

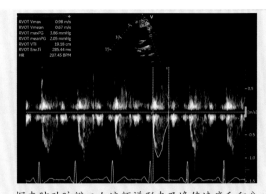

探查肺动脉瓣口血流频谱形态及峰值速度和积分

图7-2-6 PW于胸骨旁主动脉水平短轴肺动脉长轴切面

（3）频谱形态与时相：肺动脉瓣口收缩期血流频谱呈负向窄带波形。频谱上升支与下降支近似等腰三角形，上升支频带较窄，下降支频带较宽，与基线间有空窗。肺动脉血流峰值速度亦受呼吸影响，吸气时流速加快，呼气时则减低。

（4）主要测量指标与正常参考值范围：成人肺动脉瓣口收缩期血流速度正常参考值范围为60~90 cm/s；儿童血流速度正常参考值范围为50~105 cm/s。

（七）肺静脉血流频谱

（1）探查切面：通常选取心尖四腔心切面探查肺静脉血流频谱，主要用于评价左心房的充盈程度。

（2）测量方法：取样容积置于右上肺静脉入口处。血流频谱波形可因取样容积位置距肺静脉开口的距离不同有所变化。在距肺静脉开口1.0 cm之内，血流频谱信号强度高，波形最稳定（图7-2-7）。经食管超声心动图探查时则可选择任意肺静脉进行测量，左上肺静脉血流信号最为饱满。

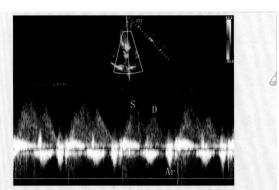

S：收缩期正向波；D：舒张期正向波；Ar：心房收缩负向波

图7-2-7 PW于高位心尖四腔心切面探查肺静脉血流频谱

（3）频谱形态与时相：肺静脉血流频谱呈三相波。第一峰发生于心室收缩期，心房显著充盈，称S波，峰值速度较高。第二峰发生于心室舒张期，称D波，峰值速度较低。因心房收缩出现短暂肺静脉逆流，于心电图P波后出现一较低振幅的负向波，称Ar波。

（4）主要测量指标与正常参考值范围：肺静脉血流频谱主要测量指标与正常参考值范围见表7-2-2。

表7-2-2 肺静脉口血流频谱正常参考值

指标	年龄（岁）			
	16～20	21～40	41～60	＞60
S/D	0.82±0.18	0.98±0.32	1.21±0.20	1.39±0.47
	（0.46～1.18）	（0.34～1.62）	（0.81～1.61）	（0.45～2.33）
Ar峰值（cm/s）	16±10	21±8	23±3	25±9
	（1～36）	（5～37）	（17～29）	（11～39）
Ar持续时间（ms）	66±39	96±33	112±15	113±30
	（1～144）	（30～162）	（82～142）	（53～173）

注：由于肺静脉血流频谱受年龄因素影响，故依据不同年龄组给出正常参考值。正常参考值形式：平均值±标准差（95%可信区间）

（八）上、下腔静脉血流频谱

（1）探查切面：探查上腔静脉血流频谱一般选取右锁骨上窝切面或胸骨上窝、剑突下双心房上下腔静脉切面；探查下腔静脉血流频谱则选取胸骨旁主动脉瓣水平短轴下腔静脉切面、胸骨旁右心室流入道切面或剑突下四腔心、双心房上腔静脉切面（图7-2-8～图7-2-11）。其用于观察右心房的充盈。

（2）测量方法：取样容积分别置于上、下腔静脉入右心房前约1.0 cm处的管腔内，可探及腔静脉血流频谱。

（3）频谱形态与时相：上、下腔静脉血流频谱形态相似，主要由前向S波、D波及反向AR波和VR波组成。S波是由于心脏收缩期右心房压力迅速下降，血流加速所致；D波是由于心室快速充盈期

右心房血流迅速进入右心室所致；AR波则是由于右心房收缩造成上腔静脉内血流短暂逆行所致；VR波为心室收缩波。腔静脉血流速度测值受呼吸影响较大。吸气时，上腔静脉前向血流速度加快，呼气时相应减低；下腔静脉受腹压影响，前向血流随呼吸变化与上腔静脉相反。

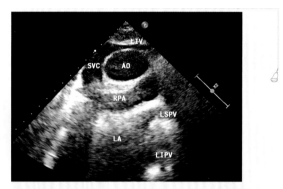

LIV：左无名静脉；SVC：上腔静脉；AO：主动脉；RPA：右肺动脉；LSPV：左上肺静脉；LIPV：左下肺静脉；LA：左心房

图7-2-8 胸骨上窝主动脉弓短轴上腔静脉切面

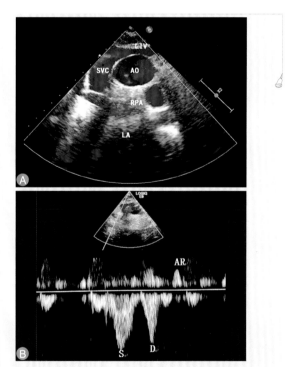

A.CDFI于右侧锁骨上窝或胸骨上窝获取主动脉弓短轴下腔静脉血流信号；B.PW于胸骨上窝获取主动脉弓短轴下腔静脉血流频谱，测量收缩期、舒张期及右心房收缩血流速度。LIV：左无名静脉；SVC：上腔静脉；AO：主动脉；RPA：右肺动脉；S：收缩期负向波；D：舒张期负向波；AR：右心房收缩正向波；LA：左心房

图7-2-9 主动脉弓短轴上腔静脉切面

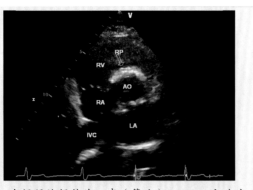

RP: 室间隔缺损补片回声（箭头）; AO: 主动脉;
IVC: 下腔静脉; RA: 右心房; RV: 右心室; LA: 左
心房

图 7-2-10　胸骨旁主动脉瓣水平短轴下腔静脉切面

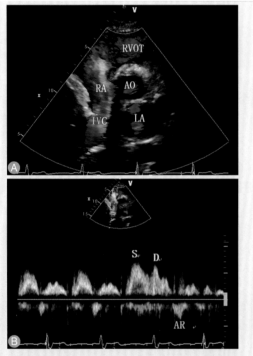

A.CDFI; B.PW。RA: 右心房; RVOT: 右心室流
出道; AO: 主动脉; IVC: 下腔静脉; S: 收缩期波
形; D: 舒张期波形; AR: 右心房收缩期负向波形;
LA: 左心房

**图 7-2-11　胸骨旁主动脉水平短轴下腔静脉切面显示下
腔静脉回流血流信号**

（4）主要测量指标与正常参考值范围：正常
腔静脉血流速度个体差异较大，影响因素较多，目
前尚无统一标准。正常腔静脉血流速度较低，多
在100 cm/s以下。其血流速度和内径均随呼吸呈规
律性变化。正常人屏气时上腔静脉收缩期峰值流
速正常参考值范围为32~69 cm/s，95%可信区间为
（46±8）cm/s; 舒张期峰值速度正常参考值范围为
6~45 cm/s，95%可信区间为（27±8）cm/s。

（九）升主动脉血流频谱

（1）探查切面：通常选取心尖五腔心或三腔
心切面探查升主动脉血流频谱（图7-2-12A）。

（2）测量方法：取样容积置于主动脉瓣上的
升主动脉管腔中央，声束方向平行于血流方向，根
据音频和频谱形态仔细调整探头方向，以获取最大
血流速度（图7-2-12B）。

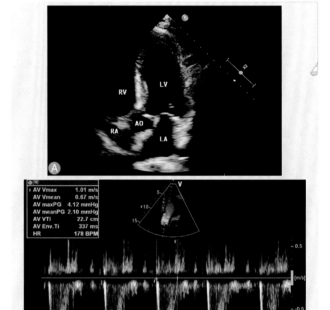

A.二维超声心动图; B.PW于心尖五腔心切面主动脉
瓣上的升主动脉管腔中央获取收缩期升主动脉前向最
大血流速度。收缩期升主动脉前向最大血流速度见测
量标识。AO: 主动脉; RV: 右心室; RA: 右心房;
LV: 左心室; LA: 左心房

图 7-2-12　心尖五腔心切面

（3）频谱形态与时相：升主动脉血流频谱呈收
缩期窄带频谱。在心尖五腔心切面，主动脉瓣口血
流频谱呈负向，胸骨上窝主动脉弓长轴切面则为正
向血流频谱。左心室快速射血期，升主动脉内血流
迅速上升至峰值，随后血流速度逐渐减低，故血流
频谱上升支陡峭，下降支圆钝，呈不对称三角形。

（4）主要测量指标与正常参考值范围：成人
为100~150 cm/s; 儿童为120~180 cm/s。

（十）降主动脉血流频谱

（1）探查切面：一般选取胸骨上窝主动脉弓长
轴切面探查降主动脉的血流频谱（图7-2-13A）。

（2）测量方法：取样容积置于近端胸降主动
脉管腔中央，声束方向平行于血流方向，然后根据

音频信号和频谱形态仔细调整探头方向，以获取最大血流峰值速度（图7-2-13B）。

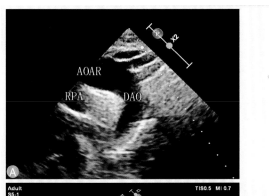

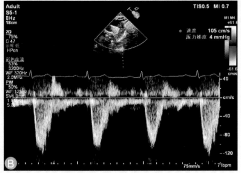

A.二维超声心动图；B.PW于胸骨上窝主动脉弓和降主动脉长轴切面探查降主动脉血流频谱，从降主动脉近端取样，可显示降主动脉前向血流波形和速度。
AOAR：主动脉弓；RPA：右肺动脉；DAO：降主动脉

图7-2-13　主动脉弓和降主动脉长轴切面

（3）频谱形态与时相：降主动脉收缩期血流频谱与升主动脉血流频谱类似，呈负向空窗窄带波形。然而，胸降主动脉舒张期频谱表现为舒张早期少量低速逆流、舒张中期低速前向血流，以及舒张晚期低速逆流或无血流，这与胸降主动脉血流阻力较大有关，频谱特点与外周动脉类似。

（4）主要测量指标与正常参考值范围：降主动脉收缩期血流速度为70～160 cm/s，95%可信区间为（101±17）cm/s。

二、连续波多普勒（图7-2-14）

CW换能器（探头）的晶片分两部分，一部分连续不断发射声波；另一部分接收返回来的声波，以记录声束经过传播途径上的全部回声频移，此种方式能准确显示声束全程不同深度上的血流方向、速度，最大测速一般可达6～8 m/s。

在各种先天性和获得性心血管疾病中，速度和压力阶差是定量分析狭窄程度的重要指标，CW技术常常能够准确测量狭窄处的速度和压力阶差，并

可以评估其严重程度，从而为心血管疾病诊治提供依据，临床上已很大程度地取代了有创伤性的心导管检查。CW主要应用于以下4个方面。

（1）测量瓣膜狭窄处速度及其压力阶差。

（2）测量反流速度及其压力阶差。

（3）测量心腔及大血管之间分流速度及其压力阶差。

（4）对人工瓣膜功能进行评价。

CW的主要缺点：无距离选通能力，不能分辨取样线上高速血流信号的具体位置。在临床工作中，多是在CDFI指导下，选择放置CW取样线，以助于确定异常血流的位置（图7-2-15）。

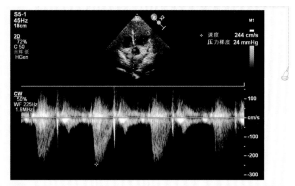

CW探及高速湍流频谱，见测量标识，提示主动脉瓣狭窄

图7-2-14　心尖五腔心切面主动脉瓣近端

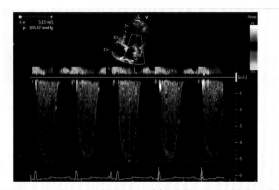

图7-2-15　在CDFI指导下，选择放置CW取样线，确定异常血流的位置

三、彩色多普勒血流成像

CDFI能够对取样区域内的血流多普勒频移信号进行彩色编码，便于显示血流方向与速度。CDFI采用血流平均速度、速度方差和血流方向3种参数反映血流性质。血流方向一般用红色与蓝色来表示，红色信号代表血流朝向探头方向流动，蓝色信号代表血流背离探头方向流动。彩色亮度即色彩饱和度，亦称明暗度，表示平均速度；绿色信号表示方差。

（一）仪器调节

为了清晰、准确地显示血流信息，仪器模式设置主要用到以下控制钮。

（1）彩色增益：彩色增益需适宜，以微弱血流信号得以清晰显示且无明显噪声信号为标准。

（2）彩色抑制与滤波：二者功能相似，用于消除彩色血流信号中低速成分，以减少室壁等组织运动及噪声对血流彩色信号的干扰，提高彩色图像的清晰度。

（3）速度范围：速度范围或标尺设定须与被检测血流速度相匹配。高速血流如速度标尺设定偏低，易出现彩色信号混叠；低速血流如速度标尺设定偏高，则血流可能显示不完全或不显示。

（4）彩色基线：当彩色多普勒信号出现色彩倒错时，除通过改变速度范围即脉冲重复频率的方法加以改善外，还可上下移动彩色多普勒基线，借以消除或减轻色彩倒错。

（5）取样框大小：彩色多普勒成像时，可调节取样框大小。结合调整二维切面扫描角度与调节彩色取样框大小，可提高图像帧频，改善二维与彩色图像质量。

（二）CDFI观测与分析

（1）成像：检查过程中，应先清晰显示二维超声，正确显示与识别各解剖结构回声，确认每一液性暗区所代表的腔室与血管断面，再启动彩色成像模式，观测各区域的血流状态。取样框放置时，应尽量减小声束与血流方向之间的夹角，夹角应<20°（图7-2-16）。

（2）血流时相：根据同步显示的心电图，可分析心动周期中血流的时相。M型CDFI具有极高的时间分辨率，有助于精确分析反流与分流血流束的时相变化（图7-2-17）。

（3）彩色类型：血流方向朝向探头，回声频率增加，频移为正值，以红色表示。血流方向背离探头，回声频率降低，频移为负值，以蓝色表示。如有涡流或湍流形成，则血流方向复杂且随时间不断变化，显示为红蓝交替，呈五彩镶嵌的图像。

（4）辉度强弱：多普勒频移信号进行彩色编码时，除以红、蓝表示方向之外，还以色彩的明暗程度，即辉度级别代表血流速度。色彩暗淡者表示血流速度慢，色彩鲜亮者表示血流速度快。

（5）行程与范围：CDFI可显示血流束的起始

与终止部位，以及血流束宽度与流向等，有助于临床上对异常血流的分析与判断。

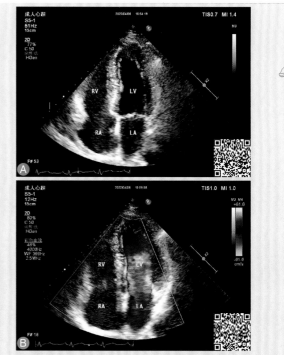

A.二维超声心动图心尖；B.CDFI。RV：右心室；LV：左心室；RA：右心房；LA：左心房

图7-2-16　心尖四腔心切面（动态）

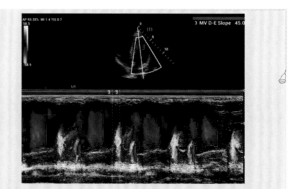

图7-2-17　M型彩色多普勒超声显示舒张期二尖瓣血流传播速度

四、组织多普勒成像

组织多普勒成像技术是将心肌运动产生的低频信号，以彩色编码或频谱形式实时显示，用以反映心肌运动的方向与速度。

（一）成像模式

（1）脉冲波多普勒组织成像（图7-2-18）：多普勒组织速度成像时，横轴代表时间，纵轴代表多普勒频移，也可表示速度。振幅转换为灰阶强度。频谱在某一时间点的高度代表取样区内所有组织运动速度的瞬时空间分布。因此，频谱图上测量每一取样区内心肌组织运动的瞬时最高速度、瞬时最低速度和瞬时平均速度。

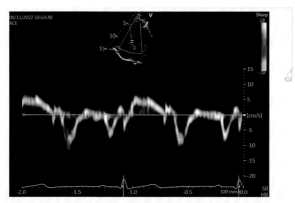

图 7-2-18 脉冲波组织多普勒于心尖四腔心切面检测室间隔左心室侧基底部心肌运动速度

（2）彩色多普勒组织速度成像（图7-2-19）：彩色多普勒组织速度成像时，组织运动速度根据其快慢被编码为不同的颜色，将组织运动的二维彩色多普勒信号重叠到二维灰阶图像上，形成二维彩色多普勒组织速度成像图。朝向探头的运动速度通常自暗红色至明黄色进行编码，代表低速到高速分布；背离探头的运动速度则以深蓝色代表低速度，明青色代表高速度。

（3）定量组织速度成像：每一帧二维彩色多普勒组织速度图像中，均含有心肌运动的速度信息。对每帧图像中不同心肌节段的速度信息进行采样提取，以时间-速度曲线方式表示，即为定量组织速度成像曲线。曲线的纵轴代表速度，横轴代表时间（图7-2-20，图7-2-21）。

（二）正常室壁节段速度

正常心脏同步运动表现为心肌向心性收缩，其重心位于心底至心尖连线约下1/3处。在心尖位组织多普勒图像上，心肌运动速度自基底向心尖方向逐渐递减，心尖处的心肌运动方向则与其他部位相反。正常室壁各节段心肌平均峰值速度见表7-2-3。

表 7-2-3 正常室壁各节段心肌平均峰值速度

指标	左心室壁各节段（cm/s）		
	基底段	中间段	心尖段
收缩期平均峰值速度	5～8	3～7	2～5
舒张早期平均峰值速度	6～10	4～9	2～6
舒张晚期平均峰值速度	3～7	2～6	1～4

注：中国成人经胸心血管超声正常参考值和儿童经胸心血管超声正常参考值，请参阅附录1、附录2

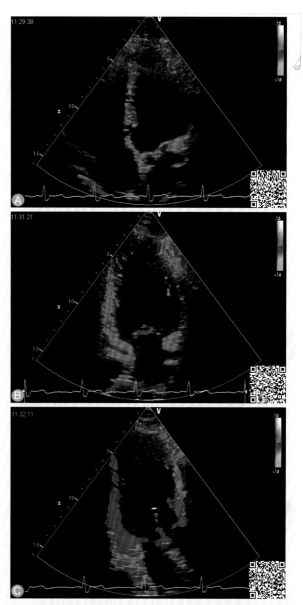

A.心尖二腔心切面；B.心尖三腔心切面；C.心尖四腔心切面

图 7-2-19 彩色多普勒组织速度成像（动态）

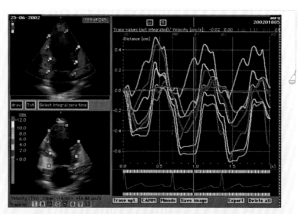

图 7-2-20 定量组织速度图同步分析 8 个节段心肌的运动速度

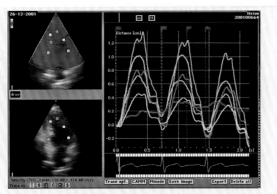

图 7-2-21　定量组织追踪法同步分析 8 个节段心肌的运动位移

第三节　斑点追踪应变测量

收缩期的峰值应变值表示最终应变相对于初始应变的百分比。纵向应变是从心尖切面测量的，而径向应变和环周应变则可以从左心室短轴获取（图7-3-1）。

（1）纵向应变：从心底到心尖的运动。在收缩期，该平面内的收缩导致纤维缩短，显示为负向的百分比值（该值越大，发生的形变越大）。

（2）径向应变：心肌的增厚程度。在收缩期，心肌收缩导致该径向平面内的心肌纤维增厚，表示为正向百分比值（该值越大，发生的形变越大）。

（3）环周应变：短轴上半径的变化。在收缩期，心肌收缩会导致纤维缩短，表示为负向的百分比值（该值越大，发生的形变越大）。

心脏的扭转

在心动周期中，左心室也有一个扭转。在收缩期，心尖逆时针旋转，同时基底部顺时针旋转。这些运动也可通过斑点追踪来评价。

（1）旋转（度）：在短轴切面心肌节段的角度位移。

（2）扭转（度）：心尖短轴和心底短轴旋转之间的净差。

关于二维与三维斑点追踪

（1）所有描述的应变参数都可以在二维测量。实际上，斑点在三维空间中运动，而非停留在二维区域。

（2）目前的技术已实现三维斑点追踪对应变的测量。三维的优点是在扫描容积内追踪斑点运动，而与方向无关。

由于目前关于圆周应变、径向应变及分层应变的研究数据还不充分，尚无对左心室心肌应变的正常值设定统一的标准正常值设定方法。2D-GLS

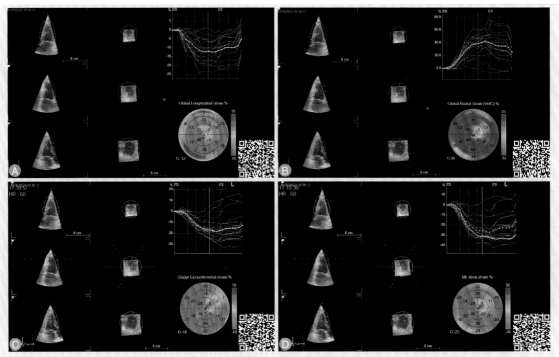

A.心肌纵向应变分析；B.径向应变分析；C.心肌环周应变分析；D.心肌面积应变分析

图 7-3-1　三维斑点追踪（动态）

由于其稳定性和对心肌微小损伤的敏感性，成为当前应用最为广泛的应变参数。但供应商图像后处理软件及干预之间的差异，导致大多数健康个体的正常2D-GLS值波动在−25%～−18%。尽管实验室和软件供应商之间存在可变性，美国超声心动图学会（the American Society of Echocardiography，ASE）认为2D-GLS值在20%±2%是比较合适的正常值范围。也有研究认为，2D-GLS绝对值≥18%为正常，16%～18%为边界异常，≤16%为异常。研究发现，3D-GLS的平均值为−19.1%，绝对值波动在15.8%～23.4%，总体上3D-GLS的平均值为−18.1%，与2D-GLS的正常值大致相同。目前，应变在许多心脏疾病中有重要作用，然而对于正常值和疾病相关应变值的定义仍有差异，临床需要进一步标准化。因此建议同一例患者在随访中使用相同供应商的软件进行应变分析，以减少差异，增加前后可比性。

STI 测量心肌应变的临床应用进展

（一）射血分数保留的心力衰竭

射血分数保留的心力衰竭（heart failure with preserved ejection fraction，HFpEF）经研究发现，在 50%～60% 的HFpEF患者中发现应变异常，尤其LV-GLS是由各种病因引起的左心室间质纤维化，主要先影响左心室心内膜下层，心内膜下左心室功能（左心室的纵向功能）对左心室性能起关键作用，而对心肌中部和心外膜下左心室纤维（左心室环向、径向、横向收缩和舒张功能）的影响较小。有研究认为保留的左心室扭转功能是抵消HFpEF患者左心室纵向收缩功能障碍的主要代偿机制，从而维持正常的LVEF，HFpEF不应再被认为是孤立性左心室舒张功能障碍的病理生理过程，而应被认为是LV-GLS异常的疾病。LV-GLS绝对值<16%被推荐作为诊断HFpEF的次要标准，受损的LV-GLS已被证明是HFpEF患者心源性死亡和全因死亡的风险标志。

（二）冠状动脉粥样硬化性心脏病

应变成像可通过显示收缩峰值应变降低来诊断心肌缺血，但更重要的是收缩延长和收缩后缩短，这是心肌缺血功能障碍的特征。收缩期后的显著缩短可能导致接近正常的峰值应变，因此收缩功能应该使用收缩末期应变而不是峰值应变来评估。早期收缩延长、收缩后缩短或与冠状动脉供应区域相对应的应变减少是诊断缺血的GLS特征。同时LV-GLS

可以预测梗死面积；LV-GLS绝对值<15%可独立预测梗死质量≥30 g，其灵敏度和特异度分别为0.83和0.93。分层应变可以分析心肌梗死的透壁程度，有研究表明与无心肌梗死对照组相比，非透壁性心肌梗死的心内膜层损伤大于心外膜层，透壁性心肌梗死对各层的影响结果相似，因此分层应变能更精确地区分心肌梗死类型和心肌损伤程度。而3D-STI不仅在评估左心室的整体收缩功能方面优于2D-STI，还能更准确地识别缺血所致局部收缩功能障碍的心肌节段，3D-STI的新参数面积应变综合了纵向和圆周两个方向的应变来进行定量计算局部室壁运动，评价局部心肌形变更准确。

（三）心肌病

心肌应变在鉴别诊断各种原因引起的心肌肥厚中有重要意义。心肌淀粉样变性(cardiacamyloidosis，CA)是一种具有肥厚型表型的心肌病，在应变协助诊断前，被误诊为特发性肥厚型心肌病。心脏淀粉样蛋白浸润通常会导致心肌增厚、限制性充盈和进行性心力衰竭。相对心尖保留的LV-GLS是其特征性改变，即左心室基底和中间节段的应变比心尖节段受损更严重。心尖相对保留的GLS模式对心脏淀粉样变性的诊断既敏感又具有特异性。相对心尖纵向应变指数〔relative apical longitudinal strain index（RapLSI），RapLSI=平均心尖GLS/（平均基底段GLS+平均中段GLS）〕≥1，对心脏淀粉样变性诊断的敏感度为0.93，特异度为0.82。应变减少的模式可以帮助区分心肌肥厚的病因，不同于淀粉样变性患者的心尖保留，经典的肥厚型心肌病患者表现为室间隔应变减少。同时LV-GLS还有助于预测肥厚型心肌病患者的预后，在最近一项对400例肥厚型心肌病患者随访3年的研究中发现，LV-GLS是预后（室性心律失常、心力衰竭、移植和全因死亡）最强的独立预测因子，并可能有助于确定哪些患者将受益于干预措施，如心肌切除、消融等。

第四节　三维超声心动图检测技术及其进展

静态三维超声心动图起始于20世纪90年代早期，之后经过动图三维超声心动图进一步发展，可采用容量显示法进行心脏动图三维重建。近年来，实时三维超声心动图实现了心脏超声领域的重要技术突破，实现了对二维超声技术的有效补充。该技术能够实现对体积参数的获取和存储，在重组这些参数的基础上形成立体三维图像，进而将组织结构的空间关系和解剖结构特征更好地显示出来。尤其是新推出高分辨力的实时三维超声心动图系统，其采用超矩阵（x-matrix）探头、高通量的数据处理系统（x-stream）和三维空间定位系统（navigator）3种先进技术，探头晶片由3000多个阵元组成，以矩阵排列，探头在沿晶片矩阵X轴同步发射多条声束构成一帧二维超声的同时，可沿矩阵Y轴依次发射声束构成若干帧二维超声，从而形成立体发射和立体接收的三维声束。获取三维图像后，应用仪器的切割功能可从X、Y、Z3个方向任意切割，从而可动态观察3个正交方向上任一切面观内的心脏结构。特别是实时三维经食管超声心动图（real-time three-dimensional transesophageal echocardiography，RT-3D-TEE）矩阵探头的直径较小、发射声波的频率增高，镶嵌于食管探头管体的前端，除具备常规多平面经食管超声探头的功能外还具有多种成像模式，主要包括窄角实时三维成像、实时三维局部放大成像、全容积成像、彩色血流容积成像、实时双平面成像。目前，实时三维超声心动图在临床主要用于以下几方面。

（1）完整显示腔室的立体形态：RT-3D-TEE能即刻实时展示感兴趣区的心室壁及腔室的立体形态，可通过旋转图像角度从心房侧、心室侧、左向右观或右向左观等任意视角观察心脏结构的解剖细节，如房室结构、房室壁的运动情况、房室大小及连接关系等，对临床帮助很大。此外，应用RT-3D-TEE尚可对乳头肌的空间位置、肌小梁的形态，以及各结构之间的毗邻关系显示清晰。另外，RT-3D-TEE检查能获取更宽阔的右心室结构并进行三维重建，在探头晶片旋转过程中可全面显示右心室流入道、右心室心尖及右心室流出道，从而使得测量右心室容量和游离壁心肌重量成为可能，尚有研究显示左心耳存在多种形态，54%为双叶结构，23%为三叶结构，20%为单叶结构，而双叶左心耳或三叶左心耳之间隆起的嵴样结构有时在二维经食管超声上容易被误解为血栓，实时三维超声心动图对左心耳的空间立体显示有助于判断心耳叶的数目及区分正常的嵴样结构。

（2）准确扫查心腔内异常回声：实时三维超声心动图在检查心脏肿瘤及评价栓子来源方面比其他检查方法更有优势。因为实时三维超声心动图具备更高的分辨力，且探头的晶片更靠近心脏偏后方，应用此项检查可以较清楚地观察到容易被经胸超声心动图检查漏诊的小肿块，或者是存在于左心房或左心耳内的栓子。心脏的一些正常结构及伪影很容易被误认为是心脏肿瘤或者血栓，如存在于右心房内隆凸的希阿里氏网（Chiari网）易被误诊为右心房内肿瘤。而三维超声心动图可对心腔内肿瘤的大小、形态、质地、活动度、病变起源等作出准确描述，如黏液瘤，其可实时三维显示黏液瘤的分叶状外观、质地柔软、不同时相活动度、与心室壁的关系，以及瘤蒂的附着部位等。此外，RT-3D-TEE可清晰显示左心耳内结构，明确心耳内血栓的存在与否，以及明确血栓的位置，这对于临床具有极重要的意义，如心房颤动治疗术前须对患者行RT-3D-TEE检查明确心耳内是否存在血栓，而心脏正常结构如左心耳内的梳状肌或左心房壁与左上肺静脉相接处折叠所形成的组织（华法林嵴，通常称其为肺静脉嵴）常常被误认为是血栓或小肿瘤，RT-3D-TEE对左心耳的空间立体显示有助于鉴别华法林嵴、梳状肌及血栓。

（3）定量评估心脏收缩功能：三维超声心动图弥补了二维超声的不足，其不依赖于对左心室腔形态进行几何假设便可测得不同时相左心室容积的变化。应用RT-3D-TEE进行检查时，左心室容积变化可应用三维定量分析软件3DQ Advanced进行测量，该软件为半自动分析软件，首先计算机对左心室心内膜进行自动追踪，勾画出左心室三维心内膜轮廓，追踪不理想处可行手动纠正。该软件分别对左心室舒张末期及收缩末期心内膜进行自动跟踪，可计算出左心室容积变化，即可以得出左心室射血分数值。因其为对左心室形态未进行几何形态的假设所得，可真正反映左心室的功能状态，且通过使用RT-3DE的3DQ Advanced软件，可以同时显示左心室17节段的时间–容积曲线和时间–位移参数指标。这些信息通过时间–位移和位移两个牛眼图得以清晰地展示。这有助于评估左心室各节段达到最小容积的时间先后顺序以及位移变化，从而有利于评价左心室16节段的同步性（图3–4–3A）。该技术主要用于定量分析冠心病患者左心室节段性运动异常，尤其是在评价冠心病溶栓治疗、冠状动脉介入治疗和冠状动脉搭桥手术治疗前后患者的心肌运动变化中有重要应用价值，也可用于心脏同步化治疗的术前评估和术后评价。

右心室具有复杂且不对称的形态，所以临床中侵入性、非侵入性影像技术获得的右心室重量、容积等信息均不准确。实时三维超声心动图能够将右心室影像信息完整显示出来，并可以计算右心室的搏出量（图3-4-3B）。实时三维超声心动图显示的右心室形态最接近实际解剖结构，对右心室容积、室壁重量测量结果和实际值对比差异不显著。

相对于2DE，实时三维超声心动图测量左心房容积具有更明显的重复性、精确性优势。研究表明可依据左心室射血分数对左心房功能进行评价，同时若左心室收缩功能异常，其能够代偿性增强收缩（图7-4-1）。

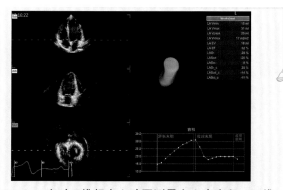

图7-4-1 实时三维超声心动图测量左心房容积－四维自动左心房定量（4D Auto LAQ）

实时三维超声心动图可全面真实地定量和定性，对心脏的时间性、节段性变化进行准确测量，对心力衰竭患者左心室整体功能与机械不同步性进行定量，同时也有助于选择搏起最佳位置。实时三维超声心动图不仅可对左心室不同步性进行评价，还能够科学评估心脏再同步化治疗（CRT）的疗效。

定量评估二尖瓣立体结构：RT-3D-TEE能够清晰地显示二尖瓣的立体结构，因为二尖瓣位于三维取样容积中场且与超声声束垂直，因此可避免回声脱失，通过自由旋转三维数据图像，可以显示二尖瓣外科视角图像，即主动脉于前方显示（屏幕的上方），左侧显示左心耳（屏幕的左侧），通常二尖瓣的外科手术入路为切开右心房、房间隔，即可直视二尖瓣。二尖瓣前叶在上方，而后叶在屏幕的底部。前外侧交界在左侧，后内侧交界在屏幕的右侧（图3-4-2，图7-4-2）。若图像分辨率较高，

瓣叶的解剖结构（各小叶、瓣叶裂、切迹）也容易显示。RT-3D-TEE容易识别和定位二尖瓣的病理改变，例如，腱索断裂伴有连枷样运动、因瓣叶黏液样变性引起的瓣叶"翻腾征"、瓣叶活动受限、瓣叶受损或瓣叶穿孔。自由旋转三维图像使得观察者可从左心房侧或左心室侧等不同的角度观察二尖瓣器的结构，有利于理解及准确分析病变情况。且RT-3D-TEE技术还配备有二尖瓣定量分析（mitral valve quantitation，MVQ）软件，通过描记二尖瓣瓣环、二尖瓣前叶及后叶、乳头肌在心动周期固定时相的运动轨迹，得到瓣环、瓣叶的三维立体模式图，同时通过描记可得到以下相关参数，如二尖瓣瓣环的周长、瓣环的面积、"马鞍形"瓣环最高点与最低点之间的高度、二尖瓣瓣环与主动脉瓣环之间的角度、前叶面积、后叶面积、瓣膜脱垂部分的面积和高度等，通过相关参数的测量可对二尖瓣瓣环、瓣叶的形态及功能进行定量分析，如对二尖瓣脱垂患者可通过MVQ软件分析获得二尖瓣的三维立体模式图，直观显示脱垂的部位及范围，精确计算出脱垂的最大高度和脱垂容积，甚至能发现实时三维超声心动图不能显示的轻度二尖瓣脱垂。运用实时三维超声心动图检查并结合MVQ分析对二尖瓣脱垂手术方式的选择具有重要的指导价值。此外，MVQ软件尚可对二尖瓣成形环进行定性或定量的评估，从而为外科二尖瓣成形术提供依据（图7-4-2）。目前，实时三维超声心动图对三尖瓣的定量分析（4D Auto TVQ，四维自动三尖瓣瓣环定量）也受到临床的重视（图7-4-3）。

实时三维超声心动图的应用使手术中实时监测瓣膜成形术的进行成为可能，在手术室患者麻醉后、切皮前可完成三维图像的采集，实时三维图像可显示二尖瓣瓣膜情况，直观显示病变的部位、形态及累及范围，从而验证术前超声诊断结果；并可与外科医师直接交流，制定正确的手术方案，不会影响手术的顺利进行；心脏复跳后可立即对手术效果进行评价，以弥补手术不足，减少手术并发症，避免二次手术，从而提高手术成功率。基于这些优点，实时三维超声心动图技术在临床上越来越受到外科医师的重视，在整个检查过程中超声科医师可与外科临床医师共同关注三维成像模式，直接进行交流，能够明确病变情况，既利于手术的顺利进行，亦利于双方在各自专业技术领域方面的共同进步。

第三篇

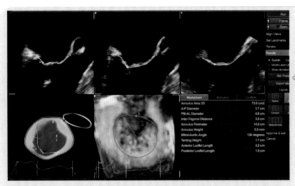

图7-4-2 实时三维超声心动图对MVQ(4D Auto MVQ,四维自动二尖瓣定量)

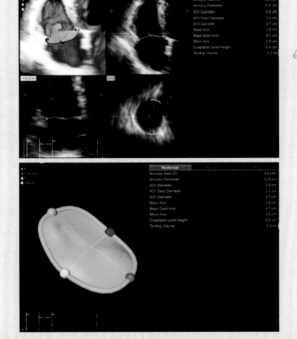

图7-4-3 实时三维超声对三尖瓣定量分析TVQ(4D Auto TVQ,四维自动三尖瓣瓣环定量)

(4)明确瓣膜病变的诊断和监测相关外科手术或介入治疗过程及进行手术治疗的效果评估:实时三维超声心动图能观察二尖瓣、三尖瓣的立体形态,以及房室瓣复合装置的结构形态。在心房侧或心室侧与房室瓣环相平行的剖面方位显示鸟瞰图,RT-3D-TEE可以从任意角度观察房室瓣附属瓣器,以及瓣叶的数目、形态、活动度,进而准确反映病变性质及程度,如其可准确观察风湿性心脏病(rheumatic heart disease,RHD)狭窄瓣口形态及面积、瓣叶粘连增厚部位及范围,还原瓣膜真实形态,并实时三维显示瓣叶活动状态,图像直观,分析方便(图7-4-4)。此外,实时三维超声心动图能从左心房及左心室侧清晰显示二尖瓣的立体结构

及腱索的活动情况,对于明确瓣叶脱垂部位、累及范围和程度、评价有无腱索断裂的显像明显优于二维超声,应用实时全容积成像模式,于左心室长轴切面可显示脱垂的前瓣瓣叶与后瓣收缩期对合点的立体形态,结合全容积彩色多普勒成像尚可清晰显示关闭不全时瓣叶关闭裂隙及反流束的空间形态,能更准确地显示出瓣叶脱垂的具体部位、反流程度(三维PISA弥补了二维PISA的不足,可全方位定量评估二尖瓣反流,图3-4-7)。对于某些瓣膜先天畸形,如二尖瓣裂、双孔二尖瓣(double orifice of mitral valve,DOMV)、二叶或四叶主动脉瓣,实时三维超声心动图能准确提示病变类型、病变形态、血流动力学严重程度和累及范围等。外科医师可根据直观的立体超声图像详细了解瓣叶的病变性质和程度,从而确定进行瓣膜置换抑或瓣膜整形。对于某些瓣膜先天性畸形,如二尖瓣裂、双孔二尖瓣、降落伞二尖瓣、二叶或四叶主动脉瓣,实时三维超声心动图能准确提示病变类型、病变形态及血流动力学改变等信息(图3-4-1,图3-4-2)。

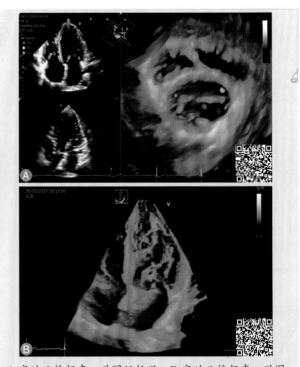

A.实时三维超声心动图短轴观;B.实时三维超声心动图心尖观

图7-4-4 观察、检测二尖瓣和三尖瓣结构及运动状态(动态)

实时三维超声心动图还可实时三维显示感染性心内膜炎(infective endocarditis,IE)瓣膜赘生物的

大小、数目、形态、活动度，对于瓣膜穿孔及瓣周受累情况亦可直观显示，三维CDFI可显示瓣膜反流的情况，利于区分反流是来自于瓣口还是来自瓣膜穿孔处，从而使得超声医师更详尽地了解病变情况（图3-4-5，图3-4-6）。

　　人工二尖瓣膜置换术后需要评价瓣膜的功能状态，因RT-3D-TEE可对图像进行旋转，观察者可从心房侧观察瓣膜情况，从而避开人工瓣环及机械瓣片声影的干扰，因此其对人工机械瓣的观察较其他检查方法具有较大优势。从左心房侧可清晰显示人工机械瓣片、瓣环及瓣周组织全貌，三维CDFI能显示反流信号起始部位与瓣环的空间关系，从而判断反流起源于瓣环内还是瓣环外，对有无瓣周漏（perivalvular leakage，PVL）、瓣周漏的形态及累积范围能做出准确判断，因三维图像可旋转至外科视野的角度来观察人工机械瓣膜情况，对于瓣周漏的空间位置及毗邻结构显示更直观、准确，可指导外科医师采取恰当的处理措施，利于外科医师详细了解瓣周漏情况进而制定最佳手术方案。并且，RT-3D-TEE能避免经胸三维图像上机械瓣叶反射的干扰，可多方位切割实时动图显示瓣片的启闭状态，以确定人工机械瓣是否存在卡瓣、有无血栓、有无赘生物等，还可真实反映瓣膜狭窄的程度。RT-3D-TEE能够显示与外科手术野方位一致的图像，二尖瓣脱垂时能明确脱垂部位、深度、范围及脱垂的原因，使外科医师能快速、方便地判断病变情况，对于手术决策有较大帮助。此外，球囊扩张通常用于治疗瓣膜狭窄性疾病，应用RT-3D-TEE可实时引导手术顺利进行，使球囊腰部准确定位于瓣膜狭窄处，并监视球囊至完全扩张状态，以达到较好的手术效果，此过程中还可观察有无瓣膜撕裂，减少手术并发症的发生。

　　（5）细致观察先天性心脏畸形情况、监测相关手术或介入治疗过程及进行手术治疗效果评估：从右心房或左心房侧，右心室或左心室侧观察，对三维图像进行适当的旋转切割，可判断房室间隔缺损的部位、大小、范围、类型、立体形态、动图变化及其与周围组织的毗邻关系，如通过RT-3D-TEE检查可描述房间隔缺损的全貌、残缘的质地、残端距二尖瓣瓣环、上下腔静脉、主动脉根部的距离，因此其可作为经皮导管介入，以及心外科微创非体外循环下房间隔缺损治疗方案的重要参考，协助选择合适的封堵伞大小和类型，同时术中更能实时观察引导钢丝的位置和方向，监测并确定封堵伞的准确释放部位，有效减少医师在X线下的照射时间，缩短手术时间。另外，结合CDFI还能及时评价封堵器的封堵效果，一旦出现残余漏，即刻告知术者调整封堵器位置，以求达到良好的治疗效果，使手术得以安全、准确和有效率地进行。在房室间隔缺损修补术及窦瘤破裂修补术后，可以从右心房或左心房侧、右心室或左心室侧扫查，显示补片的位置、大小、完整形态，以及与心壁间的缝接关系，确定有无残余漏等。

　　此外，RT-3D-TEE对描述其他复杂先天性心脏畸形的空间位置关系也有明显优势。法洛四联症、法洛五联症、右心室双出口、大动脉转位（transposition of great arteries，TGA）等先天性复杂心脏畸形患者，选择适当的观察方位，通过旋转切割，观察多个非标准切面，可完整显示病变的复杂空间结构关系及血管走行，对明确诊断帮助较大，能补充或修正二维超声成像的漏误。

　　（6）实时三维经食管超声心动图在其他方面的应用研究：经导管射频消融术治疗心房颤动过程中，从右心房侧穿刺房间隔将导管送入左心房是一个关键性步骤，RT-3D-TEE对房间隔及其周围结构显示清晰，能判断卵圆窝的准确位置，实时引导并监测穿刺房间隔的整个过程，并指引导丝准确到达肺静脉，可提高手术的安全性，同时缩短手术时间。在右心室活体组织检查（简称活检）中，实时三维经食管超声心动图能迅速观察全部右心室腔结构，实时引导活检钳准确放置于需要采集病变组织的部位，避免对周围组织的不必要损伤，同时可缩短手术时间，并有效提高活检的成功率。

　　（7）实时三维经食管超声心动图检查的优势及局限性：随着RT-3D-TEE的问世，图像质量不断改进，成像时间不断缩短，克服了经胸超声心动图检查时肋骨、胸骨及肺组织对声束的阻挡，不受肺气肿、肥胖、胸廓畸形及手术等因素的影响，因此该项检查具有良好的声窗，将经食管超声心动图检查的优点与实时三维显像技术的两大优势结合起来，既能够实时三维显示心脏结构，同时图像还具有较高的分辨率。因此有望在手术室、导管室、监护室及床边进行超声观测，为临床快速、完整地提示病变信息。RT-3D-TEE技术尚有不足之处，其依赖于二维超声的增益、滤波或灰阶阈值的调节,受呼吸和心律的影响,易出现伪像和回声失落,对某些细微结构的分辨率不够,且图像的分辨率因部位而异,自图像的顶部至基底部和从轴心至轴侧分辨率逐渐降低,故在一个正切面的不同点上分辨率存在一定的差异,与二维经食管超声心动图检查一样尚存在扫查盲区,如主动脉弓部;由于三维成像角度受限,部分心脏结构的实时三维图像显示不完整,对于远场的心内结构显示欠清晰,如肺动脉、动脉导管等;且由于这种矩阵探头直径较大尚不能应用于儿童。

随着三维超声心动图技术的不断进步和完善,其在临床上的推广应用仍具有非常广阔的发展前景。①对图像方位和成像平面进行规范。为达到简化观察和图像记录的目的,应当对实时三维超声心动图图像方位和成像平面进行规范,对统一的采图格式、方法、术语进行确定。②构建三维管状动脉彩色多普勒血流树。如果结合能量多普勒和三维技术,对冠状动脉血管树立体图像进行构建,将冠状动脉分支和主干血流走向进行显示,将有效提升冠心病的诊断水平。③如果结合不同影像技术,形成融合图像,能够短长互补。例如,将MRI和三维超声心动图结合,融合后者分辨率高的优势和前者空间分辨率高的优点,将提升心血管疾病诊断资料的真实性和有效性。

（张全斌　高瑞锋　刘晓蓉　张静涵　寇敏　何慧）

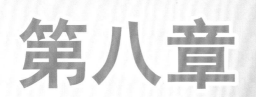

第八章

左心室流入道
——左心房和肺静脉

8

第一节 左心房

一、解剖结构

左心房接受来自4条肺静脉的血液，其作用是作为一个储血库和将血液转送到左心室的管道。左心房具有收缩功能，心房收缩期将血液转送到左心室的血液大约占左心室血液充盈时的25%。左心房由一个体部和一个心耳构成。与心房有关的常见解剖结构变异大多与房间隔相关，诸如房间隔膨胀瘤（atrial septal aneurysm，ASA）、卵圆孔未闭、房间隔缺损或房间隔脂肪瘤样肥厚。罕见的解剖结构变异可发生在心房内如三房心（cor triatriatum），其是左心房被分隔成上、下两个心腔。

二、超声心动图检查

（一）声窗与切面

（1）左心房的重要切面包括胸骨旁长轴、心尖四腔和心尖二腔心切面（图8-1-1）。心尖观是判断左心房容量和左心房血流动力学最有用的切面。

（2）胸骨旁短轴（主动脉瓣水平）或四腔心切面包括左心房，可用于观察房间隔。剑突下观可调整左心房和右心房的方位使其与探头声束相垂

直，以便于多普勒评估房间隔（图8-1-2）。

（二）超声所见

（1）胸骨旁长轴切面：左心房位于主动脉根部后方，这个切面用于左心房简单的线性测量（图8-1-1A）。

（2）胸骨旁短轴（主动脉瓣水平）切面：左心房位于主动脉瓣后方。在左侧可见房间隔，有时在右侧可见到左心耳（图8-1-2A）。胸骨旁四腔心切面有时是剑突下房间隔显示不满意时的替代切面（图8-1-2B）。

（3）心尖四腔和二腔心切面（图8-1-1B、图8-1-1C）：左心房位于图像的底部，该切面可判断左心房容积，也可探查房间隔。但房间隔与声束平行，有时难于识别房间隔缺损或进行多普勒测量。在心尖四腔心切面，心房的后方可见肺静脉，特别是位于房间隔旁边的右上肺静脉。在心尖二腔心切面，有时可见左心耳指向图像的右侧。一般经胸超声心动图只有少数情况下能够显示左心耳。

（4）剑突下声窗：房间隔平面与声束方向垂直，其是用CDFI和频谱多普勒观察房间隔缺损的最佳切面（图8-1-2C）。

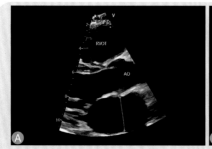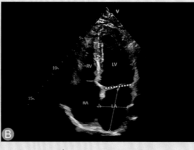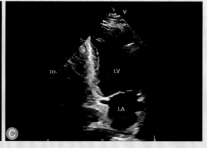

A.实时二维超声胸骨旁左心室长轴切面；B.二维超声心尖四腔心切面；C.心尖二腔心切面。RVOT：右心室流出道；AO：主动脉；RV：右心室；LV：左心室；RA：右心房；LA：左心房

图8-1-1 左心房

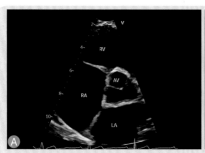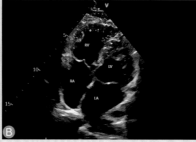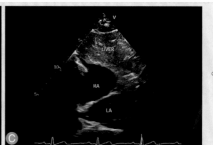

A.胸骨旁主动脉瓣水平短轴切面；B.胸骨旁四腔心切面；C.剑突下双心房切面。AV：主动脉瓣；LIVER：肝脏；RV：右心室；LV：左心室；RA：右心房；LA：左心房

图8-1-2 房间隔

三、左心房大小

左心房增大（left atrial enlargement）具有重要的临床意义，其与许多心血管不良事件包括心肌梗死、心血管意外（stroke）、扩张性心肌病及舒张性左心室衰竭伴充盈压升高有关。心房增大也与心房纤颤有关。

（一）超声评估

超声评估首选在心尖切面对左心房容量的测量。早期引用的胸骨旁切面线性测量一直沿用至今，其表示的是左心房的前后径。如果左心房沿着心脏的长轴增大，就可因单纯的前后径线性测量而漏诊。

1.容积测量

左心房容积测量使用与左心室容积评估（详见第十章第三节左心室大小中二维对左心室容积的测量方法）同样的原理和方程。左心房可以用面积-长度计算公式、辛普森（Simpson）法（将左心房切割成一系列盘状结构，然后累积相加成容积）及椭球法进行建模。所有的计算通常可通过设备内置的软件自动完成，但需要测量心房的长度和直径或横断平面的面积。如果在四腔心切面进行测量，就要假定心房为球形。使用四腔和二腔心切面可以完成三维评估。

（1）获取一个清晰的心尖四腔心切面，并有足够的深度，包括整个左心房在内。

（2）记录动态图像，并回放识别收缩末期。

（3）采用平面测量仪围绕左心房，不包括肺静脉和左心耳的连接处（如果可见），记录面积（图8-1-3A）。

（4）从左心房内后方至二尖瓣瓣环连线的中点，测量左心房长度（图8-1-3B）。

（5）在心尖二腔心切面，重复上述测量过程。

（6）当测量心房长度时，使用两个长度中较短的一个。

（7）设备将会通过辛普森法测量容积。

（8）左心房容积的面积-长度计算公式：

［8×面积（四腔心切面）×面积（二腔心切面）］/（3π×心房长度）

（9）椭球法公式：

［4π×（心房长度/2）×（心房前后径/2）×（心尖切面直径/2）］/3

2.线性测量

（1）在胸骨旁长轴切面，记录二维动态图像，回放识别收缩末期。垂直测量左心房内缘-内缘（图8-1-1A）。

（2）替代方法，将M型超声所示标置于主动脉瓣尖水平的心房部，垂直测量左心房前后径。在收缩末期测量左心房大小（此时左心房径线最大，图8-1-4）。

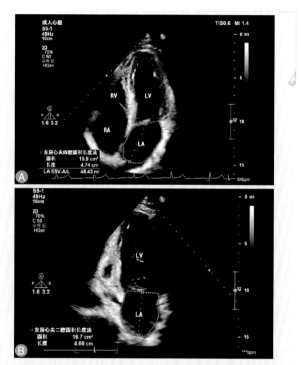

A.采用径线法测量左心房面积；B.测量左心房径线。
RV：右心室；LV：左心室；RA：右心房；LA：左心房

图8-1-3 心尖四腔心切面

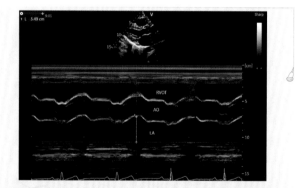

垂直测量收缩末期左心房前后径。LA：左心房；AO：主动脉；RVOT：右心室流出道

图8-1-4 M型超声所示标置于主动脉瓣尖水平的心房部

（二）左心房和右心房：正常参考值范围

见表8-1-1。

（三）正常左心房各径的周期性变化

在心动周期中，左心房的大小呈正常周期性变化，心房各径线间的关系也同样发生改变。在心室

收缩时，左心房好似一个贮血池，接纳来自肺静脉的血液，因此从舒张末期至收缩末期，左心房逐渐增大。左心房的扩大主要是由于前后径增大和上下经延长，这种扩大伴有主动脉根部的抬高和二尖瓣瓣环的向下运动，而内外侧径则无明显变化，因为左心房的内外侧壁在主动脉根部向前运动时被拉向同一方向，以致左心房在收缩末期更趋向于球形。

通常是在心室收缩末期（刚好在二尖瓣开放之前）测量左心房各径，因为此时左心房容量最大，同时左心房也呈球形，单个内径就足以代表左心房容量大小。

表8-1-1　评估左心房和右心房大小的参数

女性最有效的测量值				
	正常	轻度	中度	重度
心房径线				
LA 直径，cm	2.7 ~ 3.8	3.9 ~ 4.2	4.3 ~ 4.6	> 4.6
LA 直径 /BSA，cm/m²	1.5 ~ 2.3	2.4 ~ 2.6	2.7 ~ 2.9	> 2.9
RA 短轴，cm	2.9 ~ 4.5	4.6 ~ 4.9	5.0 ~ 5.4	> 5.4
RA 短轴/BSA，cm/m²	1.7 ~ 2.5	2.6 ~ 2.8	2.9 ~ 3.1	> 3.1
心房面积				
LA 面积，c²	< 20	20 ~ 30	31 ~ 40	> 40
心房容积				
LA 容积，mL	22 ~ 52	53 ~ 62	63 ~ 72	> 72
LA 容积 /BSA，mL/m²	**< 29**	**29 ~ 33**	**34 ~ 39**	**> 39**
男性最有效的测量值				
	正常	轻度	中度	重度
心房径线				
LA 直径，cm	3.0 ~ 4.0	4.1 ~ 4.6	4.7 ~ 5.2	> 5.2
LA 直径 /BSA，cm/m²	1.5 ~ 2.3	2.4 ~ 2.6	2.7 ~ 2.9	> 2.9
RA 短径，cm	2.9 ~ 4.5	4.6 ~ 4.9	5.0 ~ 5.4	> 5.4
RA 短径/BSA，cm/m²	1.7 ~ 2.5	2.6 ~ 2.8	2.9 ~ 3.1	> 3.1
心房面积				
LA 面积，c²	< 20	20 ~ 30	31 ~ 40	> 40
心房容积				
LA 容积，mL	18 ~ 58	59 ~ 68	69 ~ 78	> 78
LA 容积 /BSA，mL/m²	**< 29**	**29 ~ 33**	**34 ~ 39**	**> 39**

注：BSA，体表面积；粗体行表示最有效的测量

（四）左心房病理性大小的变化

（1）各种病理因素都可能使左心房扩大，如常见的二尖瓣疾患[狭窄和（或）关闭不全]、左心室舒张末压增高、左心室功能衰减，以及动脉导管未闭和室间隔缺损等左向右分流性疾病。缩窄性心包炎也可引起左心房扩大，但较为少见。左心房扩

大时，所有收缩末期径均对称性地增加，内外侧壁向外呈弓状，心房变得更圆。由于收缩末期前后径已能代表左心房的大小，所以不再需要用超声心动图测量左心房容积。如果确有必要估测，则可采用面积–长度法（如血管造影一样假设左心房呈椭圆形）或辛普森法测量计算容积。近年来，采用实时三维超声心动图定量左心房容积分析软件可自动测量左心房容积（图8-1-5）受到了临床的关注。

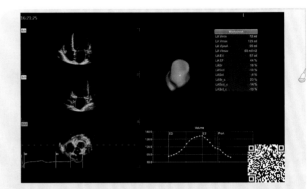

图 8-1-5　实时三维超声心动图自动左心房定量分析（4D Auto LAQ，动态）

此外，将左心房的收缩末期前后径与主动脉根部的收缩末直径进行比较，也可以发现是否有左心房扩大，正常人左心房与主动脉根部的比值应≤1.1，此关系是基于假设主动脉根部既无扩大又无发育不全的情况得出的。在多数病例中，此关系是正确的，目测二者比值增加则提示左心房扩大，其在心脏急危重症超声检查中有重要的临床意义。

（2）左心房在以下几种情况下可小于正常。

1）心房水平的左向右分流，它使血液部分或完全绕过左心房。如完全或部分型肺静脉畸形引流或房间隔缺损伴部分型肺静脉畸形引流。偶尔，大房间隔缺损可引起右心房极度扩大，且导致心底部结构顺时针方向旋转，这种旋转使主动脉根部移向左、后方，从而压迫左心房。

2）主动脉根部的显著扩大〔如马方综合征、主动脉窦瘤（aneurysm of Valsalva sinus）和夹层动脉瘤〕可侵占左心房的位置。

3）心脏外的肿物挤压。

4）左心发育不良。

四、左心房功能

文献中已报道了结合左心房射血分数，为心输出量和体表面积校正的左心房功能指数，但并未在

临床应用。目前，采用左心房自动功能成像实现了对左心房功能的应变分析（图8-1-6），尚有待临床研究进一步证实其临床应用的准确性和重复性。

间接测量心房功能包括在心电图上存在P波、在脉冲波多普勒上存在经二尖瓣血流的A波，以及在肺静脉PW上存在心房反向波。例如，在心电图上存在P波，但在脉冲波多普勒上二尖瓣血流的A波消失，提示心房功能障碍，这种情况可能发生在心房纤颤复律后的早期。

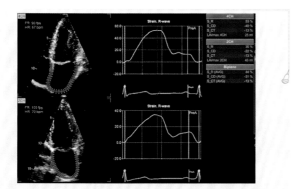

图8-1-6　左心房自动功能成像对左心房功能的应变分析

五、左心房血流异常的常见病因

（1）各种类型左向右分流的心脏病，在分流量较大时均可引起左心房内湍流。

（2）在心房水平右向左分流时，左心房内可出现湍流信号。

（3）存在三房心时，在二尖瓣瓣环上方出现舒张期的射流。

（4）存在二尖瓣反流时，在左心房内可出现收缩期射流和湍流。

（5）存在各种类型的肺静脉狭窄时，左心房内可出现湍流。

第二节　三房心

一、概念

三房心是一种罕见的先天性心脏畸形，发生率为0.1%～0.4%，其是指一侧形态学左心房或右心房被纤维性或肌性隔膜等异常结构分隔成两个腔室，即两侧心房共形成3个腔室。

二、左侧三房心

（一）病理解剖与血流动力学

（1）三房心以左侧多见，在胚胎发育过程中，左侧三房心是由于共同肺静脉的吸收障碍，从而产生一纤维肌性隔膜，将左心房分为后上方的副房和前下方的真房。副房与肺静脉入口相连，接受来自肺静脉的回流。真房自左心耳发出，并通过二尖瓣与左心室相连。副房和真房之间通过纤维肌性隔膜的孔口相通。此膜典型地位于左心耳和卵圆窝之上，这种位置上的特点可用来与二尖瓣瓣上环相鉴别。90%的病例在纤维或纤维肌性隔膜的中央或边缘有一个或多个孔，大小不等，将两个腔连通使从肺静脉系统来的血液得以进入真正的左心房，孔的大小决定了左心房的梗阻程度。如果该孔口较小，副房和肺静脉压力升高，可产生肺动脉高压（pulmonary hypertension，PH），血流动力学类似于二尖瓣狭窄。部分患者于纤维肌性隔膜上方出现房间隔缺损，产生左向右分流，血流动力学类似于部分型肺静脉畸形引流。5%～10%的隔膜上无孔，肺静脉血通过房间隔缺损，引流入左心房，副房的血流经隔膜上方的房间隔缺损流入右心房，如果为多发性房间隔缺损，再经隔膜下方的房间隔缺损流入左心房，患者会出现发绀，血流动力学改变类似于完全性肺静脉畸形引流。

（2）左侧三房心的分型。

1）Ⅰ型：是指不完全型附加左心房（只接受部分肺静脉回流）。根据副房与真房有无沟通又分为两个亚型：A型，与左心房相交通（副房腔的血液经过隔膜上的开口进入真房腔）；B型，与左心房不相交通（副房腔的血液先进入右心房，再通过房间隔交通与真房腔相通。

2）Ⅱ型：是指完全型附加左心房（与4条肺静脉相通）。A型，与左心房相交通；B型，与左心房不交通。

（3）合并畸形：房间隔缺损、肺静脉畸形引流、二叶主动脉瓣、左心室发育不全、法洛四联症、主动脉缩窄、动脉导管未闭、三尖瓣闭锁及完全型大动脉转位（complete transposition of great arteries，TGA）。

（二）超声检查

二维超声选择胸骨旁长轴、心尖四腔心切面及心尖二腔心切面左心房隔膜附着部位、走行方向、隔膜孔大小或梗阻程度。然后采用脉冲式多普勒超声技术，将取样容积置于左心房内探查射流信号，也可应用CDFI技术显示左心房内血流方向和性质。

如果发现左心房内有异常射流，可用CW测量最大射流速度。

（三）超声所见

三房心的梗阻膜在超声心动图上的表现：于二尖瓣瓣环至左心房上壁中点处有一条横穿左心房的异常回声带，将左心房分隔成两腔。通过二尖瓣与左心室相连的腔为真房，远离二尖瓣与肺静脉相连的为副房。异常分隔的回声带具有周期性运动，舒张期时朝下移向二尖瓣瓣环，收缩期时向上朝向左心房上壁运动。异常回声带可以是完整的，也可以是间断的，二尖瓣活动正常。在胸骨旁长轴、剑突下长轴和心尖四腔心切面中都可见到此膜样的回声带，但以四腔心切面显示最理想，因为在这个切面中，分隔膜与成像平面的声束方向垂直。如果副房腔和真房腔之间的血流受阻，则可出现二尖瓣狭窄的血流动力学改变。如有并发症就会有相应的回声表现（图8-2-1）。

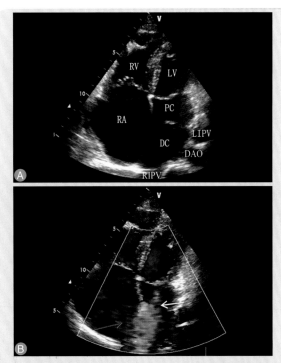

A.心尖四腔心切面显示右心扩大，在左心房自房间隔中部偏下至左心房外侧壁，可见一横行膜状分隔将左心房分为近端心房和远端心房，又称为真房和副房，前者通过二尖瓣与左心室相通，心腔偏小。后者有3条肺静脉汇入；B.膜状分隔上有孔连通副房与真房，舒张期有血流通过（白箭头），另外房间隔中部可见左向右红色分流信号（红箭头）。LIPV：左下肺静脉；DAO：降主动脉；RIPV：右下肺静脉；PC：真房；DC：副房；RA：右心房；RV：右心室；LV：左心室

图8-2-1 继发孔型房间隔缺损合并左侧三房心患者

（四）鉴别诊断

本病常需要与二尖瓣瓣上环、二尖瓣狭窄、左心房黏液瘤相鉴别，应用超声心动图易于做出诊断（图8-2-2）。

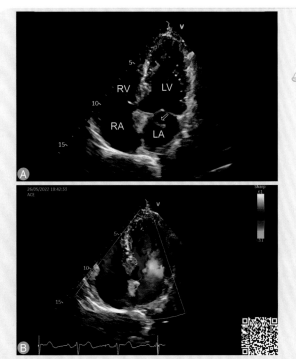

A.二维超声心动图心尖四腔心切面左心房内房间隔侧靠近二尖瓣瓣环有一横行隔膜样结构（箭头，提示二尖瓣瓣上环），外侧有血流通过；B.CDFI于心尖四腔心切面显示舒张期左心房血流未见明显受阻（动态）。RA：右心房；RV：右心室；LV：左心室；LA：左心房

图8-2-2 二尖瓣瓣上环

（五）临床价值

左侧三房心的临床表现与二尖瓣狭窄相似，超声心动图对于此病有重要的诊断价值。

三、右侧三房心

右侧三房心发病率较低，仅占三房心总数的8%左右。一般认为是由胚胎时期回流静脉与心房融合过程异常所致。右心房被纤维肌性隔膜分开，形成远侧近三尖瓣瓣口的真房和近侧的副房。隔膜的一端多起于下腔静脉缘，另一端多位于房间隔右心房侧的下部，形成一个或两个裂孔。副房多接受下腔静脉回流，或上、下腔静脉回流的血液。副房与真房之间是否存在交通及其口的大小、腔静脉与副房或真房的连接关系，以及房间隔有无合并缺损决定了右侧三房心的血流动力学情况。心尖四腔、胸骨旁右心室流入道切面及剑突下腔心切面、四腔心切面均可显示右心房内隔膜。CDFI和频谱多普勒能

够检测室间隔过隔血流情况。在右侧三房心的诊断中，右心房的隔膜需要与希阿里氏网和下腔静脉瓣残留鉴别，希阿里氏网是从下腔静脉口或冠状静脉连接至房间隔的网状薄膜样结构，具有多个孔，可通过这些特点相鉴别。而下腔静脉瓣为下腔静脉口至房间隔卵圆窝的飘带样结构，随心动周期飘动，一般不会影响右心房内的血流动力学变化。

第三节　左心房血栓

当血液在左心房内停滞或心内膜面的完整性遭到破坏时即可形成血栓。这种情况可见于左心房扩大、使心房收缩不协调的房性心律失常、二尖瓣疾患或二尖瓣置换术后。血栓在超声心动图上的表现是可以在多个切面中看见左心房腔内有边界清楚的团块状回声（图27-1-2）。团块边界的清晰度可随时间而变化，血栓可附在左心房壁的不同部位，以左心耳血栓常见（小的左心耳血栓通常由经食管超声心动图检查发现，图27-1-1），通常具有一定的活动性，其舒张期向二尖瓣瓣口的运动有助于证明其存在。超声造影有助于其与左心房肿瘤的鉴别诊断。详见第二十七章心腔内血栓。

第四节　左心房的先天性房壁瘤

不伴有二尖瓣或左心室疾患的单纯性左心房房壁瘤是罕见的。这种瘤是先天性的，但在20～40岁之前通常没有临床症状，部分患者可因全身性栓塞经超声心动图检查偶然发现。它可累及左心房体部的房壁，但更多限于左心耳处。超声心动图上可见房壁瘤向心房外隆起，并通过一宽阔的颈部与左心房腔相通。当先天性房壁瘤伴发全身性栓塞和（或）复发性室上性快速性心律失常时，常需要考虑手术切除。

第五节　左心房肿瘤

详见第二十六章心脏肿瘤。

第六节　肺静脉

一、解剖结构

正常情况下4条分离的静脉将肺血管床与左心

房相连接。来自右肺的上、下静脉进入左心房的上内缘；而从左肺来的另一对上、下静脉则引入左心房的上外缘。肺静脉的位置和方向使其很难被超声心动图显示。虽然心房的各个标准成像均能显示一条或多条肺静脉的片段，但要在任何单个切面中显示所有的肺静脉连接常常是很困难的。

二、超声检查及所见

（一）二维超声

二维超声探查肺静脉血流时，一般取心尖四腔心切面和剑突下四腔心切面。这两个切面的肺静脉距离探头较远，超声信号衰减较大。在小儿中较容易探到，在成人中则较困难（建议有条件者，可采用经食管超声心动图检查）。在心尖四腔心切面中，可见3条肺静脉（两条外侧的和一条内侧的）汇入左心房，内侧的右上肺静脉血流与声束方向接近，是探查肺静脉血流信号的最佳途径（图8-6-1）。在胸骨旁左心室长轴切面，探头向内倾斜时显示左心房上-内缘的长轴切面，有时可探及右上、下肺静脉附着在左心房的上缘，在此方位上观察时，两条肺静脉彼此相邻排列，其长轴平行于主动脉的长轴，但探查血流信号时，因声束-血流夹角较大，显示不清晰（图8-6-2）。在胸骨旁大动脉的短轴切面显示左心房（左心房短轴切面），有时可见上、下左肺静脉从左心房的外缘进入心房，两条肺静脉在向右汇入左心房时稍呈角度分开（图8-6-3）。在胸骨上窝主动脉弓短轴切面，部分人可见到右肺动脉后方的左心房，并偶尔见到4条肺静脉从左心房内外侧各自独立汇入心腔，呈现一种"螃蟹征"声像表现（图8-6-4），但因位置较靠后（或深），往往难以显示清晰的血流信号。

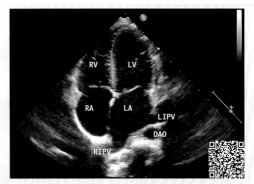

可见两条肺静脉（一条外侧和一条内侧）汇入左心房。RV：右心室；LV：左心室；RA：右心房；LA：左心房；LIPV：左下肺静脉；RIPV：右下肺静脉；DAO：降主动脉

图8-6-1　心尖四腔心切面（动态）

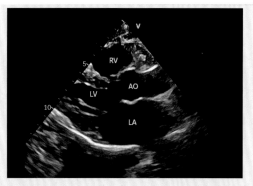

探头向内倾斜时显示左心房上-内缘的长轴切面,有时可探及右上、下肺静脉附着在左心房的上缘,在此方位上观察时,两条肺静脉彼此相邻排列,其长轴平行于主动脉的长轴,但探查血流信号时,因声束-血流夹角较大,显示不清晰。RV:右心室;LV:左心室;AO:主动脉;LA:左心房

图8-6-2 胸骨旁左心室长轴切面

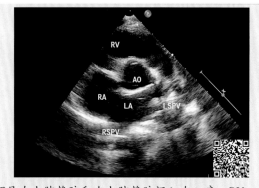

可见左上肺静脉和右上肺静脉汇入左心房。RV:右心室;RA:右心房;AO:主动脉;LA:左心房;LAA:左心耳;LSPV:左上肺静脉;RSPV:右上肺静脉

图8-6-3 胸骨旁主动脉短轴切面(动态)

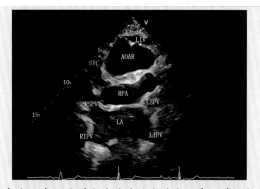

在部分人中可见到右肺动脉后方的左心房,并偶尔见到4条肺静脉从左心房内外侧各自独立汇入心腔,呈现一种"螃蟹征"声像表现。LIV:左无名静脉;SVC:上腔静脉;AOAR:主动脉弓;RPA:右肺动脉;RSPV:右上肺静脉;LSPV:左上肺静脉;RIPV:右下肺静脉;LA:左心房;LIPV:左下肺静脉

图8-6-4 胸骨上窝主动脉弓短轴切面

(二)频谱多普勒

肺静脉的血流频谱为窄带双峰波形,占据收缩期和舒张期。第一峰较低,发生于收缩期,称为S波,其产生是由心室收缩期左心房舒张使左心房压力下降,肺静脉向左心房内回流加速所致。第二峰较高,发生于舒张期,称为D波,其产生是由心室舒张早、中期左心房压力进一步下降,而使肺静脉回流速度再次增大所致。心房收缩期,肺静脉血流信号出现短暂的中断,其原因在于左心房收缩使左心房压力上升,肺静脉回流停止。但是左心房的收缩不产生肺静脉血流的逆流。心动过速使肺静脉血流的D波降低,而心动过缓使D波升高(图8-6-5)。

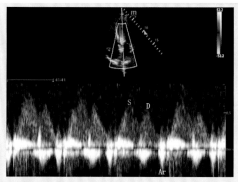

心尖四腔心切面右上肺静脉取样,显示肺静脉血流频谱。S:收缩波;D:舒张波;Ar:心房收缩波

图8-6-5 心尖四腔心切面PW

与腔静脉血流相比,肺静脉血流有以下不同。

(1)肺静脉最大血流速度发生于舒张早、中期,而腔静脉最大血流速度发生于收缩期,这种时相差别使舒张早期二尖瓣的血流速度大于三尖瓣血流速度。

(2)肺静脉血流速度受呼吸的影响较小,而腔静脉血流速度受呼吸的影响较大。

(3)在心尖和剑突下探查时,肺静脉血流的频移方向为正向。在胸骨旁探查时,取决于声束-血流夹角,肺静脉血流的频移方向可为正向或负向。

(4)正常血流速度:在成人中,肺静脉的最大血流速度的平均值为0.51 m/s,正常范围为0.40～0.60 m/s(在儿童中,肺静脉的正常流速值尚无多中心大样本的依据)。

三、肺静脉血流异常的常见病因

(1)在各种肺静脉左向右分流的患者中,当分流量较大时，肺静脉的血流量增多，流速增高，可出现明显的湍流信号。

（2）在重度二尖瓣反流时，收缩期左心室的血液可逆流入肺静脉，产生收缩期的负向频谱信号，而舒张期前向血流量增大，D波升高。

（3）在肺静脉狭窄的患者中，狭窄远端可出现射流和湍流信号。

（4）左心室舒张功能衰竭时，也可出现心房收缩期的肺静脉逆流信号。

第七节　完全性肺静脉异位引流

详见第二十三章第十二节完全性肺静脉异位引流。

第八节　部分性肺静脉异位引流

详见第二十三章第十三节部分性肺静脉异位引流。

（张全斌）

第三篇

第九章

左心室流入道
——二尖瓣

第一节 正常解剖结构及超声所见

一、正常解剖结构

二尖瓣具有两个瓣叶——前叶和后叶。后叶长而薄，呈新月形，围绕较宽的前叶。两个瓣叶的表面积大致相等，但在后叶，二尖瓣瓣环和接合线较短。每个瓣叶3个扇形（贝壳）结构，沿着接合线相汇合在一起，前叶被称为A_1、A_2、A_3，后叶被称为P_1、P_2、P_3。A_1和P_1与前外侧联合相邻，A_3和P_3接近右心。在瓣叶的下方是一对乳头肌：较大的为前外侧乳头肌（单支），较小的为后内侧乳头肌（常为2～3根不同支）。它们牵拉腱索：第一支附着至瓣尖，第二支连接在瓣叶下面，第三支直接连接室壁与瓣叶下面。来自乳头肌的腱索连接至两个瓣叶，两个瓣叶均受到二尖瓣瓣环的支撑，并将左心房和左心室隔开，二尖瓣瓣环是一种纤维性椭圆形结构。

二、正常超声所见

（一）二维超声心动图

1. 二维超声切面

（1）二尖瓣可在大多数切面显示。在胸骨旁长轴和胸骨旁短轴（二尖瓣水平）切面，很容易观察到瓣膜的结构和活动。

（2）3个心尖切面均能够扫查和观察二尖瓣，并可采用多普勒测量。

2. 二维超声所见

（1）胸骨旁长轴切面：可以看到前叶最接近左心室流出道的A_2区和后叶P_2，表现为薄而回声均匀一致的结构（图9-1-1）。有时还可以看到后内乳头肌连接到后壁。

（2）胸骨旁短轴切面：在二尖瓣水平，可观察到每个瓣叶的3个区和两个联合（图9-1-2），如此形成了典型的"鱼嘴形"。在左心室中部，可以观察到两个乳头肌的体部（图9-1-3）。

（3）心尖四腔心切面：二尖瓣前叶的A_2和A_1区显示在左侧，后叶的P_1区显示在右侧（图9-1-4A）。二尖瓣瓣环通常略高于三尖瓣瓣环。正常情况下，三尖瓣瓣环靠近右心室心尖，比二尖瓣前叶低约1 cm。

（4）心尖二腔心切面：可以看到二尖瓣后叶P_1和P_3区，以及中间的二尖瓣前叶A_2区（图9-1-4B）。

（5）心尖三腔心切面：可以观察到二尖瓣

前叶A_2区和后叶P_2区，与胸骨旁长轴切面相类似（图9-1-5）。

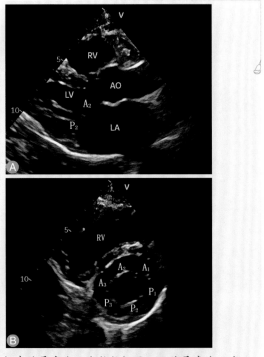

A.二维超声胸骨旁左心室长轴切面。B.胸骨旁左心室二尖瓣短轴切面。LV：左心室；AO：主动脉；LA：左心房；RV：右心室；A_1：二尖瓣前叶1区；A_2：二尖瓣前叶2区；A_3：二尖瓣前叶3区；P_1：二尖瓣后叶1区；P_2：二尖瓣后叶2区；P_3：二尖瓣后叶3区

图9-1-1 胸骨旁左心室长轴切面

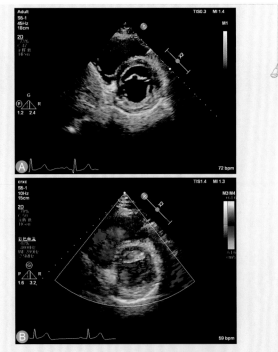

A.实时二维超声心动图显示胸骨旁二尖瓣水平短轴切面；B.CDFI显示胸骨旁二尖瓣水平短轴切面血流状态

图9-1-2 胸骨旁二尖瓣水平短轴切面

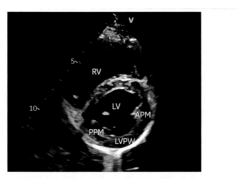

RV：右心室；LV：左心室；PPM：后内侧乳头肌；APM：前外侧乳突肌；LVPW：左心室后壁

图9-1-3 胸骨旁左心室乳头肌水平短轴切面二维超声心动图

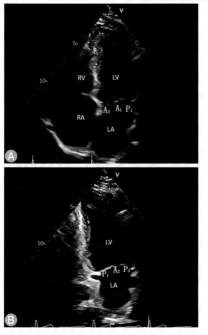

A.心尖四腔心切面；B.心尖二腔心切面。RV：右心室；RA：右心房；LV：左心室；P₁：二尖瓣后叶1区；A₂：二尖瓣前叶2区；A₁：二尖瓣前叶1区；P₃：二尖瓣后叶3区；LA：左心房

图9-1-4 心尖区切面

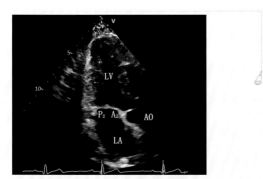

P₂：二尖瓣后叶2区；A₂：二尖瓣前叶2区；LV：左心室；AO：主动脉；LA：左心房

图9-1-5 心尖三腔心切面二维超声心动图

此外，心尖五腔心切面也可以观察到二尖瓣前叶和后叶的结构和运动情况（图9-1-6）。二尖瓣瓣环测量方法见图9-1-7。

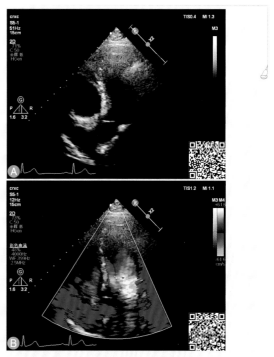

A.实时二维超声心动图显示心尖五腔心切面；B.心尖五腔心切面CDFI

图9-1-6 心尖五腔心切面二维超声心动图（动态）

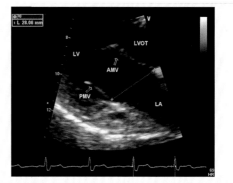

胸骨旁左心室长轴局部电子放大（Zoom），于舒张末期二尖瓣瓣叶插入部位（瓣环）测量二尖瓣瓣环直径。V：探头方向标识；LVOT：左心室流出道；AMV：二尖瓣前叶（箭头）；PMV：二尖瓣后叶（箭头）；LA：左心房；LV：左心室

图9-1-7 二尖瓣瓣环测量方法

（二）三维超声心动图

1.三维声窗和视野

（1）实时三维超声心动图是评价二尖瓣的一种很好的方法。双平面二维超声心动图实时成像，可确保探头置于病变的准确位置，并优化图像，之

后采集全容积数据。

（2）在三维成像时，胸骨旁长轴、胸骨旁心室基底部水平的短轴及心尖四腔心切面最适于二尖瓣成像。

（3）所有三维采集模式均可以应用：全容积数据/动图三维成像（图9-1-8，图9-1-9）/动图三维电子放大和三维彩色多普勒成像。

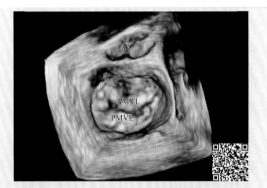

旋转和切割，从左心室心尖观察二尖瓣膜。AMVL：二尖瓣前叶；PMVL：二尖瓣后叶；AV：主动脉瓣

图9-1-8　实时三维采集二尖瓣容积数据（动态）

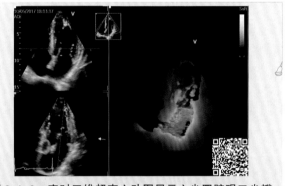

图9-1-9　实时三维超声心动图显示心尖四腔观二尖瓣容积成像（动态）

（4）三维超声心动图在采集三维数据后或动图监测中，通过旋转和切割三维容积，均可以观察二尖瓣。

（5）通过旋转能够从多个角度观察二尖瓣，并可生成特殊的视野，如"外科视野"，即从带有左心耳的左心房侧观察二尖瓣，也可从图像上方带有主动脉的左心室侧观察二尖瓣。

　　2.三维超声所见

（1）使用"外科视野"可以全面评价二尖瓣前后叶。

（2）三维二尖瓣重建和后处理也可以模拟二尖瓣独特的弯曲形状，实现对二尖瓣瓣环大小、瓣叶脱垂程度的精确测量。

第二节　二尖瓣狭窄

一、概述

二尖瓣最常见的病因仍是风湿性疾病，系统性红斑狼疮少见，先天性二尖瓣狭窄更为罕见。临床上，心房黏液瘤和三房心可能类似二尖瓣狭窄。老年人常见二尖瓣瓣环钙化，可累及二尖瓣瓣环的后部。偶尔，瓣环钙化可延伸至瓣叶根部引起狭窄，但常见的是导致二尖瓣关闭不全。

二、超声评估

（1）超声心动图常用于诊断二尖瓣狭窄，根据其表现，描述可能的病因学。

（2）据以下所见可以对严重程度进行分级：瓣膜；通过瓣膜的压差；左心房、左心室以及右心的变化。

（3）检查时还应当查找伴有的瓣膜病变（特别是风湿性主动脉瓣膜疾病）及并发症，如心内膜炎。

三、超声检查及所见

（一）瓣膜病变（图9-2-1～图9-2-3）

（1）瓣叶基底部相对于瓣尖的运动。在风湿性心脏病中，二尖瓣瓣尖活动受限，以致呈现一种"穹顶"表现，也有称作"曲棍球棍样"或"肘部样"外观。

（2）瓣叶、瓣环及瓣下结构增厚或钙化。

（3）应用二尖瓣短轴切面可见二尖瓣前后叶交界缘粘连、融合表现。

（4）腱索：增厚、缩短、钙化。

（二）伴发病变（图9-2-1，图9-2-3C，图9-2-3D，图9-1-2，图9-1-4A）

（1）合并的瓣膜病变（风湿性主动脉瓣病变）。

（2）左心房表现：①左心房常常扩大，应给予测量；②自发性左心房显影（二尖瓣明显狭窄时伴发，提示左心房血流缓慢、淤滞或血栓形成，图9-2-4）。

（3）右心表现：①三尖瓣反流和右心室压力增高；②右心室和右心房扩大。

（4）左心室表现：单纯性二尖瓣狭窄时，左心室缩小；如合并二尖瓣关闭不全和（或）主动脉瓣病变时，左心室扩大和（或）肥厚。严重时，左心室功能不全或衰竭。

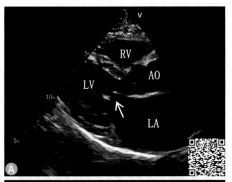

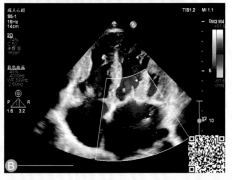

A.二维超声心动图于胸骨旁左心室长轴显示二尖瓣瓣尖活动受限，以致呈现一种"穹顶样"或"曲棍球棍样"外观（箭头），左心房扩大；B.CDFI于心尖四腔心切面显示舒张期二尖瓣为高速彩色血流，变细，收缩期二尖瓣左心房侧可见偏心性以蓝色为主的轻至中等量彩束反流（向左心房外侧）。RV：右心室；LV：左心室；AO：主动脉；LA：左心房

图 9-2-1　风湿性心脏病（动态）

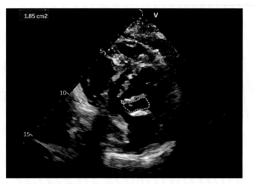

切面可见二尖瓣瓣叶增厚，前后叶交界处粘连、融合，后叶瓣尖局部钙化，舒张期瓣口开放受限，瓣口面积缩小（见测量标识）

图 9-2-2　胸骨旁二尖瓣水平短轴切面

风湿性二尖瓣狭窄与二尖瓣钙化相鉴别

风湿性瓣膜病有以下特征（与退化性二尖瓣病变不同）：

（1）瓣膜增厚先发生，钙化后发生。

（2）瓣叶增厚累及二尖瓣接合处和瓣缘，而退行性二尖瓣瓣环钙化常常保留瓣尖（瓣尖无钙化）。

（3）瓣下结构受累及，腱索缩短。

（4）因二尖瓣接合处粘连、融合，二尖瓣活动度减低或消失。腱索缩短，牵拉导致二尖瓣呈现"穹顶样"或曲棍球棍样"外观，特别是在二尖瓣前叶。

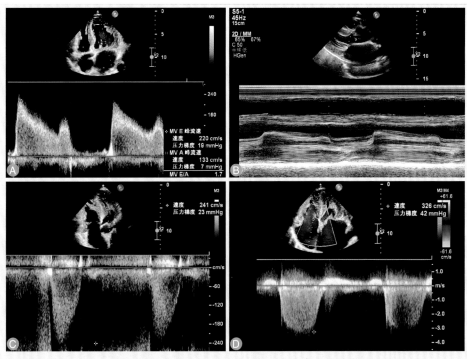

A.PW超声于心尖四腔心切面可见二尖瓣水平口高速湍流频谱；B.M型超声于胸骨旁二尖瓣波群显示二尖瓣前后叶增厚，舒张期呈"城垛样"同向运动；C.PW超声于心尖五腔心切面可见主动脉瓣高速湍流频谱；D.CW测得收缩期三尖瓣右心房侧高速湍流反流频谱

图 9-2-3　慢性风湿性心脏病

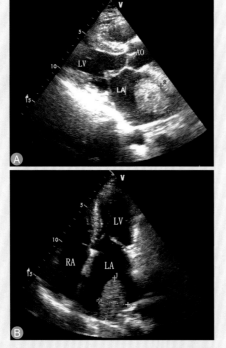

A.胸骨旁左心室长轴切面显示二尖瓣瓣尖增厚,左心房内远端近主动脉侧可见5.1 cm×3.8 cm血栓偏高回声附着(见测量标识);B.心尖四腔心切面显示左心房内远端近肺静脉侧可见5.0 cm×3.5 cm血栓偏高回声附着(见测量标识)。LV:左心室;RA:右心房;LA:左心房;AO:主动脉

图9-2-4 慢性风湿性心脏病

(三)二尖瓣狭窄严重程度的分级

(1)根据二尖瓣瓣口面积大小,可将二尖瓣狭窄分为轻度、中度和重度(图表评估二尖瓣狭窄程度的参数)。使用超声心动图内置的面积测量仪测量二尖瓣瓣口面积和通过二尖瓣血流的压力减半时间(pressure half-time,PHT)估测二尖瓣瓣口面积,并且报告实际测量值(图9-2-5,图9-2-6)。

(2)通过评估经二尖瓣血流的压力阶差来支持二维超声面积测量结果(图9-2-7)。

(3)结合伴发的相关所见如左心房和右心压力的变化来综合分析判断(表9-2-1)。

表9-2-1 评估二尖瓣狭窄程度的参数

	轻度	中度	重度
MVA 面积(cm²)	2.2 ~ 1.5	1.5 ~ 1.0	1.0
MV PHT(ms)	100 ~ 150	150 ~ 220	> 220
平均压差(mmHg)	< 5	5 ~ 10	> 10
TR 速度(m/s)	< 2.7	2.7 ~ 3.0	> 3.0
肺动脉压(mmHg)	< 30	30 ~ 50	> 50

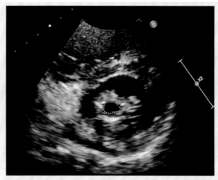

可见二尖瓣瓣叶增厚,前后叶交界处粘连、融合,舒张期瓣口开放受限,瓣口面积为0.8 cm²(见测量标识)

图9-2-5 胸骨旁二尖瓣水平短轴切面

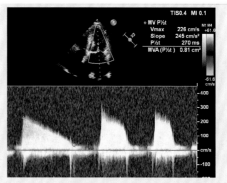

测量二尖瓣最大跨瓣速度增快,压差增大,采用PHT估测舒张期二尖瓣最大开放面积为0.81 cm²(见测量标识)

图9-2-6 CW

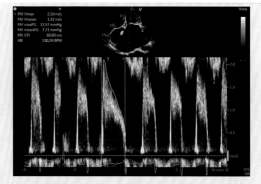

PW于心尖四腔心切面二尖瓣下可见高速血流频谱,依据手动或自动勾勒二尖瓣血流频谱轨迹,设备自动计算出最大血流速度、平均流速、最大压差,以及平均压差(见测量标识和左上角测量及计算报告)

图9-2-7 二尖瓣狭窄

(四)二维超声心动图面积测量方法

(1)在胸骨旁短轴切面,调整探头角度至二尖瓣水平。

(2)前后移动探头直到确信在二尖瓣瓣尖水平。如果探头扫描平面太靠近瓣根部,将会低估瓣膜狭窄的程度。

（3）记录和存储一段动态图像，回放查找舒张期瓣膜开放面积最大时采用面积测量仪测量（图9-2-2，图9-2-5）。

（4）沿着瓣叶内缘勾画轨迹。当存在严重的瓣膜钙化时，该方法应用受限。

（5）报告瓣口面积。

（五）三维超声心动图评估二尖瓣狭窄

经胸三维超声心动图（图7-4-2，图9-1-8，图9-1-9）测量二尖瓣狭窄面积比二维超声心动图更快、更准确，且重复性更好，因为三维超声心动图更容易确定二尖瓣具有的最小面积。使用三维超声心动图面积测量仪测量二尖瓣面积的方法如下。

（1）从胸骨旁二尖瓣水平短轴切面采集三维图像，并予以优化。使用此声窗和视野可以缩短探头和瓣膜之间的距离，改善图像质量。

（2）保证三维容积包含二尖瓣瓣口在内，以便能够完成对瓣膜狭窄面积的准确测量。

（3）采集容积数据，然后使用后处理软件诸如QLAB（飞利浦），识别二维平面，以便通过二尖瓣瓣尖切割。之后如同二维超声心动图一样沿着二尖瓣瓣口内缘勾画瓣口轨迹。

（4）报告瓣口测量面积。

（1）使用面积测量仪测量二尖瓣瓣口面积的前提条件是不受血流动力学变化的影响，而且如果不能准确识别瓣尖，则会高估二尖瓣瓣口的面积。

（2）评估面积测量仪测量的面积时，应当使用最佳平面，这一点很重要。要确保勾画的瓣缘测量面积是最小的面积。

（六）压力减半时间

（1）获取心尖四腔心切面，使二尖瓣显示清晰。

（2）校准CW与通过二尖瓣狭窄流入血流的角度，尽量调节使声束与血流方向的夹角最小。

（3）记录二尖瓣流入血流频谱的曲线轨迹，测量舒张期经二尖瓣血流的斜率（图9-2-6，图9-2-7）。

（4）如果E波（舒张期充盈波）和A波（心房收缩波）都存在（因二尖瓣狭窄时E波与A波易于融合或合并心房纤颤，此种情况下常常不存在A波），则勾画E波斜率，而忽略A波。如果二尖瓣曲线轨迹有轻度弯曲，并且开始是陡峭的（类似"滑雪坡"），可以忽略此部分，使用偏平的部分勾画斜率（图9-2-8，图9-2-9）。

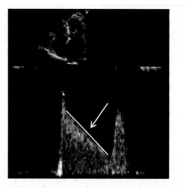

图9-2-8　如果E波和A波都存在，则勾画E波斜率（箭头），而忽略掉A波

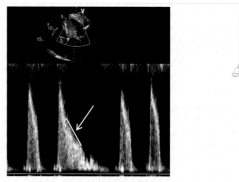

图9-2-9　如果二尖瓣曲线轨迹有轻度弯曲且开始是陡峭的，可以忽略此部分，使用偏平的部分勾画斜率（箭头）

（5）机器自动报告PHT和二尖瓣面积。二者关系如下。

二尖瓣面积（cm^2）= 220/PHT（ms）

（七）平均舒张期跨二尖瓣压力阶差

（1）使用与测量PHT同样的技术，记录并评估平均舒张期跨二尖瓣的压力阶差。

（2）勾画舒张期经二尖瓣流入血流多普勒曲线轮廓，机器自动报告平均压力阶差。

（3）压力阶差明显随充盈时间而变化。如果患者伴有心房纤颤，需要报告测量2~3个心动周期的平均值。

（1）根据PHT定量分析，前提是假定左心室病理、生理正常。左心室顺应性明显减低（如左心室肥厚）或存在增加舒张期左心室压力的疾病（如主动脉反流）可缩短PHT，则会高估二尖瓣面积。

（2）也要假定左心房病理、生理正常。房间隔缺损伴左向右分流可缩短PHT（如同时伴血流从左心房到右心房分流），二尖瓣面积也会高估。相反，如果存在右向左分流，则会延长PHT。

第三节　二尖瓣反流

一、概述

二尖瓣反流较常见。在正常心脏解剖结构的人群中，高达50%的人存在微量的生理性二尖瓣反流。病理性二尖瓣反流可由瓣叶、瓣下装置或瓣环的变化所引起（如心内膜炎、黏液性变性、乳头肌破裂及左心室扩张等）。在病理上，二尖瓣反流是主动脉瓣狭窄之后最常见的瓣膜病变，占所有瓣膜疾病的1/3。在发达国家，现今由于风湿热的发病率下降，二尖瓣反流比二尖瓣狭窄更常见。整个明显二尖瓣反流的患病率，男性为12%，女性为13%，且随年龄而增加，>30岁的人群中患病率为5%，>80岁人群中患病率为17%。

病因学

二尖瓣反流可由原发性的二尖瓣复合装置异常引起或继发于其他心脏疾病：

（1）二尖瓣复合装置异常，如冠心病、心肌病等。

（2）二尖瓣退行性病变。

（3）感染性心内膜炎。

（4）风湿性心脏病。

（5）先天性异常。

（6）结缔组织疾病如系统性红斑狼疮等。

二、超声评估

（1）采用CDFI在胸骨旁长轴和多个心尖切面，将探头对准二尖瓣和左心房，很容易显示二尖瓣反流。

（2）一旦确认，可对瓣膜、瓣下装置及左心室进行全面的观察，以确定其病因和对心功能的影响。

（3）结合所有主要多普勒方式（CDFI、CW及PW）和二维超声心动图的测量结果对二尖瓣反流进行严重程度分级。

三、超声检查及所见

（1）应用CDFI在胸骨旁和多个心尖切面显示二尖瓣反流束，确定其形状和模式。评价如下。

1）反流通过瓣膜的位置如中央、瓣膜连合或穿孔（图9-3-1）。

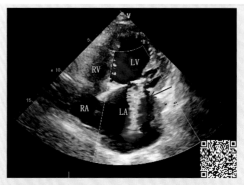

显示收缩期二尖瓣左心房侧少量中央性以蓝色为主的彩束反流（红箭头）。RV：右心室；LV：左心室；RA：右心房；LA：左心房

图9-3-1　心尖四腔心切面（动态）

2）偏心性反流束的方向（前或后）。反流束向前提示二尖瓣后叶出现异常；反流束向后提示前叶出现异常（图9-3-2，图9-3-3）。

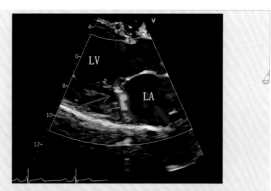

显示收缩期二尖瓣左心房后侧偏心性（向后壁）少量以蓝色为主的彩束反流（红箭头）。LV：左心室；LA：左心房

图9-3-2　胸骨旁左心室长轴切面

3）如果存在几束反流，需要对每一束进行描述（图9-3-4）。

4）频谱多普勒和彩色M型多普勒超声心动图可以确定反流的时限，如局限于瓣膜关闭后很短的一段时间（关闭量）或收缩晚期（常出现在二尖瓣膜脱垂的情况中，图9-3-5）。

（2）通过应用M型和二维超声在胸骨旁及多个心尖切面，可以观察整个的两个瓣叶，评价：运动、脱垂的征象、钙化、肿块、赘生物（图9-3-6～图9-3-9）。

（3）观察瓣下装置，评估：乳头肌合腱索是否存在缩短、破裂。

（4）报告相关的特征：左心房、左心室大小和功能；右心室和右心室收缩压的任何变化。在考虑手术时，这些相关表现很重要。

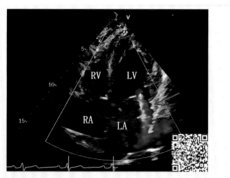

显示收缩期二尖瓣左心房侧偏心性（向外侧壁）少量以蓝色为主的彩束反流（红箭头）。RV：右心室；LV：左心室；RA：右心房；LA：左心房

图9-3-3　非标准心尖四腔心切面（动态）

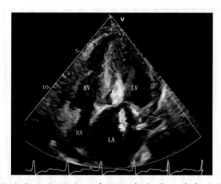

显示收缩期二尖瓣左心房侧两束少量以蓝色为主的彩束反流：一束为中央性，一束为偏心性（左心房外侧，红箭头）。RV：右心室；LV：左心室；RA：右心房；LA：左心房

图9-3-4　心尖四腔心切面

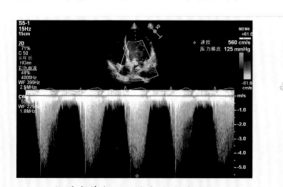

频谱多普勒可以确定反流的时限

图9-3-5　二尖瓣前叶脱垂

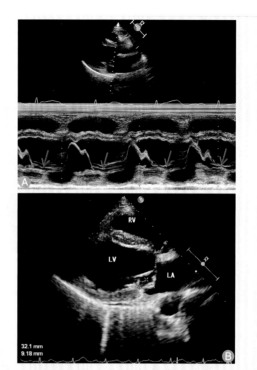

A.M型超声于二尖瓣波群可见收缩期二尖瓣前叶"吊床样"改变（红色箭头）；B.二维超声胸骨旁左心室长轴切面显示收缩期二尖瓣体向左心房侧弓形突入，瓣尖进入左心房（见测量标识）。RV：右心室；LV：左心室；LA：左心房

图9-3-6　二尖瓣前叶脱垂

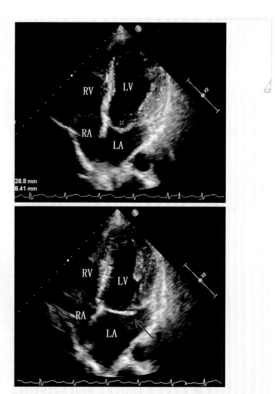

RV：右心室；LV：左心室；RA：右心房；LA：左心房

图9-3-7　收缩期显示二尖瓣前叶瓣体脱入左心房（见测量标识，箭头）

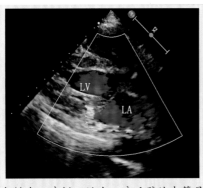

显示二尖瓣左心房侧，沿左心房后壁的中等量以蓝色为主的彩束反流。LV：左心室；LA：左心房

图 9-3-8　收缩期胸骨旁左心室长轴切面 CDFI

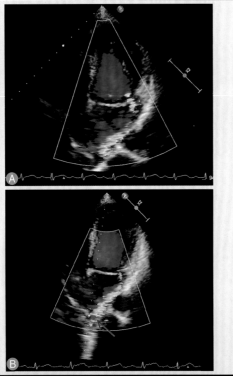

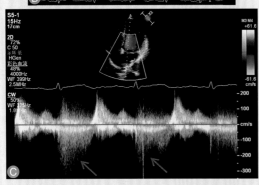

A.二尖瓣左心房内外侧中等量以蓝色为主的彩束反流；B.二尖瓣左心房内外侧以蓝色为主的彩束反流，并反流入右上肺静脉（红色箭头）；C.在CDFI引导下，CW于右上肺静脉探及收缩期反转的高速反流频谱（红色箭头）

图 9-3-9　收缩期心尖四腔心切面 CDFI

Carpentier分类

一旦完成了二尖瓣复合装置的评估，二尖瓣反流的机制就可以分类。

Carpentier Ⅰ型

瓣叶运动正常，无脱垂——二尖瓣反流通常是由以下原因引起：

（1）瓣环扩张。

（2）瓣叶穿孔。

Carpentier Ⅱ型

瓣叶运动异常，一个或两个瓣叶经过瓣环线突入左心房——二尖瓣反流通常是由以下原因引起：

（1）瓣叶脱垂。

（2）腱索断裂。

（3）腱索延长。

（4）乳头肌破裂。

Carpentier Ⅲ型

瓣叶运动受限，瓣叶部分返回至关闭点：

Ⅲa型——瓣膜或瓣下装置增厚（通常是由风湿性心脏病引起）。

Ⅲb型——乳头肌移位和牵拉（通常是由于缺血性重构，整体左心室扩张而致乳头肌移位或功能性二尖瓣反流）。

生理性、轻度或微量反流

如果具备以下条件，确定二尖瓣反流为轻度是合理的：

（1）反流束小（反流面积 $< 4\ cm^2$ 或 $< 20\%$ 的左心房面积）和中心性。

（2）没有显示血流汇聚区。

（3）微量反流是一种定性描述，其是指"没有像轻度那样严重"。

将二尖瓣反流称为生理性，要确保：

（1）瓣膜形态正常。

（2）反流持续时间短（通常是瓣膜关闭后）。

（3）反流为轻度或微量。

四、严重程度分级

结合反流束面积、缩流颈、血流汇聚及收缩期肺静脉血流变化（若技术上支持），二尖瓣严重程度可分为轻度、中度和重度（表9-3-1）。

大体病理变化如连枷二尖瓣，表示反流情况严重。

表 9-3-1　判断二尖瓣反流程度的参数

主要参数	轻度	重度
反流束（奈奎斯特为 50 ~ 60 cm/s）	< 4 cm² 或占左心房< 20%； 小的和中央性的	占左心房 40% 或 > 10 cm² 且为中央性的或壁撞击和旋转
缩流颈	< 0.3	> 0.7
PISAr（奈奎斯特为 40 cm/s）	无或微量（< 0.4 cm）	大（> 1 cm）
肺静脉血流	—	收缩期反转
瓣膜结构	—	连枷或破裂
支持参数	轻度	重度
肺静脉血流	收缩期占优势	
二尖瓣流入血流	A 波占优势	E 波占优势（> 1.2 m/s）
CW 轨迹	轻疏和抛物线形	稠密和三角形
LV 和 LA	LV 正常大小（如果为慢性二尖瓣反流）	LV 和 LA 扩大（如果无其他原因）

注：如果反流的征象>轻度，而未达到重度，则提示为中度反流。"—"表示无法获得。"PISAr"表示近端等速表面积的半径

一旦对严重程度有了初步印象，就可以使用 CW 波形密度、左心室二尖瓣流入血流变化，以及左心室功能来对评估进行支持。

可以通过测量有效反流口面积（effective regurgitant orifice area，EROA）、反流量和反流分数进一步量化反流的程度。

（一）彩色多普勒反流束面积（图9-3-10，图9-3-11）

于心尖四腔心切面测量和计算二尖瓣反流占左心房的面积比。

（1）获取一个包括左心房的心尖图像。

（2）使用CDFI，并优化包括反流束在内的图像，将奈奎斯特极限设置为50~60 cm/s。

（3）记录一段动态图像，并回放到包含有最大反流束大小的一帧。

（4）追踪勾勒反流束，并勾勒左心房的边缘。如果存在多个反流束，须将各个独立的反流束面积相加（图9-3-12）。

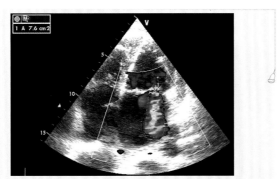

勾勒左心房内二尖瓣反流轨迹，设备自动测量二尖瓣反流面积（见测量标识）

图 9-3-10　心尖四腔心切面 CDFI

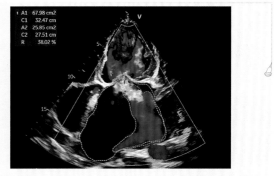

分别勾勒左心房内二尖瓣反流轨迹和左心房轮廓内缘，设备自动测量二尖瓣反流面积和左心房面积（见测量标识），计算二尖瓣反流面积占左心房的面积比为38.02%

图 9-3-11　收缩期心尖四腔心切面 CDFI

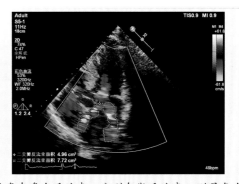

如果存在多个反流束，分别勾勒反流束，测量各个反流束的面积，并将各个独立的反流束面积相加，估测总的二尖瓣反流面积（见测量标识）

图 9-3-12

（5）报告反流束面积的绝对大小及其占左心房面积大小的百分数。

（6）对严重程度分级，但要记住：①如果相对于左心房反流束面积提示反流为轻度或中度，但左心房很大（>70 mm²），则将其严重程度各自分

级为中度或重度；②如果反流面积提示为重度，但反流并非全收缩期的，则总体反流可能是中度。

采用反流束面积评估严重程度存在的问题

反流束面积与二尖瓣反流的严重程度相关性并不高，其测量只能与其他方法结合使用，这是因为：

（1）反流束面积包含了湍流（混叠）血流信号和与二尖瓣反流束同一方向上的层流速度。因此，也包括了已经在心房的血液流动和反流束的流动。

（2）反流束面积受到人为影响。降低彩色刻度（scale）可增大反流束的面积，因为较低的滤波设置就意味着显示较低的流速。尽量使用平均刻度（50%～60%），并确保在后续随访扫描中使用相同的设置。

（3）当偏心性反流束速度变平，靠着房壁流动，脱离了平面，就会低估反流束的面积。

反流束的大小可用于评估严重程度（图9-3-10，图9-3-12），但是需要与其他参数或指标（可能包括定量判断）结合评估。潜在的陷阱包括以下几点。

（1）不正确的调节：CDFI较低的取样阈值（高估二尖瓣反流）。

（2）左心房血流与反流束相混杂（低估二尖瓣反流）。

（3）偏心性反流（低估二尖瓣反流，康达效应）。

（4）流出影像平面的反流（低估二尖瓣反流）。

注意事项

所有的参数或指标在临床实践中都有潜在的陷阱，需要注意和确保获得最佳的图像。没有一种参数或指标是完美的，需要将定量和定性参数或指标结合应用。

关于彩色多普勒血流束面积的测量，在左心房取样获取的彩色多普勒血流信号是最基本的评价方法，多个切面显像可以评估。

（1）反流束的方向（向前血流束是指后叶病变引起，反之亦然）。

（2）反流面积与左心房面积之比。

（3）反流机制——中心性或通过瓣叶穿孔反流。

（4）反流束偏心性——如沿着心房壁走行。

（5）多束反流。

（二）缩流颈

（1）在胸骨旁长轴或心尖四腔心切面获取清晰的通过二尖瓣血流的彩色多普勒图像（图9-3-13）。

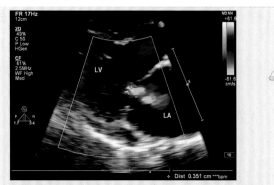

收缩期二尖瓣彩色反流束并电子放大（Zoom状态下），在彩色血流反转处测量缩流颈（见测量标识）。LV：左心室；LA：左心房

图9-3-13　胸骨旁左心室长轴切面CDFI

（2）如有必要，可沿着瓣膜连合扫描，以确保能够显示通过瓣膜反流的部位。

（3）在通过瓣膜的彩色反流区域电子放大。

（4）记录一个循环的动态图像，并回放识别通过瓣膜最大反流的图像。

（5）缩流颈就是反流束的最窄区域（通常刚好在左心房瓣膜下方）。

（6）报告缩流颈＞0.7 cm提示重度二尖瓣反流。

（7）可采用胸骨旁短轴在二尖瓣水平的下方，记录反流束的横断面面积（CSA）。这个CSA是测量EROA的一种方法。

关于缩流颈作为严重程度标志的问题

这种方法简便，且被认为不受血流动力学、驱动压力与流速的影响。但如果彩色增益过低、声窗差或不能评估多条反流束可能会低估缩流颈的程度，而彩色增益过高、反流束形状不规则或心房纤颤，则可高估缩流颈。

（三）血流汇聚

详见本章第三节二尖瓣反流中近端等速表面积（PISA或血流汇聚）的描述。

（四）肺静脉血流

正常情况下，在整个心动周期，血液是从肺静脉回流至左心房。当二尖瓣反流时，收缩期左心房压力快速增高，减少了肺静脉血流回流至左心房

（收缩期肺静脉血流回流迟缓），随着反流的加重（重度二尖瓣反流），左心房压力过高，开始驱使血流返回到肺静脉（收缩期肺静脉血流逆流）。

（1）获取心尖四腔心切面，且要有足够的深度，以便能看到左心房后方，试着识别左心房后方的肺静脉口。采用经胸超声心动图往往只能看到右上肺静脉（在房间隔旁）。

（2）在CDFI引导下，将PW取样容积置于肺静脉口内1 cm，CW可探及收缩期反转的高速反流频谱（图9-3-13）。

（3）如果肺静脉血流频谱轨迹曲线良好，可证实PW取样容积的部位正确。

（4）观察肺静脉血流频谱的收缩期和舒张期波形。

1）如果二者的方向相反，收缩期波形背离探头方向，报告收缩期血流反转。

2）如果二者在同一方向，则测量两个波的高度，描述收缩期波形是否比舒张期波形更宽，或二者关系正常（若收缩期波形更宽，则收缩期占优势）。

注意事项

通过测量反流束射流最窄部分的直径，可以推算出反流口面积。测量值小（通常＜1 cm，甚至存在重度二尖瓣反流），容易受彩色增益设置和影像分辨率的影响，因此容易出现误差。其他陷阱包括以下几点。

（1）多束反流低估二尖瓣反流。

（2）侧面分辨率有限——如有可能，使用胸骨旁声窗。

（3）反流束形状不规则——反流口很少呈圆形。

（4）心房纤颤——随心动周期变化而反流量不等。

（5）动图反流口径——在收缩期，反流口可能大小不恒定。

关于肺静脉血流问题

任何增加左心房压力的病变都可使肺静脉血流流速变慢。如果收缩期血流出现逆转，这对重度反流具有很高的特异性，但并不很敏感。

（五）支持性方法

1. 二尖瓣血流

当二尖瓣反流加重时，收缩期迫使进入左心房

的血流量增加，左心房压力增高。因此在舒张期开始，血流离开左心房的速度更快，即峰值舒张期血流速度增加（图9-3-14，图9-3-15）。

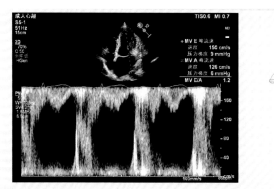

PW于舒张期心尖四腔心切面二尖瓣瓣尖描记流入前向血流频谱显示二尖瓣血流E峰和A峰均明显增高

图9-3-14 二尖瓣中-重度反流

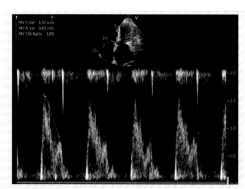

PW于舒张期心尖四腔心切面二尖瓣瓣尖描记流入前向血流频谱显示二尖瓣血流E峰明显增高

图9-3-15 二尖瓣后叶脱垂患者伴二尖瓣中度反流

（1）在心尖四腔心切面，将PW取样容积置于二尖瓣瓣尖。

（2）E波＞1.2 m/s提示重度二尖瓣反流。

（3）高动力循环甚至轻度二尖瓣狭窄也可以使E波幅度增大。如果A波占优势，实质上可以排除重度二尖瓣反流。

2. CW 强度/形状

（1）在心尖四腔心切面，将CW取样容积置于二尖瓣瓣口，记录一个频谱轨迹曲线。

（2）相对于二尖瓣血流频谱密度，对收缩期二尖瓣反流波形做一个定性评估。如果二者是同样的，则提示在收缩期有大量血流回到左心房，就像在舒张期通过二尖瓣进入到左心室的一样，那么二尖瓣反流为重度（峰值流速可以计算反流口面积）。

第三篇

3.反流量/反流分数

在舒张期通过二尖瓣流入左心室的血流量（假设没有主动脉瓣反流进入左心室的血流量）应等于在收缩期离开左心室的血流量，这是反流量基于的原理。将在收缩期经主动脉瓣离开的血流量计算出来，并减去舒张期经二尖瓣流入左心室的血流量，差值即等于收缩期通过关闭不全的二尖瓣返回到左心房的血流量。反流量通常不通过计算获得，这是因为其准确性有赖于对左心室流出道和二尖瓣面积的准确测量。因为二尖瓣瓣环不是圆形的，且随整个心动周期在变化，所以难以评估二尖瓣的面积。如需要测量，公式如下。

$$二尖瓣流入流量 = VTI \times CSA_{MV}$$

（1）在心尖四腔心切面，记录二尖瓣PW频谱（关于取样容积置于二尖瓣瓣环或瓣尖尚存争议），追踪勾勒二尖瓣频谱波形曲线获得VTI，估测二尖瓣CSA，使用二尖瓣瓣环宽度，假设瓣环是圆形的（在两个互相垂直的平面交替测量瓣环宽度，当作圆形计算面积，图9-3-16，图9-3-17）。

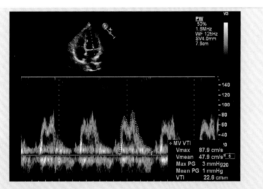

勾勒舒张期二尖瓣流入血流波形，获得其积分（见测量标识）

图9-3-16　心尖四腔心切面PW

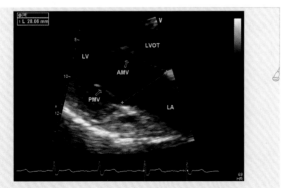

局部电子放大，测量二尖瓣瓣环直径（见测量标识）。LVOT：左心室流出道；LV：左心室；AMV：二尖瓣前叶；PMV：二尖瓣后叶；LA：左心房

图9-3-17　胸骨旁左心室长轴切面

（2）在心尖五腔心切面，记录左心室流出道PW血流频谱和测量VTI。在胸骨旁长轴测量左心室流出道直径和估测CSA（假设流出道是圆形的）（图9-3-18，图9-3-19），公式如下。

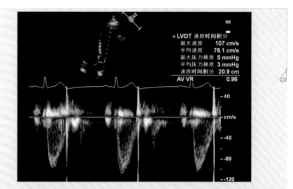

图9-3-18　PW于心尖五腔心主动脉瓣获取流速积分（见勾勒血流频谱轨迹）

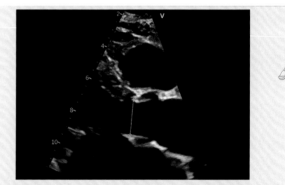

并局部电子放大（Zoom），测量主动脉瓣环直径（见测量标识）

图9-3-19　胸骨旁左心室长轴切面

$$左心室流出道流量 = VTI \times CSA_{LVOT}$$
（LVOT：左心室流出道）

（3）二尖瓣反流量：

二尖瓣反流量 = 二尖瓣流入血流量−左心室流出道血流量

（4）反流分数：

反流分数 = 二尖瓣反流量/二尖瓣流入血流量
（<20%为轻度；>50%为重度）

4.近端等速表面积（PISA或血流汇聚）

PISA或血流汇聚是对通过瓣膜血流量的定量方法，该法已被用于多种情况（如主动脉瓣反流、二尖瓣狭窄），但在评估二尖瓣反流方面得到了验证。如果反流较轻，只有靠近瓣膜的血流会向心房流动；重度反流时，心室内较远处的血流也会向后流动。对这种血流汇聚区向心室延伸的程度，可以

通过CDFI观察心室内血流的速度获得定量判断。为了量化此距离，可以利用此原理：血流达到一定速度，血流色彩就会出现混叠（血流色彩变化）。这种色彩变化得越大，表明通过二尖瓣的反流量就越大。在三维超声心动图中，血流色彩混叠层呈一种位于二尖瓣上的彩色半球体。PISA指的是该半球体的表面积，其与反流的流量相关。

三维超声评估二尖瓣反流

1.定性评估二尖瓣反流束

二尖瓣反流的三维CDFI能够在所有平面进行评估，有助于分析偏心性反流或观察多束反流信号。

2.定量评估二尖瓣反流束

三维超声可用于评估由二维超声测量的相同参数，没有独特的、额外的三维超声参数，但三维超声提高了测量的准确性。

（1）假设血流加速面向反流口是对称的，可以评估PISA值。然而，这个几何假设并不总是正确的。三维超声能够从左心房显示和观察整个血流汇聚，因此三维超声可以更好地判断二维PISA值的准确性。理论上，三维超声可能以三维视觉获得非常准确的PISA来测量反流口面积。

（2）三维超声心动图也可以测量二尖瓣的反流口或反流束面积来直接评估解剖上的二尖瓣反流口，已有研究证实其结果与近端血流汇聚法计算的EROA有密切的相关性。

要记住采集三维彩色血流比获取解剖图像往往需要更多的心动周期。因此，当存在伪像问题，特别是伴有心房纤颤时，三维重建可能很困难。然而，随着技术的进步，临床上实现实时三维多普勒血流显像指日可待。

（1）超声评估：①获取一幅清晰的二尖瓣图像（通常以心尖四腔心切面为最佳），确保在反流束的平面内；②检查彩色刻度（色阶）的设置，如果血流汇聚明显，可以使用这个速度，但为了优化边界层的颜色对比，通常要将基线从正常情况调至零基线，以便使混叠速度达到40 cm/s；③采集一个心动周期的动态图像，旋转滚动回放在收缩中期的半球壳（图9-3-20）；④测量从瓣口至血流颜色变化点的半径（r）。如果血流色彩模糊，难以分辨瓣膜口，可在混叠区放置一个光标，以抑

制彩色血流，将第二个光标放在瓣膜上；⑤根据表9-3-1严重程度分级的参数，报告严重程度。

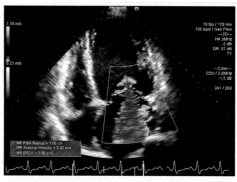

CDFI于心尖四腔心切面显示收缩期PISA，测量从瓣口至血流颜色变化点的半径（r，见测量标识）

图9-3-20　二尖瓣反流

（2）严重程度的分级

半径（r）：一种简便方法，只记录彩色刻度设在40 cm/s的混叠速度。如果$r>1$ cm，考虑存在重度二尖瓣反流；如果$r<0.4$ cm，则为轻度二尖瓣反流。

反流量：反流量计算公式为$2\pi r^2 \times v_{混叠}$，此公式经血管造影评估反流分级所验证。临床上，一般利用连续波多普勒峰值速度测量瓣口面积。

（3）有效反流口面积：

反流量可以与连续波多普勒峰值速度相结合计算EROA。

EROA = 反流量/连续波多普勒峰值速度

EROA<20 mm²为轻度；20 mm²$<$EROA<40 mm²为中度；EROA>40 mm²为重度。

二尖瓣反流使用PISA法计算反流量。

注：调整零基线获得混叠速度为40 cm/s。测量从瓣口至混叠边界边缘的半径。

（4）三维PISA：

PISA法对EROA和反流容积（regurgitation volume，RVol）可进行量化。但PISA法在通过二维超声心动图操作时存在某些局限性，主要是对半球血流汇聚区（FCR）的几何假设。实时三维彩色多普勒超声心动图可以在没有几何假设的情况下直接自动测量真实的PISA（三维PISA），显示出三维PISA法要优于二维PISA法。与传统的二维PISA法相比，三维PISA法通过对称或非对称孔口反流量评估更为准确。特别是三维彩色多普勒数据的自动分析，可以直接、准确地测量三维PISA（图3-4-8B，

第三篇

图3-4-8C），从而避免依赖简单的几何假设（三维PISA包括有容积背景和无容积背景）。根据研究表明，使用三维多普勒超声心动图直接测量PISA是克服二维PISA法局限性的一种有前途的方法。尤其是在偏心射流的二尖瓣反流的情况下，三维PISA法可能会成为EROA的标准方法。

第四节　二尖瓣脱垂

一、概述

早期的研究报告显示，二尖瓣脱垂的患病率高达20%，但依据重新修订的诊断标准，评估二尖瓣脱垂更为保守，其患病率仅有2%左右。这个变化的关键是在解剖学上，有弯曲的正常瓣膜要与增厚的瓣膜相鉴别，后者的典型表现是黏液样变性，是真正的脱垂。这一点很重要，因为只有增厚的瓣膜有临床并发症。M型超声心动图可以用来诊断脱垂，但二维超声心动图通常更容易诊断二尖瓣脱垂。三维超声心动图能观察二尖瓣解剖结构的细节，如小叶分区、二尖瓣瓣环的几何形态，以及瓣下装置的解剖。许多研究表明，当图像清晰时，三维超声在识别二尖瓣节段脱垂方面可以像经食管超声心动图

二维图像一样准确。

二、超声评估

（1）在胸骨旁长轴切面瓣膜（图9-4-1）。

（2）描述瓣膜增厚或异常表现。

（3）如果一个或两个瓣叶在收缩期完全通过二尖瓣瓣环平面向后突入左心房，且瓣尖超过二尖瓣瓣环平面＞2 mm，则报告二尖瓣脱垂（图9-4-1B，图9-4-2）。如果瓣尖没有超过瓣环平面，仅仅有微量反流或无反流，那么可以报告二尖瓣弯曲或突起，无脱垂（图9-4-2，图9-4-3）。

（4）二尖瓣相对于瓣环平面的位置，可在二尖瓣瓣环各侧精确地画一条线来判定。

（5）描述瓣叶（尽可能精确到瓣叶小叶）脱垂，并判断任何脱垂的瓣叶有无连枷（图9-4-4）。

（6）报告任何合并的瓣下装置病变（乳头肌或腱索断裂）。

（7）报告反流的程度（前叶脱垂与向后方的反流有关，反之亦然）。

三、三维超声评价二尖瓣脱垂

三维超声心动图可以从不同方向、多个平面观察二尖瓣解剖结构，更有利于医师了解二尖瓣脱垂的机制。

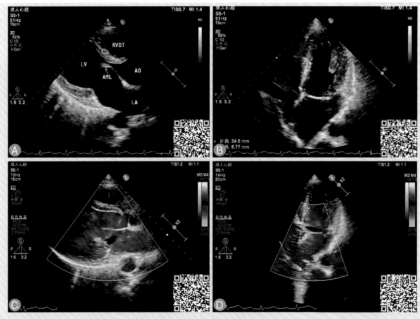

A.胸骨旁左心室长轴切面显示二尖瓣前叶较长，且瓣尖增厚。RVOT：右心室流出道；LV：左心室；AML：二尖瓣前叶；AO：主动脉；LA：左心房；B.于收缩期心尖四腔心切面显示二尖瓣增厚，瓣体和瓣尖突入左心房（见测量标识）；C.CDFI于胸骨旁左心室长轴切面收缩期左心房后侧显示以蓝色为主的中等量彩束；D.CDFI于收缩期可见二尖瓣中量反流，沿左心室外侧壁直至右上肺静脉。

图9-4-1　二尖瓣脱垂（动态）

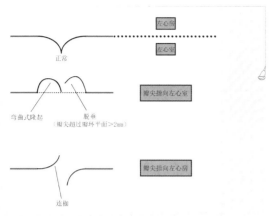

图9-4-2　二尖瓣正常、脱垂和连枷的定义

（绘图依据：LEESON P., AUGUSTINDE D., MITCHELL A.R.J., et al. Echocardiography[M]. 2nd ed.London：Oxford University Press, 2012.）

（1）建议从胸骨旁而非心尖声窗采集三维数据，如此可以使探头更接近瓣膜，从而获得的图像质量更高。

（2）旋转图像获取从左心房切面观察的正面或"外科医师"视野。

（3）报告脱垂的位置和程度。

（4）使用重建全容积数据显示和测量脱垂的最大位置。

（5）使用三维彩色血流确认离心性血流方向、数量和程度。

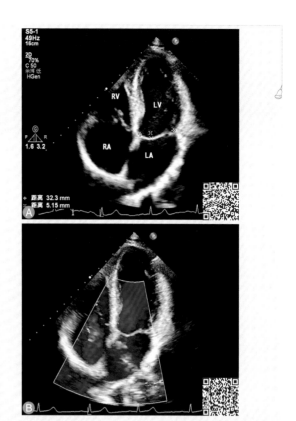

A.二维超声心动图显示收缩期二尖瓣前叶瓣体部向左心房侧突入，但瓣尖位置正常（见测量标识）。RV：右心室；LV：左心室；RA：右心房；LA：左心房；B.CDFI于心尖四腔心切面显示收缩期二尖瓣无反流信号

图9-4-3　心尖四腔心切面（动态）

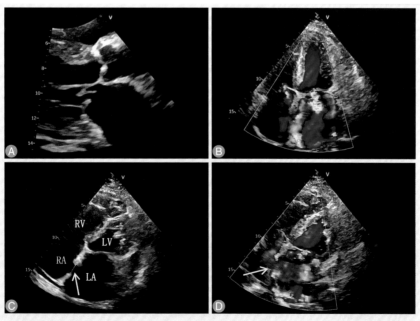

A.胸骨旁左心室长轴切面显示收缩期二尖瓣后叶瓣尖向左心房突入，前叶腱索部分进入左心房；B.CDFI于心尖四腔心切面可见收缩期二尖瓣中量以蓝色为主的彩束反流，三尖瓣少量蓝色反流；C.胸骨旁四腔心切面可见房间隔中部回声中断1.2 cm（见测量标识，箭头），右心房和左心房扩大；D.CDFI于胸骨旁四腔心切面房水平显示左向右红色分流束（箭头）。RV：右心室；LV：左心室；RA：右心房；LA：左心房

图9-4-4　患者女性，63岁，房间隔缺损伴二尖瓣后叶脱垂，前叶腱索部分断裂

二尖瓣脱垂叶也可见于无瓣叶增厚或黏液样变性证据的患者，通常是由异常的腱索变长或瓣叶组织过多所致。左心室容积缩小也可引起乳头肌/腱索松弛而导致瓣叶脱垂。

第五节　连枷瓣叶

连枷瓣叶通常是因损伤了瓣下装置而发生的，可以继发于变性、心内膜炎或心肌缺血合并心肌梗死。连枷的程度可以发生在瓣尖（由于腱索功能衰竭）到整个瓣叶（通常乳头肌破裂）。连枷的程度与所并发的反流严重程度有关，可以从轻度到重度，临床表现从无症状到血流动力学不稳定。

（1）如果瓣叶部分在收缩期不是朝向心室，而是向后进入并指向左心房，则要诊断连枷瓣叶/瓣叶小区/瓣尖（图9-5-1）。

（2）描述哪个瓣叶被累及，如果能够发现，需要提到范围和那个瓣叶小区。

（3）一旦发生连枷瓣叶，将会发生瓣膜反流（图9-5-1C），因此需要报告反流的严重程度。

（4）评估乳头肌和腱索，查找何处断裂。使用胸骨旁长轴和短轴切面、所有的心尖切面（二腔心切面易于观察两组乳头肌）及剑突下切面组合观察瓣下装置。

（5）按照临床病因学，如节段性室壁运动异常和心肌梗死时左心室功能，以及感染性心内膜炎时的赘生物，超声所见。

当评估超声心动图对二尖瓣修复的适用性时，应当注意以下几点。

1. 瓣叶运动和结构

（1）记录瓣叶运动是否正常，因瓣膜脱垂或受限是否运动过度，瓣膜运动是否受限。

（2）应当关注每个瓣叶的解剖结构及其完整性，正常瓣叶厚度 < 5 mm。

2. 瓣环大小

应当测量和记录准确的瓣环大小。

3. 钙化

应当准确记录瓣环、瓣叶及瓣下装置存在的钙化及钙化程度。

4. 二尖瓣反流严重程度和机制

应当报告二尖瓣反流的方向、严重程度和机制。

如果对二尖瓣反流严重程度/机制或所获取的经胸超声影像存在质疑，那么建议做经食管超声心动图进一步检查。

第六节　继发于心脏疾病的二尖瓣反流

存在二尖瓣反流，但无明显瓣叶或瓣下装置的异常。功能性二尖瓣反流是由左心室心肌（包括乳头肌）异常而导致的二尖瓣瓣环扩张。常见的病因包括扩张性心肌病和缺血性心脏病（ischemic heart disease，IHD）。缺血性二尖瓣反流是由节段性心肌缺血或梗死引起乳头肌或瓣叶功能障碍所致。在临床实践中，常常见到几种疾病重叠和多种机制复合存在的情况。

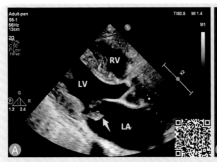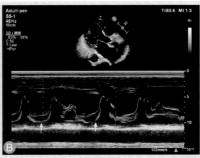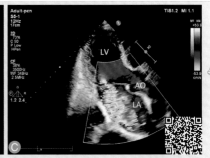

A.二维超声心动图非标准左心室长轴切面显示收缩末期二尖瓣后叶瓣尖超过二尖瓣瓣环平面脱入左心房，并指向左心房（箭头），提示二尖瓣后叶连枷（动态）；B.M型超声显示收缩期二尖瓣后叶运动曲线呈"吊床样"改变（箭头）；C. CDFI显示二尖瓣瓣口中量到大量反流（动态）。RV：右心室；LV：左心室；LA：左心房；AO：主动脉；LA：左心房

图9-5-1　二尖瓣后叶连枷

一、缺血性二尖瓣反流

急性缺血性二尖瓣反流通常是由急性心肌梗死伴发部分或完全性乳头肌破裂所致。慢性缺血性二尖瓣反流是由左心室几何结构和功能变化而引起，通常患者存在长期而稳定的冠状动脉疾病或大面积心肌梗死伴有广泛的左心室损害。

乳头肌移位是由所附室壁异常重构所致，有两种效应：①瓣叶移位导致其远离通常的瓣膜关闭线和乳头肌，至瓣环的距离随之增大。这种牵拉长度和角度的变化，加上室壁关闭瓣叶的力量减弱而致二尖瓣关闭不全，引起二尖瓣反流（图9-6-1）；②缺血性二尖瓣反流的关键方面是二尖瓣复合装置几何结构和功能变化的动力性质。很明显，静息状态下轻度病变随着运动诱导缺血而加重。以此类推，甚至中度或重度二尖瓣反流在手术前，一旦患者被麻醉导致血管扩张，可仅仅表现为轻度状态。

评估二尖瓣反流的严重程度必须考虑当前的血流动力学状况。

二、功能性二尖瓣反流

左心室扩大改变了几何形状，使瓣环扩张，导致乳头肌移位，进而引起瓣叶对合不良，导致二尖瓣反流（图9-6-2，图9-6-3）。由左束支阻滞而致心室不同步化或右心室心尖起搏可能也会引起功能性二尖瓣反流。部分患者应用双腔起搏可明显减少功能性二尖瓣反流。

缺血性二尖瓣反流和功能性二尖瓣反流常常难以鉴别，二者表现常有重叠。表9-6-1有助于鉴别。

三、肥厚型心肌病

在典型的肥厚型心肌病中，非对称性室间隔增厚伴有一个动力性左心室流出道压力梯度。在收缩期，高速射流虹吸二尖瓣前叶向室间隔运动。这种移位进一步加重了流出道梗阻，影响了瓣叶对合，从而导致面向左心房后壁的轻-中度二尖瓣反流（图9-6-4）。

严重的或面向左心房前壁（或房间隔侧）的二尖瓣反流不常见，应当提示做详细检查以寻找其他病因。

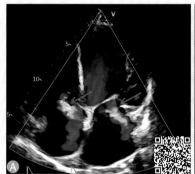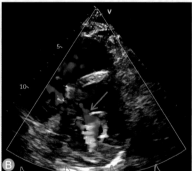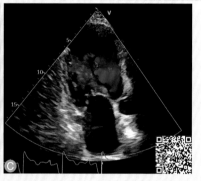

A.CDFI于心尖四腔心切面显示收缩期二尖瓣和三尖瓣均存在少量以蓝色为主的偏心性彩色反流束（箭头，动态）；B.CDFI于胸骨旁二尖瓣水平短轴切面显示二尖瓣A₂区一少量以蓝色为主的彩色反流束（箭头）；C.心尖三腔心切面显示左心室扩大，前间隔中下段室壁变薄、回声增强，收缩期增厚率消失，CDFI于收缩期可见二尖瓣少量以蓝色为主的反流束，舒张期主动脉瓣可见少量以红色为主的偏心性彩色反流束（动态）

图 9-6-1　患者男性，62 岁，临床诊断为广泛前壁心肌梗死

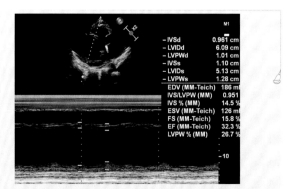

M型超声于心室波群显示左心室扩大，左心室壁弥漫性运动减弱，射血分数为32.3%，缩短分数为15.8%

图 9-6-2　患者男性，52 岁，主因胸闷、心慌就医

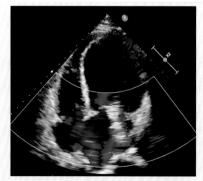

左心室扩大，CDFI于收缩期可见二尖瓣少量以蓝色为主的中央性彩色反流束

图 9-6-3　心尖四腔心切面

第三篇

表 9-6-1　缺血性二尖瓣反流和功能性二尖瓣反流的鉴别

缺血性二尖瓣反流	功能性二尖瓣反流
心肌梗死伴发局部重构 （通常为下壁）	整体左心室异常
非对称性瓣叶牵拉 （通常为后叶）	对称性瓣叶牵拉 （通常为心尖）
偏心性、不对称性反流	中心性、对称性反流
瓣环一般正常	瓣环通常扩张

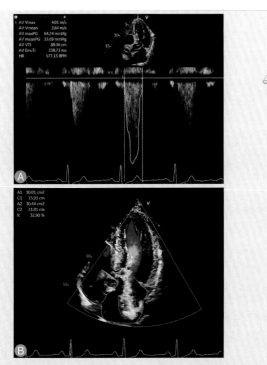

A.CW于心尖五腔心切面左心室流出道可见高速前向湍流频谱，最大流速达4.01 m/s，最大压差为64.24 mmHg；
B.左心室流出道梗阻，CDFI于收缩期心尖四腔心切面可见偏心性少量至中量以蓝色为主的彩色反流束。反流束面积为30.44 cm²，与左心房面积之比为32.90%

图 9-6-4　患者女性，62 岁，梗阻性肥厚型心肌病

四、其他先天性疾病

在2/3继发性房间隔缺损的患者中，可探查到二尖瓣脱垂，通常是由左心室小而扭曲所致。在绝大多数患者中，修补房间隔缺损后可恢复左心室的几何形状和大小，二尖瓣脱垂消失。

五、随访（表 9-6-2）

表 9-6-2　系列随访检查（serial rewiew）

严重程度	最小随访检查频率
轻–中度	临床随访：每12个月1次；超声心动图：每24个月复查1次
重度	临床随访：每6个月1次；超声心动图：每12个月复查1次
临界左心室功能	考虑随访：每3～6个月复查1次

第七节　先天性双孔二尖瓣畸形

一、概述

双孔二尖瓣是一种罕见的先天性二尖瓣畸形，是由胚胎期二尖瓣膜多余组织吸收不良所致。双孔二尖瓣病理上分3型：完全桥型，一纤维组织桥从二尖瓣瓣缘至瓣环将房室孔完全分成相等或不等的两个部分；不完全桥型，该型是在二尖瓣瓣缘水平有一束纤维将二尖瓣前后叶连接形成；孔型，在二尖瓣后连合存在一个具有其瓣下装置的附加孔。在3种类型中，围绕每一孔的腱索都附着至与其相对应的一组乳头肌上，产生一种成对的"降落伞状"瓣膜。双孔二尖瓣可伴随畸形，包含心内膜垫缺损（endocardial cushion defects，ECD）、主动脉缩窄、三尖瓣畸形及左位上腔静脉永存等，伴有心内膜垫缺损者，可有二尖瓣瓣叶裂。双孔二尖瓣一般不引起血流动力学异常，某些病例可伴有反流，但很少有狭窄。

二、超声心动图检查

（一）二维超声心动图

（1）胸骨旁和剑突下二尖瓣水平短轴可见二尖瓣有两个各自独立的瓣膜孔（双开口征），二者可呈左右排列（图9-7-1），也可呈前后位，双孔大小相等或不等。伴有二尖瓣瓣叶裂者，瓣叶回声中断。

（2）心尖四腔或二腔心切面可见二尖瓣呈两个独立的瓣膜孔回声（图9-7-2，图9-7-3）。

（3）腔心切面、胸骨旁或剑突下二尖瓣水平短轴切面，从心尖向心底扫查可鉴别双孔二尖瓣的3种类型。

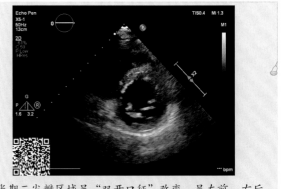

舒张期二尖瓣区域呈"双开口征"改变，呈左前、右后排列，似为横"8"字形，右后侧瓣尖增厚、回声增强

图 9-7-1　胸骨旁二尖瓣水平短轴切面（动态）

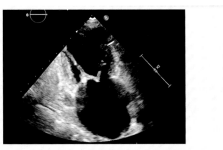

舒张期二尖瓣区域二尖瓣呈"双开口征"改变，呈左前、右后排列

图9-7-2　心尖二腔心切面

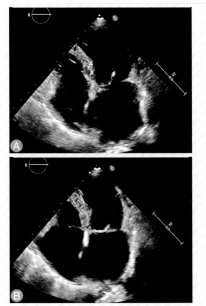

A.舒张期，二尖瓣开放，未见"双开口征"改变；B.收缩期，未显示"双开口征"改变

图9-7-3　心尖四腔心切面

（二）CDFI

CDFI从上述切面可显示舒张期有两束血流通过两个独立的瓣膜孔进入左心室（图9-7-4，图9-7-5）。如存在瓣膜狭窄，CDFI在舒张期可显示经过狭窄瓣膜进入左心室的高速彩色血流信号；如存在关闭不全，可在收缩期显示二尖瓣蓝色反流信号（图9-7-6）。

（三）频谱多普勒超声

频谱多普勒一般无异常改变，如存在二尖瓣狭窄，PW于舒张期可显示经过二尖瓣孔的高速血流信号进入左心室，CW可测量前向流速大小和跨瓣压差。如有瓣膜关闭不全，PW可显示收缩期二尖瓣反流频谱，CW可通过测量获得反流速度及压差。

（四）三维超声心动图

三维超声心动图可直观显示二尖瓣短轴有两个独立的瓣膜孔（图9-7-7）。

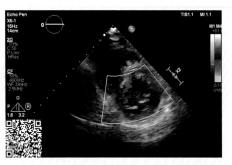

显示舒张期有两束红色血流信号通过二尖瓣进入左心室，于收缩期右侧瓣口可见少量蓝色反流信号

图9-7-4　胸骨旁二尖瓣水平短轴切面CDFI（动态）

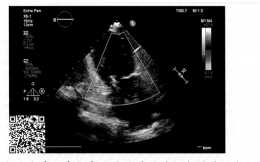

显示舒张期有两束红色血流信号通过二尖瓣进入左心室，于收缩期右侧瓣口可见少量蓝色反流信号

图9-7-5　心尖二腔心切面CDFI（动态）

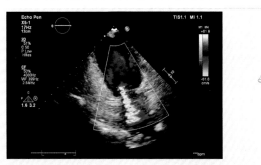

二尖瓣显示"双开口征"改变，呈左前、右后排列，右后侧瓣尖增厚、回声增强，瓣膜未见明显受限，CDFI于收缩期右侧瓣口可见少量至中量以蓝色为主的彩色反流信号

图9-7-6　心尖二腔心切面显示舒张期二尖瓣区域

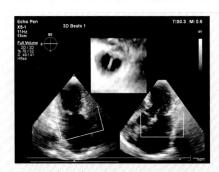

显示舒张期二尖瓣"双开口征"

图9-7-7　三维超声从左心室面观察胸骨旁二尖瓣水平短轴切面

（张全斌　徐琨　张静璇）

第十章

左心室

第一节 正常解剖结构及其超声所见

一、正常解剖结构

左心室是一个有壁的空腔结构，包含乳头肌及其腱索装置。腔室大小和室壁厚度可随病理变化而有显著差异，许多心脏和全身性原因会引起心脏扩大或肥厚。

二、正常超声所见

1.二维超声声窗或切面

几乎在所有的声窗都可以观察到左心室，最佳切面是胸骨旁长轴和短轴切面，以及心尖四腔心切面、心尖二腔心切面与心尖三腔心切面。

2.二维超声所见

（1）胸骨旁长轴切面：可以显示室间隔和后壁（也称为下侧壁）的基底段和中段，该切面可用于室壁厚度和腔室的线性测量，也可用于评估左心室流出道（图10-1-1）。

（2）胸骨旁短轴切面：通过来回转动探头，可以扫查整个左心室的横断面，关键的断面包含左心室中部（中部乳头肌）和心尖。左心室中部水平可用于测量室壁和腔室的线性距离和面积，也可从顺时针方向评估室间隔、前壁、侧壁和下壁节段性室壁运动异常（图10-1-2）。

（3）心尖四腔心切面：可显示最佳心尖、室间隔（左侧）和侧壁（右侧），用于评估节段性运动，适合追踪观察心室面积和左心室长度（图10-1-3）。

（4）心尖二腔心切面：重点观察下壁（左侧）和前壁（右侧，图10-1-3）。

（5）心尖三腔心切面：即胸骨旁长轴切面，但是从心尖观察后壁（下侧壁）和室间隔（图10-1-3）。

（6）剑突下切面：是一个观察左心室的替代切面，并不是必须的（图10-1-4）。

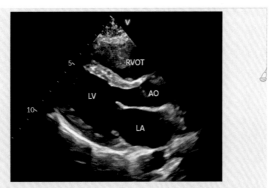

RVOT：右心室流出道；LV：左心室；AO：主动脉；LA左心房

图10-1-1 胸骨旁左心室长轴切面二维超声心动图

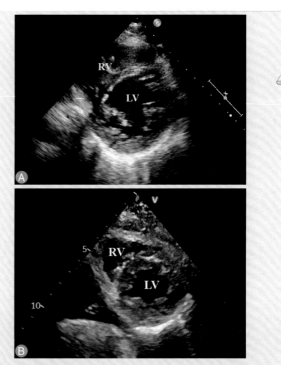

A.显示胸骨旁左心室乳头肌水平短轴切面。B.显示胸骨旁左心室心尖水平短轴切面。RV：右心室；LV：左心室

图10-1-2 二维超声心动图

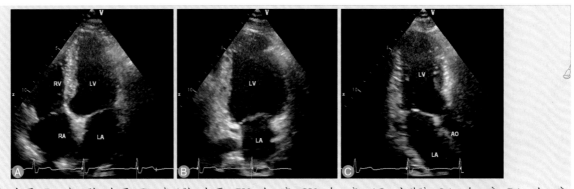

A.心尖四腔心切面；B.心尖二腔心切面；C.心尖三腔心切面。RV：右心室；LV：左心室；AO：主动脉；LA：左心房；RA：右心房

图10-1-3 心尖区切面

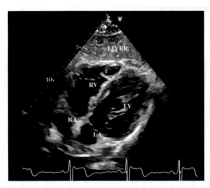

LIVER：肝脏；RV：右心室；LV：左心室；RA：右心房；LA：左心房

图10-1-4　剑突下四腔心切面二维超声心动图

3.三维超声声窗与所见

（1）左心室的三维采集可以从胸骨旁或心尖声窗获取（图3-4-2～图3-4-5）。

（2）三维全容积采集模式可确保对整个左心室进行成像。

（3）采集数据后，三维图像可以旋转，并能够通过任意平面进行切割，以检查任何感兴趣的区域。

（4）在决定是否适合进行三维左心室评估时，高质量的二维心内膜清晰度是非常重要的。

第二节　左心室评估

一、概述

在临床实践中，准确地对左心室（直径、容积、室壁厚度、质量及功能）进行评估是至关重要的。几乎所有心血管病变的测量值都会发生变化。超声心动图最常见的适应证是评估左心室功能，其中射血分数是最重要的指标。视觉评估通常在观察者之间存在很大的变异性，并有赖于观察者解释的技能。建议采取量化方法，以确保诊断的准确性。

二、评估

（1）首先从所有切面（胸骨旁和心尖）观察心室形态、大小及功能获得大概的印象。

（2）对明显的结构变化进行描述：心室形状、室壁瘤、室壁变薄、室壁肥厚、室壁特征（"斑点"回声等）。

（3）报告定量测量结果（见左心室大小的评估），一般描述：正常、轻度、中度或重度扩张；正常、轻度、中度或重度肥厚。如果肥厚，就要根

据表现和相对室壁厚度，即离心性、向心性及非对称性（室间隔、心尖），提示肥厚的类型（见本章第四节左心室肥厚的评估）。

1）二维和M型超声模式对左心室大小和质量的测量已经得到充分的验证，但两者都有优点和缺点。

2）在胸骨旁声窗和切面，M型超声测量被广泛使用。它们非常依赖于M型超声取样线的校准，并且M型模式没有考虑到左心室形状或节段性室壁运动异常的影响。二维超声引导或直接采用二维超声测量可以减小M型超声模式取样线放置不准造成的测量误差。

3）一般来说，左心室形状发生变化，最好使用辛普森双平面法计算容积，然后将在左心室心外膜所勾画的容积中减去左心室腔容量，得到左心室心肌或壳体容积，并乘以左心室心肌密度，则求得左心室质量。这些方法应当分别用于左心室容积和质量的准确评估。

4）参考范围取决于性别和体型。理想情况下，应记录身高和体重，并使用体表面积来校正左心室大小。

（4）使用左心室大小的测量方法，对收缩功能定量评估（如射血分数），并报告为正常收缩功能或是轻度、中度或重度收缩功能障碍（详见第十一章第一节左心室功能评估）。

（5）从心尖和胸骨旁声窗与切面可观察节段性室壁运动变化（正常、运动减低、无运动、矛盾运动、室壁瘤），报告异常情况（见局部收缩功能的评估）。

（6）当需要时，通过二尖瓣流入血流的变化和组织多普勒成像评估和报告左心室舒张功能（见左心室舒张功能的评估）。

（7）最后，要确保报告了与左心室相关的所有病理变化（如瓣膜病等）。

第三节　左心室大小

由于使用二维成像技术很难对三维结构进行量化，所以在二维超声基础上发展起来的技术有赖于在标准位置测量心室容积，之后直接用线性方法报告容积测量结果，或假设左心室形状应用模型数学方程评估容积（容积测量）。原则上，测定左

心室的平面越多，即测量越全面，评估就越准确。反之，测量越少，节段性病变被忽略的可能性就越大。有时在正常心脏中，简单的线性测量即可。如果有病变，就需要更准确地测量。近年来，采集的三维数据集可使心室腔大小的测量更准确。

一、线性测量

（一）M型超声心动图

这种测量基于胸骨旁切面心室中部水平单一平面心室大小的变化（图10-3-1A），最新指南建议该方法应当在胸骨旁短轴切面进行（图10-3-1B）。

（1）优化胸骨旁长轴切面，使室间隔和后壁平行（或优化胸骨旁心室中部短轴切面）。

（2）将M型超声心动图取样线穿过相对的两个室壁，并以直角与二者相交。在胸骨旁左心室长轴切面将取样线置于二尖瓣瓣尖水平（有的指南建议在腱索水平，图10-3-2）。

（3）观察M型超声心动图扫描轨迹（或曲线），确定两壁。从边缘到边缘，测量两壁最接近的部位（收缩期峰值）和相距最远的部位（舒张

期结束），报告左心室收缩期和舒张末期的直径（图10-3-2A）。

（4）从胸骨旁左心室长轴切面或左心室中部短轴切面获取M型超声心电图扫描轨迹（或曲线），也可用于测量舒张末期室间隔和左心室后壁的厚度（图10-3-2B）。

（二）二维成像

这与M型超声心动图模式测量的原理相同，但依赖清晰的二维超声。

（1）记录一段优化的胸骨旁左心室长轴或短轴（心室中部）切面的动态图像，识别舒张末期的一帧图像（最大的心室，图10-3-3）。

（2）从心内膜边缘到边缘，并与各室壁呈直角（垂直）测量（图10-3-3A）；在胸骨旁左心室长轴切面，测量线应经过二尖瓣瓣尖；报告左心室舒张末期的直径。

（3）旋转回放记录的动态图像，识别收缩末期帧（最小的心室），使用同样的方法测量左心室收缩末期的直径。

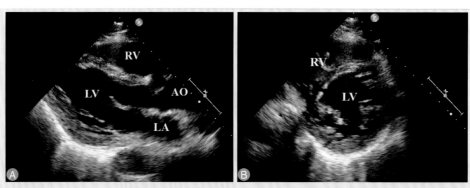

A.长轴切面；B.中部短轴切面。RV：右心室；LV：左心室；AO：主动脉；LA：左心房

图10-3-1　胸骨旁左心室二维超声心动图

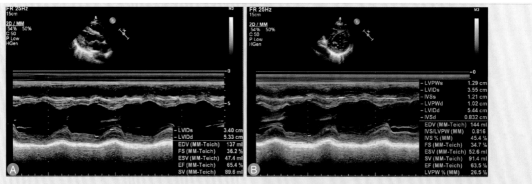

A.胸骨旁左心室长轴切面腱索水平获取左心室波群曲线；B.胸骨旁左心室中部（相当于腱索水平）短轴切面获取左心室波群曲线

图10-3-2　M型超声心动图

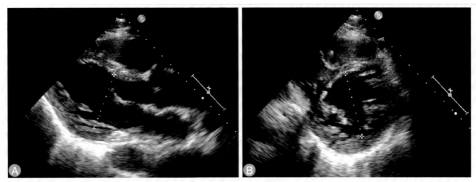

A.二维超声胸骨旁左心室长轴切面；B.二维超声胸骨旁左心室中部短轴切面

图 10-3-3　测量左心室内径

关于心动周期的确认

可以与心电图同步记录超声心动图，识别与心电图 R 波顶峰相对应超声心动图显示的舒张期为左心室舒张末期；识别与 T 波降支相对应的为收缩末期。

关于二维超声心动图与三维超声心动图对容积的测量

（1）通过三维超声心动图测量获得的容积明显大于二维超声心动图测量获得的容积（图3-4-5）。造影增强三维超声心动图测量的容积大于自然三维超声心动图测量的容积。

（2）三维超声心动图测量的左心室射血分数低于二维超声心动图估测的（下限为49%）。

（3）对于纵向研究或复查，最好使用相同的成像软件和后处理技术，以保持方法学的一致性。

二、二维超声心动图对左心室容积的测量方法

（一）辛普森法

辛普森法（图10-3-4）的原理是将左心室从心尖到二尖瓣瓣环切割成一系列圆盘状结构，然后计算出每个圆盘状结构的容积（使用每个圆盘状结构的直径和厚度）。所有的圆盘状结构容积相加，就获得了左心室的总容积。如果在单一平面内进行（如根据心尖四腔心切面），则假定左心室在每个层面都是圆形的。如果使用两个相互垂直平面的直径（双平面——心尖四腔心切面和心尖二腔心切面），准确性就会有所提高，这样可以更精确地定义盘面面积。尽管这可以通过"手工"测量多个层面的直径来完成，但实际上，需要先追踪描绘心室的轮廓，然后由机器或离线软件自动计算左心室的容积（图10-3-5，图10-3-6）。

（1）在心尖四腔心切面，获得高质量的左心室腔图像，心内膜边缘清晰。

（2）记录一段动态图像，旋转回放找到舒张末期的图像（通常刚好在主动脉瓣开放之前或在心电图的R波上），这帧图的左心室容积应该是最大的。

（3）追踪勾画心内膜边缘，从二尖瓣瓣环一侧到另一侧，用直线连接两个端点，记录左心室舒张末期的容积。

（4）测量左心室从心尖到二尖瓣中点的长度。相应机器在追踪描绘心内膜边缘后，可以自动识别心尖，记录左心室的长轴径线。

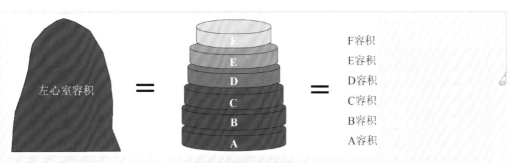

左心室容积　＝　F容积　E容积　D容积　C容积　B容积　A容积

图 10-3-4　采用辛普森法计算射血分数模式

（绘图依据：Leeson, Paul; Augustine, Daniel; Mitchell, Andrew R. J.et al.Echocardiography[M].2nd ed.London：Oxford University Press,2012.）

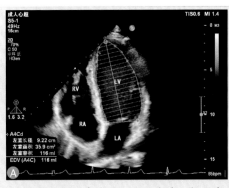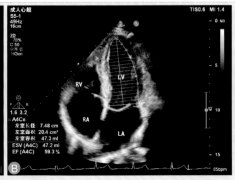

A.于舒张末期心尖四腔心切面勾勒左心室心内缘，机器自动计算左心室舒张末期容积；B.于收缩末期心尖四腔心切面勾勒左心室心内缘，机器计算左心室收缩末期容积，并获得心尖四腔心切面采用单平面辛普森法计算的左心室射血分数和每搏量。RV：右心室；LV：左心室；RA：右心房；LA：左心房

图 10-3-5　舒张末期心尖四腔心切面

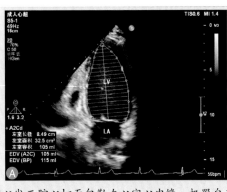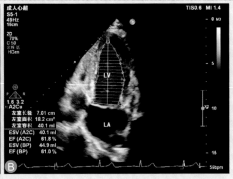

A.于舒张末期心尖二腔心切面勾勒左心室心内缘，机器自动计算左心室舒张末期容积；B.于收缩末期心尖二腔心切面勾勒左心室心内缘，机器计算左心室收缩末期容积，并获得心尖二腔心切面采用单平面辛普森法计算的左心室射血分数和每搏量。LV：左心室；LA：左心房

图 10-3-6　舒张末期心尖二腔心切面

（5）再次旋转回放记录的动态图像，找到收缩末期最小的左心室容积（通常刚好在二尖瓣开放之前或在心电图的T波上），然后，像之前一样，追踪描绘心内膜边缘，记录左心室收缩末期容积。

（6）以上阐述的是单平面测量左心室容积的方法。关于双平面测量方法，可在优化的心尖二腔心切面上对舒张期和收缩期图像进行重复测量。

如果连续测量心尖四腔心切面和心尖二腔心切面两个平面的左心室舒张末期和收缩末期容积，可获得双平面辛普森法计算的左心室射血分数和每搏量。

正常范围取决于测量技术、性别和体型

不同技术之间的系统误差即"正常范围"的变异。例如，直接用二维超声心动图测量往往比M型超声心动图测量获得的测量值稍小。而且正常范围还取决于性别和体型。注意：在报告中始终要包含所使用的方法和人口统计数据。

（二）面积长度公式

如果左心室心尖的图像不清晰，而且难以追踪勾画心内膜边缘，可以使用面积长度公式。该法是基于模拟"子弹形"左心室的一种公式（不考虑节段性异常）。关于此公式，需要在中部乳头肌水平获取左心室的长度和横断面积（图10-3-7，图10-3-8）。

（1）获取清晰的胸骨旁左心室短轴（中部心室水平）切面，且要有好的心内膜边缘，记录一段动态图像。

（2）在舒张末期帧追踪勾画心内膜边缘，获取舒张末期横断面面积。

（3）在心尖四腔心切面，测量舒张末期从二尖瓣瓣环中部到左心室心尖的距离，记录舒张末期左心室长轴的长度。

（4）舒张末期左心室容积：

（5×胸骨旁左心室短轴横断面面积×心室长径）/6

（5）左心室收缩末期容积的测量方法相同，但需要利用冻结的胸骨旁和心尖图像。

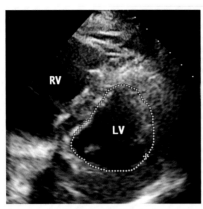

手动勾勒左心室内膜边界（见测量标识），机器计算获得左心室短轴面积。RV：右心室；LV：左心室

图 10-3-7 胸骨旁左心室短轴（中部心室水平）切面

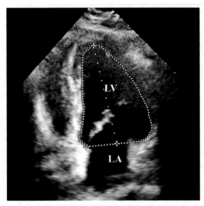

测量获得左心室长轴长径（见测量标识）。LV：左心室；LA：左心房

图 10-3-8 心尖四腔心切面二维超声心动图

（1）因为缩略就会导致低估左心室容积，并改变左心室的形状，因此要获得准确的左心室容积，就需要一个未缩略的左心室图像。通常情况下，缩略可以通过将扫描平面向外向下移动超过一个肋间而避免。确信识别真正心尖的3个要点如下。

1）心尖固定，不会在收缩期向心底移动。

2）心尖的心肌比心室的其他部分薄。

3）如果是心尖切面，该切面在左心室是最长的。

（2）如果心内膜边缘不清晰，将会高估心室容积。清晰的边缘对于观察节段性室壁运动异常尤为重要。可以通过调节机器改善灰阶水平（例如，调节机器的谐波图像、增益和对比度）或改变探头位置（加压、更好地接触、略微改变声窗）来提高心内膜边缘的清晰度。如果以上办法未能如愿，则需要静脉内推注声学造影剂来提高对心内膜边缘的识别能力。

三、三维超声心动图对容积的测量

三维超声心动图是辛普森法的一个进步，因为它可以在三维空间内实现超声心动图对心腔容积的采集。因此，不需要将心室短轴切面假设为一个圆形（或卵圆形），之后再将一叠圆盘状结构相加在一起，而是可以在所有维度上对心室的实际形状轮廓进行定量分析（图10-3-9，图10-3-10）。

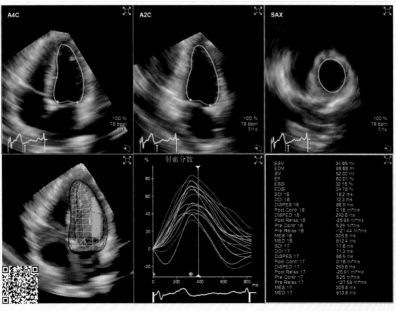

A4C：心尖四腔心切面；A2C：心尖二腔心切面；SAX：短轴切面；ESV：收缩末期容积；EDV：舒张末期容积；SV：每搏量；EF：射血分数；SDI：收缩期不同步化指数

图 10-3-9 实时三维超声心动图可获得左心室整体和17节段心肌运动信息（动态）

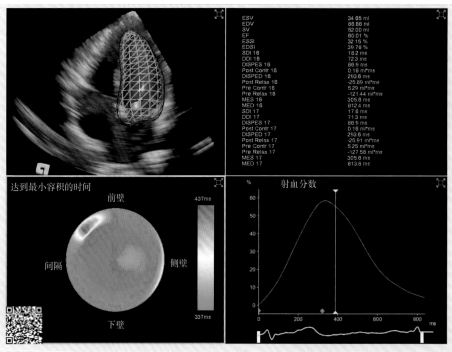

Ant：前壁；Lat：侧壁；Sept：间隔；Inf：下壁

图 10-3-10　实时三维超声心动图评估达峰容积时间（动态）

（1）为了处理全容积数据集，需要一种专门为左心室设计、可以手动校正选择的四维轮廓半自动探查程序。

（2）现有的彩超扫描仪包含的软件工具可以评估左心室容积和射血分数。有一种可进行离线处理的软件包（德国TomTec研制的4D-LV功能），能够对不同的彩超扫描仪采集的三维数据集进行定量分析。

如何获得最佳的三维容积

（1）当患者选择做三维图像采集时，高质量的二维超声心动图是非常重要的。

（2）如果心内膜边缘清晰度较差，则可能需要使用左心声学造影。

（3）全容积数据集是通过心电图触发的，因此患者规律的心律是很重要的。

（4）为了减少拼接伪像，在采集三维数据集时，应使探头和患者的位置维持在一个稳定的水平。

（5）如果准备在几个心动周期采集全容积数据集，则患者采集时需要屏气。

四、采集三维容积评估左心室

（1）将探头置于心尖处，其位置与二维四腔心切面时的位置相同。如果需要评估左心室的某些部分，则可以对声窗做修正。

（2）使用双平面预览，可以同时显示四腔心切面和二腔心切面，以避免心尖缩略。

（3）为了获得最佳心内膜边缘的清晰度，可以调节深度、增益和TGC。

（4）根据患者屏气的能力和心脏节律的规整性，可最大限度地增加子容积的数量（节律）来采集全容积数据集。可能被采集的子容积数量越多，拼接伪像就越少，时间和空间分辨率就越高。

（5）采集三维数据集，然后评估其质量。

（6）目前的三维超声扫描仪可以在短时间内获取图像，并在机器上查看几个短轴平面及渲染的三维容积，这对识别可能出现的拼接伪像至关重要。

（7）使用机器的切割工具可以评估心内膜的可视化。

（8）如果不满意或不适合，可放弃之前的数据并重新采集，重复做，直到满意且可以有效地进行后处理。

（一）准备数据集

后处理系统一般会自动显示心尖四腔心切面、心尖二腔心切面及C-平面（短轴切面）。如何处理这些图像因不同的软件包而异，但通常情况下可进行如下处理。

（1）操作者可以调整这些平面，以确保准确识别四腔平面，且未被缩略。同样，用于创建二腔心切面的平面也可以予以调整。

（2）一旦确信心脏的长轴已被识别，就可以计算心室容积和射血分数。要做到此点，通常要求操作者以下几点。

1）识别舒张末期和收缩末期的图像（某些软件会要求对这些图像做出标记）。

2）识别四腔和二腔左心室上的解剖点（例如，左心室壁、左心室心尖或二尖瓣），以便半自动程序能够勾勒出左心室的轮廓。然后，该软件将勾勒出其他切片和帧（图像）的轮廓。

（二）审核轮廓线和计算容积

（1）一旦后处理软件包完成了左心室轮廓的勾勒，请检查是否通过在短轴平面上切开左心室腔准确地勾勒了真正的左心室心内膜边缘，并在观察到重大偏差时进行修正。

（2）如同二维超声心动图一样，评估舒张末期容积（EDV）、收缩末期容积（ESV）、每搏量和射血分数。

（3）在标准的心尖和系列短轴切面上，从视觉上评估节段性室壁运动，以确保计算出的射血分数与操作者视觉上的结果相似。

（4）左心室容积可细分成16或17个子容积，这就形成了一个"金字塔形"的容积，其峰值位于左心室的中心，通常由软件用颜色来标识（图10-3-9）。

（5）对每个子容积都可以评估其舒张末期容积、收缩末期容积及射血分数，但还没有公认的正常值。目前，对子容积的显示有助于观察与二维切割平面所见相关的节段性室壁运动异常。

（6）峰值收缩的时间可以用子容积曲线来评估（图10-3-9，图10-3-11）。

（7）三维分析软件测量从舒张末期到最小左心室容积的时间（曲线的最低点），并计算平均值及标准差。

左心室大小：三维正常范围

1. 正常上限值［平均值＋2标准差（SD）］

（1）左心室舒张末期容积指数（LVEDVI）：82 mL/m²。

（2）左心室收缩末期容积指数（LVESVI）：38 mL/m²。

2. 正常下限（平均值－2SD）

左心室射血分数：49%。

对于左心室子容积，没有建立公认的正常值。

五、左心室大小（二维正常范围，表 10-3-1）

表 10-3-1　测量左心室大小的范围

	女性最有效的测量			
	正常	轻度	中度	重度
LV 大小				
LVd 直径，cm	3.9 ~ 5.3	5.4 ~ 5.7	5.8 ~ 6.1	> 6.1
LVd 直径 /BSA，cm/m²	2.4 ~ 3.2	3.3 ~ 3.4	3.5 ~ 3.7	> 3.7
LVd 直径 / 身高，cm/m	2.5 ~ 3.2	3.3 ~ 3.4	3.5 ~ 3.6	> 3.7
LV 容积				
LVd 容积，mL	56 ~ 104	105 ~ 117	118 ~ 130	> 130
LVd 容积 /BSA，mL/m²	35 ~ 75	76 ~ 86	87 ~ 96	> 96
LVs 容积，mL	19 ~ 49	50 ~ 59	60 ~ 69	> 69
LVs 容积 /BSA，mL/m²	12 ~ 30	31 ~ 36	37 ~ 42	> 42
线性方法：缩短分数				
整体，%	27 ~ 45	22 ~ 26	17 ~ 21	< 17
中部室壁，%	15 ~ 23	13 ~ 14	11 ~ 12	< 11
二维方法				
射血分数，%	> 54	45 ~ 54	30 ~ 44	< 30

续表

	男性最有效的测量			
	正常	轻度	中度	重度
LV 大小				
LVd 直径，cm	4.2 ~ 5.9	6.0 ~ 6.3	6.4 ~ 6.8	> 6.8
LVd 直径 /BSA，cm/m²	2.2 ~ 3.1	3.2 ~ 3.4	3.5 ~ 3.6	> 3.6
LVd 直径 / 身高，cm/m	2.4 ~ 3.3	3.4 ~ 3.5	3.6 ~ 3.7	> 3.7
LV 容积				
LVd 容积，mL	67 ~ 155	156 ~ 178	179 ~ 201	> 201
LVd 容积 /BSA，mL/m²	35 ~ 75	76 ~ 86	87 ~ 96	> 96
LVs 容积，mL	22 ~ 58	59 ~ 70	71 ~ 82	> 82
LVs 容积 /BSA，mL/m²	12 ~ 30	31 ~ 36	37 ~ 42	> 42
线性方法：缩短分数				
整体，%	27 ~ 43	22 ~ 24	15 ~ 19	< 15
中部室壁，%	14 ~ 22	12 ~ 13	10 ~ 11	< 10
二维方法				
射血分数，%	> 54	45 ~ 54	30 ~ 44	< 30

引自：LANG R.M.,BIERIG M.,DEVEREUX R.B.,et al.Recommendations for chamber quantification: a report from the American Society of Echocardiography's Guidelines and Standards Committee and the chamber quantification writing group, developed in conjunction with the European Association of Echocardiography, a branch of the European Society of Cardiology[J].J Am Soc Echocardiogr,2005，15:1440-1463.

注：BSA, 体表面积；d, 舒张期的；s, 收缩期的；粗体行表示最有效的测量

六、左心室厚度和质量

对左心室质量的所有测量方法都是基于评估心内膜和心外膜左心室容积之间差别的原理，随后使用已知的心肌密度（体积乘以1.05）来计算这个"壳（shell）"的质量。这种测量技术如同左心室大小的定量分析，他们用于获得心腔容积和总的容积，测量在舒张期末完成。

室壁厚度的线性测量可以直接进行，或用于评估基于简单公式计算的质量，但其没有考虑左心室几何形状的变化。若心外膜边缘的清晰度高，容积测量是最佳方法。三维超声心动图也可用于评估质量。

（一）线性测量

1.室间隔和后壁厚度

最简单且使用最广泛的评估左心室厚度的方法是用M型超声心动图或二维超声图像测量室间隔和后壁厚度。

（1）在胸骨旁长轴或胸骨旁短轴（中部乳头肌水平）将M型超声心动图取样线放在二尖瓣瓣尖水平，与室壁相垂直并通过心室（图10-3-11，

图10-3-2B）。

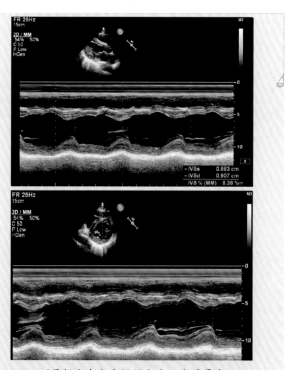

测量舒张末期室间隔和左心室壁厚度

图 10-3-11　M 型超声心动图于胸骨旁左心室长轴切面心室波群

（2）识别与室间隔和后壁相关的线，舒张期末测量最薄处。

（3）报告室壁厚度。如果室壁厚度增加，则要更进一步考虑心肌肥厚的特征（详见第十章第四节左心室肥厚和第二十五章第二节肥厚型心肌病，图10-3-12）。

（4）测量也可以在舒张期末直接于胸骨旁二维超声上完成。采用测径仪从边缘至边缘测量。利用线性测量获得容积测量。

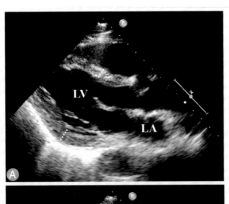
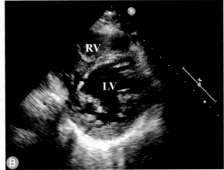

A.胸骨旁左心室长轴切面测量；B.胸骨旁左心室乳头肌水平短轴切面测量（见测量标识）。RV：右心室；LV：左心室；LA：左心房

图10-3-12　测量舒张末室间隔和左心室壁厚度

2. 来自线性测量的容积测量
Techholz方法或长椭球体积公式计算

左心室的质量可由线性测量（见左心室厚度和质量）和长椭球体积公式计算而得出。传统上，这种方法基于M型超声心动图测量，并采用立方测量方程。然而由于切面略微离轴，或在直径上的小误差可能被放大，造成大容量上的误差。此外，这种方法也没有考虑异常左心室形态学，目前已很少使用。

（1）在胸骨旁长轴或短轴（中部乳头肌水平）切面，测量左心室舒张期末直径（LVEDD）、室间隔厚度及后壁厚度（图10-3-13）。

（2）在心尖四腔心切面，获得舒张期末左心室的长度（从心尖至二尖瓣瓣环连线中部，图10-3-8）。

（3）左心室质量，采用以下公式自动计算获取：

$$\{0.8\times[1.05\times[(LVEDD+PWT+IVS)^3-(LVEDD)^3]]\}+0.6\ g$$

［在这项基于尸体心脏解剖的研究中，常数（0.8和0.6）校正基本方程的准确性］。

（二）二维容积测量（图10-3-12B）

1. 面积–长轴和椭圆体模型

有两种有效的方法来估计左心室质量，它们基于面积–长轴公式和截断椭圆体模型。两种方法使用同一套舒张期末的测量数据——总面积和心腔的心肌面积（短轴切面，中部乳头肌水平），以及左心室长度（心尖二腔心切面）——只在它们用来估计容积的方程式中有所不同。

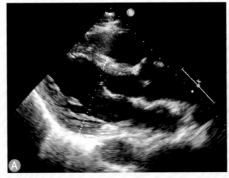
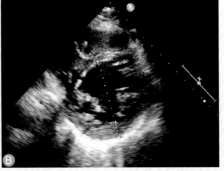

A. 胸骨旁左心室长轴切面；B.胸骨旁左心室乳头肌水平短轴切面

图10-3-13　测量舒张末室间隔和左心室壁厚度（见测量标识）

（1）获取清晰的胸骨旁短轴切面（中部心室水平），显示清晰的心内膜和心外膜边界。

（2）记录一段动态图像，回放旋转至舒张期末帧图像。

（3）勾勒心内膜边缘轨迹和记录心内膜或左心室腔横断面积。勾画的心内膜边缘轨迹不包括乳头肌在内。

（4）勾画心外膜边界轨迹和记录心外膜或总的横断面积。

（5）心肌面积是总的横断面积和心腔横断面积之差。

（6）在非缩略的心尖二腔心切面，记录一段动态图像，识别舒张期末帧图像（当心室最大时），测量心尖至二尖瓣瓣环连线中点的距离；记录左心室长度。

（7）机器或脱机软件将利用上述测量数据自动计算出左心室质量。

（8）计算容积的截断椭圆体方程：

$8 \times$（在胸骨旁短轴的横断面积）$\times 2/3 \times \pi \times$ 心室长度

2. 双平面辛普森法

只要心外膜边界清晰，可以在二维超声图像上测量并采用双平面辛普森法计算质量。该技术的准确性取决于两个平面均获得清晰的心外膜边界。然而，与其他方法不同的是，这种方法还须考虑局部室壁运动异常或室壁厚度的非对称性变化。这种技术的原理也是三维超声心动图测量质量的基础。采用二维超声心动图进行测算，方法如下（图10-3-14）。

（1）在心尖四腔心切面和二腔心切面，采用辛普森法追踪或勾画心外膜边界，计算出总的舒张期末左心室容量。

（2）由总的左心室容量减去由辛普森法估测的左心室心腔舒张期末容积。二者之差乘以1.05，则获得左心室质量（左心室心肌质量）。

（三）三维超声测量容积

三维评估质量是对二维双平面辛普森法评估的改进，但不只是使用两个平面，心外膜和心内膜的轮廓是由自动软件在三维超声心动图中识别的。三维超声测量容积的技术是CMR能够准确测量左心室质量的重要原因。随着超声影像质量的不断提高，采用超声心动图测量三维左心室质量可与"金标准"技术相媲美。应用三维超声心动图测量左心室质量方法如下。

（1）获取三维心尖全容积数据集（图10-3-9，图10-3-1）。

（2）连续采集全容积数据集，直到获得高质量的三维图像——无伪像，而有清晰的边界。

（3）将数据集装载到后处理软件中。这将在标准视图中显示左心室，通常为四腔、二腔及短轴的堆栈。

（4）精确的分析方法取决于软件包。但通常：①在四腔心切面，操作者需要标记二尖瓣的铰接点和勾画舒张期末心内膜边界；②接着操作者须识别出心室外壁的轮廓；③在二腔心切面重复上述操作程序；④然后该软件包自动估算舒张期末容积和基底至心尖的长度，从而生成左心室质量的测量值（表10-3-2）。

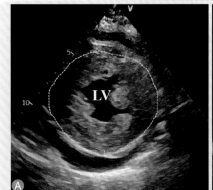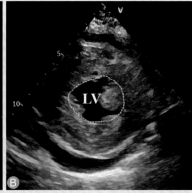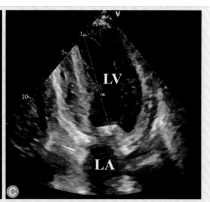

A.二维超声心动图胸骨旁左心室乳头肌水平短轴切面，勾勒左心室外膜边缘；B.二维超声胸骨旁左心室乳头肌水平短轴切面，勾勒左心室内膜边缘；C.二维超声心尖二腔心切面测量左心室长轴内径长度。LV：左心室；LA：左心房

图10-3-14　同一周期（舒张期或收缩期）

表 10-3-2 左心室室壁厚度和质量的正常参考值

	女性验证的最佳测量			
	正常	轻度	中度	重度
线性测量				
左心室质量，g	67 ~ 162	163 ~ 186	187 ~ 210	> 210
左心室质量 /BSA，g/m^2	43 ~ 95	96 ~ 108	109 ~ 121	> 121
左心室质量 / 身高，g/m	41 ~ 99	100 ~ 115	116 ~ 128	> 128
左心室质量 / 身高^2，g/m^2	18 ~ 44	45 ~ 51	52 ~ 58	> 58
相对室壁厚度，cm	0.22 ~ 0.42	0.43 ~ 0.47	0.48 ~ 0.52	> 0.52
室间隔厚度，cm	0.6 ~ 0.9	1.0 ~ 1.2	1.3 ~ 1.5	> 1.5
左心室后壁厚度，cm	0.6 ~ 0.9	1.0 ~ 1.2	1.3 ~ 1.5	> 1.5
二维方法				
左心室质量，g	66 ~ 150	151 ~ 171	172 ~ 182	> 182
左心室质量 /BSA，g/m^2	44 ~ 88	89 ~ 100	101 ~ 112	> 112
	男性验证的最佳测量			
	正常	轻度	中度	重度
线性方法				
左心室质量，g	88 ~ 224	225 ~ 258	259 ~ 292	> 292
左心室质量 /BSA，g/m^2	49 ~ 115	116 ~ 131	132 ~ 148	> 148
左心室质量 / 身高，g/m	52 ~ 126	127 ~ 144	145 ~ 162	> 163
左心室质量 / 身高^2，g/m^2	20 ~ 48	49 ~ 55	56 ~ 63	> 63
相对室壁厚度，cm	0.24 ~ 0.42	0.43 ~ 0.46	0.47 ~ 0.51	> 0.51
室间隔厚度，cm	0.6 ~ 1.0	1.1 ~ 1.3	1.4 ~ 1.6	> 1.6
左心室后壁厚度，cm	0.6 ~ 1.0	1.1 ~ 1.3	1.4 ~ 1.6	> 1.6
二维方法				
左心室质量，g	96 ~ 200	201 ~ 227	228 ~ 254	> 254
左心室质量 /BSA，g/m^2	50 ~ 102	103 ~ 116	117 ~ 130	> 130

注：BSA，体表面积；粗体行表示最有效的测量

第四节 左心室肥厚

一、概论

左心室质量的临床重要性与病理性左心室肥厚的识别有关。左心室肥厚可以继发于其他病理学（例如主动脉瓣疾病或高血压），或原发于心肌病变（例如肥厚型心肌病、浸润性心肌病）。若伴随肥厚型心肌病，可以因室间隔或心尖变化而呈非对称性改变。生理性左心室肥厚也可以发生（例如，运动员或妊娠期女性），且被认为是可逆性的。在老年人中，有时室间隔可见成角样增厚，产生室间隔肥厚的影响，但左心室质量通常不会改变。

二、左心室肥厚程度的评估（表 10-4-1）

如左心室肥厚，要进一步评估。

表 10-4-1 左心室肥厚程度的评估

	轻度	中度	重度
室间隔（cm）	1.1 ~ 1.3	1.4 ~ 1.6	≥ 1.7
LVPWd（cm）	1.1 ~ 1.3	1.4 ~ 1.6	≥ 1.7
左心室质量 /BSA（g/m^2）	116 ~ 131	132 ~ 148	≥ 149

注：LVPWd，舒张末期左心室后壁厚度；BSA，体表面积；LV，左心室

（1）描述类型（整体性或非对称性，图10-4-1，图10-4-2）。

第三篇

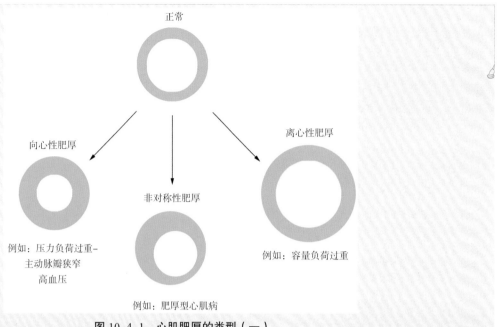

图 10-4-1 心肌肥厚的类型（一）

（绘图依据：LEESON P.,AUGUSTINDE D.,MITCHELL A.R.J.,et al.Echocardiography[M].2nd ed.London：Oxford University Press,2012.）

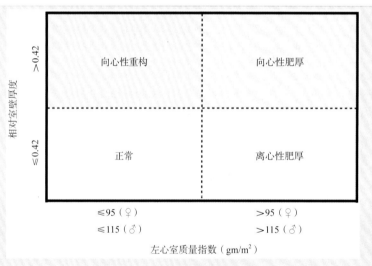

图 10-4-2 心肌肥厚的类型（二）

［绘图依据：Long RM,Badano LP,Mor-Avi V,etal.Recommendations for Cardiac Chamber Quantification by Echocardiography in Adults An Update from the American Society of Echocardiogrphy and the European Association of Cardiovascular Imaging.Journal of the American Society of Echocardiogrphy,2015,28(1):1-39.］

（2）根据整体质量和相对于左心室大小的质量，描述严重程度。

（3）相关的病理学特征（例如瓣膜疾病或流出道梗阻）和少见的表现（例如淀粉样变的斑点纹理、肿瘤性局限性肥厚）。

三、左心室肥厚检查与所见

（1）采用的所有切面均可做左心室肥厚的定性评价。胸骨旁短轴切面有利于显示向心性肥厚；胸骨旁长轴和心尖五腔心切面可以显示室间隔肥厚；心

尖和剑突下切面可以显示心尖肥厚。需要报告左心室肥厚的类型。如果肥厚不对称，可在不同部位测量室壁厚度（图10-4-3，图10-4-4）。

（2）常见要报告的异常回声纹理是淀粉样"亮斑"，但这受对比度和增益调节的影响。局限性肥厚伴异常回声提示恶性肿瘤的可能性。

四、左心室肥厚的严重程度分级

（一）左心室质量在临床上可分级为4种类型

（1）正常。

（2）相对室壁厚度增加伴左心室质量增加（向心性左心室肥厚）。

（3）左心室质量增加伴正常的相对室壁厚度（离心性左心室肥厚）。

（4）左心室正常质量伴左心室相对室壁厚度增加（向心性重构）。

向心性改变提示压力负荷增加（例如由主动脉瓣狭窄或高血压所致）。离心性改变提示容量负荷加重（例如由主动脉瓣反流所致）。

通过报告整体质量和（或）室壁厚度及相对室壁厚度进行严重程度的划分。

整个严重程度根据质量和室壁厚度测量作为左心室肥厚分级的指南（图10-4-2）。

（二）相对室壁厚度

根据左心室后壁厚度（LVPWd或PWT）和LVEDD，相对室壁厚度（RWT）可以计算为（2×LVPWd或PWT）/LVEDD。当左心室质量增加时提示如下。

（1）如RWT≥0.42，可提示向心性肥厚（图10-4-5）。

（2）如RWT<0.42，可提示离心性肥厚（图10-4-6）。

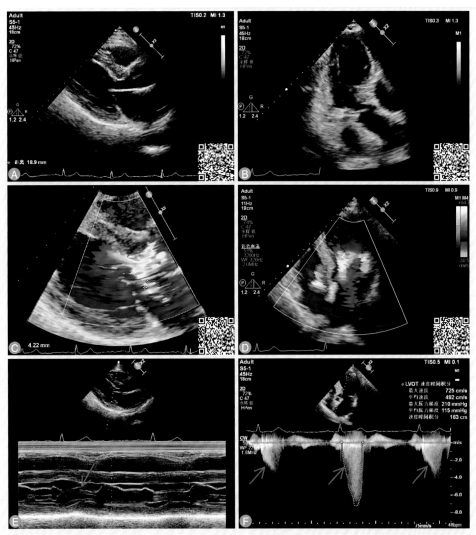

A.实时二维超声心动图于胸骨旁左心室长轴切面显示室间隔基底部肥厚，左心室流出道变窄，舒张期二尖瓣前叶与室间隔相接（动态）；B.实时二维超声心动图于心尖三腔心切面可见前室间隔基底部明显增厚，并突向左心室流出道，使左心室流出道变窄（动态）；C.CDFI胸骨旁左心室长轴切面显示收缩期左心室流出道血流加速，呈彩色血流信号，并可见二尖瓣有少量以蓝色为主的彩束反流（动态）；D.CDFI于非标准五腔心切面显示收缩期左心室流出道血流加速，呈彩色血流信号，并可见二尖瓣有两束以蓝色为主，分别向左心房房间隔侧和心房外侧的彩束反流（动态）；E.M型超声心动图于胸骨旁左心室二尖瓣波群可见收缩期二尖瓣前叶CD段向前移位（SAM征，箭头）；F.CW于心尖五腔心切面左心室流出道显示高速湍流频谱（见测量标识），呈"弯刀形"（箭头）

图10-4-3　患者女性，65岁，非对称性左心室心肌肥厚，梗阻性肥厚型心肌病

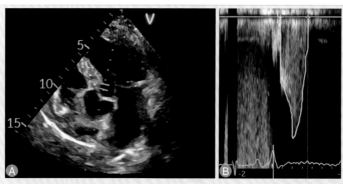

A.二维超声心动图于心尖五腔心切面显示室间隔肥厚,左心室流出道变窄;B.CW频谱波形呈"弯刀形"(箭头),最大流速为319 cm/s,最大压差为40.8 mmHg,平均流速为221 cm/s,平均压差为21.2 mm

图10-4-4 患者女性,54岁,非对称性肥厚型心肌病

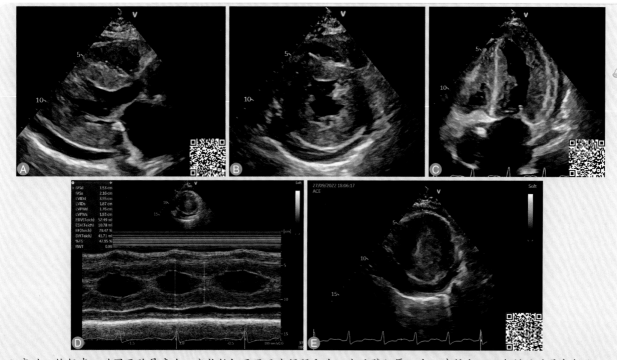

A.实时二维超声心动图于胸骨旁左心室长轴切面显示室间隔和左心室后壁肥厚,左心房扩大,二尖瓣后叶局部钙化,心包少量积液(动态);B.胸骨旁左心室中部短轴切面显示左心室壁对称性肥厚,心肌质量增加(图10-3-12);C.实时二维超声心动图于心尖四腔心切面显示室间隔、左心室侧壁及心尖肥厚,左心房扩大,心包少量积液(动态);D.M型超声心动图于胸骨旁左心室中部短轴切面心室波群运动曲线显示室间隔和左心室后壁肥厚,相对室壁厚度>0.42,心包少量积液;E.实时二维超声心动图于胸骨旁左心室乳头肌水平短轴切面显示左心室壁弥漫性对称性肥厚(动态)

图10-4-5 Takayasu动脉炎,左心室向心性肥厚

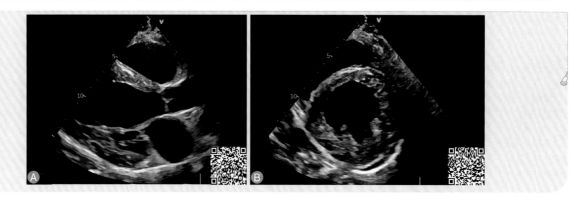

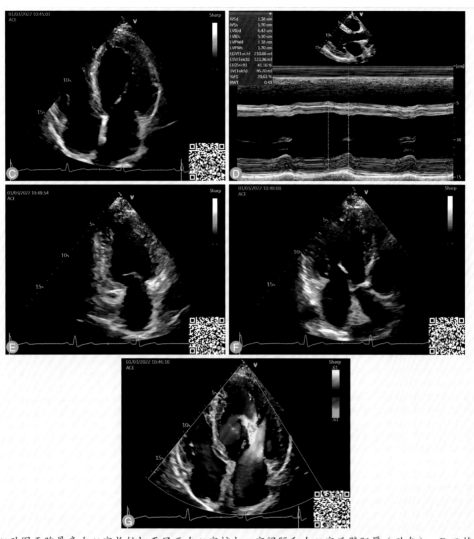

A.二维超声心动图于胸骨旁左心室长轴切面显示左心室扩大，室间隔和左心室后壁肥厚（动态）；B.二维超声心动图于胸骨旁左心室乳头肌水平短轴切面显示左心室扩张，左心室壁弥漫性肥厚（动态）；C.二维超声心动图于心尖四腔心切面显示左心室扩大，左心房、右心房扩大，室间隔、左心室外侧壁及心尖室壁肥厚（动态）；D.M型超声心动图于胸骨旁左心室波群显示左心室内径增大，室间隔和左心室后壁增厚，相对室壁厚度<0.42；E.实时二维超声心动图于心尖二腔心切面显示左心室扩大，左心室前壁和下壁肥厚（动态）；F.实时二维超声心动图于心尖三腔心切面显示左心室扩大，前间隔和左心室后壁肥厚（动态）；G.CDFI于心尖四腔心切面可见收缩期二尖瓣、三尖瓣，左心房、右心房侧可见少量中央性以蓝色为主的彩束反流（动态）

图 10-4-6　扩张型心肌病，离心性肥厚

第五节　左心室室壁瘤及其破裂

详见下册第五篇第十三章第三节急性心肌梗死及其机械并发症。

第六节　左心室憩室

一、概述

心室憩室是一种罕见的心脏畸形。先天性心室憩室占所有先天性心脏畸形的0.05%，最常见的是左心室憩室，约占3.4%，而右心室憩室、左心房憩室、右心房憩室和双心室憩室均可发生。先天性心室憩室在胚胎时期第4周便开始出现，病因尚不明确，可能与子宫内病毒感染、冠状动脉发育异常及心律失常等相关，这些因素使得心室或心房内压力增大，导致心室或心房局部室壁变薄，向周围膨出，形成心脏憩室。约70%的心室憩室伴有心脏、血管畸形或胸腹中线缺失，其余30%则为孤立性憩室，无临床症状及憩室相关的并发症。继发性心脏憩室则与心室局限性病变，如感染、肿瘤、创伤及手术等相关。

第三篇

憩室按组织学可分为肌型和纤维型。肌型憩室较多见，有完整的心内膜、心肌和心包3层结构，多发生在心尖及左心室下壁、左心室前壁，因含有心肌组织，可表现为与心室同步收缩；纤维型憩室常发生在心尖或瓣膜下，多为二尖瓣下，由残余心肌纤维组织组成，因此常表现为收缩或运动障碍，较易破裂，一般不伴有其他先天性疾病。

二、超声检查及所见

超声心动图可准确评估憩室的位置、大小、形态、同步收缩性、血栓形成及相关其他先天性心脏病。肌型憩室典型超声特征是狭窄的颈部和通过狭窄通道相连的囊性膨出与心室壁呈同步舒缩，收缩时，血液从憩室流向心室（图10-6-1），舒张时，血流从心室流向憩室（图10-6-1~图10-6-3）。纤维型憩室颈部宽，本身无明显运动，囊腔因血流流入而扩大，因血流流出而缩小。超声造影、经食管超声心动图及三维超声心动图可为诊断心室憩室提供更准确的信息。

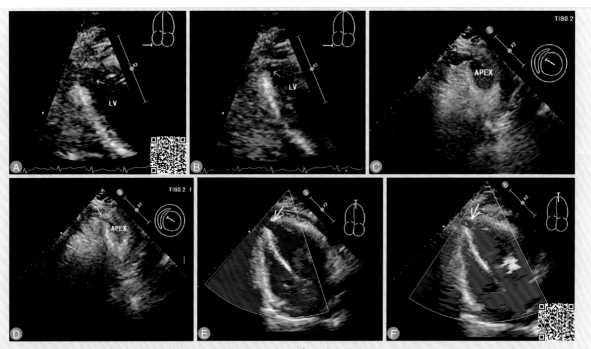

A.心尖五腔心切面和心尖四腔心切面可见左心室心尖局部变薄，并向外突起，随心脏舒缩而变化，舒张期扩大，呈半球形（动态）；B.收缩期缩小，呈三角形，基底部相对偏窄（箭头），并与相邻室壁同步运动；C.左心室心尖憩室舒张期扩张，呈指状，基底偏窄（箭头）；D.收缩期缩小（箭头）；E.CDFI于非标准心尖四腔心切面可见舒张期红色血流进入左心室心尖憩室，血流为红色（箭头）；F.收缩期左心室心尖憩室血流返回至左心室，血流呈蓝色（箭头，动态）。APEX：心尖

图10-6-1 患者女性，50岁，左心室心尖憩室

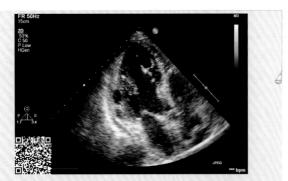

范围为2.5 cm×1.0 cm，底大口小，与左心室腔相通，随心脏舒缩变化，舒张期变大，收缩期变小，并与左心室同步运动，提示左心室憩室

图10-6-2 左心室后侧壁乳头肌上方局部向外轻度突起（动态）

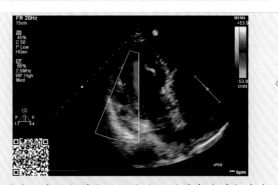

可见左心室后侧壁乳头肌上方心腔局部向外轻度突起，底大口小，舒张期血流充盈，收缩期血流返回至心室腔

图10-6-3 心尖左心室长轴切面CDFI（动态）

右心室流出道憩室

右心室憩室较为罕见，在临床上偶尔会见到（图10-6-4）。

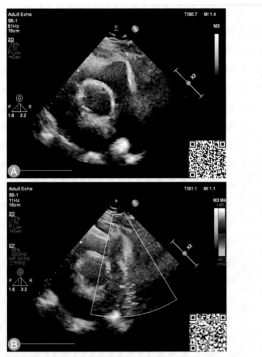

A.右心室流出道局部室腔扩大向外凸出，室壁运动正常；B.CDFI显示彩色血流充盈良好

图10-6-4　胸骨旁主动脉水平短轴肺动脉长轴切面（动态）

三、鉴别诊断

（1）心肌梗死室壁瘤：常见于长期高血压、糖尿病患者，心肌梗死后心肌组织瘢痕化导致局部室壁向外膨出，常见于心尖、前壁或前外侧壁，与心室连接处较宽，有时会钙化，表现为不动或矛盾运动，可伴有血栓形成，一般不伴有先天性心脏病。

（2）假性室壁瘤：多由冠状动脉闭塞后心肌梗死引起，也可由心脏手术、创伤或感染导致，心脏手术、创伤或感染引起心肌破裂后，室壁向外膨出，局部形成血栓和心包粘连，形成一颈部狭窄的球形腔，局部无心肌层，心室壁不连续。CDFI上显示瘤口开口处为湍流。常见于下后壁，并伴有二尖瓣的偏心性反流（图10-6-5）。

（3）心肌隐窝：是在心肌内出现狭窄的、深的、充满血液的内陷，常见于心肌致密化不全（noncompaction of ventricular myocardium，NVM），目前在肥厚型心肌病和高血压性心肌病中越来越常见。鉴别憩室和隐窝的特征是憩室延长至心外膜边界外，隐窝局限于心肌边缘内。

（4）心室疝：主要为先天性心室疝。此外，也可见于肺、胸膜和心包切除术后造成部分心包缺损而引起的获得性心室疝。在超声心动图上表现为缩窄环和心室腔变形弯曲，缩窄环部位室壁运动受限，心室疝与心室壁同步收缩和舒张。继发性急性心室疝可能引起心脏压塞及冠状动脉被压迫而猝死。

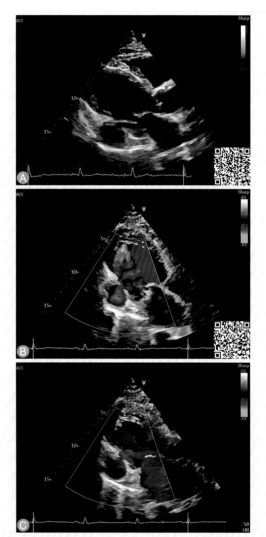

A.患者男性，67岁，冠心病陈旧性心肌梗死3年，因胸部不适就医。二维超声心动图显示胸骨旁左心室长轴左心室后壁基底段变薄，局部回声中断1.6 mm（破口），断端室壁变薄而不规则，周围有薄的膜围绕并向外瘤样隆起（动态）；B.CDFI于胸骨旁左心室长轴切面可见随心脏舒缩并经破口往返于心室腔和瘤样结构内的血流信号，图示收缩期有蓝色血流信号经破口进入瘤样结构，并显示二尖瓣左房侧少量以蓝色为主的彩束反流信号（动态）；C.CDFI于胸骨旁左心室长轴切面可见随心脏舒缩并经破口往返于心室腔和瘤样结构内的血流信号，图示舒张期有红色血流经破口回到左心室腔

图10-6-5　假性室壁瘤

四、临床意义及治疗

心室憩室是一种良性病变，部分仍可能会发生破裂或猝死，而且容易与心肌梗死室壁瘤、假性室壁瘤和心室疝相混淆，所以多种影像学检查结合有助于心室憩室的诊断。目前，心室憩室的治疗尚无统一的原则，主要取决于患者憩室的大小、临床表现、伴随的异常和可能的并发症等。但也有学者认为，左心室憩室应早期进行手术治疗，以避免不良事件发生。

第七节
嗜酸性粒细胞增多性心内膜炎

嗜酸性粒细胞增多性心内膜炎又称Loeffler心内膜炎，此病于1932年由Loeffler最早报道而以此得名。其病理特点可分3期，即坏死期、血栓形成期、纤维化期。此病应与冠心病心肌梗死相鉴别，冠心病心肌梗死系室壁运动降低后局部血流淤滞所致，多伴有节段性室壁运动异常，而嗜酸性粒细胞增多性心内膜炎局部心肌运动受限较轻。但当嗜酸性粒细胞增多性心内膜炎进展到晚期，其超声表现与心内膜纤维化不易区分，应结合相关临床表现和检查确诊。

（张全斌　徐琨　王军　郭丽丽　高瑞锋）

第十一章

左心室功能

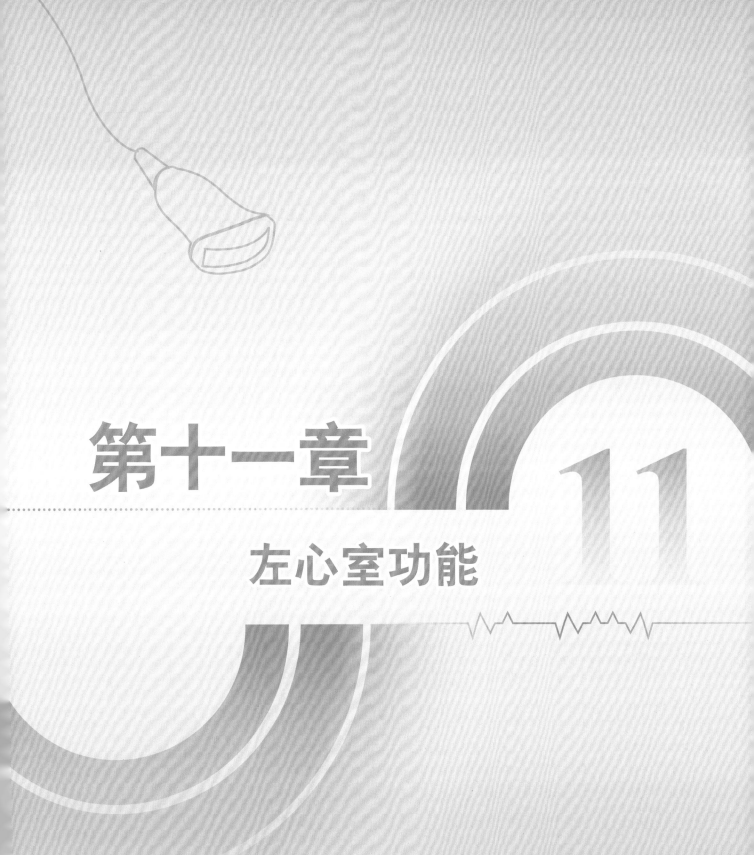

左心室功能的评估是最常要求的超声心动图检查项目之一，其中射血分数是最常见的参数，原因如下。

（1）出现呼吸困难和可能的充血性心力衰竭的患者，需要客观指标来评价，射血分数的高低对预后有明确的意义。

（2）可帮助指导治疗（尤其是心力衰竭的治疗和瓣膜病手术的抉择）。需要了解充血性心力衰竭是一种临床诊断，甚至在临床征象出现之前，左心室功能的异常就可能已经出现，因此尽早检查对预防心力衰竭的进展有重要意义。

第一节 左心室功能评估

对左心室功能的评估应该是全面的。表10-3-1对全面检查进行了概述，并不是所有的患者都有必要进行评估，应根据检查的临床指征来选择。以下是最基本的评估要求。

左心室功能的评估

1. 整体收缩功能

（1）主观评价大小、形状、局部和整体功能。

（2）测量左心室容积/大小、射血分数（辛普森法或三维超声心动图）。

（3）多普勒超声：容积测量、二尖瓣反流患者的压力上升速率（dp/dt）。

（4）评价心肌功能的新技术（应变、应变率）。

（5）左心室对运动负荷试验的反应。

2. 左心室形状和室壁负荷

3. 局部或节段性收缩功能

（1）主观评价节段功能、室壁运动评分指数（wall motion score index，WMSI）。

（2）心肌造影增强。

4. 舒张功能

（1）经二尖瓣血流分类。

（2）识别假性正常化充盈的策略。

（3）左心房大小（面积或容积）。

（4）瓣环组织多普勒（E/e'）。

（5）对 Valsalva 试验的反应。

（6）其他（肺静脉血流、二尖瓣血流传播）。

5. 同步化

（1）M 型室内延迟。

（2）多普勒超声评估心室间延迟。

（3）组织多普勒超声显像。

（1）左心室大小和形状。

（2）收缩功能，包括局部异常。

（3）舒张功能。

第二节 左心室整体收缩功能

左心室收缩功能的评估通常是通过目测进行的。尽管有经验的医师的眼球相当于轨迹球，但视觉评估的可取性取决于具体情况。单纯的视觉评估适用于急诊，但在绝大多数情况下，当需要做出诊治决策时，则不一定可靠，整体功能应当量化分析。在此详细阐述评估整体功能的标准方法，最准确的（也是首选的方法）是基于容积测定的方法。

一、二维测量

（一）射血分数

射血分数（EF）表示在一个心动周期内，左心室内的血被排出的部分（图11-2-1）。计算时，使用左心室舒张末期容积（LVEDV）和左心室收缩末期容积（LVESV）来计算。射血分数则为：

$$EF = (LVEDV - LVESV)/LVEDV \times 100\%$$

使用 Teichholz 公式，从线性测量可以计算出 EF。但是，众所周知其是不准确的，尤其在局部功能降低时。如果心尖图像不清晰，可以做声学心腔造影，采用辛普森法进行测量，并且可以从胸骨旁声窗进行三维成像。

$$EF = (LVEDD^3 - LVESD^3)/LVEDD^3 \times 100\%$$

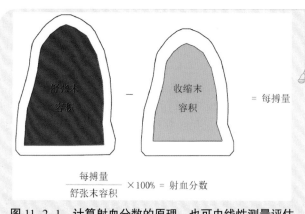

$$\frac{每搏量}{舒张末容积} \times 100\% = 射血分数$$

图11-2-1 计算射血分数的原理，也可由线性测量评估

（绘图依据：LEESON P.,AUGUSTINDE D.,MITCHELL A.R.J., et al.Echocardiography[M].2nd ed.London：Oxford University Press,2012.）

（二）缩短分数与面积变化分数

（1）缩短分数（fractional shortening，FS）和面积变化分数（fractional area change，FAC）代表

了左心室中部心腔大小变化的测量。缩短分数是基于标准的线性测量（图11-2-2）：

$$FS = （LVEDD-LVESD） /LVEDD \times 100\%$$

（2）面积变化分数（图11-2-3）使用胸骨旁短轴（左心室中部水平）切面，追踪勾勒横断面心腔的舒张末期面积（LVEDA）和收缩末期面积（LVESA）计算获得：

$$FAC = （LVEDA-LVESA） /LVEDA \times 100\%$$

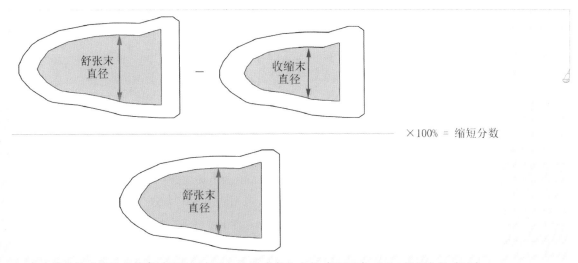

在无节段性室壁运动异常（SWMA）时，左心室射血分数（LVEF）=1.7×缩短分数（FS）

图11-2-2　依据线性测量获得缩短分数的原理

（绘图依据：LEESON P.,AUGUSTINDE D.,MITCHELL A.R.J.,et al.Echocardiography[M].2nd ed.London：Oxford University Press,2012.）

（引自：KACHARAVA ANDRO G.,GEDEVANISHVILI ALEXANDER T.,IMNADZE GURAM G.,et al.Pocket Guide to Echocardiography[J]. Atlanta:A John Wiley & Sons,Ltd.Wiley-Blackwell,2012,USA.）

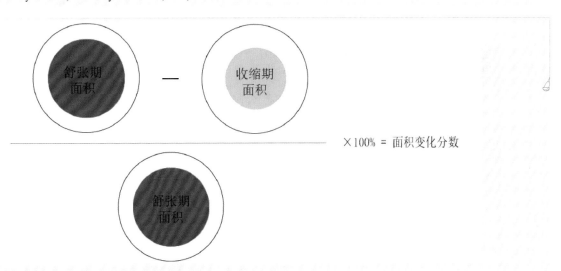

在无严重舒张功能异常、明显的室间隔缺损、二尖瓣反流、主动脉瓣关闭不全、扩大或很小的左心室腔时，LVEF=2.8×LVOT TVI（LVOT：左心室流出道；TVI：时间速度积分；LVEF：左心室射血分数）

图11-2-3　面积变化分数的原理

（绘图依据：LEESON P.,AUGUSTINDE D.,MITCHELL A.R.J.,et al.Echocardiography[M].2nd ed.London：Oxford University Press,2012.）

（引自：KACHARAVA A.G.,GEDEVANISHVILI A.T.,IMNADZE G.G.,et al.Pocket Guide to Echocardiography[J].Atlanta:A John Wiley & Sons,Ltd.Wiley-Blackwell,2012,USA.）

二、三维超声心动图测量

（1）早期描述的左心室测量不精确主要是因为在一维或二维上对心脏三维结构的投影，需要几何学上的假设和适当的平面位置。

（2）这些考虑对重复成像尤为重要。准确的平面重复几乎是不可能的。大量的证据表明三维成像是一种比标准成像能更准确地获取左心室容积的方法，尽管对EF值的益处并不太明显（图3-4-5）。

（3）最有可能受益的患者是那些患有缺血性心肌病和某些需要重复检查的患者。但由于肌小梁显像不佳，仍有部分患者的左心室容积被低估。

（4）需要进一步的技术发展来提高成像质量和帧频，但三维技术已可用于常规检查。

三、多普勒评价

（一）每搏量和心输出量

（1）多普勒测量每搏量的方法在书面上比在实践中更常见。

（2）构成射血分数（LVEDV-LVESV）的血流量代表每搏量，正常情况下是75~100 mL。这些测量随身体的大小而变化，应除以体表面积{体表面积=平方根［身高（m）×体重（kg）］}进行校正，可分别获得每搏量指数（正常为40~70 mL/m²）和心脏指数［正常为2.5~4 L/（min·m²）］。

（3）如果二尖瓣功能良好，每搏量×心率计算获得心输出量，正常为4~8 L/min。

（4）每搏量可以从EDV和ESV的测量中得出，但其准确性取决于清晰的图像。

（5）多普勒可以用于每搏量的评估（图11-2-4，图11-2-5），但是有赖于对左心室流出道的准确测量（因经过平方获得面积，故误差较大）。

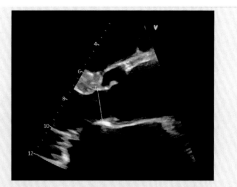

局部电子放大，测量主动脉环直径（见测量标识）

图 11-2-4　胸骨旁左心室长轴切面

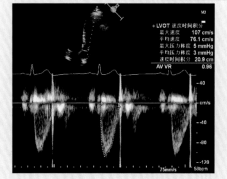

图 11-2-5　PW 于心尖五腔心切面测量左心室流出道血流速度积分（见测量标识）

（6）对于严重二尖瓣反流的患者，dp/dt的测量是另外一种有用的方法。

（二）计算每搏量

（1）在心尖五腔心切面记录左心室流出道PW频谱，追踪勾勒频谱波形曲线，记录VTI。

（2）在胸骨旁长轴切面，电子放大左心室流出道，测量其宽度（缘-缘，刚好在主动脉瓣下方）。

（3）每搏量是流出道的面积

$$\left[\pi \times \left(\text{直径}_{LVOT}/2\right)^2\right] \times VTI_{LVOT}。$$

（4）心输出量＝每搏量×心率。

（三）dp/dt

dp/dt描述了在收缩早期心室内压力的上升（图11-2-6）。压力的变化是由收缩压决定的，所以压力上升越快，左心室收缩功能越好。理论上，dp/dt比射血分数对心脏负荷情况的依赖性要小，但是dp/dt只有在明显的二尖瓣反流时，才可以测量。

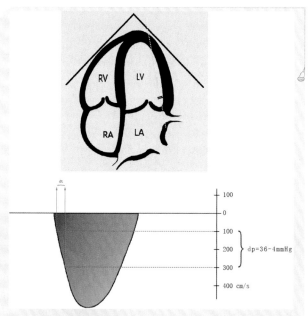

dp/dt测量心室内压的升高，dt<27 ms为正常功能；dt>40 ms为严重功能受损。RV：右心室；LV：左心室；LA：左心房；RA：右心房

图 11-2-6　在心尖四腔心切面采用 CW 显示二尖瓣反流束

（绘图依据：LEESON P., AUGUSTINDE D., MITCHELL A.R.J., et al. Echocardiography[M]. 2nd ed. London: Oxford University Press, 2012.）

（1）在心尖四腔心切面，将CW取样线通过二尖瓣和相关的反流束。

（2）采用100 mm/s的扫描速度，记录频谱轨迹曲线，以增宽轨迹波形。将刻度设置在0~4 m/s的范围。

（3）测量反流束的速度从1 m/s到3 m/s所需要的时间（此测量方法已被标准化，压力范围为4～36 mmHg）。如果标记了1 m/s和3 m/s的点，尽管可以手动计算，但机器或软件通常会自动计算出dp/dt。

（4）dp/dt＞1200 mmHg/s（两点之间＜27 ms），考虑为正常功能；dp/dt＜800 mmHg/s（＞40 ms）表示严重功能低下（表11-2-1）。

表 11-2-1　左、右心室 dp/dt 测量值

左心室射血分数	dp/dt
正常	＞1200 mmHg/s
轻度减低	1000～1200 mmHg/s
中度减低	800～999 mmHg/s
重度减低	＜800 mmHg/s
右心室射血分数	dp/dt
正常	＞400 mmHg/s

（四）左心室流出道速度时间积分（VTI）

为了获得心输出量是否正常、低或高的印象，使用PW从心尖五腔心切面测量左心室流出道VTI。一般人群如果心率在60～100次/分，则正常范围为18～22。这项技术也可使用PW在胸骨旁短轴右心室流出道评估右心室心输出量，正常值是左心室流出道的76%（或3/4）。

第三节　左心室局部收缩功能

左心室局部收缩功能的评价对于估测缺血范围、治疗效果及远期预后均具有很重要的临床意义，尽管心肌病可表现出局部室壁收缩功能的变化，但局部左心室功能异常的最常见原因是冠状动脉疾病。对于局部室壁功能异常，临床通常由目视法来评估，有赖于操作者的经验。基本判断为冠状动脉供血的相关室壁运动，准确计量室壁节段运动，并可采用室壁运动评分法进行半定量分析。目前已出现节段性室壁运动的全定量分析方法，但在临床实践中尚未得到常规应用。

一、定性评估

分析局部功能异常的关键是应用一种标准的方法将心脏分段。虽然美国心脏协会发布的17段分析方法（包括真正的心尖段）提倡在影像技术之间应用相类似的节段分析方法，但1989年美国超声心动图学会建议采用所应用的标准16段分析方法仍然在广泛应用（图11-3-1，图11-3-2）。16段分法：采用二维超声心动图扫描，选择胸骨旁左心室短轴切面，分别取二尖瓣水平（二尖瓣交界处）、乳头肌水平（乳头肌附着点）及心尖水平左心室短轴切面。二尖瓣和乳头肌水平的室壁各分为左心室前壁、前间隔（室间隔前2/3区域）、后间隔（室间隔后1/3区域）、下壁、后壁及侧壁共12个节段；心尖水平室壁分为左心室前壁、室间隔、下壁及侧壁4个节段，总共划分为16个节段。17段分法：在16段分法基础上，再增加心尖（不包括心腔之外的心尖）。

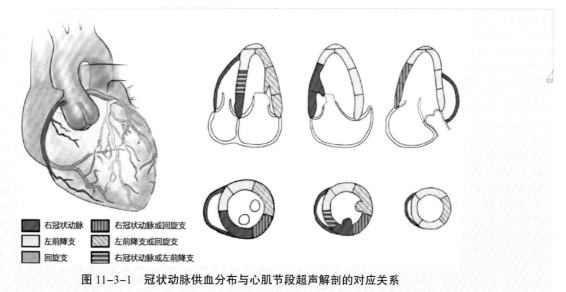

右冠状动脉　　右冠状动脉或回旋支
左前降支　　　左前降支或回旋支
回旋支　　　　右冠状动脉或左前降支

图 11-3-1　冠状动脉供血分布与心肌节段超声解剖的对应关系

［引自：Long RM,Badano LP,Mor-Avi V,etal.Recommendations for Cardiac Chamber Quantification by Echocardiography in Adults An Update from the American Society of Echocardiogrphy and the European Association of Cardiovascular Imaging.Journal of the American Society of Echocardiogrphy,2015,28(1):1-39.］

第三篇

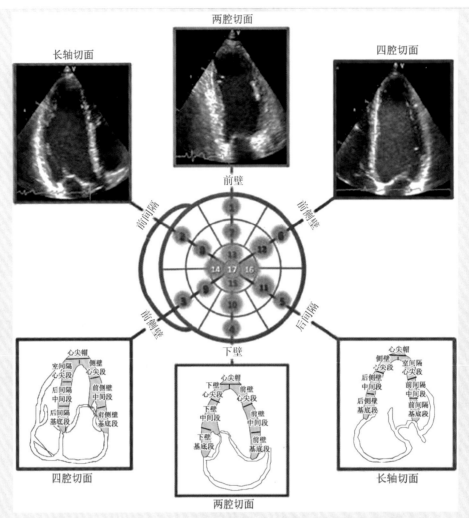

图 11-3-2　冠状动脉供血心肌节段解剖与心尖声窗心肌超声图像的对应关系

［引自：Long RM,Badano LP,Mor-Avi V,etal.Recommendations for Cardiac Chamber Quantification by Echocardiography in Adults An Update from the American Society of Echocardiogrphy and the European Association of Cardiovascular Imaging.Journal of the American Society of Echocardiogrphy,2015,28(1):1-39.］

（一）室壁运动

（1）记录胸骨旁左心室长轴切面、胸骨旁左心室短轴切面、心尖四腔心切面、心尖三腔心切面和心尖二腔心切面。注意避免心尖缩略，确保清晰的心内膜边缘。如有必要，可应用左心室腔造影剂增强方法显示心内膜轮廓（详见下册第二篇第五章第二节左心声学造影的临床应用）。

（2）一般情况下，前壁、心尖、室间隔由左前降支动脉供血；侧壁和后壁（下侧）壁由左旋支供血；下壁由右冠状动脉供血。但心尖四腔心切面的室间隔基底段是由右冠状动脉供血的区域。心尖和后壁的血供略有变异，有赖于哪一支冠状动脉供血占优势（左或右，图11-3-1）。

（3）回放每一个视频，查看每一个节段运动情况，可评估为正常、运动减弱（内膜运动<5 mm）、

无运动（内膜运动<2 mm）、矛盾运动（在收缩期内膜向外扩张运动）或室壁瘤（舒张期变形即"收缩期和舒张期均向外扩张"）。

（4）因为运动可能是被动所致，此时要查看心肌节段的增厚情况（收缩期室壁增厚为收缩期心内膜与心外膜的间距），正常室壁节段心肌在收缩期和舒张期间的增厚率>50%。如果符合这一标准，可认为正常，否则为运动减弱。

室壁收缩期增厚率=（收缩期厚度－舒张期厚度）/舒张期厚度×100

（二）室壁运动评分

室壁运动评分可半定量评估局部功能。

（1）正常节段评分为1分；运动减弱为2分；无运动为3分；矛盾运动为4分；室壁瘤为5分；变薄且无运动为6分；变薄且矛盾运动为7分。如果节段

显示不清，用0分表示。

（注：2015年ASE心腔定量指南中，仅将前4种节段性室壁运动异常作为评分的依据。Long Robert M.,et al.J Am Soc Echocardiogr.2015,28:1-39.）

（2）将16个节段的室壁运动得分总和除以节段数，可得出WMSI（可用软件计算）。WMSI为1时表示心肌运动正常，WMSI>1为异常，指数越大表示心肌运动异常的部位越多，程度越重。WMSI＝1～1.5时，表明左心室收缩功能轻度受损；WMSI＝1.5～2.0时，表明左心室收缩功能中度受损；WMSI>2.0时，表明左心室收缩功能重度受损，左心室射血分数通常<30%，这种半定量方法评价整体收缩功能类似于射血分数。

尽管临床实践证实了室壁运动积分法的准确性和敏感性，并得到广泛应用，但单纯用该方法作为判断心肌缺血的标准有时会有一定的局限性。因为任一节段的运动都受到其相邻节段运动的影响。例如，室壁某一节段出现矛盾运动，邻近节段心肌因受其影响，虽然本身的心肌正常，但也会出现运动减弱，反之亦然。运动增强节段的心肌牵拉缺血心肌一起运动，从而掩盖了此处的心肌缺血。因此，单纯应用室壁运动积分法判断心肌缺血易被高估。

二、定量判断

在中心线之间室壁运动判断的一致性可改善传统的分析标准，但仍不完善。适宜客观测量的优点是WMSI的一个补充，更有益于经验较少的医师。

目前已有许多超声心动图和多普勒方法可以完成局部功能的定量分析（表11-3-1）。尽管有些方法在某些方面表现出色，但在临床实践中，尚未有一种方法能够成为主流方法。

表 11-3-1　评价局部功能的技术

	径向	纵向
移位和增厚	中心线（2D） 彩色室壁运动（CK） 解剖M型	瓣环M型超声 组织追踪
	斑点追踪	斑点追踪或TDI
速度	斑点追踪	TDI或斑点追踪
畸变	斑点追踪	TDI或斑点追踪
时间	TDI（收缩期达峰时间或舒张期起始时间）	TDI（收缩期达峰时间或舒张期起始时间）

解剖M型

Anatomic M Mode（AMM）是指心脏超声M型检查时，改变了传统M型取样线只能以顶点为原点呈"钟摆样"调节的局限性，实现了可在360°范围内任意角度放置取样线而获得M型超声心动图。AMM在保存回放后的二维超声心动图上和实时扫描的图像上均能进行。该技术可精确观察心脏各室壁的厚度及增厚情况，也有助于准确测量射血分数。

第四节　左心室应变

一、背景

应变是一种心肌的基本物理特性，其反映心肌力学的形变。目前有两种评价方法：①TDI，从应变率获得应变，是一种相邻速度之间取样距离上的差别；②斑点追踪，从斑点的运动获得应变。

完整的应变包括对径向、纵向、圆周及剪切应力的评估，这些信息是可以获得的。其中临床最有价值、可重复测量的是纵向应变，因为纵向应变有最多的临床数据作支撑（图11-4-1，图11-4-2）。圆周应变（图3-5-1C，图3-5-2C）可以用斑点追踪评估，但径向应变则难以采用任何方法测量。

选择何种技术？

（1）斑点追踪获取应变较简便，可在多个方向获得应变，在三维超声方面，其具有潜在的发展前景。除需要高帧频的情况外（例如，应变率或应力成像），斑点追踪应变是首选方法。在需要高帧频时，组织速度可能更有优势。

（2）不论是组织速度，还是斑点追踪技术都不是完美的方法，仍需要不断发展和完善，例如研究表明在同一心肌的应变值因设备不同而有所差异。

二、整体应变

（1）虽然射血分数简单直观，并且有大量的预后信息作支撑，但是它存在重要的局限性，包括对影像质量的依赖性、基于几何假设、受负荷影响，以及对早期疾病缺乏敏感性（其特征是受纵向功能的干扰或影响）。

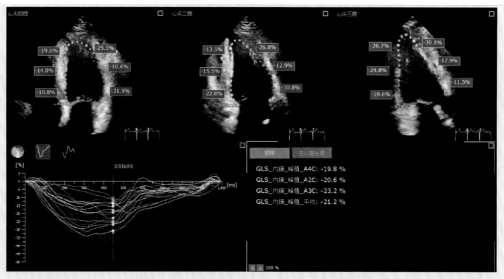

图 11-4-1　纵向应变（GLS）显像，用曲线表示

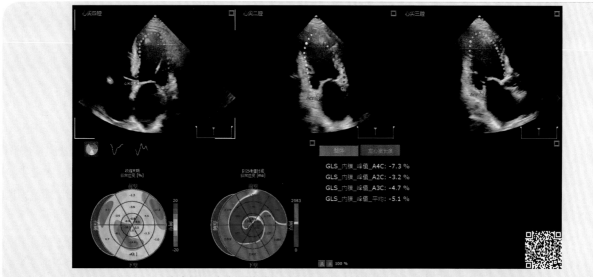

图 11-4-2　患者冠心病广泛前壁心肌梗死纵向应变显像，用"牛眼图"表示（动态）

（2）整体应变避免了由于对边缘轨迹勾画不准确而带来的误差，但其受负荷条件和影像质量的影响。

（3）整体应变类似于射血分数，可以采用作为解释局部应变平均值而导出的纵向应变和圆周应变来测量。在两项研究中，这些参数预测了结果。

（4）整体应变可能对序贯研究（例如左心室对治疗的反应），以及探查早期疾病（例如浸润、心脏毒性）有价值。

（5）整体应变是心肌所有16节段或17节段（或可进行应变测量的节段）应变测量的平均值。

应变测量的正常值

按照惯例或约定，可将心肌缩短描述为负值应变，而心肌拉长被描述为正值应变。如果心肌没有收缩，则应变为0。纵向应变是临床最强的指标，纵向正常的局部收缩期峰值应变大约为 -18%。如果纵向应变值为 -14% 或更接近于0，可能为异常。整体纵向应变为 -12%，则与射血分数 < 35% 相对应。到目前为止，所有应变参数的正常值范围仅有非常有限的数据，但这里所给出的值是作为不同类型应变由 Saito k 等修正的正常值范围（平均值 ± 标准差），并已发表（表 11-4-1）。注意收缩时左心室变小，纵向应变和圆周应变为负值。然而，由于径向应变描述的是收缩时心肌增厚，因此其为正值。

表 11-4-1　应变测量的正常值范围

	三维斑点追踪*	二维斑点追踪
纵向（Longitudinal），%	−17.0±5.5	−19.9±5.3
环轴（Circumferential），%	−31.6±8.0	−27.8±6.9
短轴（radial），%	34.4±11.4	35.1±11.8

引自：SAITO K., OKURA H.,WATANABE N.,et al.Comprehensive evaluation of left ventricular strain using speckle tracking echocardiography in normal adults:comparison of three-dimensional and two-dimensional approaches.J Am Soc Echocardiogr,2009,22(9):1025-1030.
*Artida(Toshiba)

三、局部应变

（1）局部应变最重要的应用是识别缺血性心脏病。以往二维超声对瘢痕（静息显像）、存活心肌（低剂量反应）和缺血（峰值剂量显像）的识别有主观性，有赖于图像质量和观察者的专业知识。应变成像技术可提供一种敏感和可重复的替代方法。

（2）采用应变成像技术识别静息室壁运动异常可以提高在ICU、手术室和胸痛冠状病房对冠状动脉疾病的检测（建议参考截断值：应变率为−0.83/秒，应变为−17.4%）。

（3）舒张应变紊乱可能持续数小时，代表一种潜在的"缺血记忆（ischaemic memory）"信号。应变也可用于预测瘢痕的透壁范围。

（4）在多巴酚丁胺的作用下，存活心肌节段的增加也可用应变来定量。斑点应变似乎不如多普勒应变，特别是在基底段，可能是由于图像质量的问题。

（5）心肌缺血时应变的评估仍然非常困难。研究表明应变率和室壁运动相结合，敏感性和特异性增加。但多普勒应变较为烦琐，容易产生伪像；而斑点应变成像则受影像质量和帧频的限制。

（6）应变在局部收缩（机械弥散，mechanical dispersion）时间上的应用在心脏再同步化治疗和室性心律失常的预测中具有潜在的应用价值。

（7）其他可能认为重要的应变应用包括右心室和右心房的应变成像。

四、二维斑点追踪技术评估应变

（一）获取影像

（1）需要高质量的二维超声，以保证清晰地识别心内膜。

（2）为了完成评估左心室局部室壁运动所有标准切面的二维应变分析，需要获取：胸骨旁左心室切面、左心室短轴切面（基底、中部及心尖水平），以及左心室心尖四腔心切面、心尖三腔心切面和心尖二腔心切面。

（3）优化二维超声，调节扇面大小和左心室的聚焦深度。

（4）确保帧频在50~90帧/秒。

（5）获取呼气末图像。

应变成像的优点和缺点

1. 应变的优点
（1）一项局部和整体功能敏感和自动化的标志。
（2）在左心室的不同节段内，它是相对均匀的。
（3）它是一种收缩性的标志。
（4）它不受牵拉的影响。
2. 应变的缺点
（1）方法耗时、复杂，并且使用者需要具备专业知识，以避免伪像误导结果。
（2）斑点应变需要高质量的图像。
（3）组织速度要求成像结构尽可能地接近超声束（有角度依赖性）。

（二）后处理

（1）配备多个后处理软件包。

（2）装载适宜的左心室切面后，软件包会要求操作者确认它是哪个切面的。

（3）如果需要，某些软件包允许图像的增益再次得到调整。

（4）提示操作者识别图像上的特殊点以做标记（通常可达3个点）。从此点开始，软件自动勾勒心内膜和心外膜边缘。

（5）之后可以播放图像。重要的是操作者要目视评估自动勾画边缘的情况，以通过心动周期追踪真实的心内膜/心外膜。

（6）如果追踪得较差，当需要时有必要调整自动勾画的边缘。

（7）当满意时，之后操作者可选择哪种类型应变进行分析。

（8）将会看到与屏幕左侧彩色带相一致的彩色叠加。

需要评估的每一幅左心室图像将呈节段显示出

来，也可显示为节段应变曲线图。

五、三维斑点追踪评估应变

（一）概述

三维斑点追踪应变是在实时三维超声心动图及二维斑点追踪技术（2D-STE）的基础上发展起来的新技术，克服了TDI角度依赖性及二维斑点追踪技术的"跨平面失追踪"的局限性，可以在三维容积内客观、准确地追踪心肌运动轨迹，准确评估心肌在三维空间内的复杂形变，如旋转和扭转。此外，应变技术除了观察左心室外，还对左心房、右心房和右心室进行运动和功能评价，相信随着其更广泛、深入的应用，将会为临床医师诊治疾病提供更好、更快、更有效的影像功能学信息。

（二）图像采集

（1）为了适宜的三维斑点追踪分析，重要的是需要有好的声窗，以便清晰显示心内膜边缘。

（2）一旦获得最佳的二维左心室心尖四腔心切面，就可选择三维斑点追踪。

（3）应当使用三维全容积采集模式。

（4）在双平面切面，调节深度和扇扫宽度，以保证聚焦在左心室。

（5）为了完成三维斑点追踪，应当优化图像的分辨率，以便获得适宜的帧频。调节线密度和使用最大数字的亚容积（心搏次数）可能取决于患者闭气的能力。

（6）在呼气末获得全容积。

（7）检查在四腔心切面出现的拼接伪像，以及在几个短轴平面通过切割左心室进行观察。

（8）如果适宜，可选择接受、删除或再次启动获取程序。

（三）后处理

（1）有几个不同的后处理软件包。个体运算可能存在某些变异，但评估三维斑点追踪应变的一般原理是类似的。

（2）选择三维全容积左心室采集。

（3）之后左心室可在几个平面显示。通常为心尖四腔心切面、心尖二腔心切面及3个短轴切面。

（4）可以调节左心室双平面切面的方向，以矫正心腔缩短。

（5）也可调节3个短轴平面的水平，以保证左

心室心尖、左心室中部（乳头肌切面），以及左心室基底部得以显示。

（6）之后软件包提示在左心室双平面切面进行操作，操作者需要识别和做解剖标记（通常为3～5个标记点）。然后自动软件勾画所有屏膜上左心室切面的心内膜和心外膜。

（7）然后操作者能够播放心动周期的动态图像，检查心外膜和心内膜边缘是否追踪合适。

（8）除舒张末期容积、收缩末期容积及射血分数外，软件计算左心室质量。在心动周期中测量左心室质量，平坦曲线是心内膜和心外膜跟踪良好的指标，因为它与质量恒定相一致。在启动分析后30秒内可获得以下测量值。

1）整体和节段的位移。

2）整体和节段应变、应变率及位移。

3）一个特殊的特征是三维应变，其可能最接近斑点的真实运动。

4）旋转和扭转。

▶ 附：心肌应变成像技术的临床应用现状与发展

心肌应变是在TDI技术的基础上发展，继而在斑点追踪技术上升华，用于评价心肌运动和功能的新技术。应变反映靶心肌收缩后长度与初长度之间的变化率 $\varepsilon = \Delta L/L_0 = (L-L_0)/L$，而应变率指单位时间内的应变 $SR = (\Delta L/L_0)/\Delta t$。应变可从心肌组织形变角度定量分析室壁运动，其结果不受心脏整体运动、旋转和室壁运动正常节段对室壁运动异常节段牵拉效应的影响。应变分为3种：长轴应变、圆周应变、径向应变；二维斑点追踪技术所获得的应变成像优于组织多普勒应变，其是在高帧频二维灰阶影像的基础上，运用区域匹配方法逐帧追踪心肌组织内超声斑点，描计心肌节段运动轨迹，计算各节段应变。二维斑点追踪成像不受声束方向与室壁运动方向间夹角影响，能更准确地反映心肌收缩和舒张功能。基于此项技术对心肌功能判定的优越性，已广泛应用于心血管疾病各个领域。

一、冠心病

节段性室壁运动异常是诊断心肌缺血的重要指标。但在某些特殊情况下，如活动障碍节段受邻近组织牵拉而接近正常运动，或因心内膜无法完整、

清晰地显示，常规超声评价室壁运动存在主观性和局限性。应变和应变率成像将为此提供新的途径，可对节段性运动障碍的严重程度和累及范围做出准确、客观的评价。

二、瓣膜病

主动脉瓣狭窄疾病早期，瓣膜狭窄使心肌肥厚，肥厚的心肌加强收缩以维持正常每搏量；伴随着疾病的进展，心肌逐渐失去代偿能力，进而出现心腔扩大和心力衰竭，预后不佳。早期评估主动脉瓣狭窄患者的心功能是否在代偿范围将为心外科医师提供重要的临床决策依据。心肌应变显示，随着左心室壁厚度的增加，左心室射血分数正常的主动脉瓣狭窄患者的心内膜、心肌和心外膜长轴应变（Endo-GLS、Mid-GLS、Epi-GLS）已逐渐降低，故心肌分层应变能准确评估重度主动脉瓣狭窄患者的左心室心肌收缩功能的储备情况。

三、肿瘤

心肌损害已成为肿瘤心脏病学的热门话题，化疗、放疗和靶向药物治疗均可损伤心肌，造成心功能异常或心力衰竭。早发现、早干预对患者预后极为重要。心肌应变，尤其是左心室长轴GLS在抗肿瘤治疗过程中可先于左心室射血分数出现降低，相关指南强烈推荐化疗随访过程中测定GLS。

四、感染性心力衰竭

感染性心力衰竭早期，射血分数正常，而应变心脏旋转成像出现异常。

五、心肌淀粉样变

心肌淀粉样变临床表现不典型，多出现进行性心力衰竭、顽固性低血压、肝肾功能损伤。心肌淀粉样变在心肌应变上有特征性表现：心尖保留性应变。

六、心力衰竭

急性心力衰竭患者发病前将经历较长的潜伏期（几天或几周）。应变成像技术可预测心力衰竭，监测心力衰竭失代偿患者的治疗效果，改善患者的生存质量和预后。

七、其他特殊类型心肌病

心肌应变技术对于某些特殊类型的心肌病有独特的诊断价值，例如，应激性心肌病、法布里病（Fabry disease）及营养不良性心肌病等，可对疾病进行早期诊断、实时监测、评价治疗效果等。

进行性肌营养不良性心肌病

进行性肌营养不良患者中部分会伴有心脏损伤，其中Duchenne肌营养不良性心肌病甚至成为致死主因。因为基因突变致肌膜抗肌萎缩蛋白（dystrophin）缺失，导致细胞内Ca$^+$超载，进而损害心肌细胞。应变成像技术可显示左心室节段性心肌功能受损。

第五节　心肌做功

无创心肌做功是一种新的参数，通过斑点追踪超声心动图将应变与左心室压力曲线相结合，构建左心室PSL来表示心肌做功。心肌做功测量的是左心室在等容收缩期、机械收缩和等容舒张期（IVR）过程中所做的功，本质上是力与距离的乘积。由于心肌力的计算比较困难，所以用压力代替。在此阶段，压力被定义为施加在不同心肌节段左心室壁表面的力。无创性心肌做功是通过肱动脉的袖带血压计测量和应变分析得出的。左心室的做功区域由PSL进行，PSL以逆时针方向旋转。PSL曲线下面积代表左心室收缩期每搏出功，不包括左心室在舒张期所做的功。心肌做功是在左心室收缩期加上等容舒张期，从二尖瓣关闭时开始，在二尖瓣开放时结束，以mmHg为单位（图3-5-2～图3-5-6）。

超声心动图的心肌做功分析结果如下。
- GWI
- GCW
- GWW
- GWE：GCW/（GCW+GWW）

心肌做功已被初步证明是一种有效的评估方法，它在应变分析的基础上，可以消除对后负荷的依赖，从而能更加准确地评估左心室的收缩功能。但是它并不能简单地作为左心室射血分数和GLS的替代指标，早期的研究已证明在不同负荷条件下的心肌收缩功能，以及左心室重构均具有重要的临床价值。尽管心肌做功的预后价值和正在临床决策中的应用需要更多的研究，心肌做功作为应变分析的评估方法具有广阔的临床应用前景（表11-5-1）。

表 11-5-1　二维超声心动图心肌做功参数

	总体	总体, 95%CI[a,b]	男	男 95%CI	女	女 95%CI	P 值
	平均值 ± 标准差 或中位数（IQR）	或正常值 ± 标准误	平均值 ± 标准差 中位数（IQR）	或正常值[b] ± 标准误[a]	平均值 ± 标准差 或中位数（IQR）	或正常值 ± 标准误	
GWI（mmHg%）	1896 ± 308	1292 ~ 2505	1849 ± 295	1270 ~ 2428	1924 ± 313	1310 ~ 2538	0.07
GCW（mmHg%）	2232 ± 331	1582 ~ 2881	2228 ± 295	1650 ~ 2807	2234 ± 352	1543 ~ 2924	0.9
GWW（mmHg%）	78.5（53 ~ 122.2）	226 ± 28[a]	94（61.5-130.5）	238 ± 33a	74（49.5 ~ 111）	239 ± 39a	0.013
GWE（mmHg%）	96（94 ~ 97）	91 ± 0.8[b]	95（94 ~ 97）	90 ± 1.6b	96（94 ~ 97）	91 ± 1b	0.026

注：a，标准误；b，正常值；CI，可信区间

第六节　左心室舒张功能

左心室舒张功能障碍已被认为是一种可引起临床症状和改变血流动力学状态的重要影响因素。舒张期是指从主动脉瓣关闭至二尖瓣关闭的时限，具有明确的4个阶段。

（1）等容舒张期——在二尖瓣开放之前。

（2）早期充盈期——占心室充盈的80%。

（3）缓慢舒张期——当心房和心室压力趋于相等时。

（4）心房收缩期——心室舒张晚期或剩余的心室充盈期。

舒张功能障碍在舒张早期是由于心肌主动松弛受损引起。这种情况通常发生在疾病发展的早期阶段〔例如，缺血、主动脉瓣狭窄、高血压和（或）心肌肥厚的早期表现〕，被称为松弛异常。随着疾病的进一步发展，可发生纤维化，并导致心腔顺应性降低（此情况也见于浸润性心肌病）。这些变化影响之后的心肌舒张功能，导致限制性充盈障碍。在以上过渡期，尽管舒张功能进行性受损，但在二尖瓣血流的超声心动图参数表中会出现一个明显的假性正常化。

一、超声心动图评估

多普勒超声对二尖瓣流入血流（左心室充盈）的测量是评估舒张功能的重要基础（如E/A比值）。此外，还有以下测量指标作为补充：①肺静脉血流和左心房大小（评估左心房压力）；②组织多普勒对舒张期二尖瓣瓣环运动速度的测量（探查心肌运动的情况）；③彩色M型传播速度（彩色M型超声心动图对舒张期二尖瓣血流的传播速度的测量）。超声检查报告应当描述是否存在舒张功能障碍及其类型（松弛异常、假性正常化或限制性充盈）。在检查时，如有依据，还可报告可能存在的基础病理表现。

（一）二尖瓣流入血流的检查与测量

（1）在心尖四腔心切面，将PW取样容积置于二尖瓣瓣尖（图11-6-1）。如果需要，采用CDFI引导校正二尖瓣血流的方向，并记录其频谱轨迹。

（2）E/A比值：测量E波速度峰值和A波速度峰值（图11-6-2）。正常左心室充盈，一般特征是E/A比值为0.75 ~ 1.5。

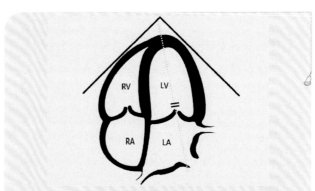

在心尖四腔心切面，将PW取样容积置于二尖瓣瓣尖。
RV：右心室；LV：左心室；RA：右心房；LA：左心房；
图 11-6-1　解剖示意

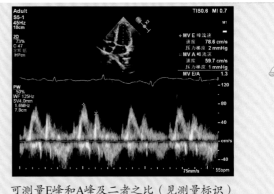

可测量E峰和A峰及二者之比（见测量标识）
图 11-6-2　PW 显示二尖瓣血流波形

（3）其他测量指标

1）减速时间：测量从E波速度峰值开始至E波结束的时间（图11-6-3）。如果末端被A波所掩盖，则可将E波斜率外推至基线。减速时间为160 ~

260 ms是正常的。

2）等容舒张时间（isovolumetric relaxation time，IRT）：测量从主动脉流出道血流轨迹结束至二尖瓣流入血流轨迹起始之间的时间。一般需要记录两种不同的多普勒频谱轨迹（主动脉流出道血流轨迹和二尖瓣流入血流多普勒频谱轨迹）。也可以记录从心电图上R波起始至二尖瓣流入血流起始的时间或取心尖五腔心切面，将其多普勒取样容积置于左心室流出道和左心室流入道之间，记录二者的血流轨迹测量（或采用组织多普勒检查与测量，图11-6-4）。正常范围：21～40岁为（67±8）ms；41～60岁为（74±7）ms；>60岁为（87±7）ms。

3）Valsava试验：可以嘱患者完成Valsava动作，再一次记录二尖瓣流入血流轨迹E波速度峰值和A波速度峰值，并计算E/A比值。如果存在假性正常化或可逆性限制性充盈，多普勒频谱轨迹将恢复到松弛异常的类型。

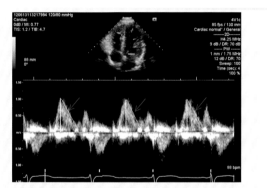

测量从E波速度峰值开始至E波结束的时间（箭头所示白色虚线测量标识）

图11-6-3　测量减速时间

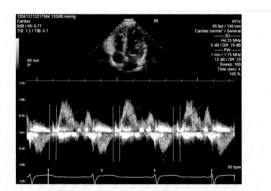

将多普勒取样容积置于左心室流出道和左心室流入道之间，记录二者的血流轨迹，测量从主动脉流出道血流轨迹结束至二尖瓣流入血流轨迹起始之间的时间（箭头所示测量标识）

图11-6-4　血流轨迹测量

（二）左心房大小

采用标准方法测量左心房大小。左心房增大意

味着左心房压力升高。在大多数超声心动图检查中，左心房的测量具有高度可行性和可靠性，使用心尖四腔心切面和心尖二腔心切面可获得最准确的测量（图8-1-3）。大样本的观察性研究显示，左心房容积指数≥34 mL/m²是发生死亡、心力衰竭、心房纤颤和缺血性卒中的一个独立预测因素。但是，须认识到在患有舒张功能障碍时，伴有心动过缓、心腔扩大、贫血和其他高排出状态，以及心房扑动或心房纤颤、明显二尖瓣瓣膜疾病的患者也可见左心房扩大。此外，左心房扩大还常常出现在无心血管疾病的运动员中。因此，对左心房大小的评估，需要依据左心房容积测量，同时还要参考患者临床状态、其他心腔容积，以及左心室松弛的多普勒参数进行综合分析。

（三）肺静脉血流

（1）在心尖四腔心切面，确保足够的深度，观察肺静脉流入血流。最易显示的肺静脉（最易校正多普勒角度）是靠近房间隔的右上肺静脉。可以采用CDFI引导显示肺静脉血流。

（2）将PW取样容积（大小为2～3 mm）刚好置于近左心房肺静脉内>0.5 cm处，调节探头角度，记录最佳的多普勒频谱波形，使壁滤波器降低到足以显示心房收缩（Ar）血流反转速度波形的开始和终止。

（3）肺静脉血流频谱波形由两个前向血流波形构成：收缩期和舒张期，之后是反向的心房波形（由心房收缩引起）。正常人中，青少年收缩波峰值<舒张波，随着年龄的增长，收缩波占优势或等于舒张波（图11-6-5，图11-6-6）。

（4）心房反向波增大（心房波的速度峰值>30 cm/s，且其血流时限比二尖瓣流入血流A波的时限较长，>20～30 ms）是充盈压增高的特异性指标，但并不敏感。收缩期血流波形减小是收缩功能障碍患者充盈压升高的可靠指标，而非收缩功能正常的患者。

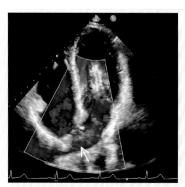

显示右上肺静脉红色血流汇入左心房（箭头）

图11-6-5　心尖四腔心切面 CDFI

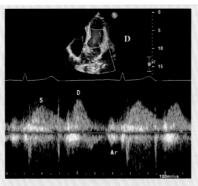

S：收缩波；D：舒张波；Ar：心房收缩波

图 11-6-6　将 PW 取样容积刚好置于右上肺静脉内显示肺静脉血流频谱

（四）组织多普勒成像

（1）在心尖四腔心切面，将PW组织多普勒取样容积置于二尖瓣瓣环室间隔侧或外侧（至于哪一侧为最佳，目前还没有明确的共识）。组织多普勒频谱通过减小取样容积提高定位的准确性，并适当调节增益（增益过高可导致频谱增宽），还要确保组织多普勒与心室的长轴方向一致。

（2）组织多普勒的类型应当与二尖瓣血流多普勒一样，具有E波和A波（但在基线以下，背离探头）。测量二者的速度峰值，通常它们被命名为e′和a′（表11-6-1，表11-6-2，图11-6-7）。

表 11-6-1　经年龄修正的正常舒张功能参数截断值

	< 40 岁	40 ~ 60 岁	> 60 岁
E 波减速时间（ms）	< 220	140 ~ 250	140 ~ 275
间隔 e′ 速度（cm/s）	> 9	> 7	> 6
侧壁 e′ 速度（cm/s）	> 11	> 10	> 7

表 11-6-2　在保留正常左心室收缩功能的成人患者中鉴别正常与假性正常化充盈的参考标准

	正常	假性正常化
侧壁 e′ 速度（cm/s，依据年龄）	> 7 ~ 11	< 7 ~ 11
侧壁 E/e′	< 10	> 10
PV A 波速度（cm/s）	< 35	> 35
PV A 波时限 - 经二尖瓣 A 时限（ms）	< 30	> 30
Valsava 试验	E/A 比值无明显变化	E/A 比值 < 1 或 E/A 降低 > 50%

注：PV = 肺静脉。

（3）也可以计算E/e′，其与左心房压力有关。E/e′<8提示左心房压力正常，E/e′>15提示左心房压力升高。

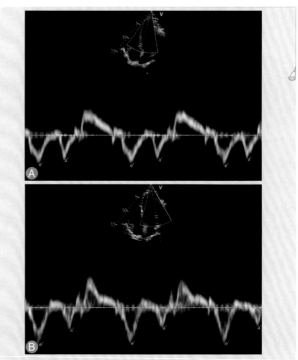

A.将PW取样容积置于二尖瓣瓣环室间隔侧，记录二尖瓣瓣环组织多普勒频谱轨迹；B.将PW取样容积置于二尖瓣瓣环外侧，记录二尖瓣瓣环组织多普勒频谱轨迹。e′：舒张早期速度峰值；a′：舒张晚期速度峰值

图 11-6-7　心尖四腔心切面

（4）近年来，E/e′ 已被推荐为诊断保留射血分数的心力衰竭（heart failure with a normal ejection fraction，HFNEF）的重要指标。

（五）M型彩色多普勒血流传播速度

M型彩色多普勒具有较高的时间分辨力，可以准确测量左心室内血流的传播时间和速度。二尖瓣舒张期血流传播速度（flow propagation velocity，Vp）主要取决于左心室的松弛速度，能更准确地反映左心室舒张的变化程度。舒张期二尖瓣开放后，由于左心室压力下降，左心房内的血流通过二尖瓣瓣口被抽吸到左心室腔心尖，左心室压力下降越快，舒张早期Vp就会越快。当左心室室壁松弛障碍时，舒张早期Vp则减慢。

超声测量方法：选择心尖四腔心切面，获得二尖瓣瓣口M型彩色多普勒血流图像，调节彩色刻度，降低Nyquist极限，以便使中央最快的血流速度呈蓝色，测量二尖瓣平面进入左心室腔远侧4 cm处的舒张早期混叠血流信号的上升斜率，或者测量从无彩色至有彩色过渡区的斜率，即可得到二尖瓣瓣口舒张期Vp（图11-6-8）。

舒张早期Vp可以反映左心室舒张状态，是评价左心室舒张功能的一项指标。健康成人舒张早期Vp>50 cm/s。在人群中，如其他多普勒指标显得不确定时，Vp对预测左心室充盈压能提供有用的信息。此外，使用Vp结合二尖瓣E峰速度也可预测左心室充盈压力，对患者的研究已经表明，二尖瓣E峰速度与Vp之比和左心房压力成正比，E/Vp≥2.5预测肺毛细血管楔压>15 mmHg具有一定的准确性。但对于左心室容量和射血分数正常而充盈压异常的患者，可产生一个使人误解的正常Vp。此外，因该种测量方法和参数标准尚不统一，可重复性较差，目前临床应用也受到一定限制。

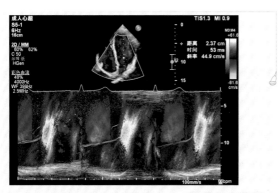

图11-6-8 彩色M型二尖瓣流入Vp，测量斜率获得（见测量标识）

二、舒张功能分级（建议和检测方法）
经二尖瓣血流分类（图11-6-9）

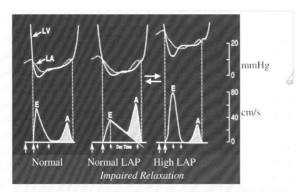

E：舒张早期二尖瓣流入血流速度峰值；A：收缩晚期二尖瓣流入血流速度峰值；LA：左心房；LV：左心室；Dec Time：减速时间；Normal：正常；Normal LAP：左心房压力正常；High LAP：左心房压力增高；Impaired Relaxation：松弛受损

图11-6-9 二尖瓣流入血流随经二尖瓣压力梯度变化的示意

［引自：NAGUEH S.F.,APPLETON C.P.,GILLEBERT T.C., et al.Recommendations for the evaluation of left ventricular diastolic function by echocardiography.J Am Soc Echocardiogr, 2009,22(2):107-133.］

1. 松弛受损

其特征是经二尖瓣血流峰值压差降低［表现为E波速度峰值和E/A降低（青少年E/A<1，老年人<0.5）］；E波减速时间延长（青少年>220 ms，老年人>280 ms，图11-6-10，图11-6-11）。心脏起搏、左束支阻滞及右心室负荷过重均可引起同样的变化。

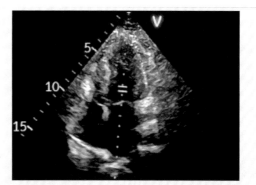

PW于心尖四腔心切面二尖瓣瓣下取样
图11-6-10 患者女性，67岁，高血压15年

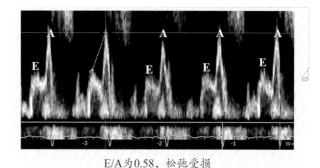

E/A为0.58，松弛受损
图11-6-11 PW测量舒张期二尖瓣流入血流E峰＜A峰

2. 假性正常化

随着左心室疾病的发展，左心房压力升高，E波速度和减速时间恢复至正常水平。除充盈压明显升高和心率较慢的患者之外（这些患者可能表现为舒张中期"L"波），如果不采取其他方法或指标，经二尖瓣血流类型不能与正常人相鉴别。因此第一步，左心室扩大、心肌肥厚，或收缩功能障碍的患者，如果对经二尖瓣血流类型"正常"有质疑，那么可能提示为假性正常化；第二步，测量左心房大小，评估充盈压（测量E/e′），以及应用组织多普勒检测二尖瓣瓣环的运动（图11-6-12）。注意当左心室射血分数保留时，E波减速时间、Valsava反应、肺静脉S波（S/D）减低，并且Vp可能是舒张功能障碍的不可靠指标。

第三篇

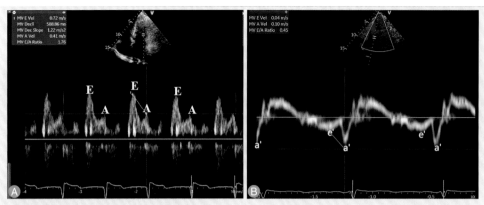

A.PW于心尖四腔心切面显示二尖瓣血流频谱E峰速度为72 cm/s，E/A为1.76；B.TDI显示舒张期二尖瓣瓣环室间隔侧e′峰值速度为4 cm/s，E/e′为18（＞15），提示左心室舒张功能假性正常化

图11-6-12　患者男性，57岁非对称性肥厚型心肌病

3.限制型充盈

充盈压继续升高导致E波速度增快（E/A增大，比值＞2），减速时间缩短（＜150 ms）。此种表现在保留正常射血分数的患者中不常见［表示限制型心肌病（restrictive cardiomyopathy，RC），如淀粉样变］，更多见于左心室扩张和严重收缩功能障碍的患者（图11-6-13）。存在可逆性（在Valsava试验或用利尿剂后正常化）对预后非常重要。

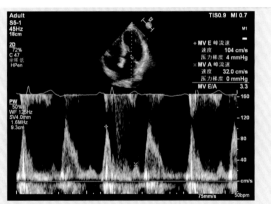

舒张期二尖瓣血流E/A为3.3（＞2.0），提示舒张功能限制型充盈

图11-6-13　肥厚型心肌病

三、保留射血分数的心力衰竭

在临床上，已经认识到存在一类需要治疗的有心力衰竭症状（气紧或呼吸困难）而收缩功能正常的疾病。这些症状表现与潜在的舒张功能障碍有关，其已被认为是HFNEF所致。HFNEF可能是射血分数减低型心力衰竭的先兆，已有相关诊治的指南发布。

HFNEF的诊断需要满足以下条件。

（1）心力衰竭的体征或症状。

（2）左心室收缩功能正常或轻度减低（左心室射血分数＞50%和左心室舒张末期容积指数＜97 mL/m²）。

（3）左心室舒张功能障碍的证据。

超声对HFNEF的诊断（图11-6-14）如下。

（1）从标准切面，采用双平面辛普森法或三维超声心动图方法计算左心室收缩末期容积和舒张末期容积。

（2）如果左心室射血分数＞50%且左心室无扩张（＜97 mL/m²），之后采用PW和TDI分别测量经二尖瓣流入血流速度与二尖瓣瓣环运动速度，评价左心室舒张功能。

（3）使用上述多普勒测值计算E/e′，其与左心室充盈压密切相关。如果E/e′＞15，则考虑HFNEF的诊断。如果E/e′＜8，则排除HFNEF。

（4）如果E/e′为8～15，需要采用检测超声心动图的其他指标进一步评价。以下指标或参数可考虑支持HFNEF的诊断。

1）E/A＜0.5和减速时间＞280 ms（年龄＞50岁）。

2）左心房容积指数＞40 mL/m²。

3）左心室质量指数＞122 g/m²（女性）或＞149 g/m²（男性）。

4）肺静脉心房血流返回时限/经二尖瓣心房血流波形＞30 ms。

四、超声心动图对左心室舒张功能的评估流程

美国超声心动图学会和欧洲心血管影像协会（the European Association of Cardiovascular Imaging，EACVI）联合推荐的超声心动图对左心室舒张功能的评估流程，见图11-6-15A，图11-6-15B。

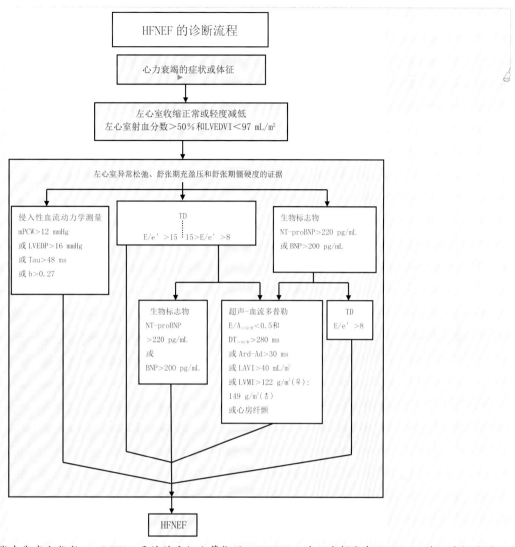

LVEDVI：左心室舒张末期容积指数；mPCW：平均肺毛细血管楔压；LVEDP：左心室舒张末压；Tau：左心室松弛时间常数；b：左心室腔僵硬度常数；TD：组织多普勒；E：二尖瓣早期血流速度；e'：二尖瓣瓣环组织多普勒速度；NT-proBNP：N端脑钠肽前体；BNP：脑钠肽；E/A：二尖瓣血流速度早期E峰和晚期A峰的比值；DT：减速时间；LVMI：左心室质量指数；LAVI：左心房容积指数；Ard：肺静脉血流心房收缩期反向波时限；Ad：二尖瓣血流心房波时限

图 11-6-14　对疑诊患者诊断 HFNEF 的流程

（引自：LEESON P.,AUGUSTINE D.,MITCHELL ANDREW R.J.，et al.Echocardiography,Second edition[M].Oxford University Press,2012.）

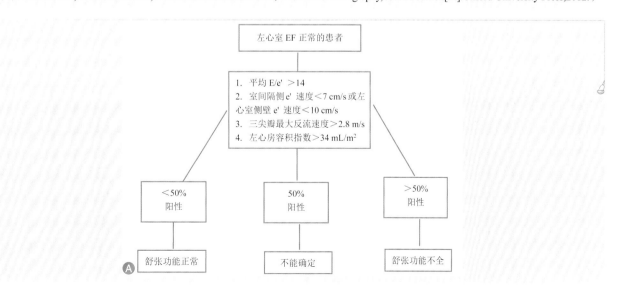

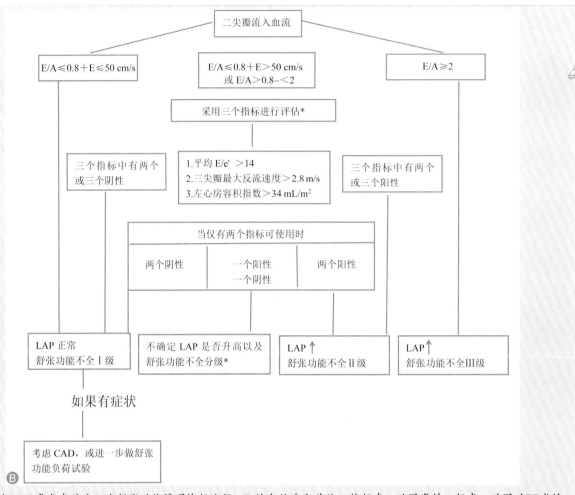

A.左心室EF正常患者的左心室舒张功能障碍诊断流程；B.结合临床和其他二维超声心动图资料，超声心动图对EF减低患者和心肌疾病EF正常患者左心室充盈压及舒张功能分级的评估流程。EF：射血分数；LAP：左心房压力；CAD：冠心病

* 如果仅获得1/3指标，则不能确定LAP；在存在左心室EF减低的患者中，可采用肺静脉S/D<1评估LAP升高

图11-6-15　ASE/EACVI联合推荐的超声心动图对左心室舒张功能的评估流程

{ 引自 Nagueh SF,Smiseth OA,Appleton CP,et al.Recommendations for the Evaluation of Left Ventricular Function by Echocardiography:An Update from the American Society of Echocardiography and the of Cardiovascular Imaging[J]. Am Soc Echocardiogr,2016,29(4):277-314.}

第七节　左心室同步性

目前，心脏再同步化治疗的标准包括纽约心脏协会（NYHA）心功能衰竭症状Ⅲ或Ⅳ级；经最大限度药物治疗左心室射血分数<35%；QRS存在增宽的情况［有关QRS的宽度在不同试验之间有所不同，但通常以>120 ms为标准（通常为左束支阻滞）］。尽管使用了这些标准，接受心脏再同步化治疗的患者仍有20%～30%没有反应，但这可能会使其他心力衰竭患者获益。

一、左心室失同步性

超声心动图同步性评估可用于患者选择、起搏位点选择或两者兼有。可以评估左心室与右心室之间的同步性（心室之间的不同步性——左心室流出道与右心室流出道之间的电机械延迟）或左心室内的同步性［心室内的不同步性可采用M型超声心动图、TDI、斑点追踪（应变）成像及三维超声心动图评估］。有许多评价指标，但缺乏相互间的比较。多数中心常常提供一个测量"菜单"，以下指标可提示不同步性。

（1）M型超声测量间隔与后壁（下侧壁）收缩延迟>130 ms。

（2）心室之间延迟>40 ms。

（3）收缩期应变（延迟收缩>30%）。

（4）间隔与后壁延迟>65 ms（组织多普勒测量）。

（5）不同步指数>32.6 ms。

（6）参数标志包括组织应变指数、组织追踪。

（一）心室之间的不同步性

心室之间的不同步性是指肺动脉血流起始与主动脉血流起始之间的时间差（≥40 ms提示不同步）。因为每个测量都需要单独的切面，所以每个切面中血流的起始相对于心电图轨迹都是定时的。

（1）获取胸骨旁短轴切面（主动脉瓣水平），记录通过肺动脉瓣血流的PW频谱，确保有体表心电图记录。

（2）在心尖五腔心切面，将PW取样容积置于左心室流出道，记录其血流频谱，确保有体表心电图记录。

（3）在胸骨旁主动脉瓣短轴切面，测量从QRS起始至收缩期肺动脉瓣血流起始之间的距离，然后再在心尖五腔心切面测量从QRS起始至收缩期主动脉瓣血流起始之间的距离。二者之差即为心室之间延迟（图11-7-1，图11-7-2）。

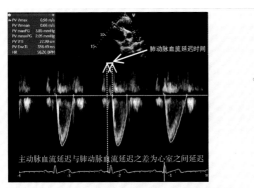

测量从QRS起始至收缩期肺动脉瓣血流起始之间的距离（见测量标识）

图 11-7-1　胸骨旁主动脉瓣短轴切面 PW

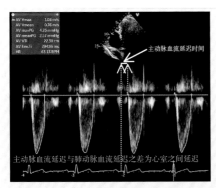

测量从QRS起始至收缩期主动脉瓣血流起始之间的距离（见测量标识）

图 11-7-2　心尖五腔管切面 PW

（二）心室内的不同步性

心室内的不同步性是指间隔与后壁收缩峰值之间的延迟（≥130 ms提示不同步），即左心室相对的室壁完全收缩时之间的延迟。

在胸骨旁长轴切面，将M型取样线与室间隔和左心室后壁垂直。在M型超声心动图上确认室间隔和左心室后壁的收缩期运动轨迹。测量二者之间的时间差，即为心室内延迟（图11-7-3）。

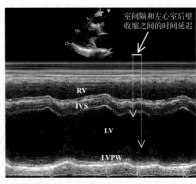

将M型取样线与室间隔和左心室后壁垂直。在M型超声上确认室间隔和左心室后壁的收缩期运动轨迹，测量二者之间的时间差（见测量标识）。RV：右心室；LV：左心室；IVS：室间隔；LVPW：左心室后壁

图 11-7-3　室间隔和左心室后壁收缩之间的时间延迟在胸骨旁长轴切面

二、组织多普勒测量

采用TDI可以评估左心室每个壁的中段和基底段运动之间的差异，能够提供某些心室协调运动的信息。TDI可从心尖四腔心切面和心尖二腔心切面测量8个心肌节段，或包括心尖三腔心切面在内，测量12个心肌节段进行评估。

（1）在心尖四腔心切面，将组织多普勒取样容积置于二尖瓣瓣环两侧基底心肌节段和室间隔与左心室侧壁的中段心肌节段，记录每一段心肌的运动信息（图11-7-4，图11-7-5）。

（2）在心尖二腔心切面重复上述操作，于二尖瓣瓣环两侧左心室基底心肌节段和前壁与下壁中段心肌节段（图11-7-6，图11-7-7），记录每一段心肌的运动信息。

（3）之后在心尖三腔心切面，于相应的4个基底心肌节段和中段，记录每一段心肌的运动信息。

（4）测量从QRS开始至每一次追踪运动的收缩期时间。

（5）左心室8或12个心肌节段测量值的标准偏

差可提供左心室整体的不同步指数（＞33 ms提示不同步）。

（6）在心尖四腔心切面，间隔基底段和侧壁基底段心肌之间的延迟可以作为评估心室不同步的一种替代指标（＞60 ms提示不同步）。

（7）最后，如果8或12个心肌节段测量中，任何心肌节段存在＞100 ms的差异，则提示心室不同步。

三、三维超声心动图评估不同步性

（1）存在和未存在QRS延长的患者中，实时三维超声心动图均可用于定量评价整体左心室机械不同步性。

（2）使用三维超声心动图采集的整体和节段左心室容积数据集可处理和分析心动周期的时间-容量关系。

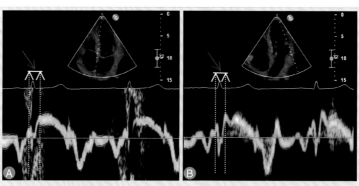

A.于心尖四腔心切面二尖瓣瓣环室间隔侧基底节段，测量收缩期室壁运动的延迟时间（箭头）；B.于心尖四腔心切面二尖瓣瓣环外侧基底节段，测量收缩期室壁运动的延迟时间（箭头）

图 11-7-4　脉冲组织多普勒频谱

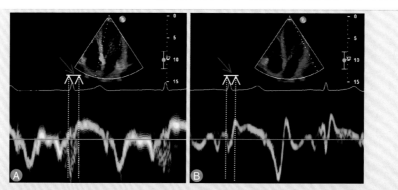

A.于心尖四腔心切面二尖瓣瓣环室间隔侧中部节段，测量收缩期室壁运动的延迟时间（箭头）；B.于心尖四腔心切面二尖瓣瓣环外侧中部节段，测量收缩期室壁运动的延迟时间（箭头）

图 11-7-5　脉冲组织多普勒频谱

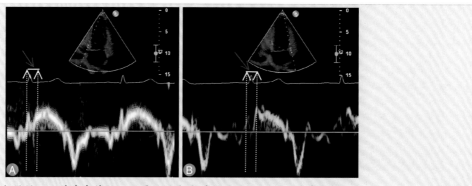

A.于心尖二腔心切面二尖瓣瓣环下壁基底节段，测量收缩期室壁运动的延迟时间（箭头）；B.于心尖二腔心切面二尖瓣瓣环前壁基底节段，测量收缩期室壁运动的延迟时间（箭头）

图 11-7-6　脉冲组织多普勒频谱

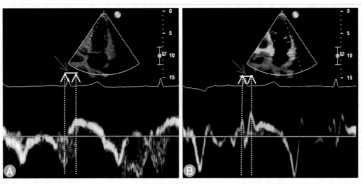

A.于心尖二腔心切面二尖瓣瓣环下壁中部节段，测量收缩期室壁运动的延迟时间（箭头）；B.于心尖二腔心切面二尖瓣瓣环前壁中部节段，测量收缩期室壁运动的延迟时间（箭头）

图 11-7-7　脉冲组织多普勒频谱

在随访中的应用：如何评价治疗是否有效？

应用最广泛的指标包括临床改善（正式标准是心力衰竭的分级和生存质量评分的改善）和运动量的改善（如6分钟步行长度）。超声心动图的指标包括左心室容积减小＞15%，射血分数增加＞5%，以及左心室心肌质量下降，或二尖瓣反流程度减轻。

尚未解决的问题

目前心脏再同步化治疗指南不包括不同步性测量，采用二维超声心动图预测心脏再同步化治疗的反应，已被观察到有不同程度的成功，但对常规同步性决定心脏再同步化治疗价值的研究尚存争议，许多超声心动图的潜在作用仍在探讨中。

（1）预测恢复的最佳同步性指标是什么？

（2）超声心动图是否可用来评估心肌缺血/心肌存活？

（3）关于最佳起搏点的指导有用吗？

（4）当心功能发生改变时，超声心动图是否可用来调整起搏参数呢？

（3）从三维超声心动图获取的左心室数据信息可得到一系列容积曲线，以显示心动周期中节段容积的变化（图11-7-8）。在同步性左心室中，许多单个节段容积曲线在收缩末类似的时间可达到其最小的容积。在不同步性左心室中，各节段容积曲线则随时间而有不同变化。

（4）有人提出一种收缩期不同步化指数（systolic dyssynchrony index，SDI），该指数可用来识别收缩不同步化慢性心力衰竭，SDI在正常范围内可能不考虑心脏再同步化治疗。在此，SDI的定义是指使用16节段模型达到最小区域容积所需时间的标准差，并以心动周期的百分比表示。研究表明，在基础状态下，临床上对心脏再同步化治疗有反应的患者与无反应的患者相比，SDI更大。SDI＞6.4%时，预测心脏再同步化治疗的急性容积反应敏感度为88%，特异度为86%。

实时三维超声心动图评估不同步化的优点

实时三维超声心动图优于二维超声心动图

（1）实时三维超声心动图可在同一个心动周期同时获取所有左心室节段的信息。

（2）实时三维超声心动图可在同一时间内记录所有的左心室节段信息，因此可避免二维超声心动图上常见的因心率变化而存在的问题。

实时三维超声心动图的不足

（1）实时三维超声的图像质量低于二维超声心动图，其时间分辨力较二维TDI低。

（2）由于难以闭气的问题和心脏节律的干扰，拼接伪像在被评估的患者人群中具有普遍性。

四、优化

优化程序常常不会引起临床改善，但可以调节两个起搏参数来测试获益情况：起搏的心房和心室之间的间期（AV delay）以及起搏的左心室和右心室之间的间期（VV delay）。

（一）评估

确保具有合适的程序员和技术人员（技师）。从采集标准基础不同步化测量值开始，记录当前的程控房室（AV）间期和心室（VV）间期。

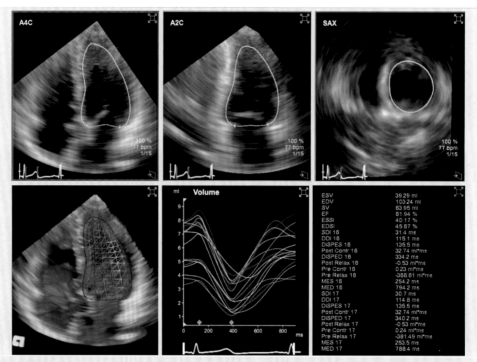

可得到一系列容积曲线，以显示心动周期中节段容积的变化。在同步性左心室中，许多单个节段容积曲线在收缩末类似的时间可达到其最小的容积。在不同步性左心室中，各节段容积曲线则随时间而有不同变化

图11-7-8　从三维超声心动图获取左心室数据信息

1.房室间期

目的是选择最短的AV间期，同时允许心室完全充盈。有两种方法，其均采用心尖四腔心切面二尖瓣流入血流的PW频谱。

（1）迭代法：在起搏器上设置一个短的AV间期（如短间期 = 50 ms）。观察A波，将间期每次降低20 ms，直到A波开始被截断。然后每次逐渐延长10 ms，直到A波刚刚完成。

（2）里特尔法（Ritter method）：

1）设置一个短的AV间期（如短间期 = 50 ms），测量QRS波起始至A波结束的间隔（短QA）。

2）设置一个长的AV间期（如长间期 = 150 ms），测量QRS波起始至A波结束的间隔（长QA）。

3）计算最佳间期。最佳间期 = 长间期 + 长QA – 短QA。

2.心室间期

在心尖五腔心切面，将PW取样容积置于左心室流出道，确保在整个研究过程中处于同一位置。

（1）开始VV间期，左心室起搏比右心室早80 ms。

（2）记录一个频谱波形曲线，并用VV间期进行注释。

（3）通过勾画（追踪）频谱波形曲线计算积分。

（4）将间期减少20~60 ms，并记录另一个积分（速度时间积分）。

（5）重复，将间期减少20 ms，直至没有间期（0 ms）。然后先开始右心室起搏，从20 ms增加至80 ms。

（6）另外，单独尝试左心室和右心室起搏。

（7）观察结果，识别最大的积分参数。应当有一个偏离最佳间期的渐变模式。选择这个参数作为新的VV间期。

（8）如果决定先起搏右心室，AV间期应当复位。

新的最佳AV间期 = 先前的最佳AV间期 – VV间期。

（二）结束优化

设置新的AV和VV间期。结束优化，并充分重新评估同步化，以确保重新编程后的改进。

（张全斌　高瑞锋　陈力）

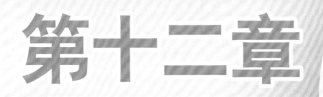

第十二章

左心室流出道
——主动脉瓣

第一节　瓣下左心室流出道狭窄

一、概念

左心室流出道的瓣下部分为二尖瓣游离缘至主动脉环之间的漏斗形区域。其前界为室间隔，后界为二尖瓣前叶。这个部位最值得关注的异常就是能引起左心室流出道梗阻的疾病。这些病变从解剖及功能方面可分为两种情况：恰位于主动脉瓣下固定的解剖性梗阻损害，如孤立性主动脉瓣下狭窄；发生在左心室较深部的解剖性及功能性梗阻损害，如功能性主动脉瓣下狭窄。

二、孤立性主动脉瓣下狭窄

（一）病理及分型

孤立性主动脉瓣下狭窄是左心室流出道梗阻的病因之一，约占儿童全部主动脉瓣狭窄病例的10%。这种梗阻通常发生于这几种情况：①恰在主动脉瓣下有一孤立的纤维薄膜阻塞了正常的左心室流出道（Ⅰ型）；②有一伴有肌肉肥厚的纤维环，位于主动脉瓣下约1 cm并向下延伸1～2 cm（Ⅱ型）。Ⅱ型不仅会造成左心室流出道更广泛的梗阻，且常累及二尖瓣前叶；③Ⅲ型较少见，仅占孤立性主动脉瓣下狭窄损害的6%～20%，它为一纤维肌性管道，可使流出道变窄达数厘米，为左心室流出道区最重要的畸形。鉴别孤立性主动脉瓣下狭窄的类型很重要，因为对Ⅰ型只需要简单地切除薄膜即可解除梗阻。孤立性主动脉瓣下狭窄常伴有其他畸形，文献报道达10%～57%的病例常伴发室间隔缺损及左心室流出道其他水平的梗阻。

（二）超声检查及所见

（1）超声心动图显示孤立性主动脉瓣下梗阻的最佳切面是胸骨旁长轴切面。如显示病变有困难时（特别是可疑为孤立性薄膜时），可选择心尖五腔心切面，因为心尖五腔心切面使梗阻膜与成像平面的声束相垂直，便于显示病变，同时频谱多普勒易于检测到狭窄导致的高速血流频谱（图12-1-1）。

（2）孤立性膜性主动脉瓣下狭窄中，孤立性瓣下膜的超声心动图表现恰在主动脉瓣下方，是由流出道前缘伸向后缘薄的线状回声带，膜在收缩期向主动脉瓣方向突起，舒张期又退回到左心室。除此膜性结构外，左心室流出道的其他部分多是正常的，瓣下纤维结构或左冠瓣及无冠瓣附着处至二尖瓣前叶间距不增大。

（3）广泛性纤维肌性瓣下梗阻中，瓣下纤维肌性环或管道产生更广泛的梗阻区，其特征是恰在主动脉瓣下自左心室流出道的前缘及后缘有一向内的弓形回声。梗阻性损害一般不仅累及室间隔上部，同时还累及二尖瓣前叶基底部，致使瓣下纤维结构增长，梗阻区可延伸数厘米，在收缩过程中常增加左心室流出道的狭窄程度。

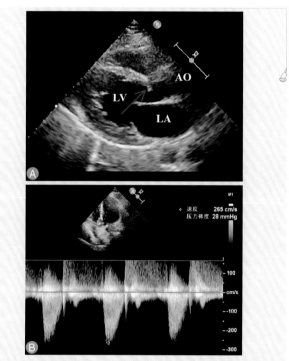

A.胸骨旁左心室长轴切面显示主动脉瓣下有一纤维环状偏高回声结构（箭头），使左心室流出道变窄；B.CW于心尖五腔心切面主动脉可测及高速湍流频谱（见测量标识）。AO：主动脉；LV：左心室；LA：左心房

图12-1-1　患者女性，20岁，体检时发现主动脉瓣下狭窄

三、功能性主动脉瓣下狭窄

（1）功能性主动脉瓣下狭窄是指具有共同特征的一组原因不同的疾患。这些特征是：①位于室间隔及二尖瓣前叶之间的左心室流出道存在解剖上的变窄；②二尖瓣不同程度的收缩期前向移动，进入此变窄的左心室流出道空间，引起流出道梗阻。左心室流出道变窄最常见的原因是室间隔肥厚。室间隔肥厚可以是非对称性的（ASH），如肥厚型主动脉瓣下狭窄（IHSS，图12-1-2～图12-1-5），或可伴有心室其他部分的肥厚，如向心性肥厚。这种梗阻的功能性成分，即二尖瓣的收缩期前向运动（systolic anterior motion，SAM），可能是流经狭窄流出道的高速血流将二尖瓣前叶吸入流出道（文丘里效应）所致。血流速度增加时，文丘里效应增强，射血必

须经过的左心室流出道就会进一步变窄。有关肥厚型主动脉瓣下狭窄致功能性主动脉瓣下梗阻更详细的超声征象，详见本书第二十五章第二节肥厚型心肌病。

（2）功能性流出道梗阻的其他原因：

1）女性老年患者，长期高血压，由于胃肠道出血或过度利尿剂引起低血容量，超声心动图可见向心性左心室肥厚、小左心室腔及二尖瓣SAM征。补充血容量和（或）纠正贫血后，超声心动图

SAM征消失，这种患者由于贫血及低血容量可能会提升射血速度和减少流出道的空间，因而产生梗阻。

2）患有瓣下、瓣膜或瓣上水平固定性流出道梗阻，伴有继发性左心室肥厚的患者，在经外科解除流出道梗阻后，常在心室水平发生暂时性的功能性梗阻，其原因可能是固定性梗阻解除后，射血速度加快。但由于流出道仍然较窄，因此可引起功能性瓣下梗阻。

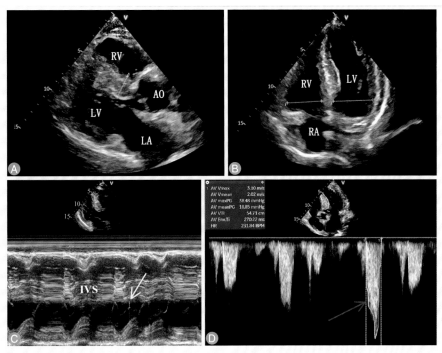

A.二维超声心动图于胸骨旁左心室长轴切面显示舒张末室间隔肥厚达2.35 cm（见测量标识），舒张期二尖瓣前叶与室间隔相贴；B.二维超声心动图于心尖四腔心切面显示左心室壁非对称性肥厚，室间隔呈梭形增厚，心尖四腔后间隔前面显示左、右心室内径正常（见测量标识）；C.M型超声心动图于胸骨旁左心室长轴切面显示室间隔肥厚，左心室流出道狭窄，收缩期二尖瓣前叶向前运动，距离室间隔0.78 cm（箭头，见测量标识）；D.二维超声心动图于心尖五腔心切面显示室间隔肥厚并向室间隔突出，CW测及左心室流出道高速湍流频谱，呈"弯刀形"，最大流速为330 cm/s，最大压差为38.48 mmHg，平均流速为202 cm/s，平均压差为18.85 mmHg（箭头，见测量标识）。AO：主动脉；IVS：室间隔；RV：右心室；LV：左心室；LA：左心房；RA：右心房

图12-1-2　非对称性肥厚型心肌病

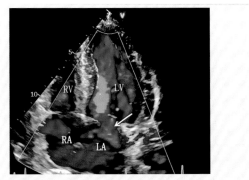

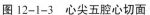

CDFI显示收缩期二尖瓣少量蓝色反流束（箭头）。RV：右心室；LV：左心室；RA：右心房；LA：左心房

图12-1-3　心尖五腔心切面

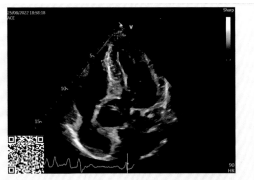

二维超声心动图显示室间隔肥厚突向左心室流出道，收缩期二尖瓣前叶向左心室流出道隆起，使后者更加变窄

图12-1-4　心尖五腔心切面（动态）

第三篇

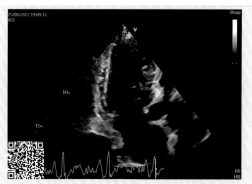

二维超声心动图显示室间隔肥厚,舒张期二尖瓣前叶与室间隔相贴

图12-1-5 心尖三腔心切面(动态)

第二节 正常主动脉瓣

一、大体解剖结构

主动脉瓣具有3个类似大小的瓣,合拢后形成一个"Y"字形。每一个瓣尖有一个小的增厚结节(Arantius结节)。主动脉瓣缘通常重叠2~3 mm,其相接处的线条被称为连合。瓣膜关闭被称为接合,开放称为运动。每个瓣周围向外略突起形成主动脉根部的小袋状结构,被称为冠状动脉窦(乏氏窦)。在舒张期,冠状动脉窦在主动脉瓣上方形成一个血池,以调节冠状动脉血流,并向冠状动脉灌注。瓣膜及其相伴随的窦根据冠状动脉起源自的窦(右、左和无)而命名。在瓣膜上方,隆起的窦在窦管交界处汇入管状的升主动脉。在瓣膜下方是左心室流出道,由膜性室间隔、二尖瓣前叶和左心室前壁构成。

二、正常所见

(一)二维超声心动图声窗与切面

(1)主要切面是胸骨旁长轴切面、胸骨旁短轴切面(主动脉瓣水平)和心尖五腔心切面。

(2)主动脉瓣射流速度也可以从右侧胸骨旁声窗获取,可用于详细评估主动脉瓣狭窄的情况。

(3)也可以使用心尖三腔心切面和剑突下声窗与切面。

(4)胸骨上窝声窗可以测量主动脉的血流,可用于评估主动脉反流情况。

(二)二维超声心动图所见

1.主动脉瓣

(1)胸骨旁长轴切面:可以观察到两个瓣(通常是室间隔侧的右冠瓣和二尖瓣侧的无冠瓣)。瓣叶开放时与主动脉平行,关闭时形成两条弧形线(图12-2-1A)。

(2)胸骨旁短轴切面(主动脉瓣水平):所有3个瓣均可以观察到(右侧的左冠瓣、前方的右冠瓣,以及后方的无冠瓣),这就是典型的"Y"字形切面(图12-2-1B)。观察到左主冠状动脉有助于识别左冠瓣。

(3)心尖五腔心切面、心尖三腔心切面:瓣膜有助于校准多普勒取样方向,测量血流速度。在这两处切面可以观察到两个瓣膜(通常是邻近心房的无冠瓣和紧邻室间隔的右冠瓣,图12-2-2)。

2.冠状动脉窦和窦管连接部

(1)胸骨旁长轴切面:冠状动脉窦向瓣膜右侧隆起,窦管连接部是升主动脉的起始点。

(2)胸骨旁短轴切面(主动脉瓣水平):冠状动脉窦围绕着每个瓣膜。

3.左心室流出道

胸骨旁长轴切面是最清晰的切面。左心室流出道由室间隔和二尖瓣前叶构成,通常宽约2 cm,大致呈圆形。

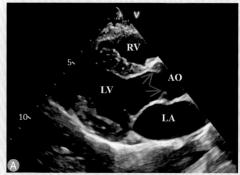
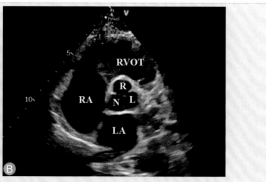

A.胸骨旁左心室长轴切面;B.胸骨旁主动脉瓣水平短轴切面。RA:右心房;RVOT:右心室流出道;R:右冠瓣;N:无冠瓣;L:左冠瓣;LA:左心房;RV:右心室;LV:左心室;AO:主动脉

图12-2-1 主动脉瓣(箭头)

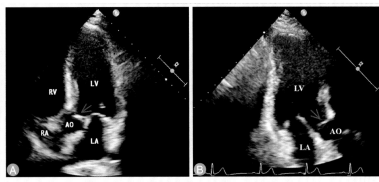

A.心尖五腔心切面；B.心尖三腔心切面。RV：右心室；LV：左心室；AO：主动脉；RA：右心房；LA：左心房

图 12-2-2　主动脉瓣（箭头）

（三）三维超声声窗与所见

三维数据集最好从胸骨旁声窗采集，可用于评估瓣膜疾病。详细的评价可能有助于测量声窗大小，但有时会受到图像质量的限制。

第三节　主动脉瓣狭窄

一、概述

主动脉瓣狭窄较常见，在>65岁的老年人中，25%的人会发生主动脉瓣增厚，在>75岁的老年人中，大约3%的人患有严重的主动脉瓣狭窄。在西方，其主要病因是钙化性退行性疾病。另外，2%的人有主动脉瓣二瓣畸形，而风湿性疾病目前并非常见病。

二、超声评估

超声心动图检查的目的在于确认主动脉瓣的形状、狭窄程度、对左心室的影响，以及是否存在相关疾病。

（一）超声表现

超声心动图的描述主要包括以下几点。

（1）瓣膜增厚的程度和分布。主动脉瓣硬化这一术语是指瓣叶增厚（>2 mm），但无明显狭窄（瓣口最大流速<2.5 m/s）。

（2）功能性瓣膜的数量（以图12-3-1提及的患者为例，二瓣畸形有2个，风湿性或钙化退行性疾病有3个，图12-3-1，图12-3-2）。

（3）瓣膜关闭线是居中（钙化退行性或风湿性疾病）还是偏心性（二瓣畸形，图12-3-3）。

（4）运动：正常或减低，收缩期是否呈弓形（二瓣畸形或风湿性疾病，图12-3-4～图12-3-7）。

（5）交界融合（风湿性疾病，图12-3-4）。

（6）伴随的风湿性二尖瓣狭窄提示病因为风湿性心脏瓣膜病（图12-3-4，图12-3-5）。

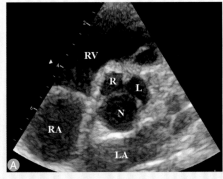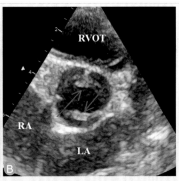

A.二维超声胸骨旁主动脉瓣水平短轴切面显示主动脉瓣增厚，舒张期瓣膜关闭时呈3个瓣；B.收缩期主动脉瓣膜开放受限，显示只有前后两个大瓣（箭头）。RVOT：右心室流出道；RA：右心房；LA：左心房；RV：右心室；R：右冠瓣；L：左冠瓣；N：无冠瓣

图 12-3-1　主动脉瓣二瓣畸形

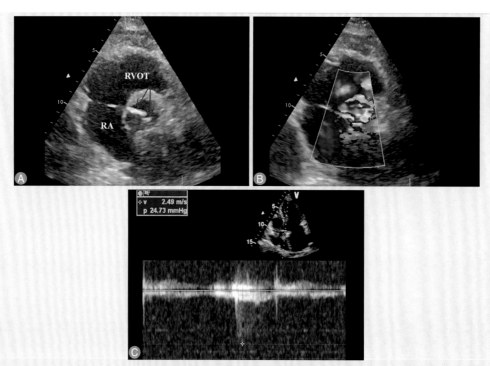

A.胸骨旁主动脉瓣水平短轴切面显示舒张期主动脉瓣为3个瓣膜，瓣膜增厚，无冠瓣和右冠瓣局部钙化（箭头）；B.收缩期主动脉瓣膜开放受限，瓣口狭窄，CDFI于收缩期胸骨旁主动脉瓣水平可见瓣口有高速五彩湍流信号；C.CW于收缩期心尖五腔心切面主动脉瓣测及高速湍流频谱，最大流速为249 cm/s，最大压差为23.73 mmHg（见测量标识）。
RVOT：右心室流出道；RA：右心房

图12-3-2　患者男性，75岁，主动脉瓣狭窄

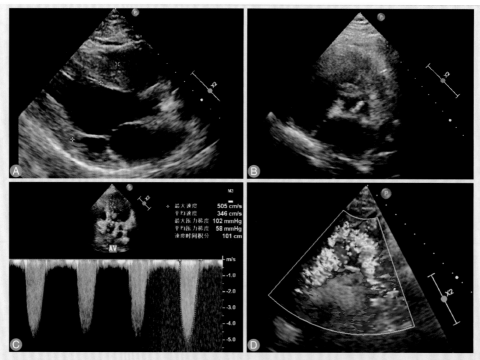

A.二维超声心动图于胸骨旁左心室长轴切面显示主动脉瓣明显增厚，伴结节状强回声，分界不清晰，收缩期开放受限，左心室呈对称性肥厚，左心房扩大；B.二维超声心动图于胸骨旁主动脉瓣水平短轴切面显示主动脉瓣增厚，呈3个瓣，无冠瓣较小，右冠瓣偏大，无冠瓣和左冠瓣回声增强，收缩期瓣口开放受限；C.CW于心尖五腔心切面收缩期主动脉瓣上可见高速湍流频谱，最大流速为505 cm/s，最大压差为102 mmHg，平均流速为346 cm/s，平均压差为58 mmHg；D.CDFI于胸骨上窝可见收缩期升主动脉至主动脉弓呈高速五彩镶嵌的血流信号

图12-3-3　患者男性，79岁，主动脉瓣发育畸形伴钙化、重度狭窄

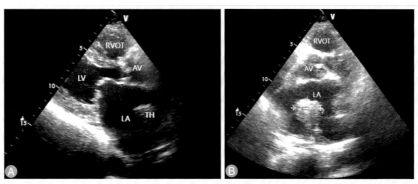

A、B图分别示左心室（LV）长轴和主动脉瓣（AV）短轴切面：AV增厚伴钙化强回声，交界粘连开放受限。二尖瓣重度狭窄，左心房（LA）扩大伴血栓（TH，见测量标识）。RVOT：右心室流出道

图12-3-4　患者女性，58岁，慢性风湿性心脏病20余年

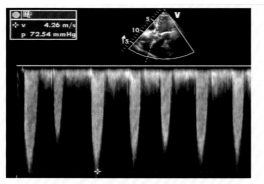

CW显示主动脉瓣高速湍流频谱（见测量标识）

图12-3-5　心尖五腔心切面

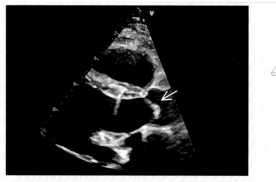

胸骨旁左心室长轴切面显示收缩期主动脉瓣开放受限，并向主动脉侧弓形突起（箭头）

图12-3-6　慢性风湿性心脏病

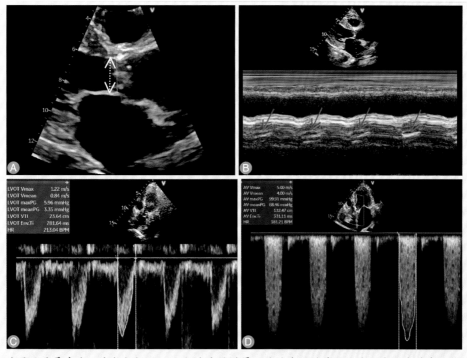

A.二维超声心动图于胸骨旁左心室长轴切面显示主动脉瓣增厚，收缩期开放受限，左心室流出道直径为19.5 cm，左心室肥厚，左心房扩大，升主动脉扩张；B.M型超声于胸骨旁心底波群显示收缩期主动脉瓣口狭小（箭头）；C.PW于心尖五腔心切面获得收缩期左心室流出道最大血流VTI；D.CW于心尖五腔心获得收缩期主动脉瓣最大血流流速（VTI）

图12-3-7　主动脉瓣重度狭窄

（二）严重程度分级

狭窄严重程度的分级取决于通过狭窄瓣膜的血流速度、平均压差和有效瓣口面积（由连续性方程计算，表12-3-1）。有时，可采用进一步的辅助性方法，如使用二维或三维超声心动图直接测量主动脉瓣口面积。

1. 主动脉瓣峰值速度

（1）在心尖五腔心切面（或三腔心切面），校准连续波多普勒取样容积及其方向，从心尖通过主动脉瓣进入主动脉。寻找并经多次重复测量获取经主动脉瓣口的最大流速，如有可能，可使用独立的连续波多普勒探头从心尖声窗测量。

（2）记录几个心动周期，在速度最大的频谱上测量峰值速度。这可能会受到充盈时间的影响，所以应忽略异位或异位后的心跳。对于心房纤颤的患者，测量时需要取2个或3个心动周期测量值的平均值。

（3）至少需要采用另一种方法重复测量（如胸骨上窝或胸骨旁右缘），报告所有测量中获取的最大流速。

表 12-3-1　评估主动脉瓣狭窄程度的参数

	轻度	中度	重度
峰值速度（m/s）	2.5 ~ 2.9	3.0 ~ 4.0	> 4.0
峰值压差（mmHg）	< 35	35 ~ 65	> 65
平均压差（mmHg）	< 20	20 ~ 40	> 40
瓣口面积（cm²）	> 1.5	1.0 ~ 1.5	<< 1.0

2. 峰值压差

峰值压差通常是来自峰值速度经机器自动计算获得的。两者的关系非常简单（简化伯努利方程）。

$$峰值压差 = 4 \times 峰值速度^2$$

如果峰值速度 < 3.0 m/s，这个方程就不太准确，此时应采用修正的伯努利方程：

$$峰值压差 = 4 \times (v_2^2 - v_1^2)$$

在此，v_2 = 主动脉瓣峰值速度，v_1 = 左心室流出道峰值速度。

3. 平均压差

为了获取平均压差，连续波多普勒需要追踪（勾勒）通过主动脉瓣的连续波多普勒频谱曲线轨迹（图12-3-7），机器将自动计算出VTI和平均压差（在收缩期通过主动脉瓣的平均压差）。

4. 有效瓣口面积 / 瓣膜面积

连续性方程的原理是在1秒内通过左心室流出道的血流容积等于1秒内通过主动脉瓣的血流容积。

（1）在心尖五腔心切面，获取通过主动脉瓣血流的连续波多普勒轨迹波形（图12-3-7），追踪波形并记录峰值速度和VTI_{VALVE}。

（2）在同一切面，获取通过左心室流出道血流的脉冲波多普勒轨迹波形，追踪波形并记录峰值速度和VTI_{LVOT}（图12-3-7）。

（3）在胸骨旁长轴切面，局部电子放大左心室流出道，测量其直径（图12-3-7）。在主动脉瓣插入主动脉壁的部位测量左心室流出道的最大前缘至前缘的直径。

（4）计算LVOT的CSA：

$$A_{LVOT} = \pi \times (直径_{LVOT}/2)^2$$

（5）将数字置于连续性方程：

$$瓣膜面积 = A_{LVOT} \times VTI_{LVOT}/VTI_{VALVE}$$

这个方程可以用峰值流速替代VTI计算。

$$A_{LVOT} = \pi \times (直径_{LVOT}/2)^2$$

有效瓣口面积=瓣膜面积 $= A_{LVOT} \times VTI_{LVOT}/VTI_{VALVE}$，峰值速度可以替代VTI。

三、三维超声心动图评估主动脉瓣狭窄

虽然二维超声心动图使用测面仪能够测量主动脉瓣面积，但其并不太准确。三维超声心动图可经胸评估二尖瓣狭窄，同样三维超声心动图可将动态三维和全容积采集相结合，应用测面仪也可用于评估主动脉瓣狭窄。已有研究证实，经胸三维超声显像评估主动脉瓣狭窄与标准二维经食管超声心动图有很好的一致性。但测面仪因限制了空间分辨率而使用受限。如要获得准确测量，则需要极好的图像质量。与主动脉狭窄相关的瓣膜钙化是测量的重要问题，因为钙化可导致距探头远方回声失落的伪像。有时，心尖可提供更有效的声窗，因为钙化引起的回声失落延续进了主动脉，而非通过瓣膜的后方。可是由于增加了探头与瓣膜之间的距离，分辨力可能有所减低。如果想要使用三维超声心动图评估以弥补二维超声心动图的不足，那么需要做以下事宜。

（1）如要获取主动脉瓣的三维容积，理想的检查方法是从胸骨旁声窗进行，因为如此探头与瓣膜的距离最近（图3-4-1，图3-4-3A）。

（2）使用后处理分析软件，校准二维平面准确地通过主动脉瓣尖。

（3）追踪（勾勒）瓣膜和钙化的内缘，报告测面仪测量的瓣膜面积。

其他疾病对诊断和分级狭窄程度的作用：

（1）中度或重度主动脉瓣反流将会增加经主动脉血流，如单独依靠压差来评估狭窄的程度，可导致对狭窄分级的高估，但连续性方程仍有效，可以使用。

（2）左心室功能异常可伴有主动脉瓣和左心室流出道血流速度减低，因此就会低估压差。此种情况下，连续性方程仍然有效，可以使用。

（3）主动脉瓣下隔膜或室间隔肥厚有时会被误认为是瓣膜狭窄。使用脉冲波多普勒在左心室流出道不同的位置取样，以鉴别血流加速的起始点是在主动脉瓣下或在主动脉瓣水平。

（4）检查主动脉是否存在升主动脉扩张（通常与主动脉瓣二瓣畸形有关，也可与钙化性退行性疾病有关）。如果怀疑二瓣畸形，可使用胸骨上窝声窗寻找是否伴有主动脉缩窄。

（5）重度主动脉瓣狭窄患者常常伴有高手术风险，需要评价肺动脉压和评估右心室。

四、主动脉瓣狭窄对左心室的作用

左心室肥厚或无左心室肥厚的向心性重构（相对室壁厚度＞0.42），在代偿性严重的主动脉瓣狭窄中很常见。如果严重的压力负荷、过度的纤维化或其他原因造成的左心室功能障碍（如心肌梗死）引起较高的室壁应力，左心室也会扩张。

（1）在评估主动脉瓣狭窄时，也要报告对左心室的全面评价（包括结构和功能，详见本书的第十章和第十一章）。在左心室和主动脉瓣狭窄的关系中，一个常见的难题是任何左心室的功能障碍是否继发于主动脉瓣狭窄还是因其他病变（如缺血）所致。此外，一个明显小的压差或压差降低都可能继发于左心室功能受损。在此情况下，连续性方程仍然是准确的，应当用于评估瓣膜面积。

（2）如果平均压差＜30 mmHg（提示轻度至中度狭窄），但是由连续性方程计算的瓣膜面积＜1.0 cm^2（提示严重狭窄），建议考虑做多巴酚丁胺负荷超声心动图鉴别。

1）终末期重度主动脉瓣狭窄。

2）中度主动脉瓣狭窄伴其他病因所致的左心室功能障碍（如心肌梗死或心肌炎）。

五、多巴酚丁胺负荷超声心动图

通过静脉给低剂量的多巴酚丁胺［开始5 μg/（kg·min），之后10 μg/（kg·min），必要时20 μg/（kg·min），每5分钟一剂］。目标是心率增加10%，或左心室流出道或主动脉瓣血流VTI增加20%（图12-3-8）。如果伴发冠心病，在主动脉瓣狭窄的情况下，患者在低剂量的负荷水平就可能发生缺血表现。因此在检查中，应仔细监测室壁运动和左心室大小，寻找检查期间缺血的证据。

在检查期间，有两件事需要注意：第一是要评估是否存在严重的主动脉瓣狭窄；第二是要确定受损的左心室能否增加输出量（心室储备是否存在），这一点很重要，因为重度主动脉瓣狭窄患者如果有心脏收缩储备，行主动脉瓣置换术后死亡的风险为5%，如果无心脏收缩储备，则为35%。

高血压与主动脉瓣狭窄

高血压与主动脉瓣狭窄一样均可增加后负荷。所以，高血压和主动脉瓣狭窄的患者总的左心室负荷较高，可能在早期出现左心室功能障碍和症状。

评估的其他意义：高血压引起每搏量减少（因此，跨瓣压差下降），以致可能低估AS的严重程度。

因此，重要的是当同时应用临床和超声心动图评估时，要测量血压。如果存在明显的主动脉瓣狭窄和临床表现不一致时，就需要在有效治疗高血压后重复评估。

{引自：NEWTON J.，SABHARWAL N.，MYERSON S.，et al.Valvular heart disease(Oxford Secialist in Cardiology)[M].Oxford:Oxford University Press,2011.}

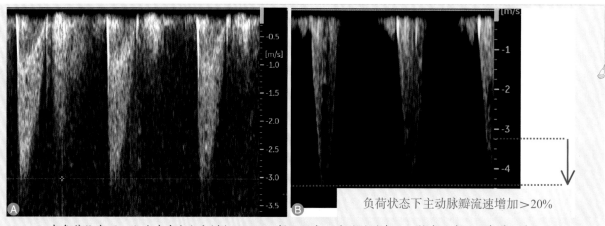

负荷状态下主动脉瓣流速增加＞20%

在负荷状态下，血流速度和积分增加＞20%，提示保留心室收缩储备。A.静息状态；B.负荷状态

图 12-3-8　主动脉瓣狭窄伴左心室功能受损

1. 严重主动脉瓣狭窄的定义

（1）在多巴酚丁胺负荷的情况下，任何时候平均压差都＞30 mmHg。

（2）在输注多巴酚丁胺的整个过程中，瓣膜面积＜1.2 cm²。

2. 存在心室储备的征象

在多巴酚丁胺负荷的情况下，左心室流出道的VTI升高＞20%。

第四节　主动脉瓣上狭窄

主动脉瓣上狭窄是一种升主动脉的先天性梗阻性畸形，恰好位于冠状动脉起始处的远侧，可以是局限性或为一致性血管变窄。"主动脉瓣上狭窄"一词包括一组不同种类的损害，它可以分为3种特殊的解剖类型：第一种为膜型，系一单纯纤维性隔膜，其上有一孔；第二种为发育不良型，整个升主动脉一致性地发育不良；第三种是介于上两种之间的沙漏形，最常见，本型梗阻的特点是升主动脉中层极度增厚，受累节段的外观呈沙漏形变窄，以及主动脉管腔相应地变窄。狭窄段的内膜存在纤维性增厚，更加重了梗阻的程度。

主动脉瓣上狭窄的超声心动图特征为从主动脉窦上缘开始的主动脉内径明显减小。梗阻区的梗阻程度及范围不同，但主动脉最狭窄处通常恰好在左心房上缘与主动脉根部连接处的前面。

膜性损害一般表现为孤立的薄线状回声由主动脉壁向内伸长而占据血管腔。此膜常位于窦管连接处，刚好在左心房上缘与主动脉根部附着处的前面。当膜的内缘间距小于主动脉环部流出道内径时则认为有梗阻。

第五节　主动脉瓣反流

一、概述

主动脉瓣反流通常可以通过主动脉瓣上的CDFI轻易看到，其敏感度为95%，特异度为100%。随着年龄的增长，常常发现微量中央性主动脉瓣反流（40岁以下为1%；60岁为10%～20%；而＞80岁的绝大多数老年人存在中央性主动脉瓣反流），但并无临床意义。

主动脉瓣反流的病因如下（表12-5-1），主动脉根部或瓣膜本身的改变都可能是潜在的病理。

表 12-5-1　主动脉瓣反流的病因

部位	病因
主动脉瓣	1. 变性（退行性变）：钙化
	2. 感染：心内膜炎、风湿热之后
	3. 先天性：二瓣化、合并其他先天性疾病
主动脉根部	1. 高血压
	2. 主动脉夹层 / 主动脉瘤
	3. 创伤
	4. 先天性疾病（如马方综合征、埃勒斯 – 当洛综合征）

续表

部位	病因
主动脉根部	5. 成骨不全症
	6. 炎症
	7. 类风湿性关节炎
	8. 系统性红斑狼疮
	9. 梅毒、赖特综合征（Reiter syndrome）
	10. 巨细胞动脉炎、强直性脊柱炎
	11. 大动脉炎（Takayasu arteritis）

二、评估

使用CDFI识别和描述任何主动脉瓣反流（图12-5-1，图12-5-2），之后应当寻找可能的病因学，对严重程度进行分级，以及检查相伴发的问题。

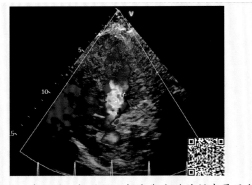

CDFI于心尖五腔心切面显示舒张期主动脉瓣中量至大量以红色为主的彩束反流（箭头）

图12-5-1 患者男性，70岁，主动脉瓣二瓣畸形（动态）

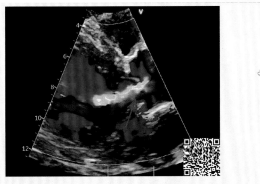

CDFI于胸骨旁左心室长轴切面显示舒张期主动脉瓣少量彩束反流（箭头）

图12-5-2 患者男性，66岁，主动脉瓣退行性变伴局部钙化（动态）

（一）超声表现

（1）应用彩色血流显示反流。使用CDFI识别和描述任何主动脉瓣反流，之后寻找可能的病学、

对严重程度进行分级，以及检查相关的问题。

1）用CDFI识别反流。

2）在所有的切面射流信号建立反流的形状和模式。

3）描述反流是中央性的，还是偏心性的，沿着瓣膜交界或通过瓣膜穿孔（在胸骨旁短轴一般最易看到）。

（2）根据临床情况，使用系统性方法来确定病因。

1）主动脉根部：在胸骨旁长轴切面测量主动脉根部大小，寻找主动脉夹层内膜瓣。在胸骨旁短轴切面观察主动脉根部，查找增厚或脓肿的依据。

2）主动脉瓣：在胸骨旁长轴切面观察异常瓣膜运动或脱垂（图12-5-3）、赘生物、钙化或风湿变化。在胸骨旁短轴切面观察瓣叶的数量。

3）观察心脏的其他异常：可能与主动脉瓣反流有关的先天性疾病，如室间隔缺损。

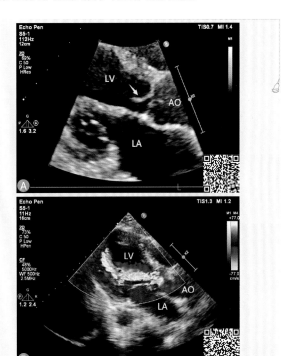

A.二维超声心动图左心室长轴切面显示舒张期主动脉瓣右冠瓣脱入左心室流出道（箭头）；B.CDFI于胸骨旁左心室长轴切面显示舒张期主动脉瓣口中量偏心彩束反流。LV：左心室；AO：主动脉；LA：左心房

图12-5-3 主动脉瓣脱垂（动态）

（3）关于人工瓣膜反流，描述反流是否通过瓣膜或瓣周，记录与瓣环有关的任何程度的瓣膜运动（"摇摆"）。

第三篇

（二）反流严重程度的分级

使用反流束的宽度、缩流和降主动脉血流（表12-5-2）评估主动脉瓣反流的严重程度。一旦有了反流程度的印象，则可使用压力减半时间和左心室功能作进一步的判断。

表 12-5-2　判断主动脉瓣反流程度的参数

	轻度	重度
主要参数		
缩流颈	< 0.3 cm	> 0.6 cm
反流束（奈奎斯特 50 ~ 60 cm/s）	中央性，< 25% 左心室流出道	中央性，> 65% 左心室流出道
降主动脉	无或简短舒张早期反向血流	全舒张期反向血流
反流量	< 30 mL	> 60 mL
支持参数		
压力减半时间	> 500 ms	< 200 ms
左心室（仅对慢性病变）	左心室大小正常	中度或以上扩大（无其他原因）

注：如果反流的征象>轻度，而未达到重度，则提示为中度反流

1.缩流

（1）缩流是彩色多普勒反流束最窄的部分，血流在此汇聚，在胸骨旁长轴切面最容易看到（图12-5-4）。

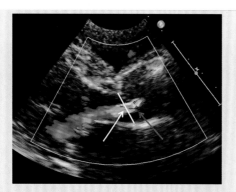

局部电子放大，测量主动脉瓣反流束缩流颈（红箭头）和左心室流出道直径（白箭头），计算缩流颈占左心室流出道的比例

图 12-5-4　胸骨旁左心室长轴切面

（2）采用卡尺（电子尺）测量与反流束相垂直的缩流颈宽度，报告绝对测量值。若缩流颈宽度>0.6 cm，提示重度反流。

（3）在胸骨旁短轴切面，虽然难以保证在正确的水平上（最窄处），但仍可以在其横断面上测量反流束的缩流颈。

2.反流束宽度与左心室流出道的比值

（1）测量缩流颈的宽度。

（2）抑制彩色，在同一点测量左心室流出道的宽度。

（3）计算反流束宽度占左心室流出道宽度的百分数。若百分数>65%，提示重度反流（图12-5-4）。

（4）也可以应用胸骨旁短轴评估反流束大小（尽管技术上较困难，不能提供更多的信息）。在同样的切面，可报告与左心室流出道面积相对的反流束面积。

使用反流束宽度评估主动脉瓣反流的问题

（1）偏心性反流束往往沿着流出道壁"变平"，在横截面上反流轨迹不再是圆形的，因此依据反流束在成像平面的方向将会出现不同的宽度。

（2）增益和色阶的变化也会影响反流束的宽度，因此控制设定钮应当保持恒定（50 ~ 60 cm/s）。

3.降主动脉血流

（1）在胸骨上窝声窗，获取主动脉弓和降主动脉切面（图12-5-5A）。

（2）将脉冲波多普勒取样容积置于降主动脉中央，观察血流频谱曲线图像。

（3）血流流向降主动脉，正常情况下在整个心动周期都远离探头（在基线下方）时，CDFI上血流呈蓝色血流信号。

（4）检查舒张期血流，在舒张期开始时可见少量血流反转（在基线上方），但在重度反流时，因大量血流返回进入心室，因此在舒张期的整个血流都是反转的（向后回到心脏），在CDFI上血流呈红色血流信号，此种情况应报告全舒张期主动脉血流反转（图12-5-5）。

（三）支持参数

1.压力减半时间

获取频谱多普勒轨迹曲线。

（1）在心尖五腔（或三腔）心切面，校准连续波多普勒通过主动脉瓣反流（采用CDFI确认）。尽量保证多普勒通过瓣膜反流口，与反流束方向一致（对偏心反流，可能需要调节多普勒取样方向）。

（2）在频谱多普勒轨迹曲线上，反流表现为基线上方宽广，其顶部平坦、倾斜的曲线，时相与心电图上的舒张期一致（图12-5-6）。

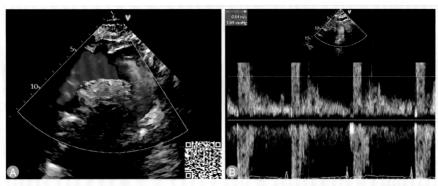

A.CDFI显示全舒张期降主动脉红色反流束（动态）；B.PW探及全舒张期反流频谱，前向血流未见明显异常

图 12-5-5　胸骨上窝主动脉弓降主动脉长轴切面

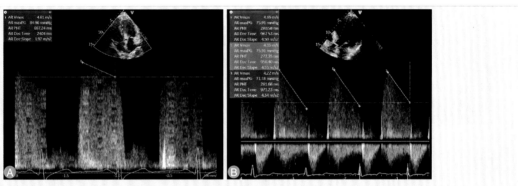

A.可见舒张期少量至中量高速反流湍流频谱，压力减半时间为697.24 ms（见测量标识）；B.可见舒张期中量至大量高速反流湍流频谱，平均压力减半时间为279.20 ms（见测量标识）

图 12-5-6　心尖五腔心切面主动脉瓣下 CW

（3）测量曲线平坦部分的斜率。通常机器会自动计算减速斜率（曲线的斜率）和压力减半时间（压力下降一半的时间）。这两种测量方法一般是相关的。

2. 评估参数

（1）波形的密度与收缩期波形相比，如果密度类似提示有严重的反流。

（2）舒张期峰值速度（通常为4～6 m/s）。

（3）压力减半时间：＜200 ms表示主动脉和左心室之间的压力在舒张期很快达到相等水平（通常是由大量反流所致），提示重度反流。

（4）减速斜率：＞400 cm/s²提示重度反流（数字越大，斜率越陡）。

3. 左心室

（1）在监测主动脉瓣反流进展中，有必要系列观察左心室大小的变化，其有助于决策干预的时间。

（2）评估要根据标准的左心室测量。

（3）左心室舒张末内径＞7 cm和左心室收缩末内径＞4.5 cm是重度左心室扩张±功能障碍导致慢

性主动脉瓣反流的标志。

（四）评估主动脉瓣反流严重程度其他可能的方法

1. 反流束的长度

可以根据反流束的长度粗略估计主动脉瓣反流的严重程度。如果反流束到达二尖瓣前叶的末端，则为中度反流；延伸至左心室的体部，则为重度反流（图12-5-7A）。早期是用脉冲波多普勒识别反流束，现在已应用CDFI显示反流束，但由于边界层的血流流速较低，故使用CDFI观察反流束高度依赖影响彩色调节的控制按钮。

2. 反流面积

通过测量反流的大小（面积）来判断主动脉瓣反流的严重程度是不准确的，因为其易受负荷情况、反流束角度、影像平面以及彩色血流调节的影响，不能作为可靠方法。此外，偏心性反流沿着结构走行，呈现为长而薄的状态，容易低估反流束的严重程度（图12-5-7B）。

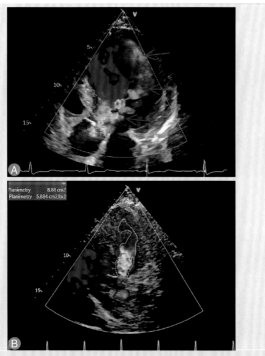

A.反流束长度到达二尖瓣前叶的末端为中度反流，延伸至左心室的体部，则为重度反流（箭头）；B.采用反流的面积来判断主动脉瓣反流程度（见测量标识）

图12-5-7　CDFI于心尖五腔心切面显示舒张期主动脉瓣以红色为主的彩束反流

3. 彩色M型模式

如果将M型彩色血流取样容积置于胸骨旁长轴切面主动脉瓣下方，并启动彩色血流（图12-5-8），就可以检查反流束在流出道内的位置以及舒张期的时间（如由于主动脉瓣叶脱垂所致的舒张晚期或舒张早期的轻度反流）。使用同样的轨迹曲线，在理论上也可以测量反流束的宽度和左心室流出道。

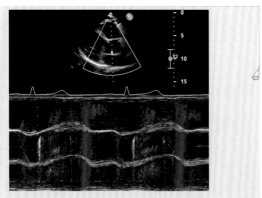

描记M型超声曲线，观察舒张期主动脉瓣反流及其持续时间

图12-5-8　M型超声于胸骨旁左心室长轴切面心底波群

主动脉瓣反流的三维超声评估（图3-4-6）

三维超声心动图模式（全容积数据集、实时三维或CDFI）可用于帮助定量分析主动脉瓣反流的严重程度，使用与二维超声模式相同的参数，三维超声可以更好地评估主动脉瓣反流，这是因为三维数据集可以在任何平面上进行裁剪，即使是偏心性的，也可以准确地进行平面校准。研究已经证实，三维超声测量缩流颈的宽度和缩流面积与主动脉反流的血管造影对严重程度的分级有很好的相关性。具体方法：

（1）使用胸骨旁声窗采集三维数据集测量缩流颈。

（2）使用后处理技术创建通过主动脉瓣和左心室流出道反流的正面二维观，之后再上下扫描反流束，确认缩流颈的最窄部位，测量缩流颈的面积。报告相对于同一个水平左心室流出道面积的反流束面积。

（3）为获取缩流颈的宽度，对反流面积的三维数据进行后处理，创建一个平行于反流束的影像平面，然后扫描反流束，确认该平面通过反流束最窄点。测量反流束宽度，并报告其与左心室流出道宽度的比值。

4. 定量反流量

因为在收缩期通过主动脉瓣的血流应当与舒张期进入左心室的血流是相同的，所以可以计算反流量。舒张期的血流量是由通过二尖瓣的血流加上任何主动脉瓣的反流构成的。在收缩期通过主动脉瓣的血流和二尖瓣流入的血流都可计算出来（图12-5-9，图12-5-10），主动脉瓣反流则等于二者之差：

反流量＝左心室流出道血流–二尖瓣流入血流

上述原理就如同计算二尖瓣反流量一样，应用的是同样的方法（如何计算二尖瓣反流量，详见本书第九章）。有趣的是，如果心脏功能正常，不存在任何分流，那么在心脏的任何瓣膜，每搏量是相同的，因此，当二尖瓣测量困难时，则可以使用肺动脉瓣或三尖瓣进行测量。尽管PISA法通常仅对二尖瓣适用和有效，理论上也可应用在任何反流的瓣膜。

但是这种计算方法有几个潜在的不准确情况：

（1）测量左心室流出道血流和二尖瓣流入血流涉及几个明显的假设和计算，如此可能会不准确。从两个演变来的参数计算出第3个测量参数将会增加不准确的风险。

（2）明显的二尖瓣反流减少了收缩期主动脉瓣的血流，从而使测量不准确。

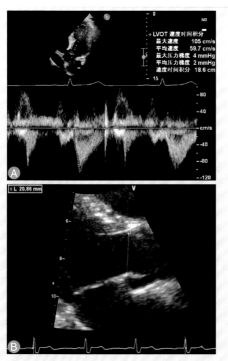

A.PW于心尖五腔心切面获得左心室流出道流速积分；B.二维超声心动图于胸骨旁左心室长轴切面，局部电子放大，测量左心室流出道直径

图12-5-9

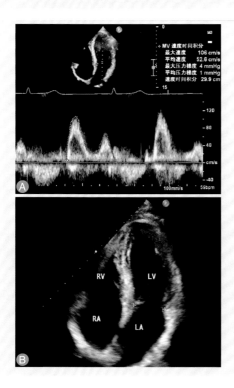

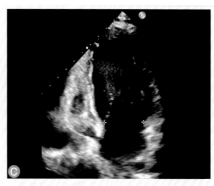

A.PW于心尖四腔心切面获得舒张期二尖瓣瓣口流入血流速度积分（见测量标识）；B.二维超声心动图于心尖四腔心切面测量舒张期二尖瓣瓣环直径（见测量标识）；C.二维超声心动图于心尖二腔心切面测量舒张期二尖瓣瓣环直径（见测量标识）。RV：右心室；LV：左心室；RA：右心房；LA：左心房

图12-5-10

急性或慢性反流？

（1）急性重度主动脉瓣反流时，左心室大小、室壁厚度及其各种功能通常正常。在慢性重度主动脉瓣反流的情况下，随着时间的推移，可能会出现扩张和离心性肥厚。

（2）急性重度主动脉瓣反流由于左心室缺乏时间代偿，患者一般很难忍受，他们的症状很明显，常常处于心力衰竭状态。

（3）病因：主动脉夹层和心内膜炎很可能是急性主动脉瓣反流的病因。

（4）压力减半时间特别适用于作为急性反流严重的标志。慢性反流时，左心室功能和主动脉顺应性可以适应较大的反流量，这种情况导致压力平衡的速度减慢，从而使得较长的压力减半时间。

手术适应证

对有症状的主动脉瓣反流患者，应当考虑手术修补或置换术。

对无症状的主动脉瓣反流患者，伴有以下情况，也应当考虑手术。

（1）进行性左心室功能障碍——LVEDD > 7 cm，LVESD > 5 cm，左心室流出道 < 50%。

（2）主动脉根部 > 55 mm（主动脉瓣二瓣畸形 > 50 mm 或马方综合征 > 45 mm）。

瓣膜开口偏离中心。

在评估二瓣畸形时，应报告可疑的病因（如真正的先天性二瓣畸形或由于瓣膜融合引起的）、钙化的程度（二瓣更容易变性）、相关的功能问题（反流和狭窄）、合并的先天性问题（二瓣畸形合并主动脉缩窄），以及伴发的主动脉变化（如主动脉扩张或夹层）。

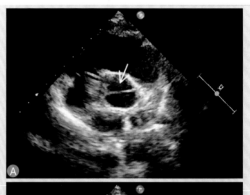
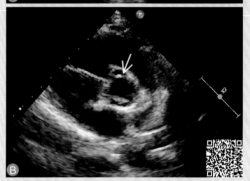

A.二维超声心动图显示胸骨旁主动脉瓣水平短轴切面显示舒张期主动脉瓣关闭呈"一"字形，并居中央（箭头）；B.二维超声心动图显示胸骨旁主动脉瓣水平短轴切面显示收缩期主动脉瓣开放，为前后两个瓣叶，且瓣叶轻度增厚（箭头，动态）

图12-6-1 患者女性，32岁，主动脉瓣二瓣

对需要行冠状动脉搭桥的主动脉瓣反流患者：

在任何患有至少中度以上的主动脉瓣反流患者中，如果拟行冠状动脉搭桥术，应当考虑主动脉瓣手术（如果能够修补），但是，制定临床决策应当建立在每个患者的临床基础之上，按照病因学、主动脉瓣反流的持续时间和发展的可能性而综合分析、抉择。

三、随访

主动脉瓣反流序列随访见表12-5-3。

表 12-5-3 序列随访

严重程度	最小随访检查频率
轻-中度	临床复查：每12个月1次；超声心动图检查：每24个月1次
重度	如果 LVEDD > 60 mm，每6个月复查1次
主动脉根部扩张	不论严重程度如何，如果主动脉根部 > 40 mm，每12个月复查1次

引自：NEWTON J., SABHARWAL N., MYERSON S.,et al.Valvular heart disease(Oxford Secialist in Cardiology)[M].Oxford:Oxford University Press,2011.

第六节 主动脉瓣二瓣和四瓣

主动脉瓣可以出现少于或多于3个瓣膜的情况。在人群中的二瓣患病率为2%，四瓣患病率仅为0.04%，也有五瓣的报道，但这往往是继发于心内膜炎所致。有时，瓣膜为3个瓣膜，但在功能上是2个瓣膜，因为2个瓣膜沿着连合处融合在一起。二瓣畸形常常合并主动脉瓣狭窄，而多瓣畸形易伴发主动脉瓣反流。

在胸骨旁短轴切面，如果扫描平面稍微偏离轴线，很容易将3个瓣误认为2个瓣。如果怀疑是二瓣畸形，就要确保在几个切面中都是一致的。瓣膜是否为真正的二瓣畸形，其线索包括以下几个方面（图12-6-1～图12-6-16）。

（1）瓣叶大小不等，真正的先天性二瓣畸形的发生，是由右冠瓣与无冠瓣的分离失败或右冠瓣与左冠瓣的分离失败所致。

（2）在胸骨旁短轴切面上，瓣膜连合的方向不典型，可大致水平（10点和4点之间）或大致垂直。

（3）异常的瓣膜运动（在胸骨旁长轴切面上最容易看到）。瓣膜通常呈圆顶状（或穹顶状），

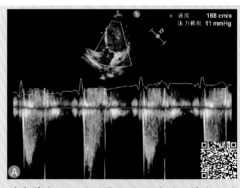

A.频谱多普勒显示收缩期经主动脉瓣口前向血流速度正常，为层流频谱（见测量标识）；

图12-6-2 心尖五腔心切面（动态）

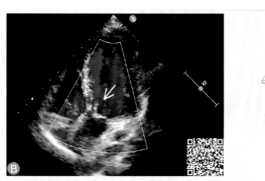

B.CDFI显示舒张期主动脉瓣下少量以红色为主的彩色反流束（箭头）

图 12-6-2　心尖五腔心切面（动态，续）

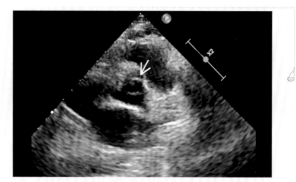

显示收缩期主动脉瓣开放为前后两个瓣膜（箭头）

图 12-6-6　胸骨旁主动脉瓣水平短轴切面

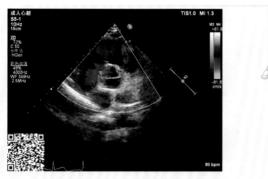

CDFI显示胸骨旁主动脉瓣水平短轴切面主动脉瓣二瓣血流显像

图 12-6-3　胸骨旁主动脉瓣水平短轴切面（动态）

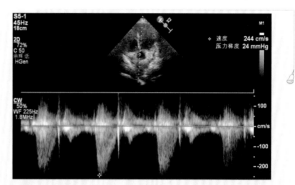

PW显示高速湍流频谱，提示伴有主动脉瓣轻度狭窄（见测量标识）

图 12-6-7　心尖五腔心切面主动脉瓣上

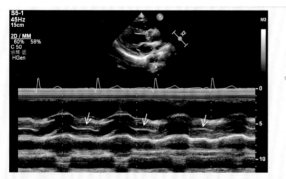

显示舒张期主动脉瓣关闭线无偏移（箭头）

图 12-6-4　胸骨旁心底 M 型超声

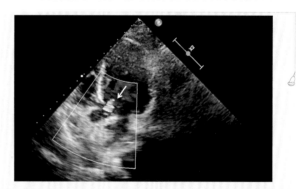

CDFI显示舒张期主动脉瓣下少量以红色为主的彩色反流（箭头）

图 12-6-8　心尖五腔心切面

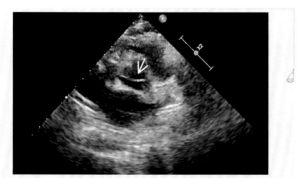

于胸骨旁主动脉瓣水平短轴切面，二维超声心动图显示舒张期主动脉瓣关闭呈"一"字形，前瓣大于后瓣（箭头）

图 12-6-5　患者女性，20 岁，主动脉瓣二瓣畸形

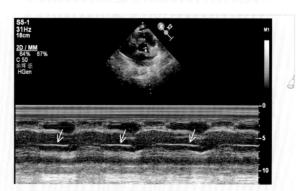

M型超声心动图显示舒张期主动脉瓣关闭线向后偏移（箭头）

图 12-6-9　胸骨旁心底波群

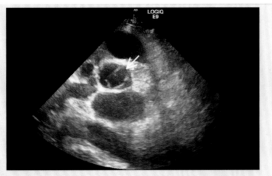

胸骨旁主动脉瓣水平短轴切面可见收缩期主动脉瓣呈
左右两个瓣叶开放（箭头）

图 12-6-10 患者男性，50 岁，主动脉瓣二瓣

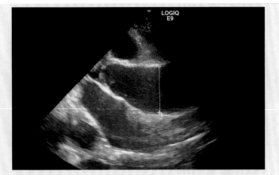

胸骨旁左心室长轴切面可见升主动脉扩张（见测量标识）

图 12-6-11 胸骨旁左心室长轴切面

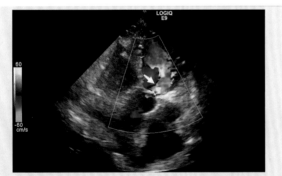

CDFI 显示舒张期主动脉瓣少量至中量的红色反流束（箭头）

图 12-6-12 心尖五腔心切面

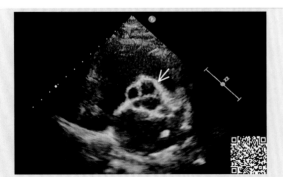

胸骨旁主动脉瓣水平短轴切面可见主动脉瓣关闭时呈
四瓣（箭头）

图 12-6-13 患者男性，30 岁，主动脉瓣四瓣（动态）

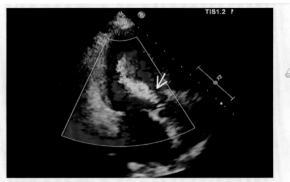

CDFI 显示舒张期主动脉瓣少量以红色为主的彩束反流
（箭头）

图 12-6-14 心尖左心室长轴切面

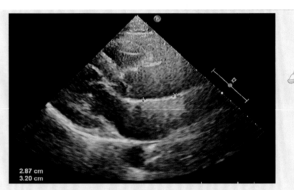

显示主动脉瓣及主动脉根部正常

图 12-6-15 胸骨旁左心室长轴

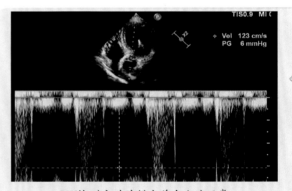

PW 检测主动脉瓣上前向血流正常

图 12-6-16 心尖五腔心切面

第七节 兰伯氏赘生物

　　兰伯氏赘生物是附着在主动脉瓣上数毫米的
细线样结构，在二尖瓣上也可见到，但一般在临床
上并无意义。兰伯氏赘生物的相关性取决于临床情
况，其重要性是不要遗漏心内膜赘生物。

（张全斌　张静璇　王军）

第十三章

左心室流出道
——主动脉

13

第一节　主动脉解剖结构及超声所见

一、正常解剖结构

主动脉是人体的主要传送动脉，可将血液从心脏输送到所有主要分支血管。它的功能是在收缩期扩张，舒张期回缩，以推动血液向前流动。主动脉壁有3层：内膜是一种薄的内层，由内皮细胞衬里；中层是一种较厚的中间层，由弹性组织构成，具有抗拉强度和弹性；外膜是一种薄的外层，主要是胶原蛋白，其间有血管和淋巴。

主动脉包括4个部分（图13-1-1）：①升主动脉从主动脉瓣环起始，包括主动脉窦、窦管连接部（最窄处）；②主动脉弓从头臂干至主动脉峡部，刚好在左锁骨下动脉的远端；③降主动脉从主动脉峡部到横膈；④腹主动脉从横隔膜到主动脉下端分叉处和髂动脉的起始部。

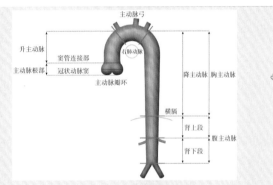

图 13-1-1　主动脉分段解剖示意

[引自：Stasek J,Nemec P,Vitovec J.Summary of the 2014 ESC Guidelines on the diagnosis and treatment of aortic diseases Prepared by the Czech Society of Cardiology.COR ET VASA,2015,57(5):e297-e319.]

二、正常超声所见

许多声窗可以显示部分主动脉，全面的评估需要各声窗和其他非标准探头位置来共同完成。

1. 近端升主动脉

（1）近端升主动脉最好是在胸骨旁长轴切面上观察。其他声窗，特别是在升主动脉扩张时，包括右侧胸骨旁或左侧胸骨旁较高肋间的声窗（尤其是在患者处于极度左侧位的情况下，使主动脉更靠前）。多普勒检查仅限于对血流和主动脉瓣反流严重程度进行定性评估。

（2）在心尖五腔或三腔心切面也可以显示升主动脉。在此深度，二维超声心动图显示有限，但这两个切面应用多普勒检查是评估主动脉瓣前向血流和反流的最佳选择。

2. 主动脉弓

胸骨上窝声窗和锁骨上声窗切面可以评估主动脉弓和头臂干血管。这两个切面可以进行横断面和纵断面检查，而后者对识别头和颈部血管最有用。降主动脉仅有部分在平面内，内径似乎逐渐减小。可以检测降主动脉血流以评估主动脉缩窄和反流的程度。

3. 胸段降主动脉

在胸骨旁切面可见胸段降主动脉位于左心房之后降主动脉的横断面（图13-1-2）。在胸骨上窝声窗，可以显示降主动脉近心端（图13-1-3）。从心尖二腔心切面侧向倾斜，探头顺时针旋转通常可以看到胸段降主动脉长轴的其他切面（图13-1-4）。从肋下声窗能够显示胸主动脉远端和腹主动脉近端。

主动脉峡部的病理意义

主动脉峡部是相对可移动的升主动脉和主动脉弓固定在胸腔的地方，因此主动脉在此容易受到创伤，主动脉缩窄也常常发生在此处。主动脉峡部刚好在左锁骨下动脉远端。

三、主动脉大小

（一）概述

近端主动脉或主动脉根部是指主动脉环、主动脉窦、窦管连接部和近端升主动脉。主动脉根部的测量对于诊断马方综合征，以及对存在患有升主动脉进行性扩张风险的患者进行连续监测具有重要意义。在一般检查中，对近端主动脉单个部位测量可能就足够了，但是当需要监测主动脉根部扩张时，在胸骨旁长轴切面，至少要常规测量和记录4个部位。

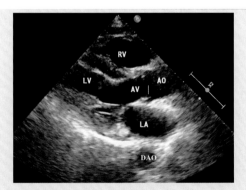

左心房后方可见胸降主动脉横断面。RV：右心室；LV：左心室；AV：主动脉瓣；AO：主动脉；LA：左心房；DAO：降主动脉

图 13-1-2　胸骨旁左心室长轴切面

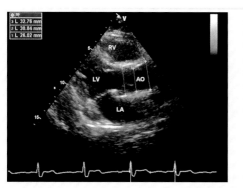

收缩期测量主动脉窦、主动脉窦管连接部及升主动脉近端内缘至内缘（传统方法是测量舒张期前缘至前缘）。RV：右心室；LV：左心室；AO：主动脉；LA：左心房

图13-1-3　胸骨旁左心室长轴二维超声心动图

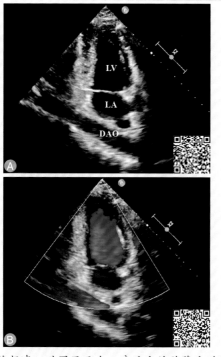

A.二维超声心动图显示左心房后方的胸降主动脉长轴；B.CDFI显示左心房后方降主动脉内可见血流信号充盈。LV：左心室；LA：左心房；DAO：降主动脉

图13-1-4　心尖二腔心切面（动态）

在文献中引录的评估主动脉根部扩张，有不同的测量方法（如收缩期或舒张期测量、内缘至内缘或前缘至前缘测量）。成人大样本规范性数据是使用前缘方法学在舒张期测量获得的。然而，为了尝试与其他腔室测量以及相关影像方法在测量上取得一致性，目前更常见的是在收缩期直径最宽处测量内缘至内缘的距离。虽然二者的差异可能很小，但

重要的是需要说明所使用的测量方法，并在随访或连续检查中需要使用一致的方法。

（二）评估（图13-1-3，图13-1-5，图13-1-6）

（1）在收缩期从胸骨旁长轴切面进行测量（瓣尖开放到最大时测量）。

（2）在主动脉窦部的二维超声测量值比M型模式的测量值要大，是首选方法。测量时要平行于主动脉环平面，从内缘到内缘。

（3）一个完整的评估包括以下测量。

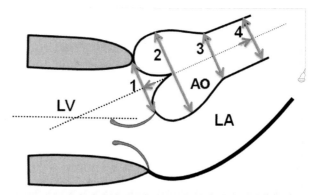

1、2、3、4分别表示主动脉瓣环、窦部、窦管连接部及升主动脉近端。LV：左心室；LA：左心房；AO：主动脉

图13-1-5　主动脉根部测量示意

［绘图依据：Long RM,Badano LP,Mor-Avi V,etal. Recommendations for Cardiac Chamber Quantification by Echocardiography in Adults An Update from the American Society of Echocardiogrphy and the European Association of Cardiovascular Imaging.Journal of the American Society of Echocardiogrphy,2015,28(1):1-39.］

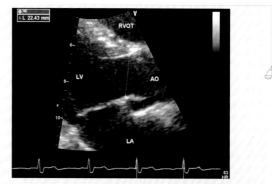

局部电子放大（Zoom），在收缩中期主动脉瓣插入部位（瓣环）测量主动脉瓣环直径。V：探头方向标识；RVOT：右心室流出道；LV：左心室；AO：主动脉；LA：左心房

图13-1-6　胸骨旁左心室长轴切面

1）主动脉环在收缩中期，局部电子放大

第三篇

〔Zoom，正常为（2.3±0.3）cm，图13-1-3〕。

2）主动脉窦在主动脉瓣叶瓣尖水平〔正常为（3.4±0.3）cm，<2.1 cm/m²〕，需要避开冠状动脉开口。

3）窦管连接部。

4）升主动脉近端〔正常为（2.6±0.3）cm〕。

（4）对于如何测量进行描述，并使用适当的正常参考值。在一般检查中，测量单一的主动脉直径可能就已足够。但在条件允许时，还是建议报告相对于体表面积的主动脉直径或大小。

（5）当有必要时，可继续评估，从胸骨上窝声窗测量主动脉弓和降主动脉。为完整起见，从肋下切面测量腹主动脉（正常<3 cm，<1.6 cm/m²）。

连续测量和对主动脉扩张的判定

（1）在连续测量中，一般来说，主动脉瓣环不容易扩张，因而若主动脉瓣环出现任何显著的变化，操作者应对测量方法提出质疑，并谨慎解释其他部位的测量结果。实际上，主动脉瓣环常常被作为对连续检查方法学的对照。

（2）主动脉窦部的测量很关键。在马方综合征中，当主动脉根部扩张时，主动脉窦部通常是最初扩张的部位。在正常成人中，主动脉窦部测量值<3.7 cm，但可随体表面积的不同而发生变化。根据体表面积校正的正常参考值可最大限度地提高检测成人主动脉扩张的敏感性。但在实际应用中，成人的正常上限是2.1 cm/m²，低于此值的任何测量值均可报告为正常。

四、升主动脉

升主动脉开始于主动脉瓣，延伸约5 cm与主动脉弓相连。其起始点位于胸骨左缘第3肋软骨之下。由此向前、上、右行至右侧第2肋软骨上缘的下面与主动脉弓相连。在升主动脉起始处有3个外突的袋样结构（主动脉窦）。升主动脉由主动脉环起始处直至其隐没于胸骨下面，在这段范围内血管内径有正常变化：由主动脉环（水平1）至主动脉窦内径（水平2）平均增大5.4mm（2~10mm）；窦管连接部（水平3）管径减小至等于或稍大于主动脉环处的内径（平均3.1 mm）；主动脉窦部内径（水平2）至管部开始处内径正常，平均减小10%（0%~20%）。重要的是正常人升主动脉管部的内

径（水平4）永远不会<主动脉环处的内径。

计算Z分值：对于不同年龄段的儿童和成人，康奈尔基于大数据的计算公式

主动脉根部大小的Z分值被广泛应用于马方综合征新的根特标准。因此，了解根特标准很重要。Z分值是在测量中考虑到预期变异性的一种方法，如此可以评估所测值如何不正常。Z分值代表了所测值在另一种因素水平下偏离预期平均值的比例，例如，主动脉根部的大小随年龄不同而变化。因此，一般不知道所测主动脉根部大小是否异常，除非了解患者所在年龄组的正常范围。另外，主动脉根部的大小随体表面积不同而变化，从而使得对主动脉根部大小的判定更加复杂化。在Z分值中，需要考虑以上因素对正常值的影响。通过以下所列公式，依据体表面积所预测的主动脉根部大小在不同年龄组的公式，可以计算其Z分值。为了使用这些公式，需要了解受检患者的年龄、体表面积、主动脉根部实测值（既往使用舒张期前缘至前缘技术，目前推荐使用收缩期内缘至内缘的测量方法）。然后，依据患者的体表面积预测主动脉根部的大小，选择以下适合患者年龄的公式。之后使用所测主动脉根部的直径和预测根部的直径计算Z分值。结果显示远离平均值有多少标准差。

（1）年龄在15岁以下：

主动脉根部平均预测值（cm）=1.02 + 0.98× 体表面积

Z =（实测的主动脉根部直径－预测的主动脉根部直径）/0.18

（2）年龄为20~40岁：

主动脉根部平均预测值（cm）= 0.97 + 1.12× 体表面积

Z =（实测的主动脉根部直径－预测的主动脉根部直径）/0.24

（3）年龄在40岁以上：

主动脉根部平均预测值（cm）= 1.92 + 0.74× 体表面积

Z =（实测的主动脉根部直径－预测的主动脉根部直径）/0.37

平均预测的主动脉根部大小依据Dubois公式。

（一）探查方法

一般于胸骨旁长轴、心尖五腔或三腔心切面，以及胸骨上窝主动脉弓长轴切面扫查和测量。

（二）正常参考值

1. 二维超声测量

升主动脉为（22±4.0）mm。

2. 多普勒超声测量

在成人中，最大流速的平均值为1.35 m/s，范围为1.00～1.70 m/s。在儿童中，最大流速的平均值为1.30 m/s，范围为1.20～1.80 m/s。

（三）升主动脉血流异常的常见原因

（1）左心室流出道梗阻、孤立性主动脉瓣下狭窄、主动脉瓣狭窄及主动脉瓣上狭窄时，升主动脉内均可出现收缩期射流和湍流。

（2）重度主动脉瓣反流时，升主动脉的血流量和速度增加可导致湍流。

（3）主动脉夹层动脉瘤时，主动脉内可出现湍流。

主动脉弓

（1）解剖结构：主动脉弓始于右第2肋软骨上缘的下面，呈弧形向左、上、后越过气管前面，然后沿其左侧向下。它于第4胸椎的下缘与降主动脉在后面相连，其最高点约在胸骨上缘下2.5 cm。主动脉弓有3条大的动脉分支，即无名动脉、左颈总动脉及左锁骨下动脉。

（2）扫查主动脉弓时，探头正好放置于胸骨上切迹，成像平面向左、下、后，与主动脉长轴平行。在此位置时，探头位于主动脉弓的无名动脉及左颈总动脉之间。在示屏图像中，左颈总动脉在扇面顶端的右侧，无名动脉在左侧。升主动脉沿扇面的左缘向上走行，降主动脉沿右缘向下掠过。正常主动脉弓是一弧形无回声结构。在整个扇面中可见其两壁是平行而大约等距离的。在扇面中，最初从左到右走向的血管代表主动脉弓的远端，而与主动脉弓连续、从右到左走向的部分代表降主动脉近端。同时可见在左颈总动脉起始部。在主动脉弓下方常可见到右肺动脉，它位于左心房之前。

（3）主动脉弓直径：男性为17.1～31.7 mm，女性为16.4～29.8 mm。

五、降主动脉

（一）解剖结构

降主动脉起始于第4胸椎下缘，向下延伸至第4腰椎前面分为两支髂总动脉。降主动脉被膈肌分为胸段和腹段。在起始部，降主动脉位于脊柱左侧。当下行时，弯向中线，正好位于脊柱的前面直至其终点。

（二）探查方法及所见

1. 二维超声所见

（1）胸降主动脉走行于心脏左侧的后面，胸骨旁探头位置能获得最佳显示。在胸骨旁左心室长轴切面，降主动脉呈一搏动的环形或卵圆形无回声区，位于后房室沟之后（图13-1-2）。由左心尖至心底部做短轴的扫查时，降主动脉的位置由左向右逐渐移行至左心室后面的中部，因为它们的长轴相交成锐角。在乳头肌水平，降主动脉一般在左心室中部的内侧；在二尖瓣水平，正好位于左心室之后；左心房水平处，位置稍向外侧；在肺动脉水平，位于肺动脉分叉之下。当左心房或左心室扩大时，降主动脉长轴的位置也有不同。左心房扩大时，降主动脉由其在房室沟之后的正常位置向上移位，而在左心室肥厚时，降主动脉则向下移位。这种位置关系的变化不是由于主动脉移动引起，而是由于房室腔大小改变时所致的主动脉与心脏位置关系的变化引起。

（2）正常降主动脉较主动脉根部或升主动脉小，降主动脉平均舒张期直径为（17±3.3）mm（< 1.6 cm/m^2）。

（3）高血压、主动脉瓣疾病及冠状动脉粥样硬化患者的降主动脉较正常大。在胸主动脉瘤患者中降主动脉也扩大。异常小的胸降主动脉可见于主动脉发育不良。

（4）胸降主动脉的位置也有助于鉴别心包积液及胸腔积液。心包积液可使心包外的胸降主动脉向后移位，而胸腔积液不应改变主动脉与心腔的位置关系。

新生儿降主动脉胸段扩大的另一个原因是脑或肝动静脉畸形。这种动静脉连接在胚胎期增加了右心的静脉回流。增加的血流通过动脉导管至降主动脉，从而使之扩大，这种主动脉扩大常伴有4个心腔的扩大及心力衰竭。这些特征同时出现提示可能患有本病。

第三篇

2.多普勒超声所见

（1）探查降主动脉血流时，一般取胸骨上窝降主动脉长轴切面，在初步显示降主动脉血流图像后，调整探头方向，以获得最清晰的显示图像。之后首先将脉冲或连续波多普勒的声束平行于降主动脉壁，调整探头方向，尽量减小声束与血流之间的夹角。

（2）降主动脉血流显像和频谱形态、频移方向：在胸骨上窝探查时，降主动脉的血流显示为蓝色，发生于收缩期（图13-1-7，图13-1-8）。在收缩早期，升主动脉红色血流经过主动脉弓进入降主动脉显示为明亮的蓝色血流，充满降主动脉。管腔中央的血流显色较亮，边缘的血流显色较暗。在收缩中晚期，降主动脉血流显色逐渐变暗，在舒张期，降主动脉内一般无明显的血流信号显色。降主动脉的血流频谱呈宽带或充填的单峰波形，占据收缩期（图13-1-7）。其产生是由左心室的收缩和射血使整个降主动脉的血流加速所致。频谱的加速支较陡直，减速支较圆钝，形成不对称的三角形。由于连续波多普勒的声束内包含了整个降主动脉血流的频移信号，因而出现频谱增宽或充填。有时，收缩晚期可出现血流方向的逆转。在胸骨上窝探查时，降主动脉血流的频移方向为负向，收缩期出现短暂的正向频移的血流信号（图13-1-9）。在这一部位可同时记录到左颈总动脉血流，在频谱上出现收缩期正向的颈动脉血流信号。

（3）正常流速：在儿童中，降主动脉的最大流速平均值为1.02 m/s，范围为0.70～1.60 m/s；在成人中，正常值有待多中心大样本数据的支持。

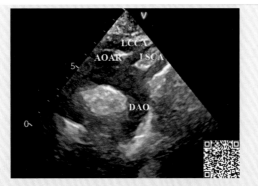

显示主动脉弓降主动脉长轴切面，可见升主动脉、主动脉弓及主要分支和降主动脉。LCCA：左颈总动脉；LSCA：左锁骨下动脉；AOAR：主动脉弓；DAO：降主动脉

图 13-1-7　正常胸骨上窝（动态）

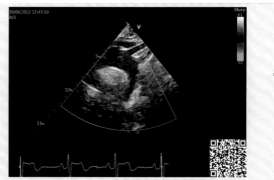

显示升主动脉、主动脉弓及降主动脉血流信号

图 13-1-8　胸骨上窝 CDFI（动态）

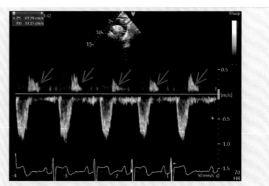

显示收缩期降主动脉前向血流层流频谱，部分正常人在舒张早期可见低速逆向血流频谱，舒张中晚期消失（箭头）

图 13-1-9　正常 PW 于胸骨上窝降主动脉长轴切面取样

（三）降主动脉血流异常的常见病因

（1）严重主动脉瓣狭窄和主动脉瓣上狭窄时，收缩期湍流可延伸至降主动脉近端。

（2）发生主动脉夹层动脉瘤时可使降主动脉内出现湍流。

（3）在主动脉反流和动脉导管未闭时，降主动脉内可出现明显的舒张期逆向血流。

（4）在主动脉缩窄时，降主动脉可出现收缩期射流和湍流。

第二节　主动脉扩张

一、概述

主动脉扩张是指主动脉直径的增加超过年龄和体型预期的大小。当局限于主动脉窦时，并发症的风险明显低于弥漫性的主动脉扩张，但仍比没有扩张的情况要高。病因包括退行性病变（高血压、动脉粥样硬化、囊性中层坏死、狭窄后扩张）；胶原性血管疾病（马方综合征、埃勒斯-当洛综合征、勒斯–迪茨综合征、家族性主动脉瘤）；炎症性疾病（风湿、系统性红斑狼疮、强直性脊柱炎、赖特综合征、梅毒、主动脉炎）；创伤（钝性伤或穿透伤）。

二、超声评估

需要测量主动脉多个位置的扩张程度（图13-2-1），并报告在何处以及如何测量的。

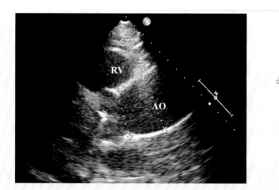

胸骨旁左心室长轴切面显示主动脉根部扩张，窦管连接部直径为3.68 cm，升主动脉近端直径为4.47 cm（见测量标识）。RV：右心室；AO：主动脉

图 13-2-1　主动脉硬化

主动脉退行性变扩张与马方综合征的鉴别

当主动脉因退行性变扩张时，主动脉窦轮廓和窦管连接部比正常略窄的特征仍然存在。相反，马方综合征引起的主动脉扩张的特点是主动脉窦增大，窦管连接部略狭窄的征象消失。

三、考虑选择性主动脉根部置换术的适应证

（1）在成人中，患有结缔组织疾病，特别是有主动脉夹层家族史者，主动脉直径≥45 mm。

（2）患有主动脉瓣二瓣畸形的患者，主动脉直径≥50 mm。

（3）不伴有结缔组织疾病的成人（动脉粥样硬化主动脉瘤样扩张），主动脉直径≥55 mm。

（4）主动脉根部大小快速变化。

主动脉根部大小变化每年＞5 mm，且具备主动脉瓣置换的适应证，可降低阈值。当主动脉直径＞40 mm时，应考虑进行主动脉根部置换术。

在妊娠期，风险增加。如果主动脉直径≥40 mm，应当考虑每月进行超声心动图监测和临床检查。进行性扩张≥45 mm时，在生产之前或生产的同时进行手术。需要特别注意，在妊娠生产时，应当有诊治伴有心脏病妊娠生产的专家团队负责监护。

第三节　主动脉夹层

主动脉夹层是指主动脉内膜撕裂，使血液通过内膜撕裂处进入主动脉中层，撕裂的内膜片将其分成真腔与假腔，形成夹层。夹层可以沿着主动脉壁纵向、环向进展，也可以顺行或逆行的方式传播，其扩展范围较大者可自升主动脉直至腹主动脉分叉处。假腔内血液流动可通过内膜再次撕裂回到真腔，如果假腔中的血液撕裂了外中膜和外膜，就会导致主动脉破裂。引起主动脉夹层最常见和主要的原因是高血压，其他原因包括结缔组织病（如马方综合征、勒斯–迪茨综合征和埃洛斯–当洛综合征Ⅳ型等）、主动脉瓣二叶畸形（风险是正常人的5倍）、炎性血管病、妊娠、创伤、心血管手术、滥用兴奋剂及感染等。主动脉夹层一般起病急骤、进展迅速、死亡率高，欧美国家依据对人口的研究报道，主动脉夹层的年发病率为2.5～15例/10万，死亡率为40%～90%。临床通常表现为突发前胸、后背或（和）腹部剧烈疼痛，多为撕裂样或刀割样疼痛，呈持续性、难以忍受；患者往往烦躁不安、大汗淋漓，有濒死感；严重的可以出现急性心力衰竭、晕厥，甚至突然死亡。鉴别诊断包括其他胸痛的原因，诸如急性心肌梗死或胸壁疼痛、主动脉壁内出血或扩展的胸主动脉瘤。主动脉夹层可导致许多危及生命的并发症，包括急性主动脉瓣反流、心肌缺血、心脏压塞、急性中风或脑灌注不足综合征等。

主动脉夹层的分期主要依据发病的时间，早期研究发现主动脉夹层发病14天后并发症的发生率（尤其是夹层破裂的发生率）显著降低。传统的分期曾以14天为界将主动脉夹层分为急性期（在症状出现后的前两周）和慢性期（两周之后）。发病时间≤14天为急性期，＞14天为慢性期，但是，随着影像学的进展，研究发现＞14天时夹层内膜片仍然较为薄弱，且具有较好的可塑性。因此，提出了亚急性期的概念，2014年，欧洲心脏病学会（European Society of Cardiology，ESC）主动脉疾病诊断和治疗指南推荐的主动脉夹层分期方法为：发病时间≤14天为急性期；＞14～90天为亚急性期；＞90天为慢性期。目前国内推荐采用ESC指南的分期方法进行分期{中华医学会外科学分会血管外科学组. Stanford B型主动脉夹层诊断和治疗中国

专家共识（2022版）[J]. 中国血管外科杂志（电子版），2022,14(2):119-130.}。

对于主动脉夹层分型，一般应用较广泛的是DeBakey分型和Stanford分型。DeBakey分型根据夹层起源和主动脉受累部位将主动脉夹层分为3型：①Ⅰ型，主动脉夹层部位起始于升主动脉，并累及主动脉弓和降主动脉；②Ⅱ型，夹层仅限于升主动脉；③Ⅲ型，夹层起始于降主动脉，并向远处延伸（可分为两个亚型：Ⅲa型：夹层仅限于胸降主动脉；Ⅲb型：夹层延伸至横膈下方的主动脉）。Stanford分型根据升主动脉是否受累分为两型：DeBakeyⅠ型和Ⅱ型统称为Stanford A型，Ⅲ型又称为Stanford B型（图13-3-1）。

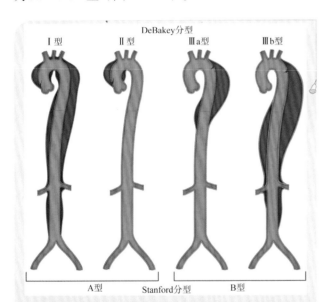

图 13-3-1　DeBakey 分型与 Stanford 分型示意

［引自：Isselbacher EM,Preventza O,Black Ⅲ JH,et al.2022 ACC/AHA Guidline for the Diagnosis and Management of Aortic Disease.JACC,2022,80(24):e223-e393.］

近年来，文献已报道只有主动脉弓和降主动脉夹层的病例。上述两种传统的分型并不适用于该组患者。TEM（Type，Entry location and Malperfusion status）分型法是一种新的改良Stanford分型的方法，其依据包括了夹层部位、入口和脏器血流灌注不足，并将只有主动脉弓和降主动脉夹层而不累及升主动脉的病例归属于非A非B型（图13-3-2）。

一、超声评估价值

及时诊断至关重要。经胸超声心动图在初诊时很有价值。超声检查的目的在于显示主动脉夹层的特征和并发症。高度怀疑存在夹层时，需要进一步

的影像检查，如TEE、CT或MRI。

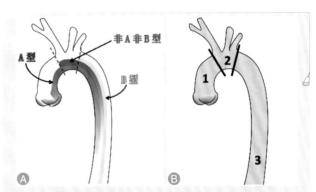

A.根据主动脉夹层延伸的主动脉夹层分型，显示类型、撕裂部位及灌注异常；B.按照主动脉分段，夹层累及至升主动脉（1）、主动脉弓（2）和降主动脉（3），显示原发撕裂部位和末梢器官灌注异常

图 13-3-2　非 A 非 B 型示意

［引自：Sievers HH, Rylski B, Czerny M, et al.Aortic dissection reconsidered: type, entry site, malperfusion classification adding clarity and enabling outcome prediction.Interact Cardiovasc Thorac Surg.2020; 30(3): 451-457.］

二、诊断特征

（1）在所有主动脉切面（胸骨旁、胸骨上窝及剑突下），寻找是否存在可能的夹层内膜瓣（图13-3-3）。其表现为线样运动的结构，活动与主动脉壁运动无关。

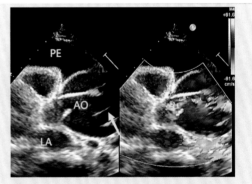

可见主动脉增宽，主动脉内剥脱的内膜回声（箭头），将主动脉分为真假腔。PE：心包积液；AO：主动脉；LA：左心房

图 13-3-3　非标准胸骨旁左心室长轴切面

（2）三维超声心动图可以确认内膜瓣的存在，表现为膜样结构和范围，有助于排除或确认受累的冠状动脉窦（图13-3-4）。

（3）应用CDFI在所有主动脉切面寻找假腔（图13-3-5）。在假腔和真腔（图13-3-6，图13-3-7）中，血流显示模式不同。

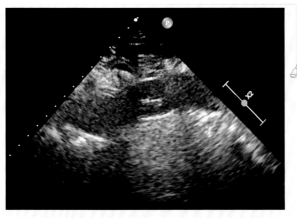

剑突下腹主动脉腔内内膜撕裂形成隔膜样结构

图 13-3-4　三维超声心动图

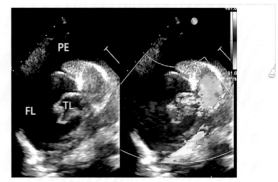

可见较小的真腔及宽大的假腔，心包腔内可见大量积液。CDFI可见真腔内彩色血流信号。TL：真腔；FL：假腔；PE：心包积液

图 13-3-5　主动脉短轴切面

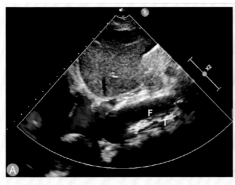
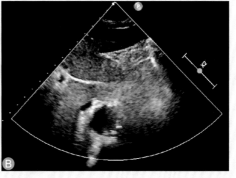

A.剑突下CDFI显示腹主动脉长轴腔内真、假两腔，真腔较小，假腔较大，T表示真腔有血流充盈，F表示假腔血流暗淡或无明显显示；B.CDFI显示腹主动脉短轴腔内真、假两腔，真腔血流充盈，假腔血流暗淡或无明显显示

图 13-3-6　CDFI

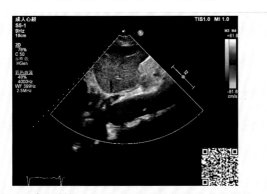

真腔内有彩色血流充盈，而假腔内血流显示不明显

图 13-3-7　主动脉夹层CDFI（动态）

声束宽度伪像和混响

　　声束宽度伪像和混响可与夹层瓣相混淆。M型超声心动图可显示主动脉壁运动。可疑的内膜瓣活动与主动脉壁运动不同，而混响伪像活动与主动脉壁运动一致。

三、超声评估继发的并发症

　　（1）评估和定量分析主动脉瓣反流及程度。

　　（2）评估心包积液，应用多普勒分析经二尖瓣和三尖瓣血流诊断心包压塞（图13-3-8，图13-3-9）。

　　（3）判断左心室收缩功能，评估任何节段性室壁运动异常，以提示可能的冠状动脉受累。

　　有关急性主动脉夹层的详细内容，详见下册第五篇第十三章第五节急性主动脉夹层。

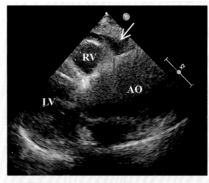

二维超声心动图显示主动脉根部明显扩张，腔内可见内膜瓣回声（红箭头），心包腔内可见少量积液（右心室前方，白箭头）。RV：右心室；LV：左心室；AO：主动脉

图 13-3-8　主动脉夹层

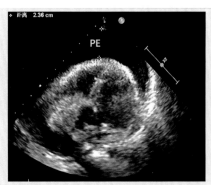

显示心包腔内可见大量液性无回声。PE: 心包积液

图 13-3-9　心尖声窗

第四节　马方综合征

一、概述

马方综合征是一种常染色体显性结缔组织病，是由*FBN1*基因突变引起的。其是一种多系统疾病，可影响运动、心血管及眼睛。马方综合征的发病率约为1/10 000，患有此病的新生儿中，其中约26%为自发性基因突变，即没有家族史。许多人具有马方综合征的骨骼特征，但没有实际的病情，而诊断则取决于诊断标准（根特标准）。

二、超声评估价值

超声心动图是诊断马方综合征标准的重要方法，重点是评价主动脉的大小。为了校正体型大小的影响，应当采用有效的公式计算Z分值，其中最常用的就是康奈尔公式，或主动脉根部大小与体表面积关系的直方图（图13-4-1）。主动脉Z分值≥2，则支持马方综合征的诊断。之前或新诊断的主动脉根部夹层同样是支持马方综合征诊断的依据。

存在二尖瓣脱垂的患者，若按照标准诊断，须在系统评分中加1分（可替代次要标准）。因此，需要报告是否存在二尖瓣脱垂及其严重程度。

2010年修订的马方综合征诊断标准

如果满足以下7条之一，可以诊断马方综合征。

如果无马方综合征家族史：

（1）主动脉Z分值≥2和晶状体异位。

（2）主动脉Z分值≥2和*FBN1*基因突变。

（3）主动脉Z分值≥2和系统评分≥7。

（4）晶状体异位、*FBN1*基因突变和已知主动脉瘤。

如果有马方综合征阳性家族史：

（5）晶状体异位和确认家族史。

（6）系统评分≥7和确认家族史。

（7）如果＞20岁，主动脉Z分值≥2，或如果＜20岁，主动脉Z分值≥3，和确认有家族史。

关于Z分值的解释，详见第十三章第一节主动脉解剖结构及超声所见。

三、马方综合征表现

（1）常见心血管特征包括以下几种（图13-4-2，图13-4-3）。

1）二尖瓣脱垂（75%）；

2）主动脉窦扩张（90%）。

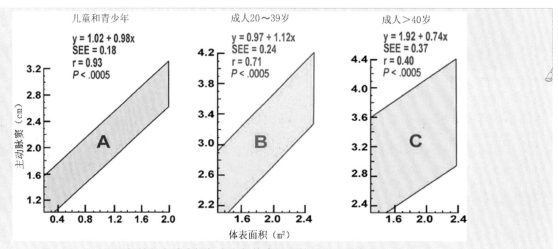

图 13-4-1　不同年龄段主动脉根部大小与体表面积的关系（基于 Dubois 公式）

[引自: Roman MJ,Devereux RB,Kramer-Fox R,et al.Two-dimensional echocardiographic aortic root dimensions in normal children and adults.Am J Cardiol,1989,64（8）:507-512.]

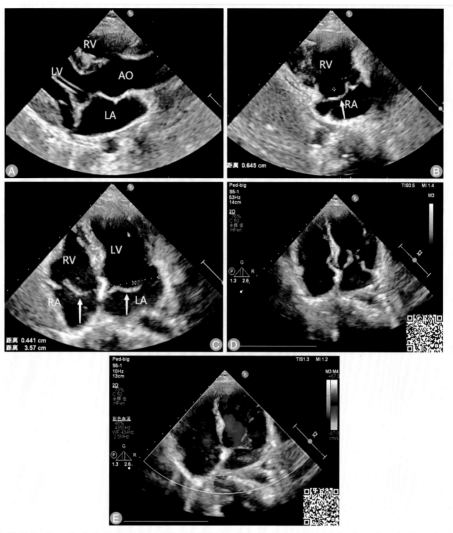

A.胸骨旁左心室长轴切面，主动脉窦呈"蒜头样"扩张；B.胸骨旁右心室流入道切面可见三尖瓣后叶瓣体脱入右心房（箭头）；C.胸骨旁四腔心切面显示二尖瓣前叶脱入左心房（黄箭头），三尖瓣隔叶脱入右心房（白箭头）；D.心尖四腔心切面显示二尖瓣、三尖瓣瓣体结构松散，收缩期均脱入心房，开放尚可，闭合不良（动态）；E.CDFI于二尖瓣、三尖瓣瓣口均可见以蓝色为主的彩束反流信号（动态）。RV：右心室；LV：左心室；AO：主动脉；LA：左心房；RA：右心房

图 13-4-2 马方综合征

（2）主动脉扩张通常局限在近心端升主动脉（图13-4-3），窦管连接部消失，呈"烧瓶状"外观。

（3）当主动脉直径达到50mm（正常直径<40mm）时，常见主动脉瓣反流。

（4）随着主动脉直径增大，主动脉夹层的风险增大。但主动脉直径在55 mm以下时，主动脉夹层的发生相对少见。马方综合征的主动脉夹层通常为A型，刚好开始在冠状动脉窦上方。10%的病例开始在左锁骨下动脉远端（B型）。

（5）长期应用β受体阻滞剂已表明可降低主动脉扩张的发生率和主动脉夹层的风险。

（6）血管紧张素受体拮抗剂可降低主动脉扩张，但试验在该领域仍在进行中。

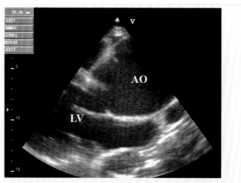

显示升主动脉近心端扩张，窦管连接部消失，呈"烧瓶状"外观。AO：主动脉；LV：左心室

图 13-4-3 经胸超声胸骨旁左心室长轴切面

（7）当主动脉直径达到50 mm时，通常考虑外科手术。

第五节 主动脉窦瘤及其破裂

一、概述

主动脉窦瘤为主动脉窦因各种生理或病理原因使窦壁明显扩张，局限性向外瘤样膨出。主动脉窦瘤破裂（rupture of aortic sinus aneurysm，RASA）为主动脉窦瘤局限性膨出的窦壁逐渐扩大，破入相邻的心腔。占全部先天性心脏病患者的1.4%～3.56%，男性占70%以上，东方人群较西方人群发病率约高5倍。主动脉窦瘤为主动脉窦壁的肌肉和弹力纤维部分中断或柔软，在血流的长期冲刷下扩大而明显突出、变薄，形成囊袋状物。99%为单个主动脉窦发生窦瘤，以右冠状动脉窦瘤（占81%）最常见，极少数发生于2个或3个主动脉窦。窦瘤内口直径约10 mm，瘤体直径为5～28 mm，长4～40 mm。冠状动脉窦瘤有先天性与获得性两种。先天性患者为发育过程中主动脉窦的中层与瓣环分离，缺乏肌肉与弹力纤维组织，形成结构上的薄弱点，形成囊样物，最后壁薄破裂，出现由左向右分流；获得性患者可由梅毒、感染性心内膜炎、动脉硬化、主动脉夹层、创伤及医源性损害等原因破坏窦壁组织引起，其后果与先天性相似。囊内压力增大、囊壁变薄致使窦壁破裂，血流进入与破口相通的心腔，即主动脉窦瘤破裂。破口多在瘤体顶端，一般为一个，也可呈筛孔状。右冠状动脉窦瘤80%以上破裂入右心室，其次破入右心房，少部分破入室间隔形成室间隔夹层，或经夹层破入心室；无冠窦瘤92%以上破入右心房；左冠窦瘤可破入左心室、右心房、左心房或心包。两个以上窦瘤可同时破入某一个腔室或分别破入两个以上腔室。其他少见破入部位为肺动脉、胸腔、上腔静脉与心包。血流动力学表现：舒张期动脉血大量涌入则明显扩张，收缩期变小；主动脉窦瘤未破裂则无明显血流动力学和房室腔大小的改变。瘤体较大时可压迫周围的传导系统（如房室结或希氏束时）产生心律失常和传导阻滞。瘤体突入右心室流出道、三尖瓣瓣口、冠状动脉口等引起局限性梗阻。窦瘤破裂时左向右分流量比较大，如伴有主动脉瓣移位和脱垂，

导致主动脉瓣反流，可引起心腔容量负荷过重和心肌工作量增加，致左心扩张和心功能不全。破口越大、压差越大、分流越大，对血流动力学的影响越大。主动脉内血液大量分流可导致冠脉供血不足或猝死。若破入心包，可立刻因心包压塞致死。

其病理分型主要为以下几种。Ⅰ型：窦瘤起源于右冠状动脉窦的左部，突入右心室流出道的最上部，即肺动脉左、右瓣之下，突出的瘤体可阻塞右心室流出道，造成漏斗部狭窄；合并室间隔缺损的主要为此型，且其中高位室间隔缺损占50.62%；由于主动脉瓣环缺乏支持，此型易产生主动脉瓣关闭不全。Ⅱ型：窦瘤起源于右冠状动脉窦的中部，突入右心室室上嵴。Ⅲ型：窦瘤起源于右冠状动脉窦的右部，突向室间隔部或右心房。Ⅳ型：窦瘤起源于无冠状动脉窦，突入右心房。合并畸形：室间隔缺损、主动脉瓣脱垂、主动脉瓣二瓣畸形、肺动脉瓣狭窄、肺主动脉反流或动脉导管未闭等。

二、超声心动图检查与测量

（一）二维超声心动图

主动脉窦呈瘤样向外局限性扩张，瘤体可呈"手指头状、乳头状或囊袋状"，瘤壁多纤细、光滑，少数可增厚、钙化。舒张期瘤体变大，收缩期瘤体变小。瘤体内可形成血栓。窦瘤破裂后，一般在瘤壁上可见连续中断。破口常位于瘤体顶端，直径为0.3～0.6 cm，少数可有多个破口。在破口的边缘可见游离、残存的瘤壁组织呈活瓣样飘动，以舒张期更为明显。房、室腔可有不同程度的扩大。当破入室间隔时，形成室间隔夹层（图13-5-1～图13-5-3）。

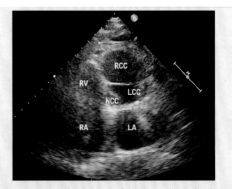

可见右冠状动脉窦扩大，并向右心室流出道突入。RV：右心室；RCC：右冠窦；LCC：左冠窦；NCC：无冠窦；RA：右心房；LA左心房

图13-5-1 胸骨旁主动脉瓣水平短轴切面

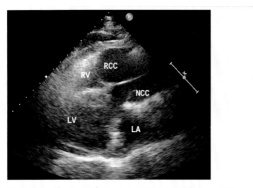

可见右冠状动脉窦扩张并向右心室流出道突入。RV：右心室；LV：左心室；RCC：右冠状动脉窦；NCC：无冠状动脉窦；LA：左心房

图 13-5-2　胸骨旁左心室长轴切面

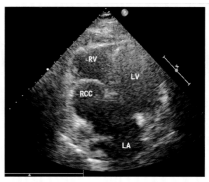

可见右冠状动脉窦扩大，并向右心房和右心室流出道突入。RV：右心室；RCC：右冠状动脉窦；LV：左心室；LA：左心房

图 13-5-3　非标准心尖五腔心切面

（二）彩色多普勒血流成像

冠状动脉窦瘤未破时，CDFI于瘤体内可见舒张期呈现五彩镶嵌，但壁完整，无穿壁的血流信号。窦瘤破裂时，CDFI可见穿过瘤壁的多色镶嵌的湍流信号。

（三）脉冲波和连续波多普勒超声

在窦瘤的破口处或破口的下游，可记录到特征性的连续性湍流，常以舒张期更明显。脉冲波和连续波多普勒在破口处或破口下游可探及高速湍流频谱，峰值速度多为3.5～4.75 m/s。窦瘤破入左心室

和室间隔者为舒张期分流，破入其他部位者为连续性分流。合并畸形者有相应的表现（图13-5-4）。

三、诊断要点与鉴别诊断

主动脉窦呈瘤样向外局限性扩张，破裂后可见瘤壁回声中断。窦瘤破裂的彩色多普勒可见穿过瘤壁的分流信号，在破口处或破口下游可探及高速湍流频谱，多为连续性。

（一）室间隔膜部瘤或膜部瘤样室间隔缺损

在室间隔上端出现扩大的瘤样结构，膜部瘤靠近三尖瓣隔瓣。分流多数为收缩期湍流。

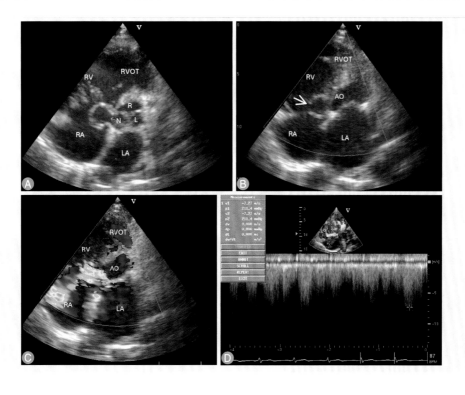

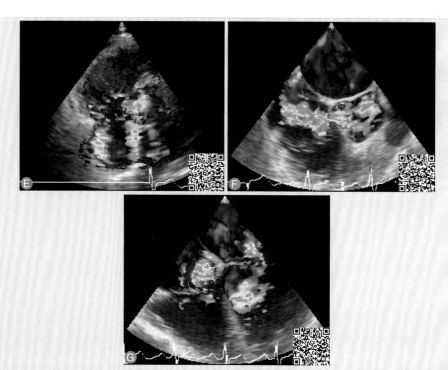

A.胸骨旁主动脉瓣水平短轴切面显示无冠状动脉窦扩张并突入右心房（箭头），右心扩大；B.非标准心尖五腔心切面，可见主动脉冠状动脉窦扩张突入右心房，并在其突入前端显示一破口（箭头），右心扩大；C.CDFI于非标准心尖五腔心切面，可见从主动脉通过无冠状动脉窦破口射入右心房的五彩镶嵌的血流信号；D.PW在主动脉至右心房之间五彩镶嵌的血流信号处取样，CW测量显示左向右双期血流湍流频谱，以舒张期为主，最大分流速度达7.27 m/s，最大分流压差为211.4 mmHg；E.CDFI于胸骨旁主动脉瓣水平短轴切面，显示从主动脉无冠状动脉窦破口射入右心房的高速五彩镶嵌的花色血流信号（动态）；F.TEE于主动脉瓣水平短轴切面显示从主动脉无冠状动脉窦破口射入右心房的高速五彩镶嵌的花色血流信号（动态）；G.TEE于四腔心切面显示从主动脉无冠状动脉窦破口射入右心房的高速五彩镶嵌的花色血流信号（动态）。RVOT：右心室流出道；R：右冠状动脉窦；N：无冠状动脉窦；L：左冠状动脉窦；AO主动脉；RV：右心室；RA：右心房；LA：左心房

图 13-5-4　患者男性，72 岁，胸憋、气紧伴心慌 3 小时就诊

（二）室间隔缺损伴主动脉瓣脱垂

右冠瓣可经过室间隔缺损进入右心室流出道，反流的主动脉血流除进入左心室外，尚可经室间隔缺损进入右心室。此时在临床上于胸前区可闻及双期杂音，甚至呈连续性。在二维超声心动图显像中也可见一瘤状结构突向或进入右心室。多普勒探测该处常既可记录到室间隔缺损所致的收缩期湍流，又可记录到主动脉瓣的舒张期反流，可被误诊为冠状动脉窦瘤破裂。多普勒血流信号虽为双期但非连续性。

（三）室间隔缺损伴肺动脉瓣关闭不全

对于较大流出道部位的室间隔缺损，如伴有肺动脉瓣反流时，可记录到双期湍流，与窦瘤破入右心室流出道相混淆。其双期湍流并非连续性，CDFI可清晰显示右心室流出道内收缩期湍流系源于流出道部位的室间隔缺损，舒张期湍流系源于肺动脉瓣反流。

（四）室间隔缺损合并主动脉瓣膨胀瘤穿孔

主动脉瓣膨胀瘤可以经室间隔缺损进入右心室。在瓣环下膨出的为主动脉瓣膨胀瘤，在瓣环上突出的为主动脉窦瘤。

（五）冠状动脉瘘

发生冠状动脉瘘（coronary artery fistula，CAF）时冠状动脉多扩张，表现为主动脉瓣环水平以上异常扩张的结构，其内也有连续性湍流信号。扩张的冠状动脉为管状，可追踪显示扩张的冠状动脉直至瘘口。

（六）主动脉窦假性动脉瘤

主动脉窦假性动脉瘤为创伤所致，患者多有外伤史。主动脉窦部位瘤样扩张，窦的形状仍正常，其壁上可出现细小的连续中断，瘤体围绕此中断向心外大血管结构突出，壁厚，且反射不均。假性动脉瘤内血流信号不丰富，不见其与心腔的交通。

四、注意事项

主动脉窦瘤常合并室间隔缺损，应注意判断。经食管超声心动图更为敏感，尤其是窦瘤破入右心房者。三维超声心动图能更为直观地显示窦瘤的形态结构和血流变化。

第六节　主动脉瘤

一、概述

主动脉瘤可见主动脉呈局限性梭形扩张，基底较宽，凸出度较小，与正常主动脉分界不清（图13-6-1）。瘤壁回声增强，前后壁搏动方向相同。当主动脉瘤较大时，壁菲薄，前后壁呈逆向运动，即收缩期前壁向前运动，而后壁向后运动，内径有扩大现象。主动脉瘤可发生在主动脉的各个部位。主动脉呈局限性扩张、膨大，升主动脉段内径>40 mm，腹主动脉段内径>30 mm，即可诊断为主动脉瘤（相当于正常部位内径的1.5倍以上）。

二、梭形主动脉瘤

1. 二维超声心动图表现

主动脉呈局限性梭形扩张，基底较宽，凸出度较小，与正常主动脉分界不清。瘤壁回声增强，前后壁搏动方向相同。当主动脉瘤较大时，壁菲薄，前后壁呈逆向运动，即收缩期前壁向前运动，而后壁向后运动，内径有扩大现象。

2. 多普勒超声心动图表现

CDFI显示扩张的主动脉内血流速度无明显增快。当主动脉瘤累及主动脉根部引起主动脉瓣关闭不全时，CDFI于左心室流出道探及舒张期五彩镶嵌反流束，频谱多普勒取样为舒张期高速血流频谱（图13-6-1～图13-6-7）。

三、囊性主动脉瘤

1. 二维超声心动图表现

主动脉壁局部向外凸出，呈囊袋状扩张，与正常主动脉分界清楚，小者内径仅为数厘米，而大者内径可达20 cm以上。瘤壁菲薄，有搏动现象。带蒂的主动脉瘤呈球形，壁菲薄，无明显搏动，二维超声心动图极易误诊为囊肿。

2. 多普勒超声心动图表现

CDFI于瘤口处探及瘤内五彩镶嵌血流，脉冲波多普勒显示入瘤的血流和出瘤的血流频谱方向完全相反，血流速度明显增快。

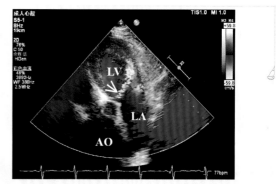

显示主动脉瓣膜少量至中量彩束反流（箭头）。LV：左心室；LA：左心房；AO主动脉（瘤样扩张）

图13-6-2　主动脉瘤患者，CDFI于非标准心尖五腔心切面

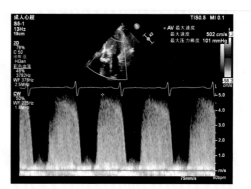

CW测量主动脉瓣最大反流速度达到502 cm/s，最大压差为101 mmHg

图13-6-3　主动脉瓣反流频谱

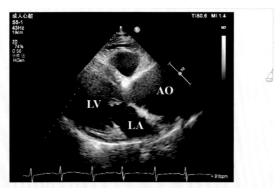

显示主动脉梭形瘤样扩张。LV：左心室；LA：左心房；AO：主动脉

图13-6-1　胸骨旁左心室长轴切面

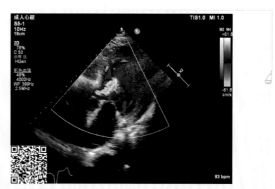

CDFI于非标准心尖五腔心切面显示主动脉瓣少量至中量彩束反流

图13-6-4　主动脉根部及升部近心端瘤样扩张（动态）

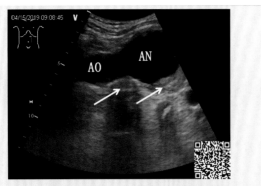

显示腹主动脉瘤样扩张，其后壁可见粥样硬化斑块（混合型，箭头）。AO：腹主动脉；AN：瘤样扩张

图13-6-5　腹主动脉长轴切面二维超声心动图（动态）

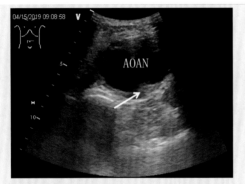

显示腹主动脉局部瘤样扩张，其后壁有粥样硬化混合型斑块（箭头）。AOAN：腹主动脉瘤

图13-6-6　腹主动脉短轴切面二维超声心动图

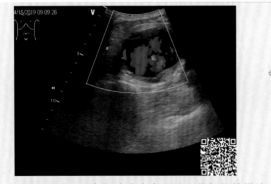

图13-6-7　CDFI于腹主动脉瘤内可见红蓝相间的涡流彩色多普勒血流信号（动态）

四、假性主动脉瘤

1.二维超声心动图表现

假性动脉瘤壁系由动脉周围组织与机化的血块构成。超声心动图显示主动脉壁的某一部位回声连续中断，主动脉旁见异常无回声区，大多为圆形，并呈偏心性改变。可有附壁血栓形成。

2.多普勒超声心动图表现

CDFI显示一股红色血流进入瘤内，入瘤处血流速度增快，而瘤体内血流缓慢，呈漩涡状。

五、主动脉夹层动脉瘤

1.二维超声心动图表现

主动脉明显增宽，前后径≥40 mm。扩张的主动脉腔内可见撕裂的主动脉壁内膜，呈带状，将主动脉腔分为真腔和假腔。此带状回声可随心动周期改变位置，出现"拍击样"运动，即收缩期向假腔运动，而舒张期向真腔运动。多切面探查可显示真腔和假腔相交通之处（入口和再入口），此处带状回声有连续中断的现象，断端呈"飘带样"运动。舒张期剥离的内膜可突入左心室流出道，如假腔中有附壁血栓形成，则可显示质地均匀、密度较低的血栓回声，无血流信号出现。

2.彩色多普勒表现

真腔中血流速度快，颜色明亮，而假腔中血流速度缓慢，颜色暗淡，这两种颜色由撕裂的内膜相隔，互不相通。有时还可见真腔与假腔之间相交通的血流信号：在入口处，收缩期血流由真腔流入假腔，舒张期血流则很少流动或由假腔流向真腔；在再入口处，血液流动的方向则与入口处相反。主动脉夹层分离累及主动脉根部时，可探及不同程度的主动脉瓣反流的五彩镶嵌的血流信号。

3.经食管超声心动图表现

经食管超声心动图较经胸超声心动图能更清晰地显示主动脉夹层撕裂的内膜呈带状回声，并随心动周期改变位置。经食管超声心动图能明确区分真腔和假腔，假腔中血流的阻力大，速度缓慢，易出现"云雾状"回声，形成附壁血栓。经食管超声心动图能准确地对入口和再入口进行定位。

六、鉴别诊断

1.4种不同类型主动脉瘤的鉴别

4种不同类型主动脉瘤（梭形动脉瘤、囊性动脉瘤、假性动脉瘤及主动脉夹层动脉瘤）的超声心动图表现各有其特点，易于鉴别诊断。

2.主动脉瘤与主动脉硬化的鉴别

主动脉瘤和主动脉硬化均有主动脉扩张。后者且有动脉硬化史、主动脉壁弥漫性增厚、弹性减低或消失。

3.马方综合征与单纯主动脉瘤和主动脉夹层动脉瘤的鉴别

马方综合征的超声心动图表现可为局限于主动

脉根部和升主动脉的主动脉瘤，也可以表现为主动脉夹层动脉瘤。

七、注意事项

主动脉瘤较易合并血栓形成，检查时须注意多切面探查，瘤壁可因血栓形成而粗糙不平，甚至使血管腔变细，频谱多普勒可显示端流信号。对主动脉夹层动脉瘤还须注意以下几点。

1.区别真腔与假腔

（1）真腔收缩期增大，舒张期减小，而假腔则相反。

（2）真腔血流速度快，显色明亮，而假腔血流速度慢，显色暗淡或不显色。

（3）在主动脉夹层分离的两端，真腔与两端正常的主动脉腔或左心室流出道相延续，而假腔则渐小并逐渐消失。

（4）假腔内常可见血栓回声或"云雾状"回声。

2.判断主动脉夹层病变范围及类型

将经食管超声心动图与经胸超声心动图及经腹部超声结合起来，可观察到主动脉的每一部位，可为确定主动脉夹层分离病变的范围及分型提供无创的诊断方法。

3.判断假腔中有无血栓形成

假腔中血栓的形成与主动脉夹层分离的类型有关：非交通型夹层分离和交通型逆行性分离且局限于降主动脉的夹层分离，其血栓的发生率较高；而交通型前向性夹层分离和交通型逆向性夹层分离并扩展至主动脉弓和升主动脉的夹层分离，血栓发生率较低。

第七节　主动脉缩窄

一、概述

主动脉缩窄主要是指先天性降主动脉近端的狭窄，发病率占婴幼儿先天性心脏病的3.6%。主动脉缩窄解剖学特征是主动脉壁中层的局限性畸形，它产生一帘状内折叠，使血管腔呈偏心性变窄，外观上可见主动脉有一局限性凹陷（图13-7-1）。虽然缩窄可发生在胸或腹主动脉的任何水平，但最常见的部位是在左锁骨下动脉分支之后或动脉韧带附着处的远端。缩窄区具有清楚的分界而呈局限性，也可以是一段主动脉的广泛性变窄。主动脉缩窄一般以动脉导管为标志分为管后型（即成人型）和管前型（即婴儿型）。管后型常为局限性缩窄，几乎呈一主动脉隔膜，在缩窄区之后主动脉立即增宽，其内径较缩窄区前的内径更大。管前型的缩窄部位在动脉导管入口处的近端，本型又分为3种：①局限性缩窄，刚好位于动脉导管入口之上；②广泛的峡部缩窄，从动脉导管入口向上延伸至左锁骨下动脉；③缩窄不仅累及峡部，且延伸至部分主动脉弓。单纯主动脉缩窄是管后型，而伴有其他先天性心血管畸形者则多为管前型。在管前型中，缩窄的部位、范围与其他主要畸形的存在有关。临床上，如果患者有高血压，而股动脉搏动减弱，桡动脉、股动脉延迟或有收缩期杂音，提示患者有患主动脉缩窄的可能。成年后首次诊断为主动脉缩窄的患者常常没有症状，这是因为通常其狭窄并不严重，且存在侧支循环。50%～80%的患者伴有主动脉瓣二瓣畸形和其他心脏畸形，如主动脉瓣下隔膜、主动脉瓣上狭窄。

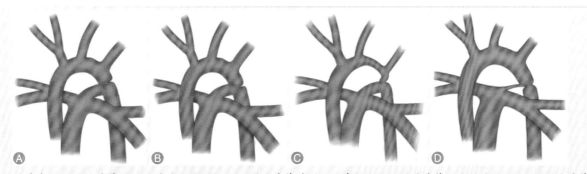

依据缩窄部位和动脉导管的位置关系分为4型：A.A型为导管前型，缩窄梗阻位于动脉导管处主动脉近端；B.B型为导管旁型，缩窄位于主动脉远端，动脉导管的正对面；C.C型为新生儿主动脉缩窄，常伴有部分主动脉弓发育不良；D.D型为导管后型，导管后型缩窄为梗阻，位于动脉导管插入主动脉的远端，发生在年龄较大的儿童和青少年中，动脉导管通常是闭合的

图 13-7-1　主动脉缩窄病理解剖示意

（引自：Hofbeck M,Deeg K-H,Rupprecht.Echocardiography in Infancy and Childhood.Springer Nature,2017）

二、超声检查和所见

胸骨上窝切面是最有用的探查切面。

（1）确认头臂干血管缩窄通常刚好位于左锁骨下动脉远端，常伴有狭窄后扩张。二维超声可见主动脉腔径局限性减小，缩窄区具有特征性的较周围血管壁的反射增强，这是由于受累部分的管壁存在局部增厚，且缩窄区的突出部分与正常降主动脉的管壁相比，比成像平面的声束方向更加垂直。缩窄近端的左颈总动脉及左锁骨下动脉增大，搏动性增强。病变远端的主动脉扩大，但正常搏动减弱。这种近端血管的搏动增强和远端血管的搏动减弱突出了病变的存在。一旦发生此现象，要警惕主动脉缩窄存在的可能。

（2）使用CDFI可以显示降主动脉有高速狭细的血液湍流信号。即使二维超声质量较差，也可以看到。

（3）将CW通过最大的彩色血液湍流的部位测量收缩期血流和压差，压差持续到舒张末期（"舒张期尾巴"，图13-7-2～图13-7-5）。

三、注意事项

（1）CW易高估压差。如果使用PW测量降主动脉近端流速，并经修正后的伯努利方程计算血流，则可获得与导管测定的压差有较好的相关性。

（2）如果怀疑主动脉缩窄，但又难以获得图像，可使用笔式CW探头并置于胸骨上窝，一般能够测量到降主动脉的压差。

四、随访评估

所有经主动脉缩窄手术的患者，在之后整个成人期均应进行超声心动图随访评估，并应每年随访观察一次。不易观察到的部位可做其他影像学检查，如CT或MRI。

（1）检查和报告残余压差。

（2）寻找主动脉异常，描述之前手术的部位是否发生动脉瘤。

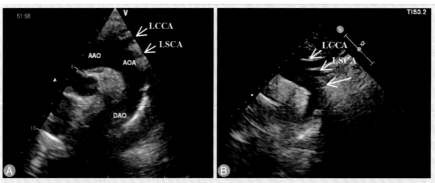

A.显示正常人主动脉弓和降主动脉长轴；B.显示左锁骨下动脉远端狭窄。AAO：升主动脉；AOA：主动脉弓；DAO：降主动脉；LSCA：左锁骨下动脉；LCCA：左颈总动脉（短箭头）；LSCA：左锁骨下动脉（短箭头）；长箭头：降主动脉狭窄

图 13-7-2　胸骨上窝

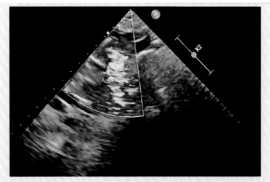

显示后者为高速五彩镶嵌的血流信号，提示降主动脉狭窄

图 13-7-3　胸骨上窝主动脉弓和降主动脉长轴 CDFI

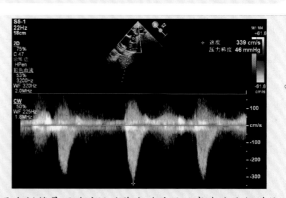

于左侧锁骨下动脉远端降主动脉显示高速湍流频谱信号，最大前向流速达339 cm/s，最大压差为46 mmHg

图 13-7-4　PW 和 CW 检测

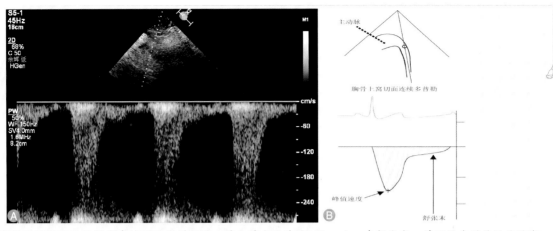

A.于胸骨上窝降主动脉显示收缩期高速湍流频谱信号，最大前向流速达240 cm/s，在舒张期，并可见典型的从收缩期高速血流信号持续至舒张期的前向血流信号（"舒张期尾巴"），提示降主动脉狭窄；B.检测降主动脉狭窄的示意，于胸骨上窝降主动脉检测部位（右上），在舒张期，可见典型的从收缩期高速血流信号持续至舒张期的前向血流信号（"舒张期尾巴"，右下）

图13-7-5　CW检查结果

（依据：LEESON P.,AUGUSTINE D.,MIYCHELL A.R.J.,et al.Echocardiography(M).2nd ed.London:Oxford University Press,2012.）

（3）每年重复评估主动脉瓣：常见早期退行性变疾病（有时还可发现之前未能发现的主动脉瓣二瓣畸形）。

五、临床价值和意义

主动脉缩窄区的超声心动图直接显示成功率为89%～100%。超声心动图对主动脉缩窄的诊断和随访均有重要价值。但主动脉缩窄有时较为复杂，如果要干预治疗，通常还需要MRI进一步检查。

第八节　主动脉粥样硬化

一、概述

主动脉粥样硬化可引起主动脉扩张、主动脉瘤或夹层，其是与冠状动脉疾病和脑血管疾病共存的危险因素。

二、超声评估

使用经胸超声心动图在升主动脉近端，或在降腹主动脉更能经常显示主动脉粥样斑块（使用经食管超声心动图或许更好），主动脉弹性降低（图13-8-1，图13-8-2）。经胸超声心动图也可以在主动脉根部或左心房之后的降胸主动脉（胸骨旁长轴切面）探查到粥样硬化性胸主动脉瘤。在剑突下或腹部，偶尔还会发现腹主动脉瘤（图13-6-5～图13-6-7）。超声心动图对动脉瘤的范围通常不一定能准确定量，但扩张的范围和是否存在层状血栓

常能看到，通常需要进一步的影像学检查。

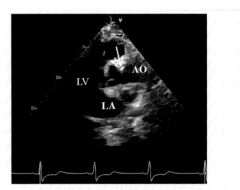

显示主动脉壁增厚，主动脉根部前部有直径为6 mm的强回声钙化斑块向腔内突起（箭头）。LV：左心室；AO：主动脉；LA：左心房

图13-8-1　胸骨旁左心室长轴切面

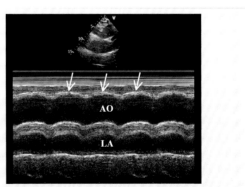

显示主动脉根部为"弓背样"运动（箭头）。AO：主动脉；LA：左心房

图13-8-2　M型超声心动图于心底描记运动曲线

第三篇

第九节 大动脉炎

一、概述

大动脉炎是指主动脉及其分支的慢性进行性非特异性炎症，其中以头臂动脉、肾动脉、胸腹主动脉及肠系膜上动脉为好发部位，常呈多发性，可造成管腔狭窄甚至闭塞。1856年Savory等首先描述了此病，1905年日本学者Takayasu报道并进行了科学的描述，故该病又称"Takayasu动脉炎"，国内黄宛等于1962—1963年提出了"大动脉炎"这一概念。大动脉炎病因未明，多数学者认为是自身免疫性疾病，与体内的免疫反应相关。本病多见于女性，国内报告女性占66.7%~69%，发病年龄为5~45岁，89%在30岁以下，大多发展缓慢，预后较差。

大动脉炎的病理过程有两个临床阶段：急性活动期，病变由动脉外膜开始向内发展，动脉壁各层均有重度的以淋巴细胞及浆细胞为主的浸润和结缔组织增生；慢性血管阻塞期，存在动脉壁中层的破坏与纤维变性，以及内膜的显著增厚，导致血管腔狭窄，最终引起血栓形成而闭塞。病变多呈阶段性，两个临床阶段之间的动脉壁可为正常。少数情况下，病变血管壁被广泛破坏，结缔组织修复不足可引起局部动脉扩张，甚至导致动脉瘤形成。

大动脉炎的分型方法不统一，Lupi-Herrera分型法将本病分为4型：Ⅰ型为主动脉弓型，Ⅱ型为降主动脉、腹主动脉型，Ⅲ型为Ⅰ、Ⅱ型的混合型，Ⅳ型为上述任何一型加肺动脉受累。但目前临床表现为大动脉炎的病变主要累及含弹力纤维的大、中动脉，由于受累动脉不同可分为5种不同的临床类型：①头臂型，发生于主动脉弓及其分支，如头、臂部动脉受累引起的上肢无脉症，此型最常见；②胸腹主动脉型，降主动脉、腹主动脉受累的下肢无脉症；③肾动脉型，病变累及一侧或双侧肾动脉，临床常以持续性高血压为特征，腹部可闻及血管杂音；④肺动脉型，常与以上3型共存，病变主要累及肺动脉；⑤混合型，一般涉及两型以上多处动脉同时受累，临床表现较为复杂，肢体远侧端动脉一般不发生病变。Hata A等依据血管造影对大动脉炎进行分型（图13-9-1）。多数患者就诊时已是以血管狭窄、组织缺血症状为主要表现的慢性期，且常以心、脑、肾等器官受累症状为主，如短暂性脑缺血、发作性昏厥、视力明显下降、黑矇、持久脑缺血症状或脑卒中等。高血压、无脉及血管杂音是对本病有诊断意义的三大主征。本病发展缓慢，病程为1~28年，死亡率为10%。主要死因为脑出血、急性肾功能衰竭、心肌梗死、主动脉夹层动脉瘤等并发症。

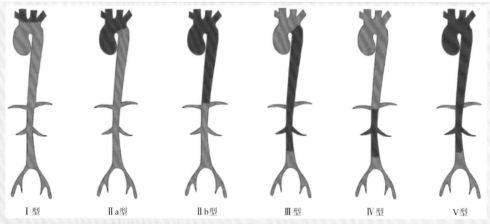

Ⅰ型　　　Ⅱa型　　　Ⅱb型　　　Ⅲ型　　　Ⅳ型　　　Ⅴ型

Ⅰ型：主动脉弓的主要分支受累；Ⅱ型：累及主动脉弓及其分支，Ⅱa型包括升主动脉、主动脉弓及其分支，Ⅱb型包括升主动脉、主动脉弓及其分支和胸降主动脉；Ⅲ型累及胸降主动脉、腹主动脉和（或）肾动脉，该型对于考虑波及主动脉弓主要分支之外的血管病变是有意义的；Ⅳ型只影响腹主动脉和（或）肾动脉；Ⅴ型包括Ⅱb型和Ⅳ型。此外，如累及冠状动脉或肺动脉，则各自表示为C（+）或P（+）

图13-9-1　大动脉炎分型

（引自：Hata A.,Noda M.,Moriwaki R.,et al.Angiographic finding of Takayasu arteritis:new classification[J].International Journal of Car diography,1996,54Supple:S155-S163.）

二、超声检查及所见

（一）血管病变

1.二维超声心动图

可显示病变动脉血管壁增厚，呈梭形或不规则形，正常结构消失，回声偏低或不均匀，外膜与周围组织分界不清，管腔呈不同程度的狭窄及闭塞。颈总动脉壁弥漫性增厚，表现为内膜和中膜的混合厚度（IMT）>1 mm，厚度为1.1～4.2 mm〔（2.2±0.7）mm〕，且颈总动脉几乎全程均为弥漫性环形增厚，形成特征性的"通心粉征"（图13-9-2）。

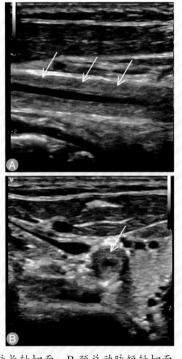

A.颈总动脉长轴切面；B.颈总动脉短轴切面。箭头：颈总动脉

图 13-9-2 颈总动脉几乎全程均为弥漫性环形增厚，形成特征性的"通心粉征"

高频超声显示正常颈动脉壁为两条平行回声线和其间的低回声带，最内层薄的回声线代表管腔与内膜的交界，另一条回声线源于中膜与外膜的分界线，两条线之间的低回声带代表中膜。颈动脉的内膜很薄，以致超声无法将其分辨出来，因此文献中通常以两条平行回声线的距离来反映内膜、中膜的混合厚度。

2.彩色多普勒血流成像

显示病变段血流不规则，可有充盈缺损。如果病变较局限，则其内血流速度增高，即彩色亮度增

高，狭窄口处血流紊乱，呈"镶嵌样"血流，表现为湍流状态。如果病变为弥漫型，则代之以低速血流，血流显色偏暗。此时如果管腔重度狭窄，则表现为颜色变暗的纤细状血流。特别是回声很低，难以被二维超声图像所识别的病变，CDFI能更好地显示残余管腔，能较精确地反映出管腔内狭窄程度和病变范围（图13-9-3）。

3.脉冲波和连续波多普勒

在局限性狭窄段内或狭窄口处，可以获得频带增宽的高速血流频谱——湍流；如为弥漫性病变，其内血流显示为低速单相频谱（图13-9-4）。当大动脉炎引起动脉管壁破裂，形成假性动脉瘤时，CDFI可见血流经破口流入假性动脉瘤内。

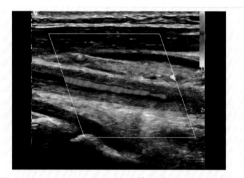

图 13-9-3 CDFI 显示颈总动脉内血流信号变细

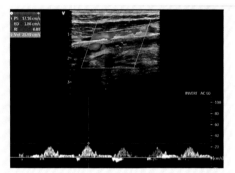

图 13-9-4 PW 显示颈总动脉血流速度降低

（二）血管病变及继发的高血压可以引起心脏的改变

由左心室阻力负荷过重所致的左心室肥厚，在急性期，抗原抗体复合物沉积，可直接损害心肌、心包、心内膜，引起心脏扩大、主动脉瓣关闭不全、二尖瓣脱垂等。此时使用CDFI观察，其可能出现不同部位、不同程度的反流（图13-9-5～图13-9-12）。所以在确诊大动脉炎时应注意检查有无基础心脏病变，而对有上述心脏改变的青年女性应常规检查外周血管，以排除大动脉炎。

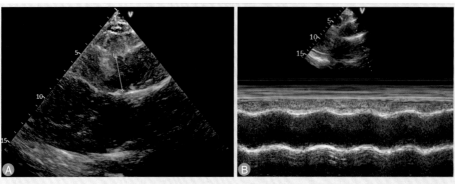

A.二维超声心动图于左心室长轴切面显示主动脉管壁增厚；B.M型超声心动图于胸骨旁心底取样，显示主动脉管壁增厚，运动曲线波形减低

图 13-9-5　胸骨旁

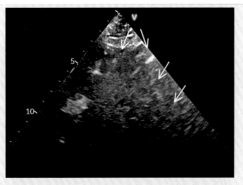

显示主动脉弓及其分支和降主动脉管壁明显增厚，管腔狭细、迂曲、不清晰（箭头）

图 13-9-6　胸骨上窝主动脉弓降主动脉长轴切面

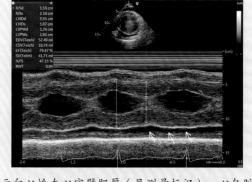

显示向心性左心室壁肥厚（见测量标识），心包腔可见少量积液（箭头）

图 13-9-8　M型超声心动图于胸骨旁左心室短轴取样

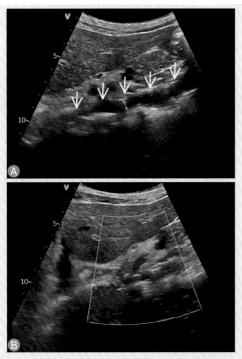

A.显示腹主动脉管壁增厚、僵硬，管腔迂曲变窄（箭头）；B.CDFI于剑突下腹主动脉管腔内显示血流信号断续，血流颜色变暗，提示血流速度明显减低

图 13-9-7　剑突下

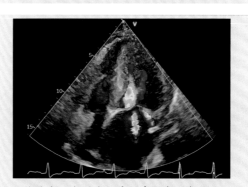

显示收缩期二尖瓣左心房侧有两束彩色反流信号

图 13-9-9　心尖四腔心切面 CDFI

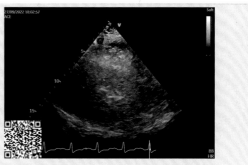

显示主动脉瓣环和主动脉瓣增厚，肺动脉轻度扩张，管壁未见明显增厚

图 13-9-10　胸骨旁主动脉短轴切面（动态）

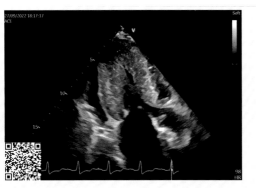

显示左心室壁对称性增厚，心包腔见少量积液，主动脉管壁增厚，主动脉瓣轻度增厚

图13-9-11　心尖左心室长轴切面二维超声心动图（动态）

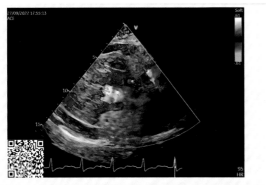

显示左心室壁对称性增厚，左心房轻大，收缩期二尖瓣见少量以蓝色为主的反流，心包腔见少量积液

图13-9-12　胸骨旁左心室长轴切面CDFI（动态）

Sun等总结大动脉炎的超声表现，提出可能的诊断标准

（1）病变分布：单独的锁骨下动脉受累或者一侧（双侧）锁骨下动脉和双侧颈总动脉受累。

（2）病变部位：锁骨下动脉近—中段/颈总动脉近—中段颈动脉分叉处和颈内动脉很少受累。

（3）形态学表现：颈总动脉长轴切面显示动脉壁长段均匀性增厚，横断面显示"通心粉征"，增厚的壁回声均匀，病变处与非病变处分界清楚。如果上述表现在青年女性中发现应考虑诊断为大动脉炎。

三、鉴别诊断

1. 动脉粥样硬化

动脉粥样硬化患者年龄常超过50岁，超声心动图通常表现为动脉壁不规则、不均匀增厚，并伴有严重钙化，颈动脉病变最易累及颈动脉分叉处；大动脉炎常为均匀一致的增厚，一般不伴有钙化，病变多发生在颈总动脉的近端和中段，而颈动脉分叉处和颈内、颈外动脉很少累及。Taniguchi等认为颈动脉混合厚度增厚超过1.2 mm，高度提示大动脉炎。

2. 血栓闭塞性脉管炎

血栓闭塞性脉管炎是主要发生在四肢膝、肘关节远端中小动脉的全层动脉炎，常伴发静脉炎症和血栓形成，好发于吸烟的青壮年男性。根据病变发生的部位较易与大动脉炎鉴别。

3. 先天性主动脉缩窄

先天性主动脉缩窄患者的主动脉局部有狭窄性病变，比较局限，多见于靠近动脉导管开口处或动脉韧带附近的主动脉，伴有左心室壁肥厚。而大动脉炎呈主动脉弥漫性全层增厚、狭窄，可以与之鉴别。

4. 腹膜后纤维化

腹膜后纤维化的超声表现为腹膜后界限清楚的低回声肿块，环绕腹主动脉和下腔静脉，并向外累及输尿管，常伴肾盂输尿管扩张，但腹主动脉内膜平整，管壁3层结构显示正常，此可与大动脉炎鉴别。

四、临床价值和意义

目前，国内外诊断大动脉炎的有效手段为CDFI、CT和血管造影术。CDFI有其独特的优势，可以采用不同频率的超声探头，全面、多部位地显示混合型大动脉炎的形态学改变，并可了解其血流动力学变化。此外，CDFI更便于对该病的病程进行监控和随访，尤其是血管移植术后和经皮血管扩张术后的长期观察。

（张全斌　杨秀玲　徐琨　张静璇　寇敏）

第十四章

冠状动脉疾病

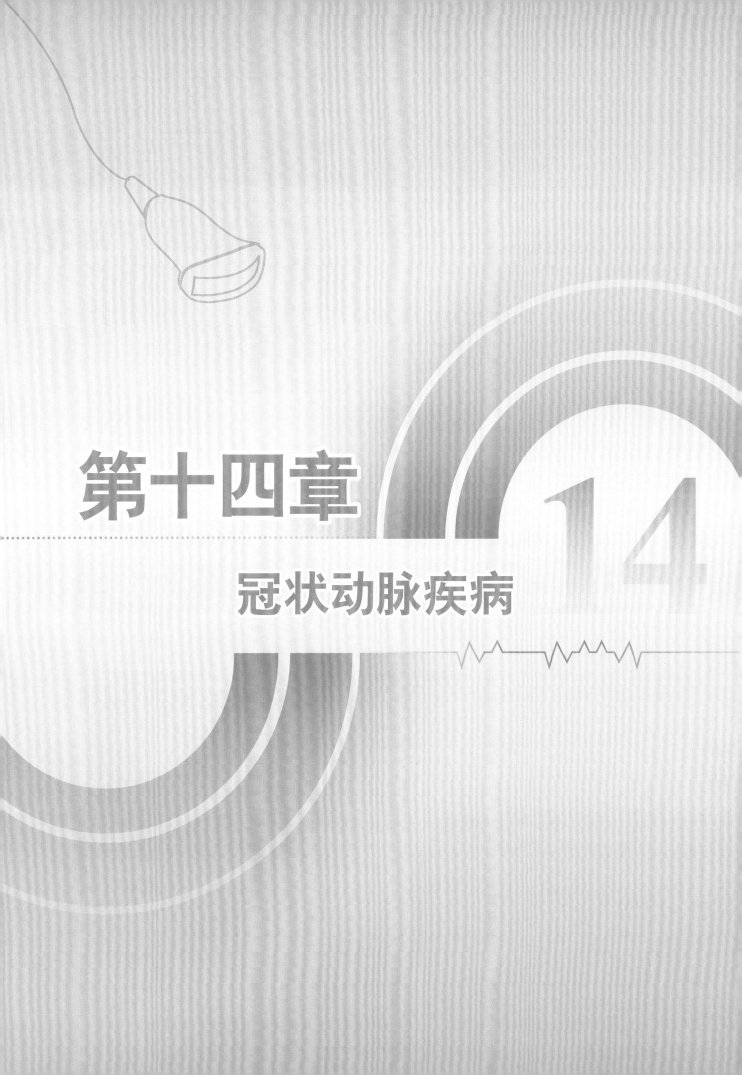

第一节　正常冠状动脉

一、解剖结构

解剖学上，左、右冠状动脉恰在主动脉瓣附着处之上，起自相应的主动脉窦。左冠状动脉起自主动脉之后的外侧壁，靠近左冠瓣的基底。左冠状动脉的主干长度范围为4～15 mm（平均为10.5 mm）。从超声心动图成像来看，95%以上受检者的冠状动脉均短于20 mm，直径由5 mm至10 mm不等。多数患者（66%）的左主冠状动脉分走行向左前的左前降支和向后沿二尖瓣瓣环走行的左回旋支；部分患者（31%）在分叉处还发出第3支血管，即中间支或对角支；少数患者（2.4%）还存在第4个分支。对左心室和大血管而言，左主冠状动脉常处于一较恒定的解剖位置。在其跨过主动脉根部时，前邻右心室流出道，上为肺动脉支降部（肺动脉瓣位于左主冠状动脉的左上），下近左心室上缘，后靠左心房的一部分。左冠状动脉直接与肺动脉后壁相毗邻。右冠状动脉在左冠状动脉起始处水平或稍高处发出，最初稍向前沿右心室流出道的上缘走行，然后几乎直接向右平行于前胸壁，直接在右心耳下消失于房室沟之中。

二、超声成像平面

有两个超声心动图成像平面可用来扫查冠状动脉：①左、右冠状动脉的胸骨旁长轴切面（此平面相当于主动脉瓣的胸骨旁短轴切面，但须旋转探头，使其与受检血管的长轴平行，图14-1-1，图14-1-2）；②左主冠状动脉的心尖长轴切面。

从胸骨旁探头位置扫查左主冠状动脉时，成像平面开始应在主动脉瓣水平与主动脉的短轴相平行处，然后上下倾斜成像平面，以定出左心室的上缘和肺动脉的降部，这样就可以找到左主冠状动脉。这些参考点代表了左主冠状动脉所在区域的上下界限。在扫查过程中，可观察到一相当致密的回声团沿主动脉的左下缘向右延伸至右心室流出道的下方。此回声团相当于常规肺动脉和肺动脉瓣检查时，在肺动脉之后见到的致密回声，即房肺沟。左主冠状动脉即位于此回声团中（图14-1-1A，图14-1-2A）。找出左主冠状动脉所在区域后，检查者顺时针旋转探头约30°，以期成像平面平行于

左主冠状动脉长轴。然后将探头在前述界限内来回扫查，在冠状动脉开口或左主冠状动脉本身找到前，主动脉一直保持在扇面的左缘。为使成像平面平行于左主冠状动脉的长轴，还须稍微变动探头的旋转程度。从胸骨旁扫查右冠状动脉所用的基本成像平面与用于左冠状动脉者相同。

右冠状动脉位于左主冠状动脉的稍上方，故须将成像平面稍倾斜。右冠状动脉的定位法是将成像平面从主动脉瓣水平向上倾斜至右侧主动脉窦上方，集中注意力于主动脉根部的右上缘，直至在右冠瓣基底部主动脉壁出现中断为止。此中断处一般见于主动脉短轴的10点至11点钟方位（图14-1-2B）。还须精细地调节成像平面，使其平行于右冠状动脉的长轴，具体操作方法是交替进行顺时针—逆时针旋转成像平面，直至扫查到理想的、来自右冠状动脉的平行线状回声。

短轴成像平面在左、右冠状动脉的扫查中很理想，因其声束方向与这两条血管的走向垂直，同时血管也位于探头的近场。

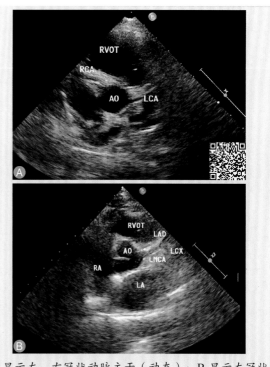

A.显示左、右冠状动脉主干（动态）；B.显示左冠状动脉主干、左前降支及回旋支。RVOT：右心室流出道；AO：主动脉；RCA：右冠状动脉；LCA：左冠状动脉；LAD：左前降支；LMCA：左主冠状动脉；LCX：左回旋支；RA：右心房；LA：左心房

图14-1-1　胸骨旁主动脉水平短轴切面

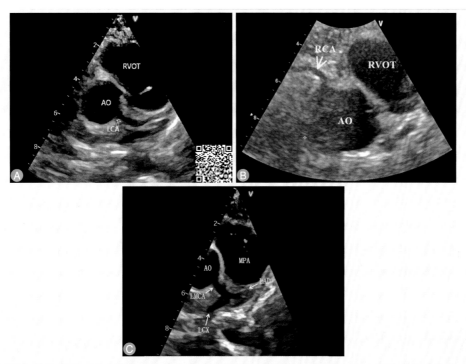

A.观察左冠状动脉起始段及开口处（箭头，位于主动脉短轴切面4点钟处，动态）；B.右冠状动脉（箭头，位于主动脉短轴切面11点钟处）；C.显示左主冠状动脉及其左前降支和左回旋支分支（箭头）。AO：主动脉；RVOT：右心室流出道；MPA：主肺动脉；LMCA：左主冠状动脉；LAD：左前降支；LCX：左回旋支；RCA：右冠状动脉；LCA：左冠状动脉

图14-1-2　胸骨旁主动脉水平短轴切面局部电子放大（Zoom）

此外，还可从心尖扫查左冠状动脉。此时探头置于心尖冲动处，先取二腔心切面，将中心声束向前移以扫查到主动脉根部，然后顺时针旋转成像平面，直至显示出冠状动脉开口与左主冠状动脉。此成像平面以和短轴呈正交的方式显示左冠状动脉，这样可更好地发现在前胸壁显示不佳的病变。但因所检查的结构处于远场，侧向分辨力变差及声束穿透力降低是此成像平面理论上的不足之处。此外，心尖可利用的解剖标志不如胸骨左缘的明显。

三、正常冠状动脉超声所见

1.位置、分布与走行

于胸骨旁主动脉瓣水平短轴切面，左、右冠状动脉的正常超声心动图表现：左冠状动脉开口正常情况下呈"漏斗状"，起自主动脉后外侧壁4点和5点之间，然后呈相距数毫米的两条平行线状回声向外走行（图14-1-2A）。在肺动脉后壁下方经过约1 cm后，这两条平行线状回声又为两对平行线状回声，继续向前外侧走行的是左降支，向后走行的为左回旋支（图14-1-2C）。在心动周期中，主动脉根部既有前后运动，又有上下运动。由于左冠状动脉紧贴于主动脉，因此它也会随着主动脉的运动而运动。舒张晚期主动脉处于其最靠后的位置，

此时，左主冠状动脉在离开主动脉后通常呈向外侧和稍前的方位。收缩期，主动脉向前运动，接近收缩晚期时，达到其最靠前的位置。此时，左主冠状动脉往往几乎完全呈向外侧的方位。左主冠状动脉的上下向运动与心底部的运动一致。心室收缩时心底部向下运动，舒张期向上运动。因而左冠状动脉于收缩晚期处于其最前、下的位置，舒张晚期则处于其最后、上的位置。近端右冠状动脉，其开口处在近10点或11点的位置。右冠状动脉不像左冠状动脉呈"漏斗状"，一般不易明确显示。右冠状动脉亦表现为两条平行的线状回声，在离开主动脉根部后，几乎直接向右走行（图14-1-2B），并稍向前呈一定角度。其运动在空间上与主动脉根部一致，在时间和方位上与左冠状动脉相似。

2.正常冠状动脉内径

正常左冠状动脉起源于主动脉的左冠状动脉窦，右冠状动脉起源于右冠状动脉窦。在二维超声心动图上呈与主动脉壁相连的两条均匀平行的线状回声，内无回声间隙的管腔即为冠状动脉管腔，管壁平滑，无狭窄、扭曲或瘤样扩张。研究表明随着年龄的增长，各年龄组内左冠状动脉内径均值都比右冠状动脉大，这与人体心脏解剖生理发展的规律相一

致。一般正常冠状动脉的血流量约占心搏量的10%，其中3/4流入左冠状动脉，1/4流入右冠状动脉。

正常小儿的冠状动脉内径随年龄和体表面积增长而增大，若小儿的冠状动脉内径超过该年龄的正常参考值，则为冠状动脉扩张。左冠状动脉/主动脉、右冠状动脉/主动脉与年龄、体表面积或无相关，左冠状动脉/主动脉及右冠状动脉/主动脉≥0.3，或呈瘤样扩张，可诊断为冠状动脉瘤（CAA，表14-1-1）。

同龄健康儿童中，冠状动脉内径与体表面积相关性最好（表14-1-2）。

四、冠状动脉的超声心动图的检出率

国内文献报道左冠状动脉、右冠状动脉检出率分别为95.2%、97.3%，同时检出率为92.4%。部分人受胸廓畸形、过度肥胖及肺气肿等因素影响，以致冠状动脉的超声图像模糊难辨，极个别是因冠状动脉起源变异所致。儿童较成人更容易获得清晰的冠状动脉二维超声，所以冠状动脉超声心动图检出率较高。

第二节　川崎病

一、概述

川崎病（Kawasaki's disease，KD）即皮肤黏膜淋巴结综合征，是日本学者川崎氏于1967年首先报道的一种急性发热性出疹性疾病。其主要病理变化是以冠状动脉损害为中心的全身血管炎，临床表现为发热、淋巴结肿大等。婴幼儿和儿童均可发病，但多在4～5岁之前，好发于6～18个月的婴幼儿，男女发病无明显差异。国外报道冠状动脉瘤的发生率为5.3%，国内报道为13.94%。冠状动脉瘤可发生于冠状动脉的任何部位，以左冠状动脉主干、右冠状动脉主干和前降支多见。病变可累及一支冠状动脉，亦可累及多支，并且同一支冠状动脉可在多处发生。超声心动图对川崎病时的冠状动脉病变（CAL）显示的准确性较高，与冠状动脉造影相比，文献报道其敏感度和特异度分别为100%和97%，并具有检查安全、简便及可重复性强等优点。

表 14-1-1　不同年龄组正常儿童 LCA、LAD、LCX 及 RCA 内径测量值比较（均数 ± 标准差）

年龄	例数	LCA（mm）	LAD（mm）	LCX（mm）	RCA（mm）
0 天 ～ 12 个月	60	2.04 ± 0.33	1.66 ± 0.33	1.56 ± 0.32	1.86 ± 0.36
1 ～ 3 岁	61	2.57 ± 0.24	2.13 ± 0.24	1.99 ± 0.25	2.25 ± 0.25
4 ～ 6 岁	89	2.87 ± 0.25	2.33 ± 0.26	2.21 ± 0.26	2.56 ± 0.28
7 ～ 9 岁	81	3.03 ± 0.22	2.49 ± 0.22	2.33 ± 0.25	2.69 ± 0.23
10 ～ 12 岁	71	3.22 ± 0.26	2.66 ± 0.25	2.56 ± 0.27	2.92 ± 0.27
13 ～ 18 岁	38	3.65 ± 0.38	2.88 ± 0.32	2.76 ± 0.31	3.18 ± 0.33
F 值		61.688	51.343	46.375	50.192

注：P均<0.01，组间均数的差异均有统计学意义；两年龄组比较P均<0.05。LCA，左冠状动脉主干；LAD，左前降支；LCX，左回旋支；RCA，右冠状动脉主干。

引自：郑淋，杜忠东，金兰中，等.超声心动图评价儿童冠状动脉内径正常参考值范围及其临床意义[J].中华儿科杂志，2013，51（5）：371-376.

表 14-1-2　不同体表面积的健康儿童冠状动脉内径测值（均数 ± 标准差）

BSA（m²）	例数	LCA（mm）	LAD（mm）	pRCA（mm）	mRCA（mm）	dRCA（mm）
0.2 ～	99	1.92 ± 0.13	1.56 ± 0.15	1.56 ± 0.14	1.52 ± 0.11	1.41 ± 0.11
> 0.4 ～	91	2.11 ± 0.11	1.73 ± 0.12	1.75 ± 0.12	1.67 ± 0.10	1.57 ± 0.09
> 0.5 ～	46	2.18 ± 0.15	1.81 ± 0.14	1.82 ± 0.14	1.75 ± 0.09	1.65 ± 0.09
> 0.6 ～	42	2.35 ± 0.12	1.87 ± 0.14	1.90 ± 0.16	1.83 ± 0.10	1.74 ± 0.12
> 0.7 ～	37	2.50 ± 0.13	2.06 ± 0.11	2.00 ± 0.12	1.89 ± 0.10	1.87 ± 0.11
> 0.8 ～	43	2.56 ± 0.13	2.09 ± 0.13	2.14 ± 0.17	2.05 ± 0.11	2.00 ± 0.12
> 1.0 ～ 1.2	38	2.65 ± 0.17	2.21 ± 0.17	2.31 ± 0.16	1.13 ± 0.13	2.09 ± 0.12

注：BSA，体表面积；LCA，左冠状动脉；LAD，左前降支；pRCA，右冠状动脉近段；mRC，右冠状动脉中段；dRCA，右冠状动脉远段。

引自：夏焙，许娜，何学智，等.儿童超声心动图冠状动脉正常参考值及临床意义[J].中华医学超声杂志（电子版），2013，10（1）：42-51.

美国心脏协会提出针对川崎病（典型）的诊断标准，其前提诊断条件主要为发热，而除发热持续 5 天外，临床还需要具备以下 5 项临床表现中的 4 项才能确诊，包括：①颈淋巴结肿大；②出现指（趾）端膜状脱皮（恢复期）、掌跖红斑（急性期）及血管神经性水肿等手足症状；③存在多形性红斑症状；④发生草莓舌、弥漫性充血（口腔黏膜）及唇充血、皲裂等情况；⑤非化脓性双侧结膜充血。若不足 4 项，但经临床超声心动图检测明确有冠状动脉病变，也可判定为典型川崎病。

二、超声心动图检查与测量

正常的冠状动脉内径较细，二维超声探查时仅能显示冠状动脉主干和分支的近端，难以观察到远端冠状动脉。冠状动脉瘤形成后冠状动脉内径明显增大，按冠状动脉主干和分支的走行方位，采用相应的切面即可显示有病变的冠状动脉，川崎病患者冠状动脉超声心动图检查切面见表14-2-1。

（一）二维超声心动图特征

1.超声声像所见

左、右冠状动脉开口处，中远段及其分支中任何一段内径增宽（见表14-1-1和表14-1-2正常儿童冠状动脉内径测量参考值），内膜毛糙，部分患者可形成冠状动脉瘤（图14-2-1）。美国心脏协会将冠状动脉瘤分为小动脉瘤（内径<5 mm）、中动脉瘤（内径5~8 mm）和巨大动脉瘤（内径>8 mm）。冠状动脉形成血栓时，可见冠状动脉内的低回声或高回声团。

2.冠状动脉病变的分级与冠状动脉瘤的诊断标准

川崎病的主要病变在冠状动脉，其超声声像图表现分为4级。

表 14-2-1　川崎病患者冠状动脉超声心动图检查切面

部位	检查切面
左主冠状动脉	心前区主动脉瓣水平短轴切面、心前区左心室长轴上（前）切面、剑突下左心室长轴切面
左前降支冠状动脉	心前区主动脉瓣水平短轴切面、心前区左心室长轴上（前）切面、心前区左心室短轴
左回旋支冠状动脉	心前区主动脉瓣水平短轴切面、心尖四腔心切面
右冠状动脉近段	心前区主动脉瓣水平短轴切面、心前区左心室长轴下（后）切面、剑突下右心室流出道冠状切面、剑突下房室沟水平短轴切面
右冠状动脉中段	心前区左心室长轴下（后）切面、心尖四腔心切面、剑突下左心室长轴切面、剑突下房室沟水平短轴切面
右冠状动脉远段	心尖四腔心切面下（后）切面、剑突下心房长轴下（后）切面
后降支冠状动脉	心尖四腔心切面下（后）切面、剑突下心房长轴下（后）切面、心前区长轴下（后）切面显示后房室沟

引自：Newburger J.W., Takahashi M., Gerber M.A.， et al.Diagnosis, treatment, and long-term management of Kawasaki disease: a statement for health professionals from the Committee on Rheumatic Fever, Endocarditis and Kawasaki Disease, Council on Cardiovascular Disease in the Young, American Heart Association[J].Circulation,2004,110(17):2747-2771.

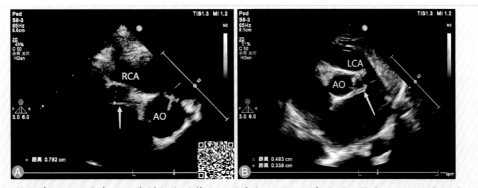

A.显示右冠脉二维超声，右冠脉中段呈瘤样扩张（箭头，动态），开口处未见明显扩张；B.显示左冠脉二维超声，左冠脉主干扩张（箭头）。LCA：左冠状动脉；AO：主动脉；RCA：右冠状动脉

图 14-2-1　胸骨旁大动脉短轴切面

（1）一级：正常冠状动脉管壁光滑，不伴有任何部位的扩张。体表面积<0.5 m²者，冠状动脉内径<2.5 mm；体表面积在0.5～1.0 m²者，冠状动脉内径<3.0 mm。冠状动脉与主动脉内径的比值<0.16。

（2）二级：冠状动脉扩张。冠状动脉轻度损害，其内径增宽，但<4.0 mm，冠状动脉与主动脉内径的比值<0.3。

（3）三级：冠状动脉瘤。冠状动脉相应部位出现球形、囊形、梭形扩张，或呈"串珠样"改变。

（4）四级：巨大冠状动脉瘤。冠状动脉明显扩张，内径>8 mm，冠状动脉与主动脉内径的比值>0.6，病变多为广泛性。

> 儿童冠状动脉的内径随年龄或体表面积的增长而变化。临床上已广泛采用标准化的Z值界定冠状动脉内径的正常值范围。Z值=（冠状动脉内径—正常平均值）/正常标准差。Z值是标准差的倍数，即若Z值=1.5，则为1.5个标准差。美国心脏协会推荐，儿童冠状动脉内径超过平均值的2.5个标准差（Z值>2.5）即诊断为冠状动脉扩张。应用Z值来界定川崎病冠状动脉扩张的分级标准：2.5<Z值<5为小冠状动脉瘤，5≤Z值<10为大冠状动脉瘤，Z值≥10为巨大冠状动脉瘤。儿童冠状动脉正常参考值中，应用回归方程式和标准化的Z值表达冠状动脉内径的变化，有助于临床应用。近年来，已有大样本研究发现，健康儿童的冠状动脉内径随年龄的增长呈异方差性非线性分布，不同体表面积儿童的标准差并不相同，应用相同的标准差计算Z值有一定的偏倚。研究者们在探讨应用更可靠的回归方程式来表达健康儿童的均值与标准误之间的关系，从而使Z值的计算更为准确。

（二）CDFI和频谱多普勒

CDFI于冠状动脉处显示血流缓慢，可呈漩涡样流动，频谱多普勒于冠状动脉内可见舒张期为主的血流信号。如果冠状动脉合并血栓时，彩色血流会出现充盈缺损。

（三）其他表现

1.心脏改变

川崎病急性期可合并心肌炎，表现为左心室扩大、舒张功能减低或收缩功能障碍。冠状动脉血流受阻时导致局部心肌供血不足或发生心肌梗死，室壁可出现节段性运动异常。川崎病也可合并心包积液，因此要注意有无心包积液及积液的量。

2.外周血管病变

冠状动脉瘤可与周围动脉瘤并存，可于腋动脉、髂动脉等部位发生动脉瘤。

冠状动脉瘤的并发症

> （1）冠状动脉内血栓形成：冠状动脉瘤内可形成血栓，表现为冠状动脉内出现异常回声，多见于左冠状动脉主干和左前降支分叉处，血栓较大者可使冠状动脉管腔变窄，阻塞冠状动脉血流。
> （2）心肌梗死：右冠状动脉内血栓形成可使冠状动脉管腔变窄，严重者可导致心肌梗死。瘤内血栓脱落也可导致远端冠状动脉栓塞，发生心肌梗死。

三、诊断与鉴别诊断

1.川崎病诊断

主要依据临床症状和体征。多数患者冠状动脉正常，仅少数患者伴有冠状动脉扩张或冠状动脉瘤形成。

2.川崎病鉴别诊断

主要与先天性冠状动脉瘤和冠状动脉瘘相鉴别。先天性冠状动脉瘤无川崎病的相关症状和体征，可与之鉴别。患冠状动脉瘘时，于冠状动脉瘘口处亦可有冠状动脉瘤形成，但除冠状动脉全程扩张外，冠状动脉瘘与心腔和大血管间存在异常交通，这是二者相鉴别的关键。

四、注意事项

极少数川崎病可合并冠状动脉瘘，且川崎病的冠状动脉瘤可破裂而形成冠状动脉瘘。因此，在诊断川崎病时，应对患者的超声表现和临床表现进行综合分析。

五、临床价值和意义

临床诊断川崎病时及早进行超声心动图检查可以了解心脏的状况，确定是否存在冠状动脉病变。如存在冠状动脉病变，须及早诊治，并定期复查超声心动图，可以避免严重心血管事件的发生。国内金兰中等报道，超声心动图检查川崎病537例，发现冠状动脉病变242例，发生率为45.1%。其中冠状动脉扩张209例，占86.3%，冠状动脉瘤33例，占13.7%。冠状动脉瘤呈囊状或纺锤形改变。冠状动脉病变中218例（90%）是在病程两周内出现的。

第三节 冠状动脉瘘

一、概念

冠状动脉瘘是一种罕见的先天性心脏病，1865年由Knavss首先报道，在先天性心脏病中，冠状动脉瘘仅占0.3%。此病的确诊有赖于心血管造影，而多普勒超声心动图是无创性诊断冠状动脉瘘的重要方法。

冠状动脉瘘的形成来源于心外膜、血管网及心肌的发育异常。在胚胎期，心腔与心肌的肌小梁间隙和血窦之间存在交通。这些交通与心外膜血管网亦相互联系，随着心肌的发育，这些交通受压成为心肌中的毛细血管或完全闭塞。如果这一发育过程出现异常，胎儿出生后肌小梁间隙和血窦将持续存在，就会导致心外膜冠状动脉与心腔的直接交通，形成冠状动脉心腔瘘。

冠状动脉瘘可发生于右冠状动脉或左冠状动脉，以右冠状动脉较为多见，4%~5%的病例可有双侧冠状动脉瘘。90%以上的冠状动脉瘘引流入静脉循环，其中引流入右心室者占41%，引流入右心房者占26%，引流入肺动脉者占17%，引流入冠状静脉窦者占7%，引流入上腔静脉者占1%；少数冠状动脉瘘引流入动脉循环，其中引流入左心房者占5%，引流入左心室者占3%。

当冠状动脉瘘引流入静脉循环时，在整个心动周期，主动脉和分流心腔或管腔之间均存在较高的压力差，因此出现连续性分流。当冠状动脉瘘引流入左心室时，收缩期主动脉和左心室之间无压力差，因此只出现舒张期分流。

在心导管检查中，应用升主动脉造影或选择性冠状动脉造影可以明确冠状动脉瘘的起源、途径及引流的心腔。在左向右分流的患者中，可利用Qp/Qs测量和计算分流量。一般认为伴有大量分流的冠状动脉瘘是外科手术的明确指征，但对于小量分流和无症状分流的冠状动脉瘘患者，治疗方式的选择尚无一致意见。

二、探查方法

采用超声心动图技术诊断冠状动脉瘘，一般可用以下步骤。

1. 探查近端冠状动脉

患者取左侧卧位，在大动脉短轴切面，采用二维超声心动图充分显示左、右冠状动脉，观察冠状动脉的大小和形态。若发现冠状动脉扩张（成人冠状动脉起始段正常参考值为2~5 mm），则可应用多普勒技术探查异常冠状动脉的血流。CDFI可以显示近端冠状动脉血流的方向和性质，并可用脉冲波多普勒技术将取样容积置于冠状动脉近端，观察有无湍流信号。

2. 探查冠状动脉走行及远端开口

如探查发现冠状动脉血流异常，则应从多个切面追踪异常冠状动脉的走行直至其远端开口处。如难以显示异常冠状动脉的全长，则应采用多个声窗，如胸骨上窝、胸骨旁左缘、心尖及剑突下，探查各个管腔或心腔内可能存在的异常开口。

3. 探查冠状动脉远端开口的异常血流信号

如探及管腔或心腔中的异常开口，则应用脉冲波多普勒或CDFI探查开口处的血流信号及其分布范围，随后用连续波多普勒超声技术，根据音频和频谱形态的变化，调整探头的扫查角度，记录最大分流速度。

三、超声特征

超声特征见图14-3-1~图14-3-21。

（1）多普勒超声心动图诊断冠状动脉瘘的依据是检出起自冠状动脉近端并经整个冠状动脉进入远端开口的分流信号。

（2）二维超声心动图能够显示冠状动脉近端扩张和管腔或心腔中的异常环形无回声区（图14-3-1，图14-3-9，图14-3-11A，图14-3-15，图14-3-16，图14-3-17C，图14-3-20），还可显示瘘入心腔并使之扩大（图14-3-1，图14-3-2，图14-3-7，图14-3-18）。

（3）CDFI可直观显示近端冠状动脉的血流异常，并可迅速检出冠状动脉远端开口处形成的彩色分流束（图14-3-1，图14-3-3，图14-3-5，图14-3-7B，图14-3-8，动图14-3-11，图14-3-12，图14-3-17A）。如果瘘管较短，CDFI显示冠状动脉瘘管中的血流方向，可引导探头位置和角度的调整，追踪这一异常血流的整个途径直至远端的引流入口，从而明确近端冠状动脉血流异常与远端引流入口分流束之间的因果关系，做出冠状动脉瘘的

205

肯定性诊断（图14-3-3~图14-3-5，图14-3-7，图14-3-10，图14-3-13，图14-3-19）。如果冠状动脉瘘管迂曲延长，以致超声检查不能显示整个冠状动脉时，可利用连续波多普勒技术测量远端开口处的分流速度和最大瞬时压差，后者即为主动脉收缩压与收缩期引流管腔或心腔压力之间的最大压差。这一压差加上管腔或心腔中收缩期估测的压力，应接近主动脉收缩压或肱动脉收缩压，如此可确定异常分流系来自主动脉的分支，从而可建立近端冠状动脉血流异常与远端开口处异常分流束之间的血流动力学关系。

（4）在正常人中，将脉冲波多普勒超声的取样容积置于冠状动脉近端，可探及舒张期的低频窄带的血流频谱，而在冠状动脉瘘患者中，将脉冲波多普勒超声的取样容积置于扩张的近端冠状动脉内，可探及湍流信号。湍流的程度取决于分流量的大小。若分流量较小，可记录到连续性分布的单向增宽的血流频谱，最大流速发生于舒张期，若分流量较大，可记录到连续性分布的双向充填的血流频谱，但分流速度不超过脉冲波多普勒的测量范围。对于冠状动脉瘘管较短、二维超声心动图可追踪瘘管全长的患者，上述血流信号可出现于整个冠状动脉内。

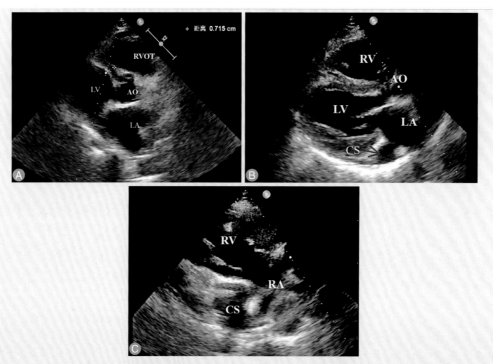

A.胸骨旁主动脉瓣水平短轴切面显示右冠状动脉扩张（见测量标识）；B.胸骨旁左心室长轴切面显示右心室扩大，左房室沟冠状静脉窦扩张（直径为1.5 cm，箭头）；C.胸骨旁右心室流入道切面显示右房室沟冠状静脉窦明显扩张。
RV：右心室；RA：右心房；CS：冠状静脉窦；LV：左心室；LA：左心房；RVOT：右心室流出道；AO：主动脉

图 14-3-1　女性，47 岁，右冠状动脉瘘入冠状静脉窦患者（手术病理证实）

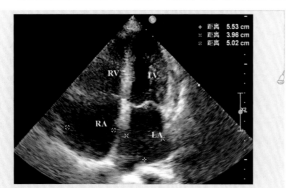

显示右心扩大。RV：右心室；LV：左心室；RA：右心房；LA：左心房

图 14-3-2　心尖四腔心切面

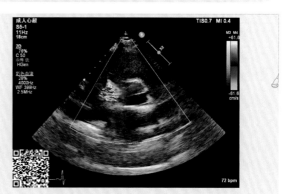

显示右冠状动脉近心端高速血流信号

图 14-3-3　胸骨旁大动脉短轴切面 CDFI（动态）

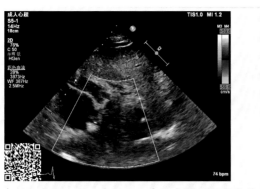

显示在膈肌上方、右心房膈面，有一条搏动性高速花
色血流信号至房室沟射入冠状静脉窦进入右心房

**图 14-3-4　剑突下长四腔心切面至双心房转换切面
CDFI（动态）**

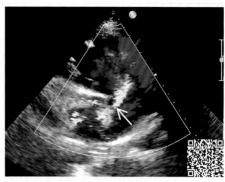

显示冠状静脉窦高速五彩镶嵌的血流射入右心房（箭头）

图 14-3-5　胸骨旁右心室流入道切面 CDFI（动态）

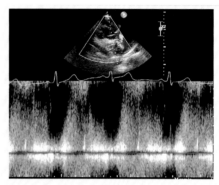

于冠状静脉窦至右心房测得双期血流频谱，以舒张期
高速血流频谱为主

图 14-3-6　频谱多普勒

（5）脉冲波多普勒超声的取样容积置于冠状动脉瘘远端开口处，可见射流信号。在二维超声心动图中，冠状动脉瘘远端的开口常显示为管壁、房壁或室壁心内膜表面的圆形无回声区。将脉冲波多普勒超声的取样容积置于此区，可探及连续性分布的射流信号（图14-3-6，图14-3-7B，图14-3-8，图14-3-14，图14-3-17B，图14-3-21），射流速度一般超过脉冲波多普勒的测量范围，因而可记录到充满整个频谱显示范围的双向充填的血流信号。

（6）将脉冲波多普勒超声的取样容积置于冠状动脉瘘远端开口的管腔或心腔内，可探及连续性分布的双向充填的低频血流信号，提示管腔或心腔内有湍流存在。湍流信号分布的范围与分流量大小有关，分流量越大，湍流信号的分布越广。

（7）连续波多普勒显示冠状动脉瘘远端开口的管腔或心腔分流频谱占据整个心动周期。当冠状动脉瘘引流入上腔静脉、冠状静脉窦、右心房、右心室或左心房时，主动脉压力在整个心动周期均高于远端管腔或心腔内的压力，因此出现连续性左向右分流，形成连续性分流的血流频谱（图14-3-6）。但在冠状动脉瘘引流入左心室的患者中，收缩期主动脉与左心室之间无明显压差，且左心室收缩使冠状动脉瘘口受到挤压，因此收缩期无分流信号，分流频谱占据舒张期。

（8）由于升主动脉与引流管腔或心腔之间存在较高的压差，分流速度较高，一般大于4 m/s。

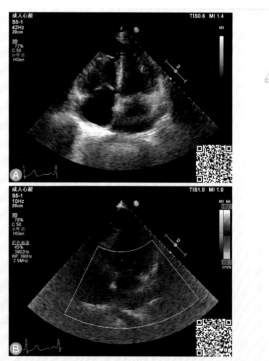

A.二维超声心动图显示右心扩大，冠状静脉窦扩张；
B.CDFI显示冠状静脉窦血流五色镶嵌汇入右心房

图 14-3-7　心尖四腔心后间隔切面（动态）

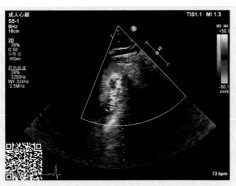

显示主动脉弓和降主动脉血流正常，未见左位上腔静脉血流信号

图 14-3-8 胸骨上窝 CDFI（动态）

（9）当冠状动脉瘘引流入上腔静脉、右心房、右心室、肺动脉及左心房时，分流频谱类似于主动脉窦瘤破裂时的频谱形态，即呈"双梯形"改变。这与心动周期中主动脉内压力与冠状动脉瘘引流入管腔或心腔的压差变化一致。在收缩早期，主动脉内压力迅速上升，二者压差迅速增大，分流速度迅速升高；在收缩中期，分流速度不断升高，至舒张早期达到高峰，在舒张期随着主动脉内压力的下降，二者压差逐渐下降，分流速度逐渐降低。当冠状动脉瘘引流入左心室时，分流频谱类似于主动脉瓣反流的频谱，舒张早期主动脉瓣关闭后，随着主动脉和左心室间压差迅速上升，分流速度升高，在舒张期中随着主动脉内压力的下降，分流速度逐渐下降，至收缩期主动脉瓣开放，分流频谱消失（图14-3-18～图14-3-21）。

（10）频谱灰度有明显波动。当冠状动脉瘘引

流入上腔静脉、右心房、右心室、肺动脉或左心房时，虽然分流持续整个心动周期，但收缩期主动脉瓣的开放遮盖冠状动脉开口，分流量降低，因此频谱灰度减弱。舒张期主动脉瓣关闭后，冠状动脉血流量增加，因而频谱灰度增强。

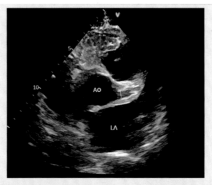

非标准主动脉水平短轴切面显示左冠状动脉扩张（见测量标识）。AO：主动脉；LA：左心房

图 14-3-9 患者男性，59 岁，左冠状动脉瘘入右心室

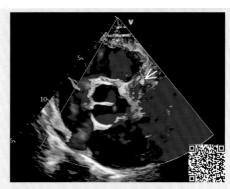

显示左冠状动脉前降支血流速度增快，呈花色血流信号（箭头）

图 14-3-10 胸骨旁主动脉水平短轴切面 CDFI（动态）

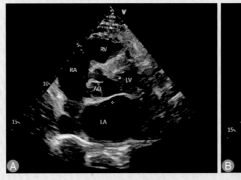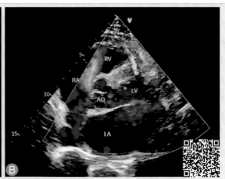

A.显示左心室和右心室之间走行的左冠状动脉前降支扩张（箭头）；B.CDFI显示左心室和右心室之间走行的左冠状动脉前降支高速花色血流进入右心室（箭头，动态）。RV：右心室；RA：右心房；AO：主动脉；LV：左心室；LA：左心房

图 14-3-11 非标准心尖五腔心切面

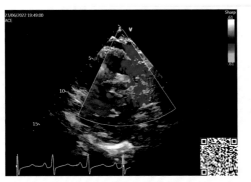

CDFI显示前间隔上有一束红色血流信号射入右心室

图14-3-12　胸骨旁左心室短轴切面（动态）

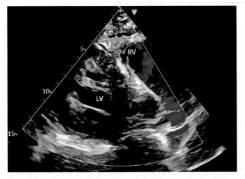

显示走行在室间隔前降支的高速花色血流信号（箭头）。RV：右心室；LV：左心室

图14-3-13　非标准胸骨旁左心室短轴水平CDFI

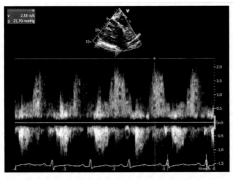

显示双期血流频谱，以舒张期为主，最大血流速度达到230 cm/s

图14-3-14　频谱多普勒于左冠状动脉前降支血流取样

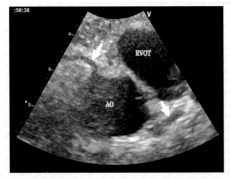

主动脉水平短轴切面显示左冠状动脉扩张，右冠状动脉内径正常（箭头）。AO：主动脉，RVOT：右心室流出道

图14-3-15　患者男性，58岁，左冠状动脉瘘入肺动脉

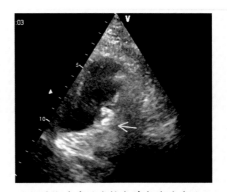

显示冠状动脉迂曲扩张并向肺动脉开口

图14-3-16　主动脉水平短轴、肺动脉长轴切面主肺动脉外侧壁

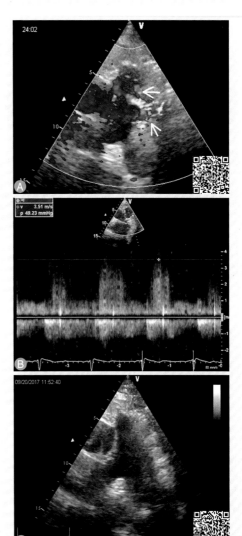

A.CDFI显示主肺动脉前外侧壁有多处左冠状动脉瘘入肺动脉内的高速彩色血流信号（箭头，动态）；B.频谱多普勒显示主肺动脉外侧冠状动脉瘘入肺动脉的双期高速血流频谱，以舒张期为主；C.二维超声心动图显示主肺动脉腔沿外侧壁内有烟雾状和高回声（动态）

图14-3-17　胸骨旁主动脉水平短轴、肺动脉长轴切面

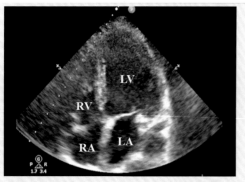

心尖四腔心切面显示左心室扩大，基底部较为明显。RV：右心室；LV：左心室；RA：右心房；LA：左心房

图 14-3-18　患者女性，32 岁，右冠状动脉瘘入左心室

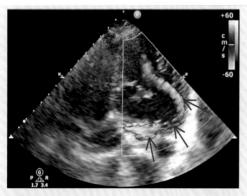

CDFI显示从左房室沟至左心室基底部有一束以红色为主的彩色高速血流射入左心室，并沿左心室外侧壁行走（箭头）

图 14-3-19　心尖四腔心后切面

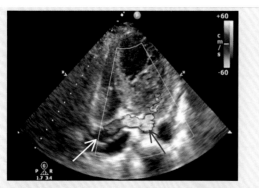

显示位于近膈面右房室沟右冠状动脉扩张（白箭头），内径为13.6 mm；CDFI可见右冠状动脉以红色为主的彩色血流向左后方沿左房室沟迂曲走行至左心室基底部，在瘘入左心室之处血流加速，呈五彩镶嵌的血流信号（红箭头）

图 14-3-20　非标准心尖四腔后间隔切面

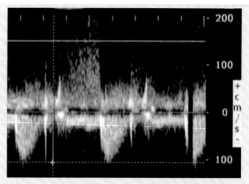

测及以舒张期为主的双期血流信号，舒张期最大血流速度为227 cm/s，压差为21 mmHg；收缩期流速明显减低

图 14-3-21　CW 检查结果

四、冠状动脉瘘分流量的定量分析

（1）利用脉冲波多普勒技术测量分流信号的分布范围，或采用CDFI显示分流束的大小，可半定量地估测分流量。如果分流信号或分流束的分布较为局限，提示为小量分流。如果分流信号或分流束分布较为广泛，提示为大量分流。

（2）利用CDFI所显示的分流束的起始宽度，可估测冠状动脉瘘引流口的直径，从而大致判断分流程度。

（3）应用脉冲波多普勒测量升主动脉或降主动脉内收缩期前向血流速度积分与舒张期逆向血流速度积分的比值，亦可反映舒张期分流量的大小。

（4）在冠状动脉瘘引流入右心室的患者中，通过肺动脉瓣口、二尖瓣瓣口或主动脉瓣口的血流量代表了肺循环血流量，而通过三尖瓣瓣口的血流量代表了体循环血流量。

（5）利用脉冲波多普勒体积血流测量技术测量通过肺动脉瓣口、二尖瓣瓣口或主动脉瓣口的血流量减去通过三尖瓣瓣口的血流量，即得出冠状动脉瘘分流量，从而可计算出Qp/Qs。

（6）对于冠状动脉瘘引流入右心房的患者，由于通过4个瓣口的血流量均代表了肺循环血流量，上述方法则难以应用。

一般来说，应用上述方法，并结合连续波多普勒技术测量的肺动脉压，以及二维超声心动图所测量的各房室腔径的大小，可以对分流程度作出半定量的估计，从而为临床选择治疗方式提供依据。

第四节 冠状动脉起源异常

冠状动脉起源异常（coronary artery origin anomalous，CAOA）是一种较为罕见的先天性畸形，冠状动脉造影中其检出率为0.6%~1.2%，多单独存在，也可合并其他先天性心血管畸形。CAOA主要包括两种类型：起源于主动脉和起源于肺动脉（90%的左冠状动脉异常起源于主肺动脉）。国外文献报道在冠状动脉造影人群中，CAOA占先天性冠状动脉异常的87%，其中左冠状动脉起源异常占73.3%~77.4%。CAOA的直接超声表现是在正常冠状动脉起源位置未见到开口，此时应仔细探查其他部位有无冠状动脉开口，并注意血流动力学变化。当冠状动脉异常起源于主动脉时，多数血流动力学很少发生变化，彩色多普勒无特异性表现，主要根据二维切面显示冠状动脉开口位置诊断。当冠状动脉异常起源于肺动脉时，以左冠状动脉起源于主肺动脉为例，二维切面显示右冠状动脉显著增宽、走行迂曲，在正常左冠状动脉起源位置未显示其开口，多切面探查左冠状动脉起源于主肺动脉侧后方。彩色多普勒显示右冠状动脉内血流明亮，追踪探查显示右冠状动脉走行至心尖后折返向上，血流方向改变，与正常相反，沿前室间沟或左心室前侧壁向上走行，在左冠状动脉开口处可见血流进入主肺动脉内。这是由于右冠状动脉内压力大于主肺动脉，因此血流方向为右冠状动脉—侧支循环左冠状动脉—主肺动脉。事实上，这种左、右冠状动脉之间的交通是患者生存的必需条件。由于这种特异性的彩色多普勒表现，结合二维切面，经胸超声心动图能够明确诊断左冠状动脉异常起源于主肺动脉。

如果CAOA导致冠状动脉血流动力学改变，受累冠状动脉支配区域心肌可发生缺血、梗死、纤维化、心内膜弹力纤维增生等，并可出现心脏扩大、心功能减低。因此应注意与婴儿特发性心内膜弹力纤维增生症、扩张型心肌病、冠状动脉瘘等相鉴别。

近年来，随着二维超声分辨率和彩色多普勒敏感性的提高，经胸超声心动图能够显示异常冠状动脉的起源、走行和方向等，以其无创、方便、准确的优点受到临床重视。检查时超声医师应对CAOA有足够的诊断意识，能充分了解冠状动脉的解剖关系，手法熟练，结合多角度、多切面探查，能够显示冠状动脉的起源和近端走行。经胸超声心动图对远端冠状动脉走行的显示有一定局限性，但只要检测出异常起源的冠状动脉开口位置，即可提示存在CAOA，为临床提供重要的信息。

（张全斌　杨秀玲）

第三篇

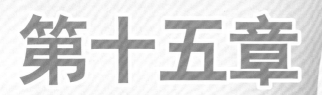

第十五章

右心室流入道——右心房、腔静脉及冠状静脉窦

15

第一节　右心室流入道

一、解剖

右心室流入道包括三尖瓣及其支持结构、右心房和上下腔静脉。右心室流入道收集体循环毛细血管床回流的静脉血，将其运进至右心室，随后射入肺动脉。三尖瓣在舒张期允许血液从右心房无阻碍地流入右心室，收缩期则阻止其反流，而有助于向前射入右心室流出道。冠状静脉窦在解剖结构上与左心房后壁相连并同步运动，但其附属于右心房，从功能上看是右心室流入道的一部分。

二、探查方法

探查右心室流入道一般取胸骨旁主动脉水平短轴切面、心尖四腔心切面、胸骨旁右心室流入道切面或剑突下四腔心切面（图15-1-1～图15-1-4）。将脉冲波多普勒的取样容积置于三尖瓣下，使声束首先平行于室间隔，然后根据音频信号和频谱形态调整探头方向，以求测得最大流速。

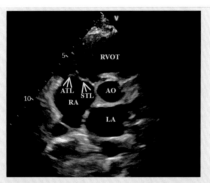

RVOT：右心室流出道；ATL：三尖瓣前叶（箭头）；STL：三尖瓣隔叶（箭头）；AO：主动脉；LA：左心房；RA：右心房

图15-1-1　胸骨旁主动脉水平短轴切面显示右心室流入道切面二维超声

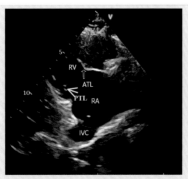

RV：右心室；PTL：三尖瓣后叶（箭头）；ATL：三尖瓣前叶（箭头）；RA：右心房；IVC：下腔静脉

图15-1-2　胸骨旁右心室流入道切面二维超声

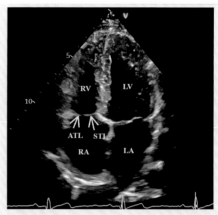

RV：右心室；LV：左心室；ATL：三尖瓣前叶（箭头）；STL：三尖瓣隔叶（箭头）；RA：右心房；LA：左心房

图15-1-3　心尖四腔心切面二维超声

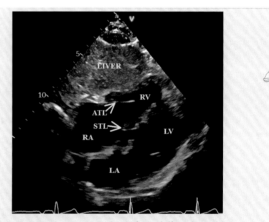

LIVER：肝脏；ATL：三尖瓣前叶（箭头）；STL：三尖瓣隔叶（箭头）；RV：右心室；RA：右心房；LV：左心室；LA：左心房

图15-1-4　剑突下四腔心切面二维超声

三、正常流速

在儿童中，最大流速的平均值为0.66 m/s，范围为0.50～0.80 m/s。在成人中，最大流速的平均值为0.50 m/s，范围为0.30～0.70 m/s。

四、右心室流入道血流异常的常见病因

（1）隔瓣后型室间隔缺损时，在三尖瓣瓣尖处可出现收缩期射流和湍流信号。

（2）重度三尖瓣反流和房间隔缺损伴大量左向右分流时，舒张期通过三尖瓣瓣口的血流量和流速增加，可产生湍流。

（3）三尖瓣狭窄时，在三尖瓣瓣口可出现舒张期射流。

（4）主动脉窦瘤破入右心室流入道时，可在三尖瓣瓣口产生明显的双期湍流。

第二节　右心房

一、解剖结构

右心房是冠状静脉窦、下腔静脉和上腔静脉回流血液的储血库。右心房具有某些独特的解剖学特征，容易被误认为存在病理学结构，如在胎儿期引导下腔静脉血流通过卵圆孔，而在出生后残留下来的下腔静脉，因其冗长而没有退化完全。下腔静脉附着在下腔静脉和卵圆窝边缘之间的右心房壁上。希阿里网（Chiari network，CN）为下腔静脉形成之前胚胎学阶段的一个残余，是一个薄的膜样物，呈典型的网状结构。其位于下腔静脉口附近，较下腔静脉更大，延伸并横过右心房。

二、正常超声切面与所见

（1）在胸骨旁短轴切面（主动脉瓣水平）和修正的右心室流入道切面可以显示右心房（图15-2-1，图15-2-2）。

（2）心尖四腔心切面用于测量右心房容积和进行三尖瓣流入血流的多普勒检查（图15-2-3）。

（3）剑突下切面通常可以很好地显示右心房和来自下腔静脉的右心房流入血流（图15-2-4）。

三、右心房大小

测量右心房大小的技术来自评价左心房的方法学，但评估在临床意义上并不重要。右心房大小的测量最常用于右心室收缩压的评估。因为相关研究和临床数据较少，所以正常范围相对简单，缺少性别或体型校正的参考值。

四、超声定性评估

最简单的评估是在心尖四腔心切面比较左心房和右心房大小（图15-1-3）。如果显示右心房较左心房增大，则为右心房扩大。

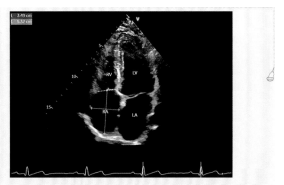

RV：右心室；LV：左心室；RA：右心房；LA：左心房

图15-2-1　心尖四腔心切面测量右心房（见测量标识）

五、定量测量

（1）短轴测量是一种简单的线性测量。在收缩期心尖四腔心切面，测量从右心房中部侧壁至室间隔的距离（图15-2-1），正常参考值范围见表8-1-1。

（2）可以测量面积。沿右心房周围勾画，并用一条直线连接三尖瓣瓣环的外侧和房间隔两侧（图15-2-2）。

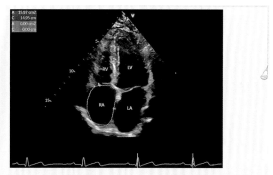

RV：右心室；LV：左心室；RA：右心房；LA：左心房

图15-2-2　心尖四腔心切面测量右心房面积（见测量标识）

（3）可以从心尖四腔心切面测量，并应用面积-长度方程或双平面辛普森法计算容积，右心房长度可以通过测量右心房内后方至三尖瓣瓣环连线的中部获得（见测量标识，图15-2-3）。

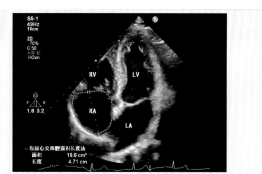

RV：右心室；LV：左心室；RA：右心房；LA：左心房

图15-2-3　心尖四腔心切面测量（见测量标识）

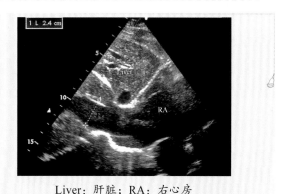

Liver：肝脏；RA：右心房

图15-2-4　剑突下显示下腔静脉血流流入右心房

第三篇

六、右心房内血流异常的常见病因

（1）房间隔缺损时，心房水平的左向右分流可在右心房内产生湍流。

（2）三尖瓣反流时，在右心房内可出现收缩期射流和湍流。

（3）上下腔静脉不完全梗阻时，右心房内可出现湍流。

（4）主动脉窦瘤破入右心房时，可在整个右心房内产生明显的双期湍流。

此外，左心室与右心房若出现通道（Gerbode），在收缩期于右心房内可见高速湍流，注意与中、重度三尖瓣反流相鉴别。

第三节
右心房内需要识别的特殊结构及意义

一、界嵴

右心房界嵴（crista terminalis）是右心房流入道和流出道的分界线，其位置在右心房侧壁，是自上腔静脉口前方至下腔静脉口前方的肌性隆起，与下腔静脉前方的欧氏嵴相延续（图15-3-1）。当胚胎发育至6~8周时，静脉窦右角连同上、下腔静脉与原始心房融合，形成界嵴，并将右心房分成以原始静脉窦成分为主的光滑部与以原始心房部为主的小梁肌部。而处于原始起搏区域的起搏细胞也随着静脉窦移动而集中分布于右心房上部及界嵴上部。（Thore等首先提出邻近界嵴或在界嵴内存在右窦房结至房室结的"特殊"传导束。）

二、下腔静脉瓣

下腔静脉瓣又称欧氏瓣，常见于右心房内，是自胚胎期残留下来的组织结构。该瓣由心内膜折叠形成，起于右心房界嵴下端，延伸并横过下腔静脉的后界，与卵圆窝边缘相连续。下腔静脉瓣在下腔静脉入口处，为半月形瓣膜样结构，在胎儿时期引导下腔静脉的血液经卵圆孔进入左心房。超声检查时，下腔静脉瓣在胸骨旁右心室流入道长轴切面最明显——一条来自心房下缘的横置线状回声，恰在三尖瓣瓣环下缘之下。大的下腔静脉瓣可能在右心房内显示振幅达2 cm的快速运动。如此，瓣形成一极广阔的膜，或大到足以完全分隔右心房，可出现血液回流障碍；超声心动图显示右心房内粗大强回声带分隔右心房，类似三房心（图15-3-2~

图15-3-7），脉冲波多普勒及彩色多普勒可显示异常血流信号。

将下腔静脉瓣与右心房隔膜进行鉴别，即右侧三房心。后者系由下腔静脉或冠状静脉窦过度发育，成为膜状物，将右心房分隔成两部分，与下腔静脉相连者为高压右心房，与三尖瓣瓣口相连者为低压右心房。右心房隔膜的光带回声两端呈固定样改变，不随心脏收缩、舒张摆动，同时多伴有房间隔缺损，CDFI可清晰显示过隔的五彩镶嵌血流信号。而过长的下腔静脉瓣在二维超声心动图或剑突下四腔心切面上显示位于房间隔的下腔静脉处有一飘带状回声，近下腔静脉口处固定，远端随心脏收缩和舒张而往返摆动，通过上述特征不难做出准确的鉴别诊断（图15-3-2）。

此外，下腔静脉瓣有时易与右心房内心导管、赘生物或肿瘤相混淆，特别是在M型超声心动图中。在二维超声心动图中，注意该结构起源于下腔静脉边缘及其在心房内的特征性方位，且容易被识别。在心血管存在复杂畸形的情况下，也可作为鉴别左心房和右心房的重要标志之一。

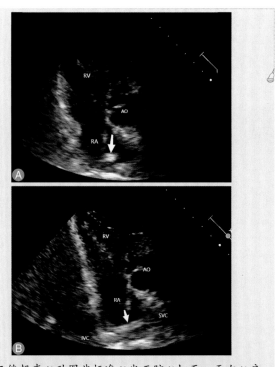

A.二维超声心动图非标准心尖五腔心切面，于右心房顶部可见一高回声结节样结构（箭头）；B.于二维超声心动图非标准胸骨旁右心室流入道切面，可见起自上腔静脉口前方至下腔静脉口前方的条索状高回声（肌性隆起，箭头）

图15-3-1　二维超声心动图

下腔静脉瓣可能伴发的情况：易形成血栓，引起感染性心内膜炎。深静脉血栓或肿瘤可能在其上增殖，并成为肺栓塞的来源，较大时导致右心房内血流梗阻，行心脏介入诊疗时可能缠绕心导管、封堵器或起搏电极等。

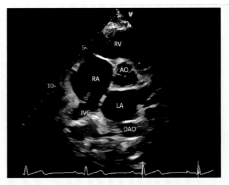

显示残留下腔静脉瓣（箭头）。RV：右心室；RA：右心房；AO：主动脉；IVC：下腔静脉；LA：左心房；DAO：降主动脉

图 15-3-2　胸骨旁主动脉瓣短轴水平下腔静脉切面

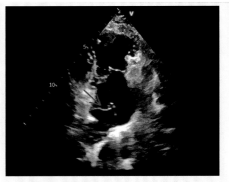

显示右心房内起自下腔静脉下缘至房间隔方向的纤维飘带样高回声结构（箭头）

图 15-3-3　胸骨旁右心室流入道

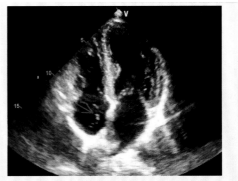

显示右心房内起自下腔静脉下缘的纤维飘带样高回声结构（箭头）

图 15-3-4　心尖四腔心切面

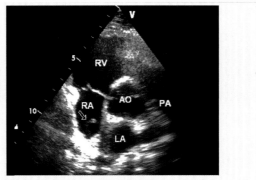

显示右心房一高回声带状结构（箭头）。RV：右心室；RA：右心房；AO：主动脉；PA：肺动脉；LA：左心房

图 15-3-5　胸骨旁主动脉瓣水平短轴切面

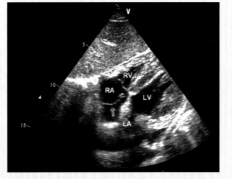

显示右心房内一隔膜样高回声，形成三房样结构（箭头）。RV：右心室；RA：右心房；LV：左心室；LA：左心房

图 15-3-6　剑突下四腔心切面

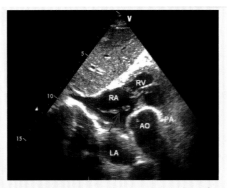

显示起自下腔静脉下缘至房间隔中部的高回声飘带样结构（箭头）。RV：右心室；RA：右心房；AO：主动脉；PA：肺动脉；LA：左心房

图 15-3-7　剑突下非标准主动脉水平短轴切面

三、希阿里网

CN是胚胎发育过程中，下腔静脉瓣或冠状静脉窦瓣发育过长或吸收不完全而残存在右心房内的组织结构，其形成多与胚胎发育有关。在心脏发育过

程中，静脉窦瓣膜吸收不完全，退化成纤维薄膜，如果薄膜退化形成巨大网孔，则称之为CN，多表现为窗膜状或条索状结构，并随右心房的舒缩而飘动，在正常人群中，存在率为2%～3%。临床常无明显症状，临床医师偶以心脏不明原因的收缩期杂音嘱患者进行心脏超声检查发现此症。

CN在右心房壁的起源部位变异较大，可固定于下腔静脉开口旁、右心房后侧壁、房间隔、冠状动脉窦及后壁正中等部位。二维超声心动图主要选择左心室长轴、主动脉短轴、胸骨旁、心尖及剑突下四腔等多切面进行扫查，了解条索状光带的位置、运动、形态、结构、附着点及其与下腔静脉和冠状静脉窦入口等的关系。同时用CDFI观察其对血流动力学的影响。超声检查时可见类似于三尖瓣活动方向的右心房内条索状回声结构，此为CN的超声图像特征。但须与"连枷样"三尖瓣瓣叶、三尖瓣心内膜炎的赘生物、三尖瓣腱索断裂脱垂、三尖瓣闭锁、右心房小血栓、进入右心房的异物、右心房内起搏电极、右侧三房心纤维膜、房间隔膨胀瘤，甚至右心房带蒂的小肿瘤等相鉴别。CN通常至少有一端连于右心房壁，其活动度较大，运动节奏规律。超声检查时须结合M型、二维和彩色多普勒超声综合分析，以做出鉴别和诊断，经食管超声心动图对CN具有更高的诊断和鉴别价值。一般认为CN多无临床症状和体征，临床意义不大，但可能出现7种情况：①在右心房内螺旋或打结，易形成血栓，特别是心房颤动时；②细菌及异物易在此网带上停留，引起感染性心内膜炎；③深静脉血栓、肿瘤栓子可能在该网带上增殖，成为肺栓塞的来源；④右心房内血流冲击可能产生不寻常的心脏杂音；⑤可能引起房性心律失常；⑥在心脏介入诊断治疗监测时可

能缠绕心导管、Swan-Ganz导管、封堵器及心脏起搏电极等，产生严重后果；⑦巨大CN可能导致右心房内梗阻，使血液回流不畅、体循环淤血等。因此，CN的超声表现和临床意义值得超声及心脏介入诊疗医师的高度重视。

四、静脉导管

各静脉导管都能在右心室流入道显示（图15-3-8～图15-3-11），其中最常见的就是经静脉的起搏导管和Swan-Ganz漂浮导管，此类导管的典型表现为通过右心室流入道的细长而薄的线状回声，可在右心室、右心房或右心室流出道中被发现。导管的运动在时间和方向上与三尖瓣前叶的运动相似，但与瓣叶运动相比则振幅较低。导管回声可呈单线状，或在其后伴有数线状混响。如果导管显示清晰，那么混响的来源就很容易识别。图15-3-8示起搏导管通过右心房，导管显示为薄的线状回声。二维超声心动图有助于判断右心室起搏导管的位置，当起搏导管附着血栓或有赘生物形成时，也可以显示相应的回声（图15-3-12）。

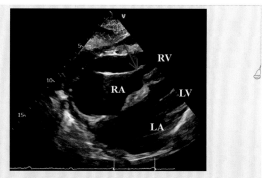

显示右心室流入道经右心房至右心室的起搏导管回声（箭头）。RV：右心室；RA：右心房；LV：左心室；LA：左心房

图15-3-8　剑突下四腔心切面

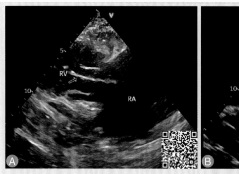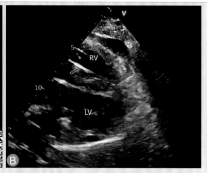

A.胸骨旁非标准二腔心切面显示右心房至右心室的起搏导管回声（动态，箭头）；B.起搏导管位于右心室心尖（箭头）。RV：右心室；LV：左心室；RA：右心房

图15-3-9　胸骨旁右心室流入道切面

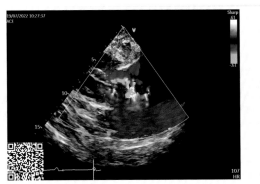

CDFI显示从右心房至右心室的起搏导管回声，并可见收缩期三尖瓣反流信号

图15-3-10 胸骨旁右心室流入道（动态）

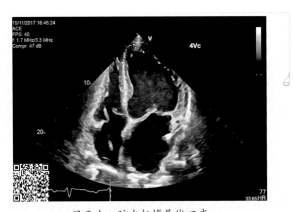

显示右心腔内起搏导线回声

图15-3-11 心尖四腔心切面（动态）

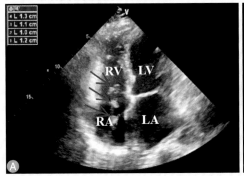

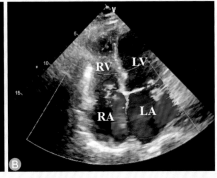

A.二维超声心动图显示右心室流入道经右心房至右心室的起搏导管回声，导管上附着"串珠样"高回声血栓（箭头）；B.CDFI显示收缩期二尖瓣、三尖瓣存在以蓝色为主的彩束反流。RV：右心室；LV：左心室；RA：右心房；LA：左心房

图15-3-12 心尖四腔心切面

第四节 上腔静脉

一、解剖结构

上腔静脉由左、右无名静脉在第1肋间之后汇合而成，垂直下降至右侧第3肋软骨平面连接右心房上缘。

二、上腔静脉探查方法

（1）一般将探头置于胸骨上窝或右锁骨上窝，取主动脉长轴切面，在清晰显示升主动脉图像之后，将探头移动至受检者右下方，可显示上腔静脉图像（图15-4-1A，15-4-1B）。在胸骨旁右心室流入道长轴切面，可见上腔静脉从右至左进入右心房。此外，也可将探头置于剑突下，取剑突下四腔心切面，调整探头方向，显示右心房和右心室的上腔静脉入口（图15-4-2）。在获得上腔静脉图像之后，将脉冲波多普勒的取样容积置于上腔静脉近心端的管腔中央或右心房入口处上腔静脉管腔，调整声束方向，以便尽可能地测得最大血流速度（图15-4-1C）。

（2）上腔静脉血流频谱形态

1）上腔静脉的血流频谱为窄带双峰波形，占据收缩期和舒张期。第一峰较高，发生于收缩期，故称为S波（systolic wave），其产生是由心室收缩时心房舒张和三尖瓣瓣环的下降，使上腔静脉的回流加速所致。第二峰较低，发生于舒张早、中期，故称为D波（diastolic wave），其产生是由右心室的快速充盈使上腔静脉回流再次加速所致。在部分人群中，可记录到S波之前存在一个较小的波，与S波和D波方向相反，由右心房收缩使上腔静脉的血流逆流所致，故称为Ar波（图15-4-1C）。上腔静脉频谱的速度峰值随呼吸而发生明显变化，吸气时流速增快，呼气时流速减慢。心动过速会减少心室充盈量，因而使S波增大，D波减小。在显著的心动过速时，S波和D波可相互融合，从而难以区分。心动过缓可增加心室充盈，因而使S波减小、D波增大。在显著的心动过缓时，D波可分裂为两个次波。

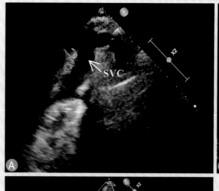

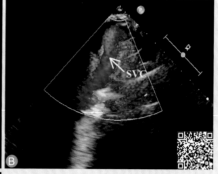

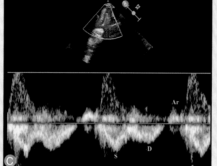

A.二维超声心动图显示上腔静脉（箭头）；B.CDFI显示上腔静脉回心的蓝色血流信号（箭头，动态）；C.在CDFI引导下，PW显示上腔静脉血流频谱。S：收缩波；D：舒张波；Ar：心房收缩波；SVC：上腔静脉

图 15-4-1　右锁骨上窝

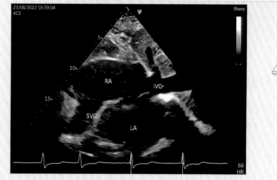

SVC：上腔静脉；RA：右心房；IVC：下腔静脉；LA：左心房

图 15-4-2　剑突下上下腔静脉长轴切面

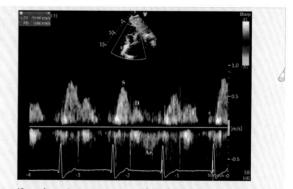

S：第一峰，为收缩波；D：第二峰舒张波；S和D二者为正向波；Ar：第三峰，为右心房收缩波、负向波

图 15-4-3　PW 于剑突下上腔静脉靠近入口 0.5 cm 处，获得上腔静脉血流频谱

2）频移方向：探头置于胸骨上窝或右锁骨上窝探查时，A波为正向，S波和D波为负向；探头置于剑突下探查时，A波为负向，S波和D波为正向（图15-4-3）。

（3）上腔静脉（锁骨上窝探测）长度和直径：长度为40.67～72.31 mm；吸气末直径为11.98～20.22 mm，呼吸末直径为6.17～12.65 mm。

（4）上腔静脉最大流速平均值为0.51 m/s，流速范围为0.28～0.80 m/s。上腔静脉直径为（11.4±2.1）mm，上腔静脉正常流速为（50.3±8.2）cm/s。{引自：段云友，吕发勤，曹铁生，等.上腔静脉综合征的超声诊断[J].中华超声影像学杂志，2001，10（11）：671-674.}

三、上腔静脉血流异常的常见原因

（1）肺静脉畸形引流入上腔静脉时，上腔静脉的血流明显增加，流速增快，并出现湍流。

（2）房间隔缺损时，经房间隔分流入右心房的血流可在上腔静脉入右心房口处产生湍流。

（3）重度三尖瓣反流时，右心房内血流可逆流入上腔静脉，在上腔静脉内产生收缩期的逆向血流。

（4）上腔静脉不完全性梗阻时，于上腔静脉的右心房入口处产生狭窄的射流及右心房内湍流。

第五节　永存左位上腔静脉

一、概念

永存左上腔静脉（persistent left superior vena cava，PLSVC）属体循环静脉病变中最常见的一种，在正常人中占0.5%，在先天性心脏病患者中占3%～10%。根据左上腔静脉引流部位可分为4型：Ⅰ型，引流入冠状静脉窦，开口于右心房；Ⅱ型，经冠状静脉窦引流入右心房，但与左心房短路产生部分右向左分流；Ⅲ型，直接引流入左心房，产生右向左分流；Ⅳ型，直接引流入左肺静脉。其中Ⅰ型约占90%，因体循环血液最终流入右心房，通常右上腔静脉也存在，此时若不伴其他心血管畸形，则无血流动力学改变，临床多无症状，无需治疗。当左上腔静脉回流入左心房时，则形成右向左分流，可出现发绀，且几乎所有患者均伴卵圆孔未闭、房室间隔缺损、单心房、右位心、下腔静脉畸形、动脉导管未闭、左房室瓣闭锁、法洛四联症及大动脉转位等其他畸形，须行手术治疗。

上腔静脉变异示意见图15-5-1。

二、扫查切面

于胸骨旁左心室长轴切面、胸骨旁右心室流入道切面及心尖非标准四腔心切面（心尖四腔心后隔面）可探及扩张的冠状静脉窦，是诊断永存左上腔静脉的基础依据。

（1）存在左上腔静脉时，冠状静脉窦处于扩张状态（图15-5-2，图15-5-3）。位于左心房与左心室交界处，紧贴二尖瓣后叶根部存在一圆形、在心脏轮廓线内扩大的无回声区，并且随房室环运动而略有移动，可以与在心脏轮廓线外的降主动脉横断面相鉴别。冠状静脉窦扩张是永存左上腔静脉的最重要线索。

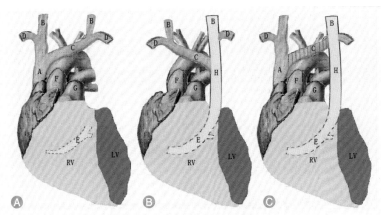

A.正常情况；B.单纯左上腔静脉；C.双上腔静脉，右上腔静脉可通过左侧头臂静脉连接至左上腔静脉，或也可无任何连接。A：右上腔静脉；B：颈内静脉；C：左头臂静脉；D：锁骨下静脉；E：冠状静脉；F：主动脉；G：主肺动脉；H：左上腔静脉；RV：右心室；LV：左心室

图15-5-1　上腔静脉变异示意

［引自：Schreve-Steensma A.M,van der Valk P.H.M.,ten Kate J.B.L,etal.Discovery of persistent left superior vena cava during pacemaker implantation.Netherlands Heart Journal,2008,16(7/8):272-274.］

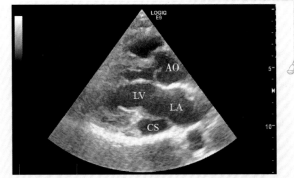

显示左侧房室沟内冠状静脉窦扩张。AO：主动脉；LV：左心室；LA：左心房；CS：冠状静脉窦

图15-5-2　胸骨旁左心室长轴切面

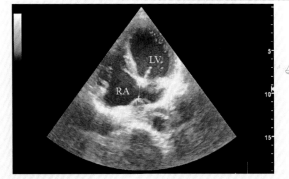

显示冠状静脉窦扩张，直径为1.64 cm（见测量标识）。LV：左心室；RA：右心房

图15-5-3　心尖冠状静脉窦切面

（2）最直接的证据是胸骨旁大动脉短轴切面肺动脉外侧纵向行走的彩色多普勒示蓝色血流的血管，以及于胸骨上窝切面与上腔静脉伴行，且血流方向一致的血管，一般位于降主动脉外侧（图15-5-2，图15-5-4）。

（3）激活生理盐水试验（空气、自身血液与盐水按1：1：8的比例搅动形成10 mL混悬液造影剂）。

1）注入左上臂静脉造影剂，冠状静脉窦在右心房之前先灌注显影。

2）然后再将激活的生理盐水注入右上臂静脉，如果右上腔静脉仍然存在，那么造影剂首先在右心房出现显影，与正常情况一样；如果右上腔静脉不存在，则激活的生理盐水首先在冠状静脉窦显影。

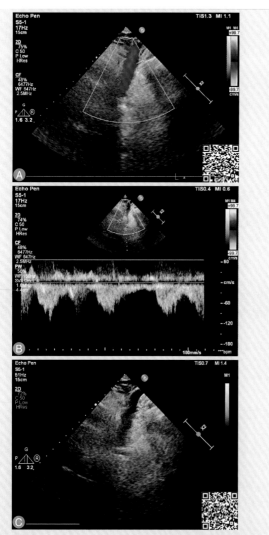

与图15-5-2同一病例。A.CDFI显示降主动脉左侧回心的蓝色血流束，来自左无名静脉（动态）；B.频谱多普勒显示蓝色血流为腔静脉血流频谱；C.二维超声心动图显示降主动脉左侧管样结构，来自左无名静脉（动态）

图15-5-4　胸骨上窝切面

三、注意事项

冠状静脉窦扩张还见于肺静脉异位引流（anomalous pulmonary venous connection，APVC）入冠状静脉窦。应与冠状动静脉瘘及各种原因引起的右心衰竭相鉴别。

此外，单纯永存左上腔静脉通常没有明显的血流动力学效应，但其可使起搏器植入复杂化。

四、临床价值和意义

常规超声心动图通过多个切面的综合诊断，可以准确地显示扩张的冠状静脉窦及引流入心脏的左上腔静脉。准确诊断出永存左上腔静脉及分型对于患者的诊治和预后具有至关重要的作用。

第六节　上腔静脉阻塞综合征

一、概述

上腔静脉阻塞综合征又称上腔静脉综合征（superior vena cava obstruction syndrome，SVCS），是由各种原因引起上腔静脉管腔受压或腔内阻塞，从而使上腔静脉血液回流障碍所导致的综合征。SVCS的病因较复杂，任何上纵隔的原发或转移性肿瘤、上腔静脉内外的炎性病变均可导致SVCS。SVCS分为外压型、腔内型和其他3类。因上腔静脉解剖位置受气体和骨组织的影响较大，使SVCS的超声诊断在一定程度上受到限制。多数情况下，采用二维及多普勒超声心动图观察患者的上腔静脉形态及血流动力学变化，可为临床医师提供SVCS的超声诊断依据。

二、超声检查与测量

（1）经右锁骨上窝区探测上腔静脉：患者取平卧位，头稍后仰，探头置于右侧锁骨上窝区，声束指向右下方偏向前胸壁。二维超声心动图显示上腔静脉长轴切面观（图15-6-1）。

（2）经心尖五腔心切面观显示上腔静脉：受试者取左前斜位，探头置于心尖搏动明显处，声束指向心底部，由左下向右上方扫查显示心尖五腔心切面观。在此切面基础上显示上腔静脉下段进入右心房处。

（3）胸骨旁右心流入道切面：显示上腔静脉近心端，在此切面上腔静脉与声束近乎垂直，易于观察和测量上腔静脉的直径变化。

（4）剑突下二心腔上下腔静脉切面：在该切面上腔静脉走行与声束扫查方向近乎平行，便于检测上腔静脉的血流状况。

以上4个切面可观察上腔静脉管壁的连续性，有无受压、变形，观察上腔静脉腔内有无异常回声，以及血管周围组织、器官有无异常，包括上腔静脉注入右心房处的形态变化，测量平静呼吸状态下上腔静脉内径。为显示上腔静脉最佳图像，可侧动探头并采用CDFI在显示彩色血流最饱满处观察上腔静脉。

（5）上腔静脉回流支探测：利用高频探头探测双侧颈内静脉、颈外静脉、双侧锁骨下静脉和双侧无名静脉，观察各回流支的内径及腔内回声变化。

（6）经胸骨旁肋间隙探测：经胸骨中上段两侧肋间隙观察中上纵隔内有无肿块回声。探测肿块的位置、大小、形态及回声特点。CDFI观察上腔静脉及其属支和肿块的血流束形态、性质变化，应用频谱多普勒测量各血流速度参数。

三、超声表现

（1）腔内型SVCS主要包括上腔静脉血栓形成和腔内异物。二维超声心动图见上腔静脉腔内强度不等的回声与管壁间存在界限，因病程长短不同，血栓回声特征也不同。国内段云友等报道1例患者发病3天就诊，上腔静脉腔内见"云雾状"回声移动，随后出现斑片状不规则低回声，3周后低回声区内出现增强回声；CDFI见彩色血流信号变弱并出现程度不同的彩色充盈缺损，频谱多普勒记录至减弱的上腔静脉血流频谱。在贝赫切特综合征高发地区，贝赫切特综合征并发SVCS的发病率较高，表现为上腔静脉内血栓形成，引起管腔狭窄。腔内型SVCS还可见于上腔静脉内异物患者。上腔静脉支架术后合并血栓形成，超声见上腔静脉内支架结构及支架尾部的血栓。Lin等报道经上腔静脉安装永久性心脏起搏器所引起的SVCS，表现为上腔静脉及其属支的血栓性阻塞，但上腔静脉壁无破坏征象，其内膜面光滑。

（2）纵隔及其周围组织的占位性病变使上腔静脉受压、移位，或伴有壁的浸润、破坏，由此引起的上腔静脉狭窄为外压型。CDFI多见狭窄的五彩镶嵌血流束，脉冲波多普勒频谱形态异常。Yano等报道1例SVCS治疗前后上腔静脉的血流频谱形态

变化，结果治疗前峰值血流速度主要为舒张期，随治疗好转收缩期血流量逐渐增大。国内段云友等报道21例SVCS患者，外压型SVCS最多，且多系恶性肿瘤患者，部分患者上腔静脉壁模糊不清、连续中断。引起外压型SVCS的病变回声差别较大，有混合回声、高回声、低回声，以及某些呈易漏诊的等回声。Ochmanshiw等报道右上肺癌引起的SVCS回声系低回声为主的混合回声。胸内甲状腺增生引起SVCS者见上腔静脉旁甲状腺样组织回声。国内段云友等报道1例甲状腺癌转移瘤致SVCS的回声是以高回声为主的混合回声。

（3）其他病变，如房间隔缺损修补术或纵隔肿瘤术致上腔静脉瘢痕性狭窄，病变处见管壁增厚，回声增强，上腔静脉内径变细，其周围组织未见肿块回声。CDFI见局部五彩镶嵌血流束，频谱多普勒示血流速度加快（图15-6-1～图15-6-4）。超声可见SVCS患者上腔静脉主要属支包括无名静脉、锁骨下静脉、颈内及颈外静脉中的某一支或多支内径扩张，扩张的管腔内存在"云雾状"回声，少数伴血栓形成。

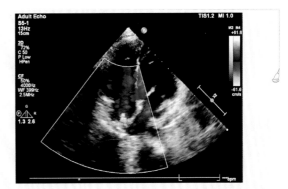

CDFI于非标准心尖四腔心切面房间隔上端的上腔静脉入口处，可探及细小的高速血流信号

图 15-6-1　患者女性，25 岁，主因"房间隔缺损修补术后半年，心悸一个月"就诊

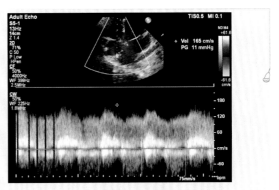

图 15-6-2　PW 取样为上腔静脉血流频谱

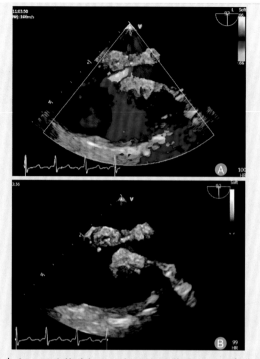

A.在上、下腔静脉切面可探及上腔静脉入口处高速血流信号；B.测量上腔静脉狭窄处直径为1.72 mm

图 15-6-3　经食管超声心动图

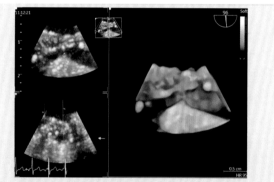

图 15-6-4　三维测量狭窄口面积为 0.05 cm²，提示上腔静脉狭窄

四、注意事项

（1）从多数患者的狭窄上腔静脉内记录到明显加速的血流频谱，但狭窄严重者血流速度反而减低。

（2）尽管经胸超声检查可获得许多与SVCS相关的有价值信息，使多数该病患者得到准确诊断，但个别患者颈、面部肿胀明显，上腔静脉图像显示欠清晰，尚须结合经食管超声心动图和其他影像学检查明确诊断。

五、上腔静脉阻塞综合征的超声诊断价值

二维超声心动图可显示SVCS上腔静脉及上腔静脉的回流支，如无名静脉、锁骨下静脉及颈内、

外静脉等多切面的声像图，观察血管形态、走行及其内膜的光滑度；CDFI及脉冲波多普勒可提供病变区血流的性质及特征，定量测定血流动力学指标。超声诊断可发现大部分SVCS患者占位性病变的位置、大小、回声特点和程度，以及其与心脏、胸腔大血管的关系，从而提供病因诊断。

第七节　下腔静脉

一、解剖结构

下腔静脉起自第5腰椎之前的髂总静脉汇合点，向上穿过膈肌，注入右心房下缘。成人中其长度约为20 cm。下腔静脉接收许多属支，其中最重要的一支为肝静脉，肝静脉在膈肌邻近处注入下腔静脉前缘。下腔静脉大约与身体长轴平行，位于正中线的右侧（腹主动脉右侧）。

二、扫查方法

（1）探头置于腹部正中线右侧约2 cm处，沿下腔静脉长轴做纵断面，并从下腔静脉起始部向上滑行追踪至汇入右心房。长轴纵切面显示下腔静脉呈一宽带状、无搏动及边缘平行光滑的无回声区。肝静脉从前方呈30°进入下腔静脉（图15-7-1）。下腔静脉横断面扫查亦应自下而上连续扫查，短轴中下腔静脉呈扁圆形。

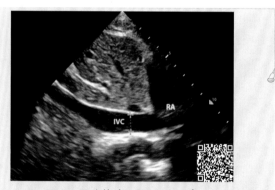

IVC: 下腔静脉；RA: 右心房

图 15-7-1　剑突下显示并测量下腔静脉直径（动态）

下腔静脉呼吸塌陷率见图15-7-2。

（2）探查下腔静脉血流时，常用的二维超声心动图切面为胸骨旁大动脉短轴切面、心尖四腔心切面及剑突下四腔心切面。上述切面均可显示下腔静脉及其进入右心房的入口。将脉冲波多普勒的取样容积置于下腔静脉管腔内（距离下腔静脉右心

房入口0.5～1.0 cm处），可探及下腔静脉的血流信号。然而，无论在哪一切面，声束与下腔静脉血流方向之间都存在明显的夹角（＜60°）。因此，探查下腔静脉血流时，不可能获得血流的最大速度。

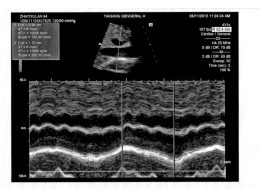

下腔静脉呼气末直径为1.70 cm，吸气末直径为0.98 cm，下腔静脉呼吸塌陷率为61%

图 15-7-2　下腔静脉呼吸塌陷率的测量方法

三、超声表现

1. 下腔静脉直径及随呼吸的塌陷率与右心房压力的关系详见表15-7-1。

表 15-7-1　下腔静脉直径及随呼吸的塌陷率与右心房压力的关系

压力（mmHg）	IVC（cm）	IVC（呼吸塌陷率）
0～5	＜1.5	塌陷
6～10	1.5～2.5	减低＞50%
11～15	1.5～2.5	减低＜50%
16～20	＞2.5	减低＜50%
＞20	＞2.0	无变化

引自：2010年美国超声心动图协会成人右心超声心动图诊断指南。
注：下腔静脉塌陷率=［（呼气末内径－吸气末内径）/呼气末内径］×100%

2. 频谱表现

（1）频谱形态：下腔静脉血流频谱形态类似于上腔静脉的血流频谱，呈窄带双峰型，占据收缩期和舒张期。第一峰较高，发生于收缩期，称为S波；第二峰较低，发生于舒张早、中期，称为D波。S波和D波发生机制与上腔静脉血流相同。由于声束与血流方向夹角较大，取样容积内血流速度分布范围较宽，因此频谱增宽且形态多变。频谱速度峰值随呼吸发生明显变化，吸气时流速增加，呼气时流速减低。心动过速使S波增大、D波减小，而心动过缓使D波增大、S波减小。

（2）频移方向：在胸骨旁大动脉短轴切面和心尖四腔心切面探查时，频移为正向。在剑突下四腔心切面探查时，频移可以为正向或负向（图15-7-3，图15-7-4）。

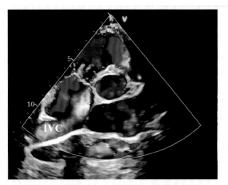

CDFI显示下腔静脉血流信号。IVC：下腔静脉

图 15-7-3　胸骨旁大动脉短轴

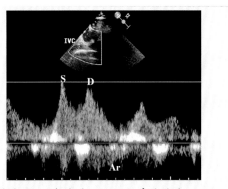

S：收缩波；D：舒张波；Ar：心房收缩波；IVC：下腔静脉

图 15-7-4　PW 获得下腔静脉血流频谱

（3）正常流速：由于声束与下腔静脉血流方向的夹角较大，因此下腔静脉血流的正常值流速尚无报道。但在上述切面所探及的流速，常接近上腔静脉的流速。

四、下腔静脉血流异常的常见原因

（1）下腔静脉瓣永存时，瓣膜对下腔静脉的回流产生阻碍作用，下腔静脉入口处及右心房内形成湍流。

（2）房间隔缺损伴大量左向右分流时，分流入右心房的血流可在下腔静脉内形成湍流。

（3）重度三尖瓣反流时，反流的血液可逆流入下腔静脉，产生与正常频谱方向相反的血流。

（4）下腔静脉不完全梗阻时，在下腔静脉的右心房入口处产生狭窄性射流及右心房内湍流。

第八节 布加综合征

一、概述

布加综合征（Budd-Chiari syndrome，BCS）是指下腔静脉（inferior vena cava，IVC）肝后段和（或）肝静脉（hepatic veins，HV）狭窄或完全闭塞的病变，多由先天性原因所致。由于IVC和（或）HV回流受阻，临床主要表现为肝淤血、肝脏肿大、HV压力增高，肝血窦淤血时血浆进入肝淋巴管，超过淋巴管回收能力时，从肝包膜渗入腹腔形成腹腔积液，且肝血窦淤血扩张，内皮层破裂，红细胞进入腹腔积液，所以从该病患者腹腔积液中可检出较多的红细胞。另外，由于纤维隔膜阻塞因血液冲击所致的损伤，可加重炎性反应和纤维增生，因此加重狭窄，致使肝脏进一步肿胀，以尾叶为著，门静脉压力增高，脾大、脾功能亢进，可并发食管静脉曲张破裂出血和肝昏迷等一系列门静脉高压症的表现，肝功能损害一般出现得较晚。隔膜性狭窄阻塞由先天性因素所致，发病年龄较小。

布加综合征依据阻塞位置分为3种类型：Ⅰ型，IVC（或包括肝静脉）阻塞；Ⅱ型，肝静脉阻塞；Ⅲ型，小叶静脉阻塞（图15-8-1）。

临床一般分为4种类型：Ⅰ型，IVC和（或）HV膜性狭窄或阻塞型；Ⅱ型，IVC局限性狭窄或阻塞型；Ⅲ型，IVC长段狭窄或阻塞型；Ⅳ型，单纯HV狭窄及闭塞型。

二、超声检查

患者取平卧位及侧卧位，空腹12 h以上，常规检查肝、胆、胰、脾、肾及腹腔积液的状况，重点检测IVC、HV及门脉系统，对血管直径、管腔内回声、狭窄及闭塞的部位、形态、长度范围进行准确测量，注意彩色血流充盈及频谱形态。

1.超声所见

正常IVC管壁平整，管腔内清晰，可随呼吸而发生轻微波动。闭塞或合并血栓时，IVC管壁弹性消失，不随呼吸运动，近段狭窄而远段IVC扩张，此为诊断狭窄的客观依据（图15-8-2，图15-8-3）。由于回心血流受阻致管腔扩张，血流单一流向改变而出现不同程度反流。同样，在肝静脉狭窄时，远段血流汇入IVC受阻而出现涡流，从而改变正常肝静脉的双向三峰波形，肝静脉闭塞时，远段由于HV炎性改变逐渐闭塞，管壁可显示不清。

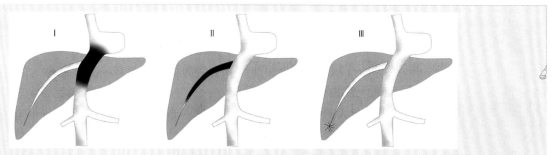

Ⅰ型：截干型伴有下腔静脉梗阻（同时有或无肝静脉受累）；Ⅱ型：根部型伴有肝静脉梗阻；Ⅲ型：静脉闭塞型伴有小叶中央静脉梗阻

图 15-8-1 布加综合征依据阻塞部位可分为 3 种类型

［引自：Grus T,Lambert L,Grusova G,etal.Budd-Chiari Syndrome.Prague Medical Report,2017,118(2-3):69-80.］

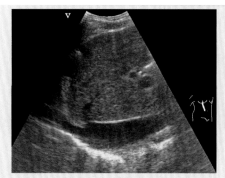

图 15-8-2 下腔静脉近端管壁增厚，管腔狭窄（8.76 mm），远端扩张（24.39 mm）

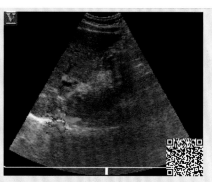

图 15-8-3 CDFI 显示下腔静脉狭窄处血流信号变细（动态）

2.超声分型及其特点

（1）下腔静脉或（和）肝静脉膜性狭窄或阻塞型：超声表现为HV汇入IVC或IVC右心房入口处，显示线状中低回声隔膜，隔膜可斜行，一般厚度为1～5 mm，中间可有小孔，血流可从小孔内穿过，CDFI可见血流信号。肝后段IVC扩张，可见红蓝相间的血流束或彩束血流。

（2）下腔静脉局限性狭窄或阻塞型：狭窄段长度<3 cm，超声可见IVC近右心房入口处狭窄或闭塞，狭窄内径<1.0 cm。可见血流通过，肝后段IVC扩张可达2.5 cm，狭窄远段可见HV血流汇入IVC，流速范围在50～150 cm/s，合并血栓时，IVC内可见低回声，彩色血流信号减弱或消失。

（3）下腔静脉长段狭窄或阻塞型：IVC狭窄长度>3 cm，阻塞长度可达7.0 cm。常伴HV阻塞和IVC血栓。

（4）单纯肝静脉狭窄及闭塞型：HV完全闭塞时，超声显示管壁回声增强，且与周围肝组织分界不清，与其相通的HV交通支少见，也可表现为膜性完全阻塞。不完全阻塞时，显示为HV入口处膜性狭窄或节段性管壁增厚，管腔节段性狭窄或闭塞，阻塞远端HV扩张，多伴HV侧支血管形成，相互交通。狭窄远端血流受阻呈频带宽的不规则频谱，血流速度为15～50 cm/s，闭塞时无血流信号。

三、布加综合征鉴别诊断

（1）多种原因所致的肝硬化即肝内型门静脉高压症，其特点是肝脏缩小，左叶相对较大，腹壁曲张静脉以脐为中心呈放射状分布和离脐性流向，而布加综合征时肝脏淤血增大，且以尾叶增大为主，回声不均匀但无结节感，胸腹部浅静脉呈上行性曲张。

（2）对于右心衰竭导致的肝脏淤血，随心力衰竭的控制，肝脏可缩小，超声检查IVC和HV呈扩张状态。

（3）肝小静脉闭塞症主要波及肝小叶静脉，导致管腔纤维化狭窄，无大的HV病变。

（4）下腔静脉综合征是由于IVC受邻近病变压迫或腔内病变等原因引起的IVC部分或完全性阻塞，病变多在IVC中下段，如病变在HV汇入上段也就是继发性布加综合征。

四、临床价值与注意事项

超声对布加综合征的诊断及分型具有重要价值。布加综合征非手术治疗的死亡率高，多死于肝衰竭、上消化道出血、感染或肝肾综合征。外科手术治疗方法很多，且疗效各异，对于隔膜性或局限性狭窄或阻塞可选择介入治疗，而IVC内存在血栓则禁忌介入。IVC狭窄的长度，HV开口的位置须测量精确，若HV无阻塞且开口位于阻塞段下方的IVC，可选择肠-腔或腔-房转流术；若IVC长段狭窄或HV有病变，则建议选择肠-房转流术。

超声检查可用于了解HV和IVC的全面状况，测量门静脉、脾静脉及肠系膜上静脉压力、直径和流速。但在超声检查时，须注意全面分析，特别是准确测量狭窄段长度及其与HV开口的关系。

第九节　冠状静脉窦

一、解剖结构

冠状静脉窦位于心脏后方的房室沟中，被一层来自左心房壁的肌纤维和心包所覆盖，因此部分并入了左心房壁中。心脏的大部分静脉均先汇集于冠状静脉窦。冠状静脉窦长约5 cm，在左心房和左心室之间，借冠状静脉窦口开口于右心房，其主要属支包括心大静脉、心中静脉和心小静脉。

二、探查方法

冠状静脉窦在胸骨旁长轴切面最易显示，呈一圆形无回声区，位于左心房壁后面，刚好在房室连接处上方。此无回声区与房室沟运动一致，该运动方式有助于将其与降主动脉相鉴别。降主动脉是位于左心房壁后方的圆形无回声区，其与心脏是分开的，不与房室沟一致运动。此外，在胸骨旁右心室流入道长轴和心尖四腔心后隔面，可显示冠状静脉窦的长轴切面。

三、正常冠状静脉窦

正常的冠状静脉窦在成人中一般不易显示（通常<1.0 cm），儿童中也极少能够发现。

四、病理性冠状静脉窦

（1）右心室功能不全和右心房压力增高时，可观察到冠状静脉窦扩张（图15-9-1）。

（2）存在肺静脉与冠状静脉窦异常连接时，

流入冠状静脉窦的血流增多，使其显著扩大，如完全型或部分型肺静脉畸形连接冠状静脉窦（见第二十三章第十三节部分性肺静脉异位引流）。

（3）永存左上腔静脉引流入冠状静脉窦（图15-5-2，图15-5-3）。

（4）引流入冠状静脉窦的冠状动静脉瘘（图14-3-1）。

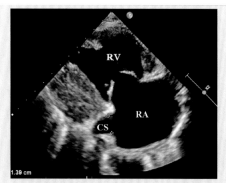

右心室功能不全，右心室舒张末压力增高，冠状静脉回流受阻、扩张。RV：右心室；CS：冠状静脉窦；RA：右心房

图15-9-1　肺源性心脏病

永存左上腔静脉详见本章第五节，若发现冠状静脉窦扩大，则应怀疑此病的存在。可通过向左贵要静脉注射超声造影剂的方法予以证实。注入的超声造影剂应能够通过永存左上腔静脉进入冠状静脉窦，而使后者显影。因为注入右贵要静脉的超声造影剂，正常时通过右上腔静脉进入右心房，所以冠状静脉窦无超声造影剂显影。当永存左上腔静脉与左心房连接时，左臂注入超声造影剂后左心房即显影。

发现右心室容量负荷过重与房间隔缺损，右向左分流，左心房后方冠状静脉窦扩大时，应怀疑完全型肺静脉畸形连接。此时，无论从左贵要静脉还是从右贵要静脉注入超声造影剂，均可使两侧心脏显影，但超声造影剂不进入扩大的冠状静脉窦。

引流入冠状静脉窦的冠状动、静脉瘘差产生高压分流，除引起冠状静脉窦扩大外，还应伴受累冠状动脉的明显扩张。

（张全斌　刘学兵　寇敏）

第十六章

右心室流入道
——三尖瓣

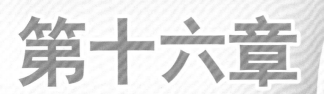

第一节 正常三尖瓣

一、正常解剖结构

三尖瓣具有3个不等大的瓣叶：前叶（最大）从漏斗部前壁延伸至下侧壁后部；后叶沿着瓣环后缘发出，从室间隔至下侧壁；隔叶（最小）从室间隔至心室后缘。三尖瓣解剖结构是非常多变的。三尖瓣的游离缘与腱索相连，而后者又与从间隔和右心室游离壁突起的三组乳头肌（前、后和间隔）相连。每组乳头肌的腱索均连接至所有的瓣叶。瓣膜存在一个瓣环，其正常面积为5～8 cm²。在舒张期瓣膜允许右心房血液自由流动至右心室，但在收缩期心室内压增加时瓣膜关闭。三尖瓣出现异常一定不能忽视，特别是在发生二尖瓣疾病时。

二、超声检查

1.二维超声声窗和切面

最好的声窗和切面是胸骨旁短轴切面（主动脉瓣水平）、右心室流入道切面、心尖四腔心切面和剑突下切面。

2.二维超声所见

（1）胸骨旁短轴切面（主动脉瓣水平）：三尖瓣位于主动脉右侧，前叶在左侧，隔叶靠近房间隔（图16-1-1）。在所有切面中，显示三尖瓣舒张期开放幅度较大且收缩期正常合拢。

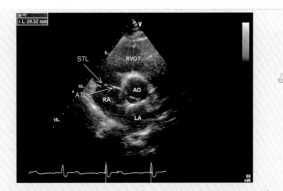

显示三尖瓣前叶（ATL，短箭头）和隔叶（STL，长箭头）RVOT：右心室流出道；AO：主动脉；RV：右心室；LV：左心室；RA：右心房；LA：左心房

图16-1-1　胸骨旁主动脉水平短轴切面

（2）右心室流入道切面：可以显著地观察后叶（左侧）和前叶（右侧），以及右心房、右心室，有时可见下腔静脉、冠状静脉窦及下腔静脉瓣（图16-1-2）。

（3）心尖四腔心切面（图16-1-3）：可以观察到前叶和隔叶（最接近间隔），三尖瓣瓣环［正常成人直径（28±5）mm］应比二尖瓣更靠近心尖（达1 cm）。该平面也提供了一个观察右心的切面。

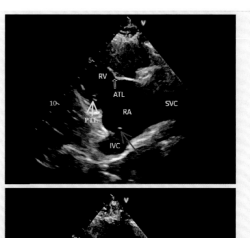

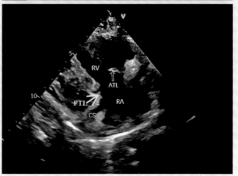

RV：右心室；PTL：三尖瓣后叶（箭头）；RA：右心房；IVC：下腔静脉瓣（红箭头）；SVC：上腔静脉；ATL：三尖瓣前叶（箭头）；CS：冠状静脉窦

图16-1-2　胸骨旁右心室流入道下腔静脉切面

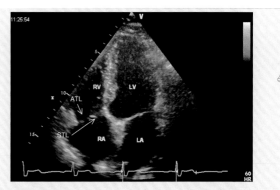

显示三尖瓣前叶（ATL，短箭头）和隔叶（STL，长箭头）。RV：右心室；LV：左心室；RA：右心房；LA：左心房

图16-1-3　心尖四腔心切面

（4）剑突下四腔心切面（图16-1-4）：此切面可以很好地观察右心房、房间隔和下腔静脉。三尖瓣前叶和隔叶通常很清晰，类似于心尖四腔心切面。

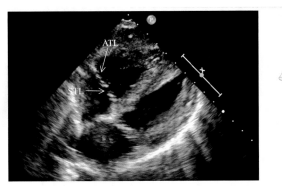

显示三尖瓣前叶（ATL，长箭头）、隔叶（STL，短箭头）和左心房（LA）

图 16-1-4　剑突下四腔心切面

3. 三维超声声窗和切面及所见

（1）三维数据集最好从心尖位采集，也可以在胸骨旁声窗内使用一个修正位，即靠近三尖瓣的位置，或从剑突下声窗采集。

（2）三尖瓣及其装置几何形状较为复杂。三维观（或视野）可用于外科干预前对解剖结构进行更细节的定量评估。

第二节　三尖瓣狭窄

一、概述

三尖瓣狭窄较为罕见，最常见的病因是风湿性心脏病，与二尖瓣狭窄共存，其他病因包括类癌、红斑狼疮引起心瓣膜炎、安装起搏器或心内膜炎、右心房肿瘤、右心室流出道梗阻（大的心房血栓或大的赘生物）。三尖瓣狭窄通常伴有三尖瓣反流。

二、超声检查及所见

1. 描述

（1）瓣叶增厚或钙化。

（2）瓣叶运动：典型表现，一个或多个瓣叶舒张期开放受限，呈圆顶状（特别是前叶）。

（3）右心房增大。

（4）下腔静脉扩张。

（5）三维超声心动图可显示瓣叶细节和评估瓣环面积。

2. 严重程度分级

（1）根据经瓣膜压差确认三尖瓣狭窄的严重程度（表16-2-1）。

表 16-2-1　评估三尖瓣狭窄程度的参数

参数	轻度	中度	重度
平均压差（mmHg）	<4	4~7	>7
瓣口面积（cm²）	—	—	<1

1）使用CW在心尖四腔心切面对准三尖瓣（整个呼吸周期的平均数）。

2）测量峰值速度（图16-2-1），并采用伯努利方程计算峰值压差。

（2）重度三尖瓣狭窄：瓣膜面积<1 cm²或峰值压差>7 mmHg（平均压差>5 mmHg）且流入血流VTI>60 cm。

（3）压力减半时间不能够用于估测瓣膜面积，因为三尖瓣的适宜常数尚未确定。

（4）严重程度也可以通过瓣膜面积评估，可以使用连续性方程计算获得。在三尖瓣瓣环水平获取PW-VTI，在假设三尖瓣瓣环为圆形的基础上，根据瓣环直径计算出三尖瓣瓣环面积。然后，上述测量可以与连续波多普勒通过三尖瓣测量的VTI相结合，从而计算获得三尖瓣面积。

三尖瓣面积=（瓣环PW-VTI×瓣环面积）/瓣膜CW-VTI

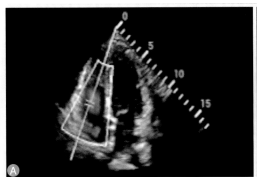
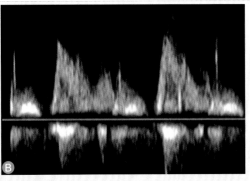

A.CDFI于心尖四腔心切面显示舒张期三尖瓣前向血流信号；B.频谱多普勒在三尖瓣瓣尖取样，从而获得舒张期三尖瓣前向血流频谱，测量峰值血流速度（Vp）

图 16-2-1　三尖瓣测量

三维超声心动图评估三尖瓣狭窄程度:

（1）在二尖瓣狭窄的情况下，可以通过二维超声成像在短轴切面准确测量瓣膜孔面积。由于三尖瓣的几何结构复杂，采用二维短轴切面无法准确评估三尖瓣瓣孔的面积。

（2）三维超声心动图可以使三尖瓣在任何平面上进行旋转和切割，并从短轴切面评估三尖瓣形态学，也可以观察瓣膜的正面观，勾勒出各个瓣叶的轮廓。三维工具可用于测量三尖瓣瓣孔的平面面积。

第三节　三尖瓣反流

一、概述

三尖瓣反流很常见，因为3个瓣叶不规则，在高达70%的正常人中，可以见到少量中央性生理性反流。生理性反流时，瓣膜解剖结构正常，无右心室扩张。病理性反流往往继发于右心室和三尖瓣瓣环扩张。三尖瓣反流的主要病因是瓣膜或瓣下装置发生变化（表16-3-1）。

表 16-3-1　三尖瓣反流的病因

三尖瓣反流的病因
1.瓣膜和瓣下装置
（1）感染
1）心内膜炎
2）风湿性心脏病
（2）先天性：Ebstein 畸形
（3）代谢性：类癌
（4）结缔组织病
（5）瓣下结构病变
1）腱索断裂
2）乳头肌功能障碍
（6）浸润
（7）恶性肿瘤
（8）非穿透性创伤
2.右心疾病
（1）肺动脉高压
（2）伴肺部疾病的右心衰竭
（3）缺血性心脏病
（4）肺动脉瓣膜疾病
（5）心肌病
（6）容量负荷过重
（7）起搏导线

三尖瓣反流通常见于多组瓣膜病变，包括主动脉瓣和二尖瓣病变的患者。

二、超声评估

生理性反流是指反流信号在瓣膜附近（邻近瓣膜关闭<1 cm）。经胸超声心动图旨在确定三尖瓣反流的病因，并对其严重程度进行量化评估。评估还需包括右侧心腔的评价（表16-3-2）。

表 16-3-2　评估三尖瓣反流程度的参数

参数	轻度	重度
定性参数		
瓣膜结构	正常	异常
反流束（奈奎斯特50～60 cm/s）	< 5 cm^2	> 10 cm^2
CW 轨迹	轻疏和抛物线形	稠密和三角形
半定量参数		
缩流颈	—	> 0.7 cm
PISAr（奈奎斯特40 cm/s）	< 0.5 cm	> 0.9 cm
三尖瓣流入（前向）	正常	E 波占优势>1 m/s
肝静脉血流	正常	收缩期反转
定量参数		
EROA	未定义	≥ 40 mm^2
RVol	未定义	> 45 mL
右心室/右心房/下腔静脉	正常大小	通常扩大

注：如果反流征象>轻度，而未达到重度，则提示为中度反流

三、超声检查及所见

（1）解剖结构：评估有无脱垂（常见三尖瓣隔叶和前叶）、连枷或弓形（隆起）瓣膜（图16-3-1）。心尖三维超声容积成像能够从多个角度对三尖瓣装置进行详细评估，可以使用正面观评价瓣膜融合/瓣叶接合情况。

（2）CDFI可在多个切面显现反流束信号，描述反流束的方向和大小（图16-3-2，图16-3-3）。

（3）报告瓣膜异常表现（类癌、心内膜炎、赘生物所致的运动受限和增厚或瓣膜破裂）。

（4）报告三尖瓣瓣环大小。

（5）报告右心大小和功能，评价右心室收缩功能。

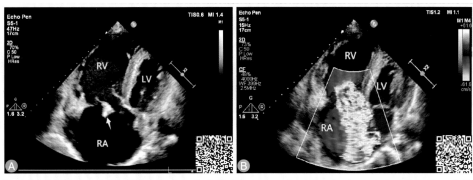

A.心尖四腔心切面显示收缩期三尖瓣前叶脱入右心房（箭头）；B.心尖四腔心切面CDFI显示收缩期三尖瓣瓣口存在大量偏心性彩束反流。RV：右心室；LV：左心室；RA：右心房

图16-3-1　三尖瓣连枷、脱垂（动态）

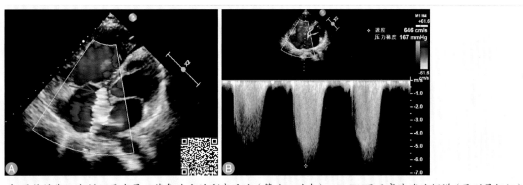

A.CDFI于心尖四腔心切面收缩期三尖瓣可见少量以蓝色为主的彩束反流（箭头，动态）；B.CW显示高速湍流频谱（见测量标识）

图16-3-2　心尖四腔心切面

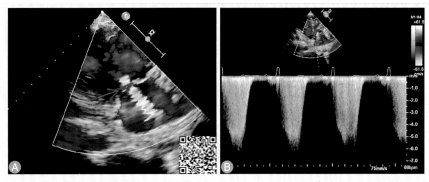

A.CDFI显示少量以蓝色为主的彩束反流（箭头，动态）；B.CW显示高速湍流频谱（见测量标识）

图16-3-3　胸骨旁右心室流入道收缩期三尖瓣

起搏器和三尖瓣反流

在心腔存在起搏器导线的情况下，常合并三尖瓣反流（图16-3-4，包括短暂性和永久性的），因为起搏器导线干扰了三尖瓣瓣叶的接合。但三尖瓣流速并不受影响，其由右心室收缩压所决定。

四、严重程度的分级

对三尖瓣反流的严重程度进行分级，直接采用评估二尖瓣反流的方法。评估三尖瓣反流往往主观

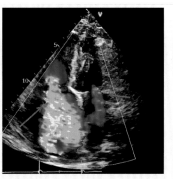

CDFI于心尖四腔心切面显示收缩期三尖瓣存在大量以蓝色为主的彩束反流，二尖瓣显示少量反流（箭头）

图16-3-4　放置静脉起搏导管

性较强，临床上对其准确性要求较低。CDFI常用于诊断三尖瓣反流。定量分析采用缩流颈、血流汇聚、连续波的密度，以及轮廓进行评估。肝静脉血流也有类似于二尖瓣反流时肺静脉血流表现的变化（表16-3-2）。主要是使用多切面评估三尖瓣反流的严重程度。

1. 彩色多普勒血流成像测量缩流颈

（1）在心尖四腔心切面，将彩色血流取样框放在三尖瓣并获取一个显示三尖瓣瓣孔的平面。

（2）对瓣膜电子放大，测量缩流颈（通过三尖瓣彩色反流束的最窄直径），若＞7 mm则提示重度三尖瓣反流（图16-3-5）。

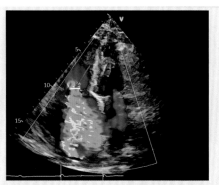

图16-3-5　三尖瓣反流缩流颈＞7 mm

2. 连续波多普勒波形

（1）在心尖四腔心切面，以及胸骨旁短轴或右心室流入道切面，将连续波多普勒取样线放置在三尖瓣，并对准三尖瓣反流。

（2）报告相对于前向血流的信号强度，描述波形（抛物线或三角形），若反流波形呈三角形且致密，则提示重度反流（图16-3-6）。

（3）采用三尖瓣反流速度评估右心室或肺动脉收缩压（pulmonary artery systolic pressure，PASP）。

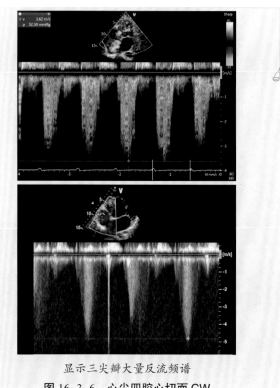

显示三尖瓣大量反流频谱

图 16-3-6　心尖四腔心切面 CW

3. 反流面积

（1）在心尖四腔心切面，获取包括整个右心房和三尖瓣反流的主要平面。

（2）记录动态图像，回放至反流面积最大的一帧图像，追踪或勾勒反流束，报告反流面积，面积＞10 cm²提示重度反流（图16-3-7）。

4. 右心室流入血流

流入右心室的血流能够作为对严重程度评估的引导（等同于在二尖瓣反流时测量E波速度），三尖瓣的峰值E波速度≥1 m/s提示重度三尖瓣反流。

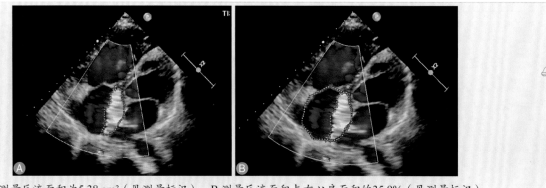

A.测量反流面积为5.38 cm²（见测量标识）；B.测量反流面积占右心房面积的35.9%（见测量标识）

图 16-3-7　心尖四腔心切面 CDFI 显示收缩期三尖瓣存在大量以蓝色为主的彩束反流

5. 肝静脉血流

在剑突下切面，放置PW取样容积于肝静脉，应将探头对准，记录血流的频谱轨迹曲线。正常情况下，收缩期和舒张期的血流均为面向右心房回流。在重度三尖瓣反流时，右心房压力升高，导致在收缩期血流背离右心而流动，如此可报告收缩期血流反转。

五、三维超声评估三尖瓣反流

三维超声心动图有助于定量评估三尖瓣反流严重程度及其机制（图3-4-5），特别是对三尖瓣瓣环大小的测量（图7-3-1A）。

1. 彩色多普勒血流成像

（1）正如采用三维超声心动图评估二尖瓣反流一样，全容积CDFI可以完成对反流束的旋转和切割，以确保缩流颈能在一个平行于反流束的平面，并在最大血流时于最窄的部位测量。

（2）三维超声心动图可以从正面观评估瓣膜，有助于准确评价脱垂瓣膜部分。

2. 三尖瓣瓣环

（1）实时三维经胸超声心动图已逐步成为常规检查方法，可以同时评估3个瓣叶的形态、运动及其附着在三尖瓣瓣环的情况。

（2）研究已表明三维超声心动图可以观察和测量扩张的椭圆形瓣环和正常大小的瓣环，此在二维超声心动图中被低估。

> 三维经胸超声心动图在外科手术前，可提供详细的解剖结构和功能成像。

第四节　右心血流动力学

一、概念

超声心动图中最广泛使用的血流动力学指标是右心室收缩压，一方面是因为其具有广泛的临床意义；另一方面是因为右心室收缩压易于用三尖瓣反流速度评估，而在人群中达70%的人具有三尖瓣反流。

测量依据是经过三尖瓣的反流速度，其被用来计算跨瓣压力——相对于右心房和右心室的压力越高，三尖瓣反流的速度越快。右心室收缩压等于右心房压力加上跨瓣压力。可以采用临床（颈静脉）和超声心动图方法（下腔静脉和右心房大小）来评估右心房压力。

> 颈静脉压（jugular venous pressure，JVP）通过观测颈内静脉充盈、搏动水平间接评估中心静脉压的水平。

二、右心房压

（1）可以运用颈静脉压，但需要准确的临床评估，患者取45°卧位，如果过低或过高，该评估方法则缺乏准确性，并直接受到中度或重度三尖瓣反流的影响。

（2）依据右心房大小、下腔静脉和三尖瓣反流的严重程度的变化模式，可以使用5 mmHg、10 mmHg或15 mmHg的浮动常数（表16-4-1）。

表 16-4-1　有助于评估液体状态的参数

	提示低血容量	正常范围	提示容量负荷过重
下腔静脉直径和反应	<1 cm 和塌陷	1.0 ~ 2.5 cm，塌陷25% ~ 75%	> 2.5 cm，对呼吸无反应
LVIDd/BSA（cm/m²）	女性< 2.4 男性< 2.2	2.4 ~ 3.2 2.2 ~ 3.1	> 3.2 > 3.1
LVEDA（短轴）	< 5.5	5.5 ~ 10.0	> 10
间隔分离的终点	< 0.5	> 0.5	
LVESD	乳头肌并置（粘接）	2.0 ~ 4.0	
右心室内径	—	见后文 表17-2-1	RVIDd > LVIDd
室间隔	—	无压扁	舒张期压扁
右心房	—	< 20 cm²	> 30 cm²

从心尖四腔心切面评价右心房大小，报告为正常、扩张或重度扩张。从剑突下切面测量下腔静脉（其直径<1.7 cm为正常，运动员下腔静脉直径可达到2~3 cm），并检查呼吸变化（要求患者用鼻吸气），正常人的下腔静脉直径缩小50%左右。须常规评估三尖瓣反流的严重程度。

（3）如果无法准确评估右心房压力，则可以使用10 mmHg（或14 mmHg）的常数，但将会在低水平系统性高估右心室收缩压且在高水平系统性低估右心室收缩压。

（4）近年来，根据下腔静脉直径和对鼻吸气提示右心房压力，如果下腔静脉<2.1 cm，呼吸塌陷率>50%，则右心房压力为3 mmHg；如果下腔静脉>2.1 cm，呼吸塌陷率<50%，则右心房压力为15 mmHg；其他假设中，右心房压力估测为8 mmHg。

三、三尖瓣流速与右心室收缩压

（1）在心尖四腔心切面，以及胸骨旁短轴或右心室流入道切面，连续波多普勒对准三尖瓣反流（图16-4-1）。

（2）记录多普勒频谱轨迹，测量峰值流速。根据如下简化伯努利方程。

$$压差 = 4 \times 峰值流速^2$$

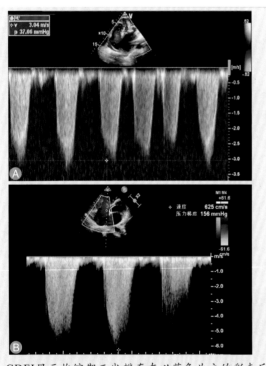

A.CDFI显示收缩期三尖瓣存在以蓝色为主的彩束反流，CW测量最大反流速度为304 cm/s，最大反流压差为37.06 mmHg（见测量标识）；B.CW测量收缩期三尖瓣最大反流速度为625 cm/s，最大反流压差为156 mmHg（见测量标识）

图16-4-1 心尖四腔心切面

（3）报告右心室收缩压等于三尖瓣压差加估测的右心房压力。

（4）肺动脉收缩压：通过右心室收缩压减跨肺动脉瓣的压差，可以计算肺动脉收缩压。因为该压差通常很小，而右心房压力是估测的，所以右心室收缩压常被报告为肺动脉收缩压。

> **三尖瓣手术**
>
> 在患重度三尖瓣反流对血流动力学有影响或伴有二尖瓣疾病时，可考虑进行三尖瓣置换术或瓣环成形术。

第五节 类癌综合征

1954年，Thoroson等首次报道了类癌性心脏病。类癌性心脏病是指类癌综合征（carcinoid syndrome，CS）以转移性肿瘤释放5-羟色胺为特征，累及心脏引起以瓣膜病变和心内膜病变为主的病变（多发生在右侧心腔。因为5-羟色胺经过肺时被灭活，一般不引起左侧心脏病变。一旦出现了左侧心脏瓣膜病变，则提示可能存在卵圆孔未闭、支气管类癌或肝脏广泛转移时血液循环中有高水平的血管活性物质），导致三尖瓣增厚和瓣叶缩短，临床上出现三尖瓣关闭不全及狭窄的症状。97%的类癌综合征患者中存在三尖瓣受累，其中90%为中、重度三尖瓣反流。多发生于类癌晚期出现肝脏转移的患者。研究表明70%的类癌综合征患者患类癌性心脏病。

肺动脉瓣也可受累及，右心房和右心室常扩张。超声心动图可提示右心瓣膜和右心结构与功能变化的信息。

第六节 Ebstein畸形

三尖瓣的先天异常存在一个或多个瓣叶向心尖移位。当二尖瓣和三尖瓣平面之间的距离>1 cm时，应当考虑Ebstein畸形。此病可伴有右心房扩大和三尖瓣反流（详见第二十三章第十四节Ebstein畸形）。

第七节 感染性心内膜炎——三尖瓣受累

右侧心内膜炎并不常见，除非是静脉注射毒品者、留置导管患者或患有室间隔缺损的患者。在静脉注射毒品者中，赘生物通常发生在三尖瓣（详见第二十四章第五节感染性心内膜炎）。

（张全斌 徐琨）

第十七章

右心室

第一节
正常解剖结构及其超声所见

一、正常解剖结构

正常右心室由流入道（窦部）、心尖肌小梁及流出道（圆锥）区域构成，尽管三者之间并无确切的分界。在心尖方向，一条肌性节制束将右心室游离壁和室间隔相连。当在短轴切面观察时，因非对称性收缩，右心室薄的游离壁和厚的室间隔共同形成一个不规则的月牙形。右心室使来自静脉系统的血流进入肺动脉循环，然后从肺静脉到左心房和左心室。因此，左心室的大小和功能可能受肺动脉病变（如肺动脉高压、肺栓塞）、左心疾病（如左心室功能衰竭、二尖瓣疾病），以及右心室异常（如梗死、发育不良）的影响。室间隔缺损因右心与体循环高压区相通而对右心室功能有重要影响。

二、超声检查

1. 声窗与切面

重要的声窗与切面：胸骨旁长轴切面（图6-2-1A，图6-2-1B）；胸骨旁右心室流入道（图6-2-2）和流出道切面（图6-2-5C，图6-2-5D）；胸骨旁短轴切面（主动脉瓣、二尖瓣和中部乳头肌水平，图6-2-6，图6-2-9~图6-2-11）；心尖四腔心切面（图6-2-13A，图6-2-13B）和三腔心切面（图6-2-17A，图6-2-17B）；剑突下切面（图6-2-20）。

2. 超声所见

（1）胸骨旁长轴切面：右心室最靠近探头，此切面可被用于近端右心室流出道的M型超声测量。

（2）胸骨旁右心室流入道和流出道切面：可充分显示三尖瓣和肺动脉瓣。如果选择适宜的校准扫查方向，那么在此切面可以测量三尖瓣反流速度。

（3）胸骨旁短轴切面（主动脉瓣、二尖瓣及中部乳头肌水平）：右心室包绕左心室，因而可通过多个水平（关于左心室）扫查。在主动脉瓣，可以显示三尖瓣和肺动脉瓣，并能够完成多普勒测量。当扫查平面向心尖方向移动时，右心室显示为一个月牙形（新月形）部分包绕左心室，此类切面结合室间隔的表现可以给出右心室大小和压力变化的印象。

（4）心尖切面：根据三尖瓣瓣环运动，可估测右心室功能。若向头侧倾斜探头，能显示右心室流出道，向内和头侧移动探头，则有利于对三尖瓣反流进行辨别。

（5）剑突下切面：最靠近探头的右心室与室间隔相平行，而与声束方向垂直，此为二维超声心动图和CDFI显示室间隔缺损的最佳切面，也是测量右心室室壁厚度的最佳切面。在某些患者，特别是消瘦的患者中，于剑突下可以获得右心室基底部的短轴切面。在此切面，能够采用多普勒超声心动图探查右心室流出道和主肺动脉。

第二节 右心室大小

一、概念

右心室形状复杂，因此对右心室大小的判断常常是定性的，然而右心室大小的变化具有重要的临床价值，因而对右心室进行更详细的定量判断正在逐步得到重视。近年来发表的一系列有关右心室大小的定量和正常参考值指南非常有利于对右心室大小的定量分析。

二、右心室大小的判断

判断右心室可在几个切面完成。如果不正常，则需要对心腔大小、室壁厚度、流出道大小，以及右心房面积进行评价。

（一）二维超声心动图测量右心室大小

（1）于胸骨旁长轴切面，右心室腱索水平测量前后径（图17-2-1）。

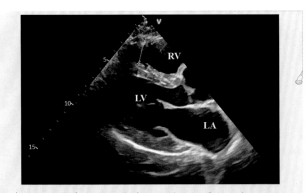

在右心室腱索水平测量前后径（见测量标识）。RV：右心室；LV：左心室；LA：左心房

图17-2-1　胸骨旁长轴切面

（2）于心尖四腔心切面应重点关注右心室，使右心室最大化，以便清晰显示右心室锐缘，但同时要保持左心室心尖在视野内。后者是关键，因为很容易人为地使右心室形成心尖，并大于左心室。

（3）右心室扩大

1）一个有用的经验法则是正常右心室应当是

左心室大小的2/3，但这有赖于左心室本身是正常大小。心尖的表现具有指导意义，右心室轻度扩大，由右心室游离壁与室间隔形成的锐角则增大，而右心室重度扩大，右心室心尖大小则明显＞左心室心尖大小。

2）在心腔四腔心切面，右心室与左心室在心尖各占1/2。

3）在剑突下，右心室大于左心室。

4）在心前区，右心室接近相等或＞左心室

（4）右心室扩大的程度。

右心室扩大及其程度见表17-2-1。右心室收缩功能指标——右心室面积变化率见表17-2-2。

1）在四腔心切面，右心室大小≥2/3左心室大小——右心室轻度扩大。

2）在四腔心切面，右心室大小 = 左心室大小——右心室中度扩大。

3）在四腔心切面，右心室大小＞左心室大小——右心室重度扩大。

表 17-2-1　右心室扩大及其程度

测量指标	扩大程度			
	正常	轻度	中度	重度
RVD1（cm）	2.7 ~ 3.3	3.4 ~ 3.7	3.8 ~ 4.1	≥4.2
RVD2（cm）	2.0 ~ 2.8	2.9 ~ 3.3	3.4 ~ 3.8	≥3.9
RVD3（cm）	7.1 ~ 7.9	8.0 ~ 8.5	8.6 ~ 9.1	≥9.2
RVDA（cm²）	11 ~ 28	29 ~ 32	33 ~ 37	≥38
RVSA（cm²）	7.5 ~ 16.0	17 ~ 19	20 ~ 22	≥23
RVOT1（cm）	2.5 ~ 2.9	3.0 ~ 3.2	3.3 ~ 3.5	≥3.6
RVOT2（cm）	1.7 ~ 2.3	2.4 ~ 2.7	2.8 ~ 3.1	≥32
PA1（cm）	1.5 ~ 2.1	2.2 ~ 2.5	2.6 ~ 2.9	≥3.0

注：RVD1，右心室基底部直径；RVD2，右心室中部直径；RVD3，右心室长径；RVDA，右心室舒张末面积；RVSA，右心室收缩末面积

表 17-2-2　右心室收缩功能指标——右心室面积变化率

程度分级	右心室面积变化率 (%)
正常	32 ~ 60
轻度减低	25 ~ 31
中度减低	18 ~ 24
重度减低	≤ 17

从整体上来说，应用右心室基底部直径和中部心腔直径大小，更有助于定量评估右心室大小，二者正常时均应当分别＜4.2 cm和3.5 cm（图17-2-2）。

（5）如若如此，可以报告为右心室心尖形成（占据优势）。

（6）在左侧胸骨旁（如有必要，可选择剑突下切面），可以测量右心室流出道。近端右心室流出道

显示在胸骨旁长轴切面和主动脉瓣水平的胸骨旁短轴切面（RVOT1），直径＞33 mm为异常。最好选择远心端右心室流出道（RVOT2），在此切面可见肺静脉和漏斗部。如果远端右心室流出道直径＞27 mm，则表示右心室流出道扩张（图17-2-3，表17-2-1）。

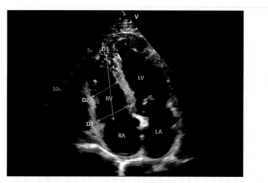

舒张末RV基底部直径（D1）、中部直径（D2）和长径（D3）。RV：右心室；LV：左心室；RA：右心房；LA：左心房

图 17-2-2　心尖四腔心切面（右心室为重点）

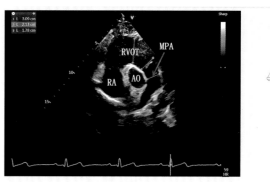

测量舒张期右心室流出道近心端、远心端直径（见测量标识）及主肺动脉直径（箭头）。RVOT：右心室流出道；RA：右心房；AO：主动脉；MPA：主肺动脉

图 17-2-3　胸骨旁主动脉水平短轴切面

在心尖四腔心切面，使用测面积法测量右心房面积，如面积＞18 cm²，则可认为右心房扩大（图17-2-4，图17-2-5）。

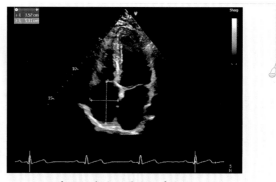

采用径线法测量右心房大小

图 17-2-4　心尖四腔心切面

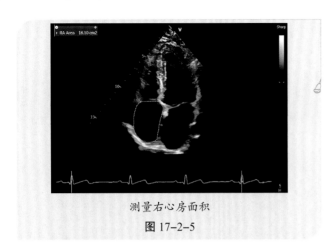

测量右心房面积

图 17-2-5

判断右心室大小和功能的二维参数见表17-2-3。

表 17-2-3　判断右心室大小和功能的二维参数（ASE指南）

测量	异常
心腔大小	
右心室基底部直径（RVD1）	＞4.2
剑突下右心室壁厚度	＞0.5
RVOT PSAX 远端直径（RVOT2）	＞2.7
RVOT PSAX 近端直径（RVOT1）	＞3.3
收缩功能	
TAPSE	＜1.6
在瓣环的组织多普勒峰值速度	＜10
脉冲波多普勒心肌性能指数	＞0.40
组织多普勒心肌性能指数	＞0.55
FAC（%）	＞35

注：TAPSE，三尖瓣瓣环平面收缩期位移；PSAX，胸骨旁短轴切面；RVOT，右心室流出道；FAC，面积变化分数

（二）三维超声心动图测量右心室大小

目前，采用三维软件包（4D-RV功能，德国TomTec）可以对右心室三维超声成像进行分析。只有获得高质量图像的患者才能完成右心室的三维超声心动图检查。而且为了准确评估，应当排除心律失常的患者。采集图像需要在患者屏气状态下完成。在初始获取三维数据集之后，在短轴切面（为了在最佳的位置勾勒三尖瓣）、心尖四腔平面（勾勒心尖）及冠状平面（勾勒右心室流出道）查看切割平面。右心室容积的计算方法是通过完整的容积数据集对每个切面的面积进行求和。

1. 获取三维容积评价右心室和右心房容积

（1）将探头放置在心尖与获取二维四腔心切面相同的位置。

（2）使用双平面预览屏幕，可以同时看到四腔和二腔心切面，有助于避免图像缩略。

（3）有时，探头需要向前倾斜，朝向右心室流出道。

（4）对二维超声，调节深度、增益及时间增益补偿，以便获得最佳的心内膜清晰度。

（5）为了获得全容积数据集，根据患者的屏气能力，最大限度地增加用于生成三维图像子容积（心动周期）的数量。子容积的数量越多，时间分辨力越好。

（6）获取二维或三维数据集，当伪像常见时，要检查数据集。

（7）使用短轴平面，确信没有任何拼接伪像。应用切割工具保证心内膜轮廓清晰，且右心室流出道应包括在数据集中。

（8）如果所列出的标准不充分，则可删除并重新获取。

2. 三维右心室容积和射血分数的正常值（表17-2-4）

表 17-2-4　三维右心室容积和射血分数的正常值

	LRV（95%CI）	平均值（95%CI）	URV（95%CI）
3D RV EF（%）	44（39～49）	57（53～61）	69（65～74）
3D RV EDV 指数（mL/m²）	40（28～52）	65（54～76）	89（77～101）
3D RV ESV 指数（mL/m²）	12（1～23）	28（18～38）	45（34～56）

注：CI，可信区间；EF，射血分数；EDV，舒张末期容积；ESV，收缩末期容积；LRV，下限值；URV，上限值

第三节　右心室壁厚度

在胸骨旁长轴切面或剑突下切面（更佳），使用M型超声心动图，于舒张期末期电子放大，可以测量右心室壁厚度（图17-3-1～图17-3-4），正常值＜0.5 cm。

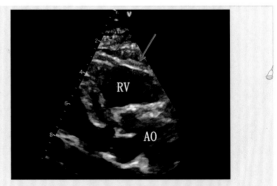

受检查者为正常成人。局部点放大，测量右心室前壁厚度（箭头所示测量标识）。RV：右心室；AO：主动脉

图 17-3-1　胸骨旁左心室长轴切面（一）

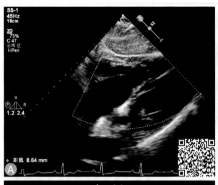

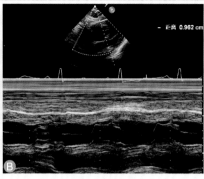

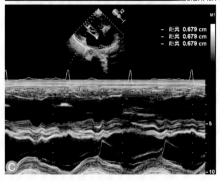

A.剑突下四腔心切面测量右心室前壁厚度，显示右心室壁增厚（见测量标识，动态）；B、C.M型超声于剑突下四腔心切面，测量右心室前壁厚度（见测量标识）

图 17-3-2　右心室肥厚

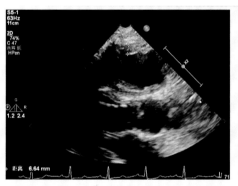

测量舒张期右心室前壁厚度（见测量标识）

图 17-3-3　胸骨旁左心室长轴切面（二）

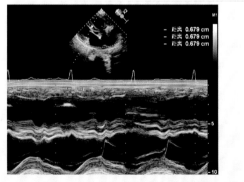

与图17-3-2为同一患者，M型超声于胸骨旁左心室长轴心室波群，测量舒张期右心室壁厚度（见测量标识）

图 17-3-4　胸骨旁左心室长轴切面（三）

（1）在剑突下切面，使用清晰的二维超声，在舒张期末期冻结（或与M型超声取样线垂直）。在三尖瓣前叶瓣尖水平，从游离壁的缘至缘测量。

（2）在胸骨旁长轴切面，于二尖瓣瓣尖水平，使用二维超声图像或M型超声取样线垂直于室壁，以测量右心室壁的厚度。

（3）无论采用上述哪种切面，注意测量不包括心包脂肪、粗大肌小梁或乳头肌。

第四节　右心室功能

一、概念

虽然通过探查右心室游离壁的运动和设置一个右心室收缩功能正常或受损的标准可以定性评价右心室功能，但是目前定量分析右心室收缩功能已在临床受到高度重视。

由于右心室几何学上的复杂性，临床上许多测量右心室收缩功能测量的方法是借用左心室建立的容积技术演变而来的。

右心室收缩功能替代指标的数量提示临床上还没有单一指标占主导地位。近年来，随着三维成像获取和分析技术的进步，使用容积技术定量分析右心室功能已成为可能。

二、超声评价

（1）从心尖四腔心切面评价右心室功能。

（2）确认胸骨旁和剑突下切面的印象。

（3）专门研究三尖瓣瓣环的运动，可获得对右心室整体功能的印象。

第三篇

（4）通过观察局部室壁运动幅度和沿游离壁至心尖部心肌的增厚变化，可判断该区域是否正常、有无运动或矛盾运动。当判断局部室壁运动异常时，要牢记右心室游离壁是以右冠状动脉供血为主，而室间隔、心尖，以及某些患者远端的游离壁是左前降支冠状动脉供血占优势。在可能的情况下，可使用本节描述的4种方法来定量分析右心室功能。

三、评估右心室收缩功能的超声指标

1. 心肌性能指数（myocardial performance index，MPI）**或心肌做功指数**（Tei index，Tei 指数）

（1）这两种指标被认为是右心室收缩和舒张功能不全的叠加（累积）指标。

（2）这两种指标是通过等容时间（等容收缩时间+等容舒张时间）除以射血时间来计算的。

（3）此类测量指标可以通过脉冲波多普勒得到。射血时间是由右心室流出道的频谱轨迹得出的。等容时间从通过三尖瓣流入血流的脉冲波多普勒获得。当每次脉冲波多普勒测量被记录时，须确保心率相似，因为心动周期长度的变化将使测量不准确，意味着在心房纤颤时尤其不可靠。

（4）另外，这两种指标可以同时从三尖瓣瓣环的TDI轨迹中得到（图17-4-1）。

（5）当使用脉冲波多普勒方法测量时，MPI或Tei指数＞0.40为正常；而采用组织多普勒成像测量时，＞0.55则为异常。

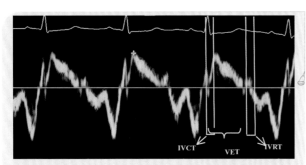

测量IVRT（等容舒张时间）、VET（射血时间）及IVCT（等容收缩时间），计算右心室MPI（见测量标识）

图 17-4-1　心尖四腔心切面显示三尖瓣瓣环外侧的脉冲组织多普勒图像

2. 三尖瓣瓣环收缩期位移（tricuspid annular plane systolic excursion，TAPSE）

在正常右心室中，三尖瓣瓣环在收缩期向心尖运动，反映右心室长轴功能。TAPSE是一种测量三

尖瓣瓣环收缩期向心尖运动距离的方法。

（1）在心尖四腔心切面获取。

（2）将M型超声取样线放置在通过三尖瓣瓣环的外侧壁上，记录一个运动轨迹（图17-4-2）。

（3）测量最大运动距离。

（4）TAPSE＜16 mm表示右心室收缩功能异常。

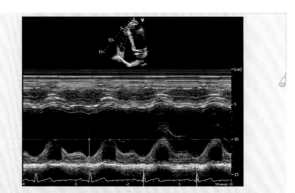

图 17-4-2　M 型超声测量收缩期三尖瓣瓣环外侧壁向心尖位移的最大距离（见测量标识）

尽管该方法简便、重复性好，但是其有赖于长轴运动代表右心室整体收缩功能的假设，如果存在节段室壁收缩功能异常，则结果不准确。

3. 右心室游离壁基底段组织多普勒成像峰值收缩期速度

类似于TAPSE，该方法也是判断右心室游离壁运动的。除TAPSE可以采用M型超声测量三尖瓣瓣环外侧壁收缩期向心尖位移的距离外，使用组织多普勒成像能够测量三尖瓣瓣环外侧壁收缩期向心尖位移的速度（图17-4-3）。

（1）获取心尖四腔心切面。

（2）将脉冲波组织多普勒成像光标放置在三尖瓣瓣环外侧缘或右心室游离壁基底段靠近瓣环处（一般情况下经胸超声心动图可以清晰显示和测量）。

（3）获取组织多普勒轨迹，测量右心室游离壁基底段最大收缩期速度。该峰值速度可以被称为S′。

（4）S′速度＜10 cm/s表示右心室收缩功能异常。

4. 射血分数和面积变化分数（fractional area change，FAC）

因为右心室几何形状复杂，右心室射血分数难以用二维超声心动图测量。但是，利用三维超声心动图并配备专门的三维分析软件，则可以获取三维容积数据集，计算容积，获得射血分数。

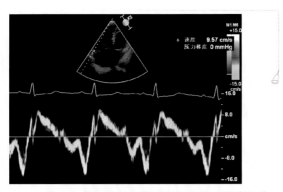

图17-4-3　右心室游离壁基底段组织多普勒成像峰值收缩期速度

在二维超声心动图中，从心尖四腔心切面可以评价FAC。若想要完成测量，则需要以下几点。

（1）获取清晰的心尖四腔心切面。

（2）识别舒张期末图像（最大心室）。勾勒右心室心内膜边缘，注意排除右心室肌小梁，获取右心室面积。

（3）识别收缩期末图像，重复上述过程，获取右心室收缩期末面积（图17-4-4A）。

（4）两次测量的面积之差除以舒张期末右心室面积，再乘以100%获得FAC（图17-4-4B）。

（5）二维超声心动图获得的FAC<35%，表示右心室收缩功能异常。

5.其他新技术的应用

尚有待临床多中心研究进一步证实其诊断价值。

（1）右心室斑点应变追踪技术评价右心室功能（图17-4-5）。

（2）实时三维超声心动图测量右心室容积、射血分数、TAPSE及FAC见图17-4-6。

四、右心室舒张功能

右心室舒张功能是构成整体心脏功能的一部分，右心室舒张功能障碍将影响整个循环系统的功能。许多累及心肺的疾病，如肺源性心脏病（cor pulmonale，CP）、肺动脉高压、右心室肥厚、高血压及冠心病等均可导致右心室舒张功能障碍、右心室舒张末期压力增高、体循环静脉压升高，出现与收缩功能不全类似的临床表现。右心室充盈与左心室类似，因而对左心室充盈方面的测量同样适用于右心室。临床常用的评价方法包括三尖瓣血流频谱、三尖瓣瓣环的组织多普勒频谱、下腔静脉内径与塌陷率，以及肝静脉血流多普勒等。常用指标为E/A、E峰减速时间、E/e′及右心房大小。

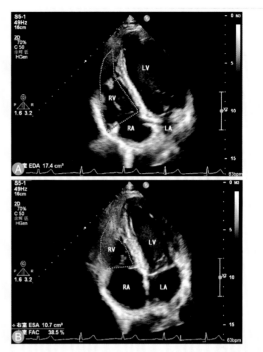

A.于心尖四腔心切面（右心室为主）测量舒张末期右心室面积；B.于心尖四腔心切面（右心室为主）测量收缩末期右心室面积，获得右心室FAC。RV：右心室；LV：左心室；RA：右心房；LA：左心房

图17-4-4　右心室舒张末期面积和右心室FAC

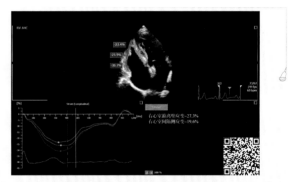

右心室自动功能成像实现斑点应变追踪技术，以评价右心室心肌功能

图17-4-5　斑点应变追踪技术（动态）

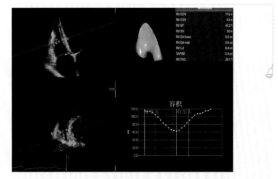

实时三维超声心动图测量右心室容积、射血分数、TAPSE及FAC

图17-4-6　实时三维超声心动图

第三篇

（1）三尖瓣瓣口舒张期血流频谱（图17-4-7）包括三尖瓣瓣口舒张早期充盈峰值速度E、三尖瓣瓣口舒张晚期心房收缩期峰值速度A、E/A、E峰加速时间（EDT）等。参考值为E峰：（57±8）cm/s；A峰：（39±6）cm/s；E/A：>1；EDT：（225±28）ms。

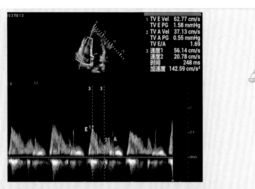

图17-4-7　PW于心尖四腔心切面测量三尖瓣流入血流参数

（2）三尖瓣瓣环侧壁组织多普勒频谱（图17-4-8），评价右心室心肌组织运动，减少了容量负荷对心室舒张功能的影响。组织多普勒成像测定右心室心肌舒张早期速度e'，结合三尖瓣瓣口血流多普勒频谱，能够可靠地反映右心室血流动力学指标的改变。

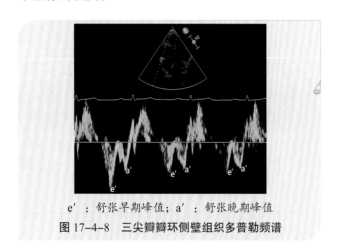

e'：舒张早期峰值；a'：舒张晚期峰值
图17-4-8　三尖瓣瓣环侧壁组织多普勒频谱

（3）右心室等容舒张时间（图17-4-9），等容舒张时间是从肺动脉瓣关闭至三尖瓣开放的时间，易受心率、肺动脉压和右心房压力的影响，随肺动脉收缩压的增加而增大，参考值为40～90 ms。

（4）右心房的大小和容积（图15-2-1～图15-2-3）：与左心房的大小和容积应纳入判断左心室舒张功能的参考指标一样，右心房的大小和容积应当纳入判断右心室舒张功能的参考指标。

简而言之，如果心室舒张功能减低，则心房向心室血流充盈受限，心房淤血，容积增大。如果上述指标测值反映心室舒张功能减低，但心房并无扩大，则对临床影响不大。

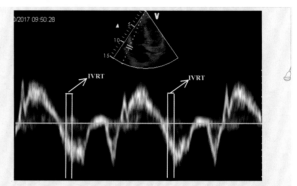

图17-4-9　三尖瓣瓣环侧壁组织多普勒频谱测量右心室等容舒张时间（IVRT，见测量标识）

对于右心室舒张功能的分级评价，参考值如下：E/A<0.8，提示右心室舒张功能受损；E/A为0.8～2.1；E/e'≥6，或肝静脉明显的舒张期血流，提示右心室舒张功能中度受损（假性正常化）；E/A>2.1伴E峰减速时间<150 ms，则提示右心室限制性充盈障碍。

第五节　右心室负荷

一、概念
确定（识别）右心室容量或压力负荷过重有助于临床评估右心室功能。尽管常常将两者一起分析考虑，但是它们通常代表两种不同的初始病理学表现：右心室容量负荷过重提示左向右分流或右心瓣膜反流；右心室压力负荷过重提示肺动脉高压或肺动脉瓣狭窄。压力负荷过重可以由容量负荷过重发展而来，反之亦然。在此情况下，两者的特征均会出现。

二、超声评估
在评估这两种情况时，要注意的关键信息如下。

1. 右心室的大小和厚度改变会导致的变化

右心室容量负荷过重会导致右心室腔扩大和压力负荷过重，引起右心室壁增厚。然而，一种情况导致另一种情况发生，这两种表现将会共存。

2. 室间隔在心动周期中的表现

简而言之，容量负荷过重与舒张期室间隔变平有关，而压力负荷过重与舒张期和收缩期室间隔变平有关。

评估右心室收缩压有助于判断右心室压力或容量负荷过重。

三、容量负荷过重（图 17-5-1）

（1）获取清晰的胸骨旁短轴（中部乳头肌水平）切面。

（2）心室大小和厚度：在容量负荷过重时，右心室应当扩张（与左心室同样大小或比左心室大），请注意大小变化。在慢性容量负荷过重时，右心室可能开始变肥大，且将会是离心性的，因为仍会有扩张。

（3）室间隔：由于右心室容量负荷过重，在舒张期，室间隔扁平，产生一种"D"形心室（当右心室容量负荷过重加重，室间隔开始凸进左心室）。然而，之后在收缩期，左心室恢复到圆形。由此导致在舒张期，异常的室间隔向左心室运动，而在收缩期室间隔又向右心室运动。

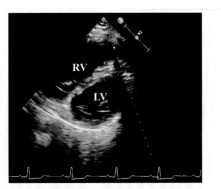

胸骨旁左心室短轴切面显示舒张期右心室扩大，室间隔左移，左心室呈"D"形改变。RV：右心室；LV：左心室

图 17-5-1 左心室容量负荷过重

四、压力负荷过重（图 17-5-2）

（1）采用同样的胸骨旁短轴（中部乳头肌水平）切面。

（2）心室大小和室壁厚度：在慢性压力负荷过重时，右心室游离壁增厚（正常情况下，右心室壁厚度是左心室壁厚度的1/2），然而心室腔大小一直无变化，直到右心室出现功能不全。

（3）室间隔：当右心室压力增高时，在整个舒张期和收缩期，室间隔将会变平并凸向左心室。随着慢性右心室压力负荷过重和室壁厚度的增加，右心室将开始表现得更像左心室。在收缩期室间隔弯曲进入左心室，并向右心室收缩。如此也造成了室间隔矛盾运动，但原因与容量负荷过重不同。

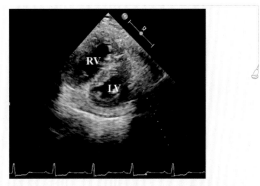

胸骨旁左心室短轴切面显示收缩期室间隔左移，左心室呈"D"形改变。RV：右心室；LV：左心室

图 17-5-2 左心室压力负荷过重

（张全斌）

第三篇

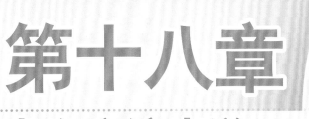

第十八章

右心室流出道——肺动脉瓣下、肺动脉瓣和肺动脉瓣上

第一节　正常右心室流出道

一、解剖结构

右心室流出道从室上嵴延伸至肺动脉主干的分支处。其起源于右心室前缘，在主动脉前缘上方，向左上走行，越过主动脉弓，沿着主动脉左缘向后呈"弓状"，并刚好被在左心房后上缘之上的主动脉后壁水平分为左、右肺动脉。右心室流出道由3个主要结构组成：①肺动脉瓣；②肺动脉瓣下动脉圆锥（漏斗部）；③肺动脉干。

二、超声检查

1.方法

检查右心室流出道，一般取胸骨旁大动脉短轴切面（图6-2-5D）、胸骨旁右心室流出道长轴切面（图6-2-5A，图6-2-5B）和剑突下右心室流出道长轴切面（图6-2-10）。将脉冲式多普勒的取样容积置于肺动脉瓣瓣下，首先，声束方向平行于右心室流出道长轴；然后，根据音频信号和频谱形态调整探头方向，以测得最大流速。尽管如此，在相当一部分受试者中，声束与血流方向间仍存在明显的夹角。

2.正常流速

在成人中，最大流速的平均值为0.75 m/s，范围为0.60～0.90 m/s。在儿童中，最大流速的平均值为0.76 m/s，范围为0.50～1.05 m/s。

三、右心室流出道血流异常的常见病因

（1）嵴上型室间隔缺损时，右心室流出道内可出现收缩期射流和湍流。

（2）右心室漏斗部狭窄时，右心室流出道可出现收缩期射流。

（3）肺动脉瓣反流时，右心室流出道内可出现舒张期射流和湍流。

（4）肺动脉高压时，右心室流出道的血流频谱出现明显的形态异常。

第二节　肺动脉瓣下狭窄

一、概念

肺动脉漏斗部（又称肺动脉瓣下、瓣下右心室流出道、动脉圆锥）从室上嵴延伸至肺动脉瓣。室上嵴为一粗而圆的肌性嵴，位于右心室体和漏斗部

形成的夹角之间，将三尖瓣与肺动脉瓣孔分开。漏斗部为一肌性管道，其由两肌层组成。表层较复杂，具有纵向肌纤维，收缩时能够使流出道近端缩短；深层较简单，肌纤维呈横向，收缩时使流出道缩窄。

漏斗部的一个或多个肌组织发育不全，可引起分隔左、右心室流出道区的室间隔缺损或右心室流出道室壁发育不良导致憩室（图18-2-1），如肌组织肥厚则可造成肺动脉瓣下梗阻。肌组织肥厚的原因可能是分化前球形原基的损伤或继发于适应血流动力学应力的损伤所致的肌肉过度增生。肌肉肥厚可仅限于肺动脉瓣下区，或局限于流出道瓣膜更下处并伴有一个小的瓣下腔，或发生于右心室将其分为两个腔（右心室双腔）。瓣下狭窄即漏斗部肺动脉瓣狭窄（pulmonary stenosis，PS），常伴室间隔缺损，单纯的畸形不常见。

二、超声检查及所见

肺动脉的漏斗部狭窄在胸骨旁长轴切面显示欠佳，胸骨旁大动脉短轴切面和右心室流出道切面的超声心动图特征是来自漏斗部前后缘的回声增强，壁的回声向内突使管腔变窄。梗阻区远端的流出道恢复至较正常的内径，形成"沙漏状"畸形。图示单纯肺动脉漏斗部狭窄，可见流出道前后缘肥厚，占据管腔，以致狭窄。流出道内径的相似变化亦见于法洛四联症病变，但在此类畸形中流出道的异常更为广泛（图18-2-1～图18-2-5）。

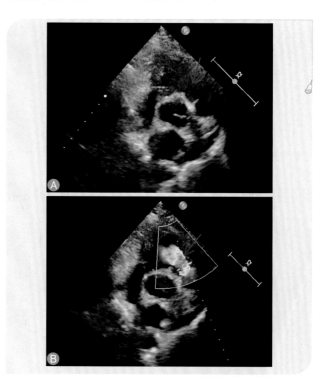

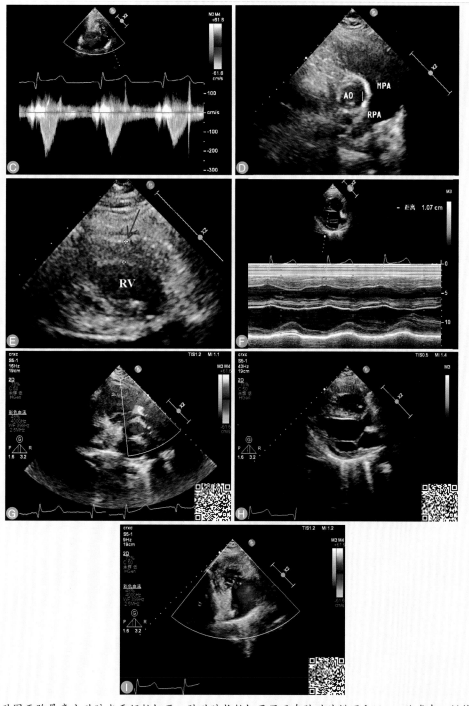

A.二维超声心动图于胸骨旁主动脉水平短轴切面、肺动脉长轴切面显示在肺动脉瓣下方10 mm处存在一纤维环状结构，致使局部管腔狭窄（箭头）；B.CDFI显示肺动脉瓣下局部高速血流混叠信号（箭头）；C.CW在CDFI指导下显示肺动脉瓣下狭窄处的高速湍流频谱，最大流速为2.0 m/s，最大压差为16 mmHg；D.二维超声心动图于胸骨旁主动脉水平短轴切面、肺动脉长轴切面显示主肺动脉增宽，左肺动脉缺如（CTA印证此诊断）；E.二维超声心动图于胸骨旁左心室长轴切面显示右心室壁肥厚（箭头）；F.M型超声测量舒张期右心室壁厚度达1.07 cm（见测量标识）；G.CDFI于胸骨旁主动脉水平短轴切面、肺动脉长轴切面显示在肺动脉瓣下方10 mm处存在一纤维环状结构，致使局部管腔狭窄，CDFI显示肺动脉瓣下局部高速血流混叠信号（动态）；H.实时二维超声心动图于胸骨旁左心室长轴切面显示右心室肥厚，室间隔向左移位（动态）；I.CDFI于胸骨旁右心室流入道切面显示右心室肥厚，收缩期见三尖瓣存在少量以蓝色为主的彩束反流（动态）。MPA：主肺动脉；AO：主动脉；RPA：右肺动脉；RV：右心室

图18-2-1　患者女性，38岁，左肺动脉缺如伴肺动脉瓣下环

第三篇

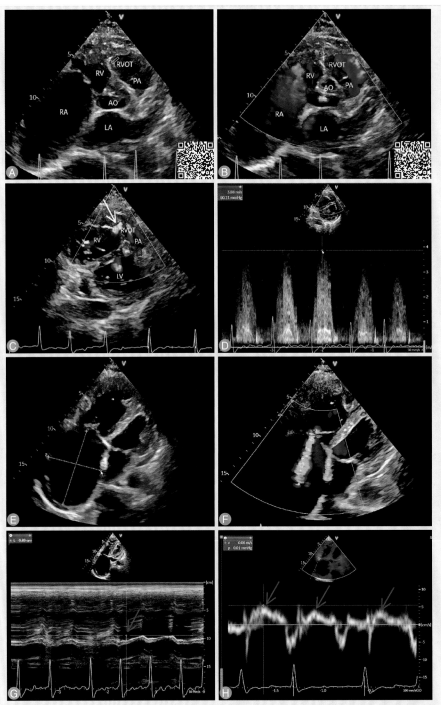

A.胸骨旁主动脉瓣水平短轴切面显示室间隔膜周部回声中断0.7 cm，另于右心室流出道可见一较粗大肌束（箭头）将右心室分隔为两个腔，右心室壁肥厚，右心房明显扩大，主动脉瓣回声偏强（动态）；B.CDFI于右心室流出道粗大肌束前方可见一细小红色血流束自右心室穿过分隔进入右心室流出道至肺动脉（箭头，动态）；C.CDFI于胸骨旁较主动脉瓣水平偏低的短轴切面显示有一束高速混叠彩色花色的血流信号，其自右心室穿过上述粗大肌束分隔进入右心室流出道远端至肺动脉（箭头）；D.CW在CDFI指导下放置取样容积显示高速湍流频谱，最大血流速度为388 cm/s，最大压差为60.11 mmHg；E.心尖四腔心切面显示右心室肥厚，右心房扩大，室间隔和房间隔均向左侧移位，左心腔偏小；F.CDFI于收缩期三尖瓣右心房侧可见少量以蓝色为主的彩束反流；G.同上病例，M型超声心动图于心尖四腔心切面三尖瓣瓣环外侧取样TAPSE，为0.89 cm（见测量标识，箭头）；H.组织多普勒显示三尖瓣瓣环外侧收缩期最大向心尖位移6 cm/s（见测量标识，箭头），提示右心室功能减低。RVOT：右心室流出道；PA：肺动脉；AO：主动脉；RV：右心室；LA：左心房；RA：右心房

图18-2-2　患者女性，59岁，室间隔膜周部缺损伴右心室流出道狭窄、右心室双腔

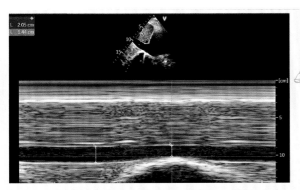

可见下腔静脉扩张，呼吸塌陷率为35%（见测量标识）

图18-2-3　M型超声心动图于剑突下下腔静脉取样

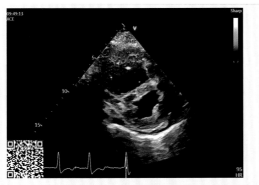

显示左心室在舒张期和收缩期均呈"D"形改变

图18-2-4　胸骨旁左心室短轴切面（动态）

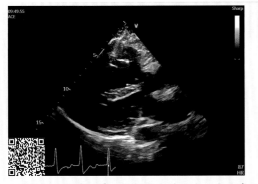

右心室扩大，室壁肥厚，室间隔左移，左心室腔减小

图18-2-5　胸骨旁左心室长轴（动态）

第三节　正常肺动脉瓣

一、正常解剖结构

肺动脉瓣由前叶、左叶和右叶3个瓣叶组成。其与主动脉瓣一起发育，然后右心和肺动脉绕过左心和主动脉。肺动脉瓣膜位于右心室流出道与肺动脉干的交界处。由于右心压力较低，因此肺动脉瓣较主动脉瓣薄。

二、正常所见

1. 声窗与切面

肺动脉瓣的声窗和切面有限。最佳切面是胸骨旁短轴（主动脉瓣水平）和右心室流出道切面。剑突下短轴切面（主动脉瓣水平）也可以使用，但类似于胸骨旁短轴切面。

2. 超声所见

（1）胸骨旁短轴切面（主动脉瓣水平）：此切面可见三尖瓣、右心室和肺动脉环绕着主动脉瓣。肺动脉瓣位于此切面的右侧，采用该切面，可使多普勒对准右心室流出道、肺动脉瓣和肺动脉。

（2）右心室流出道切面：在某些人中，此切面可以很好地显示肺动脉瓣、肺动脉及其分叉。该切面也可以用于校准多普勒取样和测量。

第四节　肺动脉瓣狭窄

一、概述

肺动脉瓣狭窄通常是瓣膜性和先天性的（如与风疹、Noonan综合征或法洛四联症有关）。瓣膜常由几个瓣叶融合，形成一个漏斗状结构。肺动脉瓣狭窄也可因主肺动脉狭窄（如风疹后、肺动脉手术后）或瓣膜下装置问题（如与瓣膜狭窄有关的先天性问题，法洛四联症和大动脉转位）而发生。

风湿性肺动脉瓣狭窄较为罕见，类癌疾病是获得性肺动脉瓣狭窄最常见的病因。功能性肺动脉瓣狭窄可能由肿瘤对右心室流出道的压迫而产生。对先天性肺动脉瓣狭窄的更进一步介绍，详见第二十三章第六节肺动脉狭窄。

二、超声评估（图18-4-1）

1. 对瓣膜的评价

（1）瓣叶的数量。

（2）瓣叶增厚、发育不良、钙化的瓣叶（回声增强）。

（3）瓣叶运动：在收缩期瓣叶呈圆顶状，且运动受限。

（4）测量肺动脉瓣瓣环的大小。

2. 对相伴结构的评价

（1）右心室流出道和狭窄的证据，如漏斗部/瓣下狭窄（详见本章第一节正常右心室流出道）。

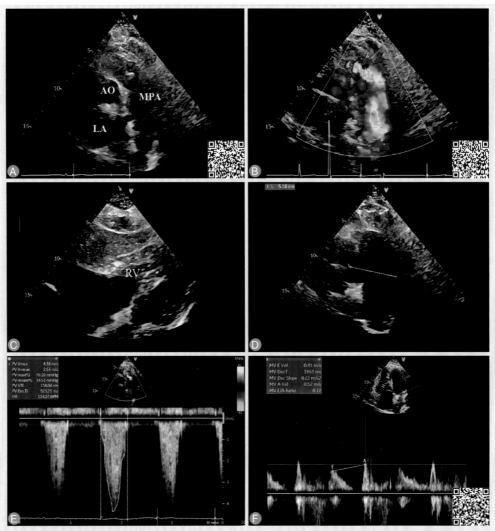

A.实时胸骨旁主动脉短轴切面、肺动脉长轴切面显示肺动脉瓣增厚，局部回声增强（钙化），收缩期开放受限，瓣膜呈"隆顶样"，瓣口狭窄（箭头，动态）；B.CDFI于胸骨旁主动脉短轴切面、肺动脉长轴切面显示收缩期肺动脉口血流变细，为高速五色镶嵌花色血流信号（箭头，动态）；C.剑突下四腔心切面显示右心室壁肥厚，右心室前壁厚度达8.0 mm；D.胸骨旁主动脉短轴切面、肺动脉长轴切面显示主肺动脉远端（内径5.18 cm，见测量标识）及左、右肺动脉明显扩张；E.CW于胸骨旁主动脉短轴切面、肺动脉长轴切面肺动脉瓣测及收缩期前向高速湍流频谱，最大流速达436 cm/s，最大压差为76.10 mmHg，平均流速263 cm/s，平均压差为35.53 mmHg，VTI为138.04 cm；F.PW于心尖四腔心切面显示舒张期三尖瓣流入血流E峰<A峰（见测量标识），E表示舒张早期三尖瓣流入血流速度峰值，A表示舒张晚期三尖瓣流入血流速度峰值，三尖瓣流入血流E/A<1，提示右心室舒张功能减低，松弛延迟。动图为心尖四腔心切面右心室肥厚、右心房扩大，CDFI示收缩期三尖瓣少量蓝色反流。AO：主动脉；MPA：主肺动脉；LA：左心房；RV：右心室

图 18-4-1　肺动脉瓣狭窄

（2）肺动脉的狭窄后扩张。

（3）右心室肥厚。

（4）继发于压力负荷过重的功能性三尖瓣反流。

三、超声检测及对严重程度的分级

1.严重程度的分级

根据峰值压差对肺动脉瓣严重程度分级，并通过计算瓣膜有效瓣口面积而佐证（表18-4-1）。

表 18-4-1　评估肺动脉瓣狭窄程度的参数

参数	轻度	中度	重度
峰值流速（m/s）	< 3	3 ~ 4	> 4
峰值压差（mmHg）	< 36	36 ~ 64	> 64
瓣口面积（cm²）	> 1.0	0.5 ~ 1.0	< 0.5

2.超声检测

（1）在胸骨旁短轴（主动脉瓣水平）或右心

室流出道切面，采用CW测量肺动脉瓣的血流速度，CW对准右心室流出道、肺动脉瓣和主肺动脉。

（2）报告通过瓣膜的流速和压差（以简化的伯努利方程计算）。通过追踪或勾勒频谱波形获取平均压差和肺动脉瓣VTI（图18-4-1E）。

（3）测量右心室收缩压。

（4）采用连续性方程测量和计算肺动脉瓣有效瓣口面积。在胸骨旁短轴切面，记录右心室流出道（RVOT）PW峰值速度（速度$_{RVOT}$）或VTI。测量在此点的流出道直径，计算CSA（横断面积$_{RVOT}$）（假设右心室流出道为圆形），然后使用连续性方程包括上述测量值和经过肺动脉瓣CW测量的峰值速度（速度$_{肺动脉瓣}$）或VTI。

肺动脉瓣有效瓣口面积＝（速度$_{RVOT}$×横断面积$_{RVOT}$）/ 速度$_{肺动脉瓣}$

［或肺动脉瓣有效瓣口面积＝（VTI$_{RVOT}$×横断面积$_{RVOT}$）/ VTI$_{肺动脉瓣}$］

第五节 肺动脉瓣上狭窄

肺动脉瓣上狭窄是指在肺动脉瓣远侧的肺动脉近端存在一局部狭窄，可以呈膜状（图18-5-1）、肌肉肥厚的厚纤维环状或纤维肌性管道，可引起血流排出受阻（图18-5-2～图18-5-4）。

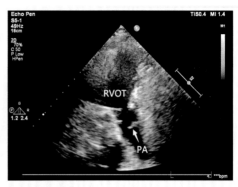

显示肺动脉瓣上隔膜样结构（箭头）。RVOT：右心室流出道；PA：肺动脉

图18-5-1 主动脉水平短轴、肺动脉长轴切面

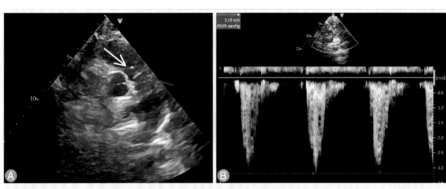

A.二维超声心动图于胸骨旁主动脉水平短轴切面、肺动脉长轴切面显示在肺动脉瓣上10 mm处存在一膜状结构（红箭头），白箭头所示为肺动脉瓣回声，肺动脉远端扩张；B.CW在CDFI指导下显示肺动脉瓣上膜状结构存在高速血流经过，并呈湍流频谱，最大流速为319 cm/s，最大压差为40.56 mmHg

图18-5-2 患者女性，30岁，肺动脉瓣瓣上环

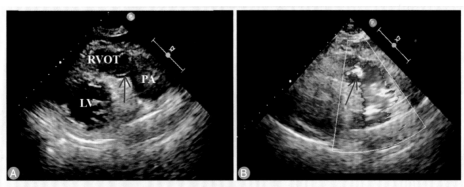

A.二维超声心动图于胸骨旁右心室流出道切面显示肺动脉瓣上膜状结构，收缩期呈"隆顶样"向肺动脉远端突起（箭头）；B.CDFI显示血流经过肺动脉瓣后，于肺动脉瓣上膜状结构至肺动脉探及以红色为主的前向血流束（箭头）；

图18-5-3 患者女性，63岁，继发孔型房间隔缺损伴肺动脉瓣瓣上环、右心室肥厚、降主动脉轻度狭窄（一）

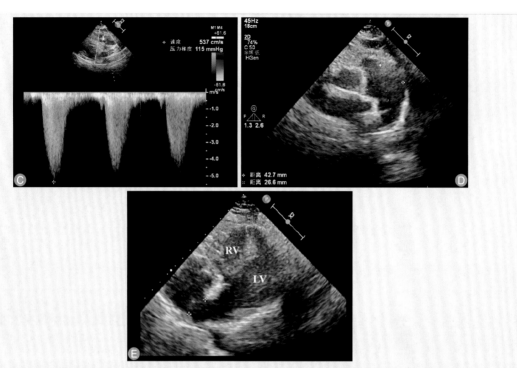

C.CW在CDFI指导下，测及高速湍流频谱，最大流速达537 cm/s，最大压差为115 mmHg；D.二维超声心动图于胸骨旁主动脉水平短轴切面、肺动脉长轴切面显示肺动脉扩张（见测量标识）；E.二维超声心动图于胸骨旁四腔心切面显示房间隔回声中断19.8 mm（见测量标识，断端回声增强）。RVOT：右心室流出道；LV：左心室；PA：肺动脉；RV：右心室

图 18-5-3 患者女性，63 岁，继发孔型房间隔缺损伴肺动脉瓣瓣上环、右心室肥厚、降主动脉轻度狭窄（一，续）

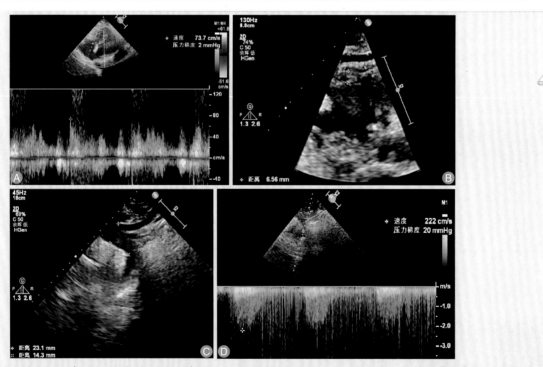

与图18-5-3同一病例。A.在CDFI指导下，PW于房水平显示双向分流频谱，以左向右为主，为红色低流速，流速为73.7 cm/s，压差为2 mmHg；B.二维超声心动图于胸骨旁左心室长轴切面，局部电子放大，可见右心室壁肥厚，右心室扩大；C.二维超声心动图于胸骨上窝显示主动脉弓降主动脉长轴切面，可见降主动脉起始部变窄；D.CW测量降主动脉最大血流速度为222 cm/s，最大压差为20 mmHg

图 18-5-4 患者女性，63 岁，继发孔型房间隔缺损伴肺动脉瓣瓣上环、右心室肥厚、降主动脉轻度狭窄（二）

第六节 肺动脉瓣反流

一、概述

在大多数人中，肺动脉瓣的CDFI可以发现少量反流（图18-6-1），且通常是偏心性的。肺动脉瓣反流的病因与三尖瓣相类似。

主要瓣膜问题包括风湿性心脏病、感染性心内膜炎、类癌、医源性原因（如瓣膜成形术后）、先天性原因（如法洛四联症手术后、瓣叶缺失）。继发性病因是肺动脉扩张（如肺动脉高压、马方综合征）。

二、超声检测及所见（图18-6-2，图18-6-3）

（1）检查解剖结构异常，以确定反流的机制，包括瓣叶数量、结构或运动。描述任何可见的瓣膜病变（如增厚、赘生物）。

（2）CDFI在胸骨旁短轴切面和右心室流出道切面显示肺动脉瓣反流，可描述反流的大小、部位及方向。

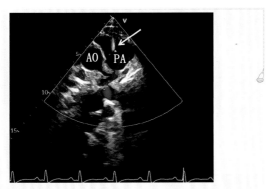

显示舒张期肺动脉瓣下微量红色反流束（箭头）。
AO：主动脉；PA：肺动脉

图18-6-1 正常人胸骨旁主动脉水平短轴切面CDFI

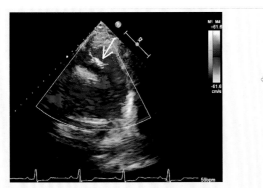

显示舒张期肺动脉瓣少量以红色为主的彩束反流（箭头）

图18-6-2 胸骨旁主动脉水平短轴、肺动脉长轴切面CDFI

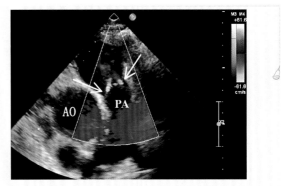

CDFI于胸骨旁主动脉水平短轴、肺动脉长轴切面显示舒张期肺动脉瓣存在两束少量以红色为主的反流束（箭头）。AO：主动脉；PA：肺动脉

图18-6-3 患者男性，53岁，感染性心内膜炎

（3）肺动脉瓣反流常常在瓣叶连合的边缘，可以出现在主动脉旁边。该情况不应与主肺动脉交通相混淆，后者会在整个心动周期存在血流流动，而不仅仅在舒张期。

三、严重程度分级

（1）肺动脉瓣反流采用了主动脉瓣反流的评估标准，但评估更多的是定性的（表18-6-1）。

表18-6-1 判断肺动脉瓣反流程度的参数

参数	轻度	重度
肺动脉瓣解剖结构	正常	异常
彩色血流束的大小	长度 < 10 mm	面积大且起始部宽
CW密度和形状	轻疏而波形缓慢	稠密且波形陡直
肺动脉瓣反流指数		< 0.77
反流束占右心室流出道的宽度		> 65%
肺动脉血流与全身血流相比	增加	明显增加
右心室大小	正常	扩张

注：如果特征（参数）提示＞轻度反流，但未达到重度反流，则为中度反流

（2）根据以下情况将肺动脉瓣反流的严重程度分为轻度、中度或重度。

1）反流束长度和相对于右心室流出道的宽度。在舒张早期，于肺动脉瓣叶水平测量肺动脉瓣反流束的直径，若反流束直径＞0.98 cm，表示明显的反流。若反流束宽度占右心室流出道直径的65%，提示重度肺动脉瓣反流。

2）肺动脉瓣反流指数（PR指数）是肺动脉瓣反流时间占整个舒张期的比值，PR指数＜0.77提示

重度反流，该比值越低，反流越严重。

3）缩流颈的宽度缺乏有效性。三维超声心动图显示缩流颈对评估肺动脉瓣反流更具有定量分析的价值。已有研究提出EROA值轻度<20 mm²，中度为21～115 mm²，重度>115 mm²。

4）连续波反流强度和形状。多普勒信号的强度增强和斜率增大（减速时间）提示重度反流。

5）异常肺动脉解剖结构提示更严重的反流。

6）相对于体循环通过肺动脉瓣的血流和右心室扩张的证据。

7）在主肺动脉全舒张期，血流反转（等同于主动脉血流反转）提示重度肺动脉瓣反流。

（3）描述右心的变化——重度肺动脉瓣反流，患者常发生右心室因容量负荷而扩张、三尖瓣瓣环扩张和三尖瓣反流。

四、肺动脉舒张压

（1）肺动脉瓣反流束的速度可用于定量分析舒张期在肺动脉与右心室之间的压差（使用伯努利方程，图18-6-4）。

（2）将右心室舒张压（假设为右心房压力）与肺动脉瓣压差相加，可以计算出肺动脉舒张末期压力。

肺动脉舒张压=肺动脉瓣舒张晚期压差+右心房压力

（如果右心室流出道无狭窄或梗阻，则肺动脉舒张压等于右心室舒张压）

（3）计算平均肺动脉压力时，可使用该方程中的肺动脉收缩压。

平均肺动脉压力＝（舒张压+收缩压）/3

或平均肺动脉压力＝肺动脉瓣舒张早期反流峰值压差+右心房压力

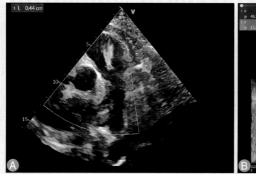 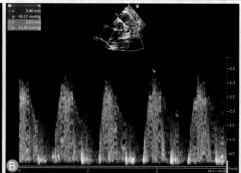

A.CDFI于胸骨旁主动脉水平短轴、肺动脉长轴切面显示舒张期肺动脉中度反流（缩流颈宽度为0.44 mm）；B.在CDFI指导下，CW显示舒张期肺动脉瓣高速湍流频谱，舒张早期最大反流速度为340 cm/s，最大反流压差为46.12 mmHg，舒张晚期最大反流速度为183 cm/s，最大压差为13.45 mmHg

图18-6-4　患者女性，63岁，房间隔缺损患者

（张全斌）

第十九章

右心室流出道——肺动脉

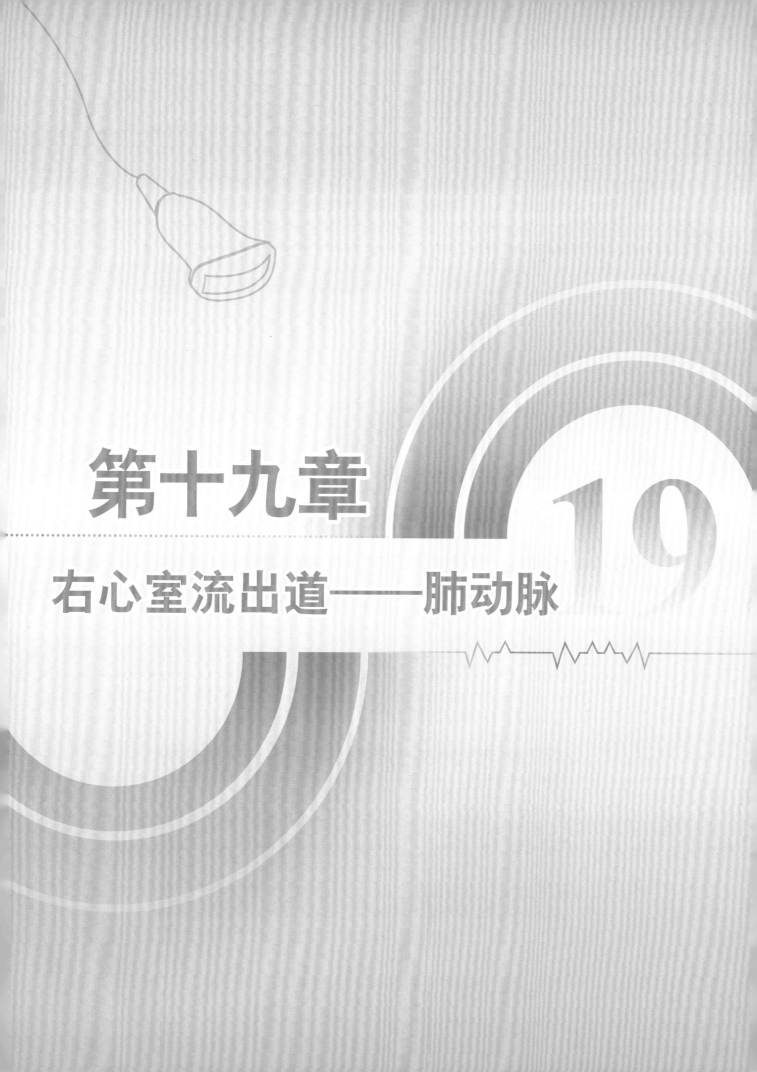

第一节 正常肺动脉及其异常

一、解剖结构

肺动脉干是从肺动脉瓣起至分支处很短的一段，其走向大约与前胸壁垂直，故管壁很难清晰显示。在一些疾病中可观察到肺动脉扩张，在外科环扎术后也可看到一段肺动脉局部缩窄。此外，在大血管异位患者中，肺动脉的特殊分支形式对其识别具有特别重要的价值。肺动脉扩张可见于肺血管床血流增加或产生肺动脉高压的疾病。肺动脉扩张也可以是肺动脉弹力组织发育缺陷引起的特发性损害或作为马方综合征中的一种血管异常。此外，肺动脉狭窄后可致远端肺动脉扩张。

二、探查方法

探查主肺动脉时，一般取胸骨旁大动脉短轴切面、胸骨旁右心室流出道长轴切面及剑突下右心室流出道长轴切面（详见第十八章第一节正常右心室流出道）。在胸骨旁大动脉短轴切面和胸骨旁右心室流出道长轴切面位置，受试者往往需要向左侧转身90°以上，以增大透声窗口。将脉冲式多普勒取样容积置于肺动脉瓣上，首先使声束方向平行于主肺动脉壁，然后根据音频信号和频谱形态调整探头方向，以测得最大流速。

三、正常参考值

肺动脉主干正常直径为23 cm。在成人中，最大流速的平均值为0.75 m/s，范围为0.60~0.90 m/s。在儿童中，最大流速的平均值为0.76 m/s，范围为0.50~1.05 m/s。频谱多普勒肺血流波形呈抛物线形，基线与波峰之间为空窗（层流信号，图19-1-1）。

四、主肺动脉血流异常的常见病因

（1）房间隔缺损、室间隔缺损和多种类型的左向右分流型心脏病，在分流量较大时，均可导致主肺动脉内收缩期湍流。

（2）动脉导管未闭和主肺动脉窗时，主肺动脉内可出现明显的连续性射流和湍流。

（3）右心室漏斗部狭窄和肺动脉狭窄时，主肺动脉内可出现收缩期射流和湍流。

（4）重度肺动脉瓣反流可造成收缩期主肺动脉血流量和流速增大而导致湍流。

（5）肺动脉高压时，主肺动脉血流频谱峰值降低并前移，射血时间缩短。

此外，冠状动脉瘘在主肺动脉内时，可见来自主肺动脉壁的双期高速血流，以舒张期为主的双期高速血流信号，有时伴相关的冠状动脉明显扩张。

第二节 肺动脉高压的超声评估

一、肺动脉高压的概念

1.肺动脉高压的血流动力学定义

肺动脉高压是指在海平面、静息状态下，经右心导管检查测定的肺动脉平均压（mean pulmonary artery pressure，mPAP）≥25 mmHg（1 mmHg=0.133 kPa）。正常成年人静息状态下mPAP为（14.0±3.3）mmHg，其上限≤20 mmHg。mPAP为21~24 mmHg时曾被定义为临界性肺动脉高压，在2018年第六届世界肺动脉高压大会（world symposium on pulmonary hypertension，WSPH）上，有专家建议将肺动脉高压血流动力学诊断标准修改为mPAP＞20 mmHg。

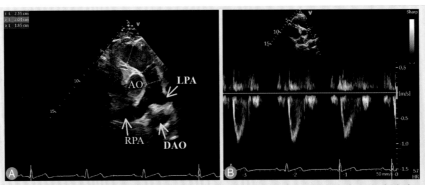

A.二维超声心动图显示右心室流出道近端、远端和主肺动脉（见测量标识）及左肺动脉、右肺动脉；B.PW将取样容积置于肺动脉瓣上1.0 cm处获得肺动脉瓣血流频谱，呈抛物线形，基线与波峰之间为空窗（层流信号）。AO：主动脉；LPA：左肺动脉；RPA：右肺动脉；DAO：降主动脉

图19-1-1　正常成人胸骨旁主动脉水平短轴、肺动脉长轴切面

2.肺动脉高压的临床分类

临床上将肺动脉高压分为5大类。

（1）动脉性肺动脉高压。

（2）左心疾病所致的肺动脉高压。

（3）肺部疾病和（或）低氧所致的肺动脉高压。

（4）慢性血栓栓塞性肺动脉高压（chronic thromboembolic pulmonary hypertension，CTEPH）和（或）其他阻塞性病变所致的肺动脉高压。

（5）未明和（或）多因素所致的肺动脉高压。

3.肺动脉压力的高低取决于肺血流量和肺血管阻力（pulmonary vascular resistance，PVR）的综合效应

PVR主要由肺小动脉、肺毛细血管和肺静脉阻力构成。任何可导致肺血流量增加和（或）PVR升高的结构和功能异常的因素均可引发肺动脉高压。肺动脉压力升高导致右心后负荷增加，从而引起右心室肥厚、扩张、功能不全，最终出现右心衰竭。左心疾病所致的肺动脉高压主要由左心收缩、舒张功能障碍和（或）左心瓣膜疾病引起的肺动脉压力异常升高导致，其病理生理特征为左心充盈压升高，肺静脉回流受阻，肺静脉压力升高，从而继发肺动脉压力升高。肺部疾病和（或）低氧所致的肺动脉高压是一类由肺实质或间质长期破坏、缺氧及继发肺血管床损害所引导的肺动脉高压。其病理生理学机制涉及低氧相关肺血管收缩/重塑、血管内皮及平滑肌功能障碍、炎症、高凝状态等多个环节。CTEPH致病因素较多，发病机制复杂，部分患者是急性肺血栓栓塞症（pulmonary thromboembolism，PTE）的一种远期并发症。PTE后血栓不完全溶解并发生机化，导致PVR持续增加，引起肺血管重塑，最终导致右心衰竭。

二、超声心动图对肺动脉高压的评估

1.超声心动图

可用于肺动脉高压的诊断筛查、病因鉴别和心功能评价。根据静息状态下超声心动图测量的三尖瓣反流峰速度（tricuspid regurgitation velocity，TRV）和其他指标可以评估肺动脉高压的可能性（表19-2-1～表19-2-3，图19-2-1），以低度、中度、高度可能表示，其他提示肺动脉高压的指标见表19-2-3。对于有症状的患者，可依据超声心动图提示的肺动脉高压可能性进一步评估。超声心动图

有助于鉴别肺动脉高压的病因，如先天性心脏病、左心疾病等。经食管超声心动图对于某些先天性心脏病的诊断更为准确。肺动脉高压与右心功能密切相关，超声心动图对于心脏功能评价具有较好的价值，如可根据TAPSE、右心室Tei指数、左心室偏心指数（图19-2-2）、右心房面积等评估患者的右心功能，并可预测预后。

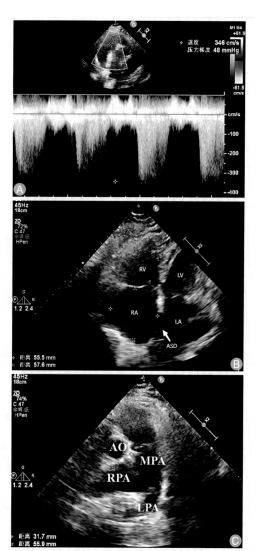

A.CW在CDFI指导下测得三尖瓣最大反流速度为346 cm/s，最大压差为48 mmHg（见测量标识）；B.二维超声心动图于非标准心尖四腔心切面显示房间隔中部回声中断，右心扩大，以右心房明显（见测量标识）；C.二维超声心动图于胸骨旁主动脉水平短轴、肺动脉长轴切面，可见主肺动脉及左肺动脉、右肺动脉扩张（见测量标识）。AO：主动脉；MPA：主肺动脉；RPA：右肺动脉；LPA：左肺动脉；RV：右心室；LV：左心室；RA：右心房；LA：左心房；ASD：房间隔缺损

图19-2-1 患者女性，39岁，房间隔缺损

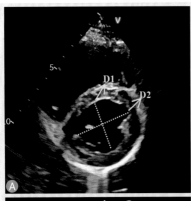

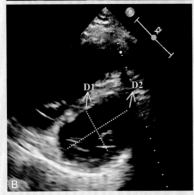

A.正常人左心室偏心指数正常，肺动脉高压严重时左心室偏心指数异常，D1于左心室乳头肌水平短轴切面舒张末期经过室间隔中点并垂直于室间隔的左心室内径；B.D2垂直于D1测得的左心室内径

图 19-2-2　超声心动图评价心脏功能

左心室偏心指数：于左心室乳头肌水平短轴切面，在舒张末期或收缩末期测量经过室间隔中点并垂直于室间隔的左心室内径（D1），再测量垂直于D1测得的左心室内径（D2），两个正交短轴内径的比（D2/D1）即为左心室偏心指数。

超声心动图检查有助于评价右心功能。经胸超声心动图检查能够反映动脉性肺动脉高压（pulmonary arterial hy-pertension，PAH）病情严重程度和预后的指标，主要包括右心房面积、TAPSE、右心室FAC、Tei指数、心包积液等。采用斑点追踪超声心动图技术可以提高右心功能检测的准确性，研究表明，二维斑点追踪超声心动图技术测量的右心室应变和应变率与PAH患者的运动耐量和危险分层相关，右心室收缩运动不同步性是影响PAH患者生存率的一个独立预测因子，三维超声心动图测量的右心室游离壁应变、右心室容量和右心室射血分数可用于预测PAH患者的危险分层。

血流动力学参数在PAH的诊断、病情和预后评估，以及随访中均具有重要价值（图19-2-3，图19-2-4）。右心房压力、心脏指数和混合静脉血氧饱和度是反映右心功能和预后的重要指标。

表 19-2-1　肺动脉高压的血流动力学分类

血流动力学分类	分类标准	临床分类
毛细血管前肺动脉高压	mPAP ≥ 25 mmHg 且 PAWP ≤ 15 mmHg	PAH；肺部疾病和（或）低氧所致的肺动脉高压；CTEPH 和（或）其他肺动脉阻塞性肺动脉高压、未明和（或）多因素所致的肺动脉高压
单纯性毛细血管后肺动脉高压	mPAP ≥ 25 mmHg 且 PAWP > 15 mmHg 且 PVR ≤ 3 WU	左心疾病所致的肺动脉高压、未明和（或）多因素所致的肺动脉高压
混合性毛细血管后肺动脉高压	mPAP ≥ 25 mmHg 且 PAWP > 15 mmHg 且 PVR > 3 WU	

注：PAWP，肺动脉楔压；PVR，肺血管阻力。1 mmHg ≈ 0.133 kPa

表 19-2-2　可疑肺动脉高压患者超声心动图诊断肺动脉高压的可能性

三尖瓣反流峰值流速（m/s）	存在其他支持肺动脉高压的超声心动图征象	肺动脉高压的可能性
≤ 2.8 或测不出	无	低
≤ 2.8 或测不出	有	中
2.9 ~ 3.4	无	中
2.9 ~ 3.4	有	高
> 3.4	不需要	高

表 19-2-3　其他支持肺动脉高压的超声心动图征象

A：心室[a]	B：肺动脉[a]	C：下腔静脉和右心房[a]
右心室／左心室内径＞1.0；室间隔扁平（收缩期和舒张期左心室偏心指数＞1.1）	多普勒右心室流出道加速时间＜105 ms，和（或）收缩中期切迹；舒张早期肺动脉反流速度＞2.2 m/s；主肺动脉直径＞25 mm	下腔静脉直径＞21 mm 伴吸气时塌陷（深吸气时塌陷率＜50%或平静呼吸时塌陷率＜20%）；收缩末期右心房面积＞18 cm²

注：[a]至少满足A、B、C3类指标中的两项，方可说明存在支持肺动脉高压的超声心动图征象

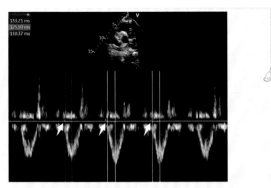

PW显示收缩期右心室流出道前向血流频谱波形呈抛物线形。测量从血流频谱波形起始至速度达最大峰值的时间为加速时间（箭头示测量标识），在正常范围

图19-2-3　胸骨旁主动脉水平短轴、肺动脉长轴切面

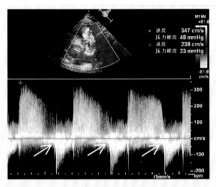

在CDFI指导下，CW测得肺动脉瓣中度反流，舒张早期最大反流速度为347 cm/s，最大压差为48 mmHg，平均流速为238 cm/s，平均压差为23 mmHg（见测量标识）。另外，肺动脉前向流速增快，最大流速为170 cm/s，最大压差为11.56 mmHg，频谱波形失去抛物线形态，呈三角形，中央空窗消失，血流波形加速时间明显缩短（其加速时间<105 ms，箭头）

图19-2-4　CW

2.其他方法或指标评价肺动脉高压

（1）如果心内大血管或室间隔存在分流压差，当无右心室流出道和左心室流出道梗阻时，肺动脉收缩压=主动脉收缩压（用肱动脉收缩压替代）-分流口处最大压差，据此可以评估肺动脉高压（详见第二十三章先天性心脏病，图19-2-5）。

（2）若存在肺动脉瓣反流，可测量舒张早期和舒张晚期肺动脉瓣反流峰值速度，并依据简化的伯努利方程估测肺动脉压，肺动脉平均压或舒张压=4×肺动脉舒张早期反流压差或舒张晚期反流压差+右心房压力（图19-2-6，图15-7-1，图15-7-2）。此外，如果已知收缩压和舒张压，则可利用标准公式：肺动脉平均压=1/3肺动脉收缩压+2/3舒张压。心导管测量肺动脉舒张压（pulmonary artery diastolic pressure，PASP）或平均压正常参考值范围为6~

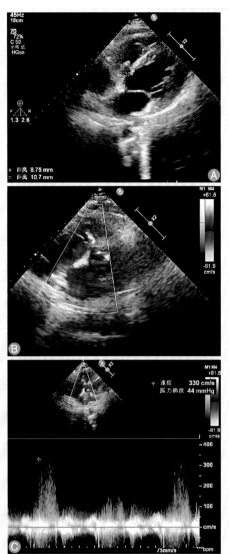

A.二维超声心动图于胸骨旁非标准五腔心切面，显示室间隔膜周部回声中断直径为8.75 mm，右心室面纤维组织和部分三尖瓣隔瓣包裹，并向右心室突起10.7 mm，左心室轻度增大；B.CDFI于胸骨旁非标准五腔心切面显示室间隔膜周部缺损纤维包裹，但在右心室面可见一束左向右过隔以红色为主彩束分流，直径为3.61 mm；C.在CDFI指导下，CW测得收缩期最大过隔分流速度为330 cm/s，最大分流压差为44 mmHg（见测量标识），依据患者肱动脉收缩压90 mmHg-最大分流压差44 mmHg，则通过压差法估测患者肺动脉收缩压为46 mmHg

图19-2-5　患者女性，15岁，室间隔膜周部缺损伴膜部瘤形成

10 mmHg，上限为20 mmHg。

（3）依据收缩期肺动脉PW测量的血流频谱加速时间（acceleration time，AT），AT测量方法是从收缩期肺动脉前向血流频谱（波形）起始至速度达最大峰值的时间（见图19-2-3箭头所示），估测肺动脉平均压=79-（0.45×AT）。研究表明，当AT<120 ms时，肺动脉平均压=90-（0.62×AT），应

用价值更高。一般来说，假如心率在60～100次/分的正常范围内，AT越短，肺动脉阻力越高，因此肺动脉压力也越高。

（4）M型超声于胸骨旁主动脉水平短轴、肺动脉长轴切面肺动脉瓣取样，获得肺动脉瓣M型超声曲线（图3-1-7，图19-2-6），收缩期肺动脉瓣开放，曲线向后移，舒张期瓣膜关闭，曲线向前移。a波（a凹）：波峰向下，为心室舒张末期的心房收缩形成，正常人a波为2～7 mm。该项指标易受肺动脉瓣僵硬度等的影响，建议综合临床情况进行分析。

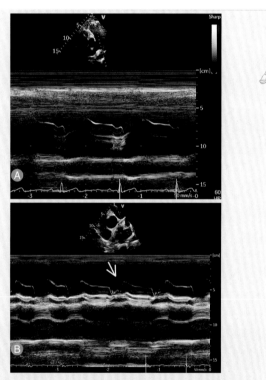

A.正常人a波为4 mm，收缩期肺动脉瓣开放，曲线向后移，舒张期瓣膜关闭，曲线向前移；B.肺动脉高压患者，a波消失，收缩期曲线呈倒置"W"或"V"字形（箭头）

图19-2-6　肺动脉瓣M型超声曲线

（5）肺动脉高压并不总是意味着PVR的增加，可以从压力=流量×阻力的关系中看出。PVR可以将高血流量引起的肺压升高与肺血管疾病引起的肺压升高区作区分。PVR在心力衰竭患者移植适应证方面起着重要作用。依据肺动脉平均压及肺循环血流量，PVR=肺动脉平均压/肺循环血流量（CO）。通过测量右心室流出道远端内径和速度时间积分可以得出PVR，或根据三尖瓣反流速度和右心室流出道

血流速度积分得出，当PVR<8 Wood单位时，可以通过经验公式，即三尖瓣反流速度/右心室流出道速度积分×10+0.16估测PVR。心导管测量PVR正常值<1.5 Wood单位（120 dynes×cm/s^2），当PVR>3 Wood单位（240 dynes×cm/s^2）时，提示肺动脉高压。有关PVR的估测还没有得到充分的证实，研究发现PVR因高搏出量或低搏出量可高估或低估肺动脉高压，因此不建议用于常规的肺动脉高压评估。在制定临床诊疗决策时，不能应用PVR代替有创性的心导管检查。

第三节　肺动脉栓塞

一、概述

肺动脉栓塞即肺栓塞，是以各种栓子阻塞肺动脉或其分支引起肺循环障碍的一种临床综合征，包括肺血栓栓塞症、脂肪栓塞综合征、羊水栓塞、空气栓塞、肿瘤栓塞等，其中PTE为肺栓塞的最常见类型。急性肺栓塞临床表现无特异的症状和体征，容易漏诊和误诊，病死率很高。在美国，肺栓塞死亡率仅次于冠心病和肿瘤，居第三位。国内资料显示，未经治疗的肺栓塞病死率为77.8%。引起PTE的血栓主要来源于下肢的深静脉血栓形成（deep venous thrombosis，DVT）。PTE和DVT合称静脉血栓栓塞症（venous thromboembolism，VTE）。近年来，PTE越来越引起国内外医学界的关注。急性肺栓塞是VTE最严重的表现形式，在心血管死亡原因中位列第三，仅次于冠心病和卒中。流行病学资料显示，高危急性肺栓塞患者30天的病死率达22%。此病尽早诊治，有望改善预后。

来自静脉系统或右心的栓子进入肺循环，导致肺动脉主干或其分支的广泛栓塞，同时并发广泛肺细小动脉痉挛，使肺循环受阻、肺动脉压升高而致右心室扩张和右心衰竭。

二、超声评估

超声心动图在检测肺栓塞中的作用主要在于检测右心系统及肺动脉内的血栓直接征象，以及对右心系统的解剖结构和血流动力学改变等间接征象进行检测和分析，以推断出肺栓塞，并有助于与急性心肌梗死、主动脉夹层动脉瘤、心脏压塞或室间隔

穿孔等心血管急症相鉴别。

三、超声检查（图19-3-1～图19-3-9）

（1）超声可通过检出肺血栓直接征象对中心性肺栓塞做出明确诊断，肺动脉内血栓的超声特征可分为3种形态：主肺动脉内或其左、右肺动脉内可见长管状活动性血栓回声（图19-3-1～图19-3-3，图19-3-5，图27-1-8）；主肺动脉或左、右肺动脉内可见中、高回声无活动的附壁血栓回声（图19-3-1）；主肺动脉或左、右肺动脉内充满中或低回声，血流信号消失或迂曲变窄（图19-3-4，图19-3-6，图19-3-8）。但是经胸超声心动图发现直接征象的概率极低（9.9%～14%），其主要原因：肺栓塞栓子多数位于肺动脉外周血管，超声心动图难以检出；此外，对于急性肺栓塞，新鲜的血栓回声多较低，超声不易识别；而对于慢性肺栓塞，血栓机化，常与血管壁融合，超声也难以区分。

（2）右心室血栓常见附着于右心室心肌梗死、置管、起搏器电极上（图15-3-4），右心房血栓表现为卵圆形、无柄或附壁不动（图27-1-7）。40%的右心血栓会发展为肺栓子。而右心内血栓有活动性，呈"蛇样"外观（图27-1-8），95%发生肺栓塞，其中1/3在超声心动图检查后24小时内死亡。

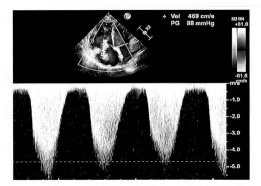

在CDFI指导下，CW显示收缩期三尖瓣高速湍流频谱，最大反流速度为469 cm/s，最大反流压差为88 mmHg

图 19-3-2

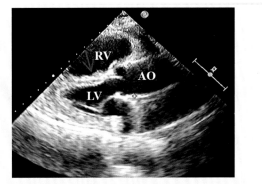

显示右心室扩大，室间隔向左侧移位（箭头）。RV：右心室；LV：左心室；AO：主动脉

图 19-3-3　胸骨旁左心室长轴切面

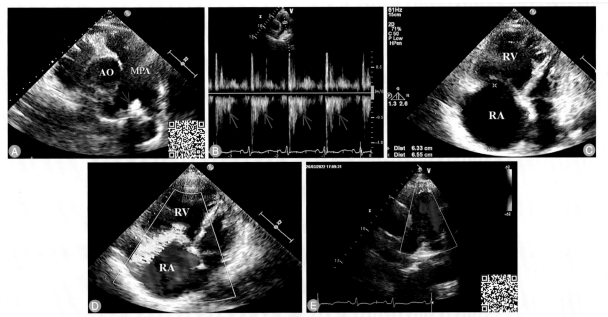

A.二维超声心动图于胸骨旁主动脉水平短轴、肺动脉长轴切面，显示肺动脉扩张，在主肺动脉和左肺动脉起始部可见较高回声血栓栓塞（箭头，动态）；B.PW于肺动脉显示血流加速时间缩短，在收缩晚期出现第二峰（箭头），血流波形呈"拳指征"表现；C.二维超声心动图于心尖四腔心切面显示右心扩大（见测量标识）；D.CDFI于心尖四腔心切面三尖瓣右心房侧可见中量以蓝色为主的彩束反流；E.CDFI于主肺动脉和左肺动脉起始部可见血栓栓塞，血流充盈缺损的表现（动态）。AO：主动脉；MPA：主肺动脉；RV：右心室；RA：右心房；AO：主动脉；MPA：主肺动脉

图 19-3-1　患者女性，66岁，肺栓塞

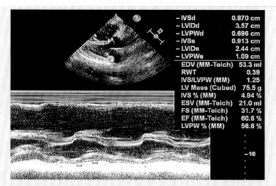

M型超声显示右心室扩大，室间隔左移，并与左心室后壁呈同向运动

图19-3-4 胸骨旁左心室长轴心室波群

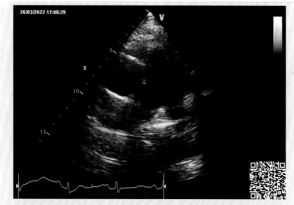

胸骨旁主动脉水平短轴、肺动脉长轴切面，在主肺动脉和左肺动脉起始部可见较高回声团块附着，在其游离侧并有低回声活动性血栓

图19-3-5 肺栓塞（动态）

大多数研究者认为，可移动性右心血栓患者早期发生致死性肺栓塞的风险很高，不应转诊行肺血管造影，而须立即采取积极的治疗。

（3）对超声未能检出直接征象的肺栓塞，超声心动图可观察到其间接征象，即右心系统不同程度的解剖结构和功能改变，主要有右心房和右心室增大、肺动脉扩张、右心室壁增厚等右心压力负荷增大的表现（肺动脉高压改变）。

肺栓塞的间接征象主要是由右心室负荷增加所致，间接征象虽然不能直接诊断肺栓塞，但有时可以为诊断提供有利的佐证。

1）心腔内径变化：栓子栓塞肺动脉，受机械、神经反射和体液因素的综合影响，PVR升高，右心室充盈压上升，导致右心室扩大（有研究认为在无右心室肥厚的情况下，舒张末期右心室内径>27 mm，图19-3-1），室壁张力增加，室间隔左移，左心室内径减小，右心室/左心室>0.5。在左心室长轴切面、左心室短轴切面及心尖四腔心切面，超声可以测量心腔内径并观察室间隔左移情况（图19-3-3）。在测值时应观察多个切面，尽量减少测量误差。

2）室壁运动异常：肺栓塞使右心室收缩负荷过重，因此可以引起右心室室壁运动障碍。资料表明，核素肺显像显示肺栓塞面积达1/3以上的患者，其超声心动图表现90%可见右心室游离壁运动减弱。与其他病因引起的右心室室壁运动异常不同，肺栓塞并不影响右心室游离壁心尖，因此有文献报道，右心室局部室壁运动异常是急性肺栓塞的特异征象。此外，还可见室间隔运动与左心室后壁运动不协调（图19-3-4），在左心室短轴切面可以观察到室间隔异常运动，向左心室膨出，左心室呈"D"字形（图19-3-7）。

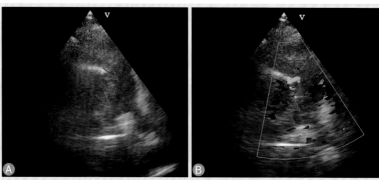

A.二维超声心动图于胸骨旁主动脉水平短轴、肺动脉长轴切面显示肺动脉管腔内有低回声，边界不清（箭头）；B.CDFI于肺动脉内显示血流颜色暗淡，并有充盈缺损（箭头）

图19-3-6 患者男性，60岁，急性肺栓塞

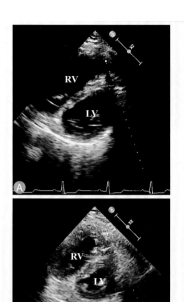

A.显示舒张期室间隔向左移位，左心室呈"D"字形表现；
B.显示收缩期室间隔向左移位，左心室呈"D"字形表现。
RV：右心室；LV：左心室

图19-3-7　胸骨旁左心室短轴切面

3）肺动脉高压三尖瓣反流：有临床症状的患者多数伴肺动脉压力升高，尤其是较大面积的肺栓塞，可导致明显的血流动力学障碍，引起不同程度的三尖瓣反流。CDFI可以显示三尖瓣反流，频谱多普勒测得反流速度＞2.5 m/s，并据此可估测肺动脉压力（图19-3-1，图19-3-2）。由于肺动脉压力升高，肺栓塞患者一般存在肺动脉增宽，但此指标特异性较低。

4）多普勒改变：肺动脉瓣血流频谱参数显示加速时间与血流持续时间缩短，射血前期/射血期比值增大，上述参数与肺动脉压力增高有关。同时肺血流频谱形态也发生改变，加速时间缩短。如果伴肺动脉高压，则血流频谱表现为收缩早期突然加速，加速支上升陡直，峰值流速前移至收缩早期，而后提前减速，有时可于收缩晚期血流再次加速，出现第二个较低的峰（图19-3-1）。研究报道，肺动脉一支以上有中至大块血栓栓塞者的肺动脉血流频谱呈现收缩期高阻力、低灌注特征的双峰形态，肺动脉血流在收缩早期急速短暂灌流后瞬间暂停而缓慢充盈，表现前向阻力增高的特点。此外，主肺动脉内大块血栓阻塞者，CDFI显示堵塞近端腔内血流暗淡（图19-3-6），形成狭窄口处血流亮度增加或者呈现花色。左、右肺动脉出现大块血栓者，其管腔内几乎无明显血流信号，而对侧动脉内血流亮度及速度明显增加。

5）卵圆孔未闭：肺栓塞右心房压力过高时，生理性卵圆孔未闭者（占正常人群的20%～30%）可以发生卵圆孔右向左开放，出现心内右向左分流，一部分栓子由此可以进入体循环，造成脑栓塞，即矛盾性动脉系统栓塞。若患者同时发生肺栓塞及动脉系统血栓，二维超声心动图能够直接发现卵圆孔未闭，则可以诊断为矛盾性肺栓塞。还有一些肺栓塞病例甚至可见右心房血栓穿过未闭的卵圆孔后伸入左心房，成为矛盾性栓塞。

6）下腔静脉：超声心动图检查下腔静脉时除了注意是否有血栓外，还应注意是否存在下腔静脉扩张。此外，还应注意下腔静脉塌陷指数＜0.4，即下腔静脉塌陷指数下降，文献报道下腔静脉塌陷指数下降在肺栓塞中的发生率为82%。

下腔静脉塌陷指数=（呼气末内径－吸气末内径）/呼气末内径

此外，超声心动图能够探查急性肺栓塞所引起的右心室压力负荷过重和功能障碍。由于右心室的几何结构比较特殊，几乎没有任何单一的超声心动图参数可以提供关于右心室大小或功能的快速和可靠的信息，这也是超声心动图诊断肺栓塞的标准在不同的研究中有所不同的缘故。因文献报道的阴性预测值只有40%～50%，所以超声心动图的检查结果即使是阴性也不能排除肺栓塞。另外，在没有急性肺栓塞的情况下，也可以发现右心室负荷过重或功能障碍的表现，可能是合并的心脏或呼吸系统疾病所致。

≥25%的肺栓塞患者经胸超声心动图发现右心室扩张，该征象有助于对此病的危险分层。某些较为特殊的超声心动图所见，即使在既往存在心肺疾病的情况下，仍对肺栓塞具有相当高的阳性预测价值。

将"60/60征象"（即在右心室流出道测量的肺动脉前向血流加速时间＜60 ms与收缩期三尖瓣峰值压差＜60 mmHg）与"McConnell征"（即与超声心

动图显示的右心室心尖相比较，右心室游离壁收缩力减低）相结合，提示肺栓塞。

超声心动图对疑似肺栓塞患者可揭示急性右心室压力负荷过重和（或）衰竭。当至少30%～40%的肺动脉床闭塞时，肺栓塞将导致右心室压力负荷过重和（或）衰竭。

右心室流出道前向血流AT是一种由多普勒获取的收缩期时间间歇。AT的测量被认为是无创评估肺动脉压的重要方法。虽然随着压力的增加，AT趋于缩短，但两个参数之间的关系并非直接的。AT可能有两个主要决定因素：肺动脉输入阻抗和右心室收缩力。在大面积肺栓塞的病例中，可观察到一个快速的早期射血和一个不同的AT，绝对短于可以预期给定的肺动脉压水平。

AT同时伴有收缩早期右心室流出道血流减速，在收缩中晚期血流速度恢复较缓慢。右心室收缩期流出道血流减速是严重肺动脉高压的一个指标，归因于从远端肺动脉床反射的压力波速度增加。

脉冲波多普勒检测右心室流出道收缩期血流速度的优势

（1）脉冲波多普勒在右心室流出道获取的收缩期血流速度曲线可以反映肺动脉压的水平。

（2）相对于三尖瓣反流压差，几乎在每例患者中都可以描记到收缩期右心室流出道血流速度曲线，包括肺充气过度的患者。

（3）加速时间缩短和收缩中期减速（收缩中期呈凹型或收缩晚期第二峰）是严重肺动脉高压的特征，但在急性肺栓塞和犬近端肺动脉缩窄实验中，除存在以上急性肺动脉压升高的表现外，还发现因缺乏右心室肥厚而使肺动脉压相对轻地升高，以致出现典型的收缩期右心室流出道血流速度曲线变化。

经胸超声心动图检查肺栓塞的征象

（1）"60/60征象"是指加速时间≤60 ms，同时三尖瓣最大反流速度经简化的伯努利方程计算最大反流压差≤60 mmHg。

（2）"McConnell征象"是指右心室游离壁心尖段运动正常和（或）增强，而右心室游离壁其他部分运动减低和（或）消失。

（3）存在以下右心室压力负荷过重的4个征象之一。

1）存在右心血栓。

2）胸骨旁切面右心室扩张（>30 mm或右心室/左心室>1）。

3）收缩期室间隔向左移位（变平）。

4）在无右心室肥厚情况下，加速时间<90 ms或三尖瓣反流压差>30 mmHg。

[McConnell征的注意事项：二维超声心动图须清晰地显示心尖四腔心切面，需要观察到整个右心室游离壁。半定量室壁运动评分（0分=正常，1分=运动减低，2分=运动消失或矛盾运动）。在心尖四腔心切面将右心室游离壁分成心尖段、中下段、中上段及基底段。]

引起"60/60征象"可能的机制

急性近端肺栓塞引起急性右心室衰竭，导致右心房压力升高，以致三尖瓣反流压差增大得比想象的低（右心室还未肥厚）。

引起"McConnell征"可能的机制

3种机制有助于解释此征象：第一，在急性肺栓塞患者中，左心室常表现为高动力状态，右心室心尖段可能受到左心室收缩的牵拉或影响，保留了心尖段的室壁运动；第二，当后负荷突然增加时，右心室会更趋向于球形以平衡节段室壁的应力，随着收缩期收缩，此类右心室更趋向球形化，相对于心尖和基底段，右心室游离壁中间段将会隆起，相比于慢性肺动脉高压，右心室肥厚则可能限制了牵拉效应和形状的变化，导致更加弥漫的右心室功能异常；第三，由于右心室游离壁室壁应力增加，导致局限性心肌缺血。

然而，这些现象在未经选择的肺栓塞患者中，出现的概率各自仅有大约12%和20%。检测右心室压力负荷过重的超声心动图征象有助于鉴别急性肺栓塞与右心室梗死所致的右心室游离壁收缩力减低或消失，后者可能出现类似的"McConnell征"。

四、注意事项

（1）在超声心动图检查时，患者取左侧卧位。

（2）在舒张期末期（一般由心电图R波确认），经胸骨旁长轴切面进行右心室和左心室大小的测量。

（3）右心室舒张期直径的测量需要从室间隔（在室间隔长度的一半处测量）垂直于右心室游离壁。

（4）采用连续波多普勒测量三尖瓣收缩期峰值速度，并按照简化的伯努利方程计算三尖瓣反流压差。

（5）肺动脉血流射血加速时间的测量，使用脉冲波多普勒，取样容积置于右心室流出道，刚好在肺动脉瓣下进行。

（6）下腔静脉直径的测量在肋下呼气末峰值时进行。塌陷率是指用呼气末直径减去吸气末直径再除以呼气末直径，反映受呼吸影响的下腔静脉直径变化。

五、鉴别诊断

（1）肺动脉肿瘤，如肉瘤，有时可被误认为

肺栓塞，但考虑到患者病程较长，多数无DVT，超声检查时可以通过肺动脉肿瘤多与肺动脉壁分界不清进行鉴别。

（2）纵隔肿瘤压迫肺动脉，会出现肺动脉高压表现，有时肿瘤压迫易因容积效应而被误认为肺栓塞（图19-3-3，图19-3-8）。结合患者的临床慢性病史和CTA或MRI显像结果可以鉴别。

（3）慢性肺栓塞的超声心动图表现：慢性肺栓塞多由急性肺栓塞后肺动脉内血栓未完全溶解，肺栓塞反复发生，出现血栓机化所致。肺血管管腔狭窄，甚至闭塞，导致PVR增加，肺动脉压力增加，并呈进行性升高，持续时间在6个月以上，致使右心室肥厚，并最终导致右心室衰竭。慢性肺栓塞患者的右心室流出道血流速度比急性期变化小。

（4）慢性肺源性心脏病一般继发于慢性支气管炎、慢性阻塞性肺疾病，或者其他的呼吸系统疾病，由于长时间肺组织或肺动脉及其分支病变引起肺循环阻力增加，肺动脉高压导致右心室负荷加重，右心室游离壁肥厚，以致右心衰竭。正常的右心室游离壁厚度在5 mm以下，而在慢性肺动脉高压中，压力进行性增加，可接近体循环血压；而右心室压力负荷过重，右心室游离壁可成倍增厚，以上

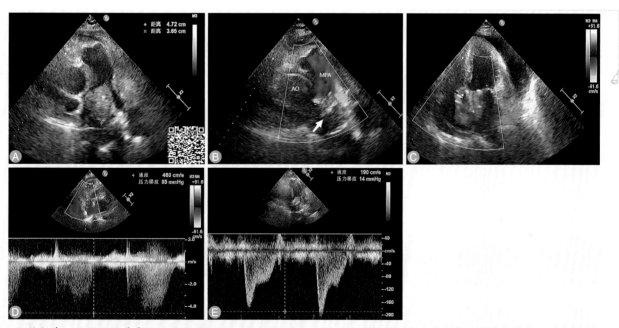

A.二维超声心动图于胸骨旁主动脉水平短轴、肺动脉长轴切面显示主肺动脉至分叉处存在一实性团块（见测量标识，动态图为CDFI显示主肺动脉分叉处血流充盈缺损）；B.CDFI显示在主肺动脉分叉处血流充盈缺损（箭头）；C.CDFI于心尖四腔心切面可见收缩期三尖瓣存在少量至中量以蓝色为主的彩束反流，二尖瓣少量反流，心包腔存在中量心包积液；D.在CDFI指导下，CW显示收缩期三尖瓣高速湍流频谱，最大反流速度为460 cm/s，最大反流压差为85 mmHg；E.PW于肺动脉取样显示高速血流频谱，在收缩晚期可见第二峰，呈"拳指征"表现。AO：主动脉；MPA：主肺动脉

图 19-3-8　患者女性，69 岁，经 CTA 和 MRI 显像检查提示纵隔肿瘤

情况在急性肺栓塞中不会见到。此外，慢性肺源性心脏病患者下腔静脉通常塌陷至少为40%，而急性右心室衰竭患者无论呼吸周期时相如何，下腔静脉仍持续扩张。

（5）正常右心室面临急性后负荷增加，不会产生60 mmHg以上的压力。另外，右心室扩张，而肺动脉压正常，应当注意右心室心肌梗死、发育不良或致心律失常性右心室发育不良，而非急性肺栓塞。

> 采用多普勒超声心动图有助于诊断急性肺动脉高压。三尖瓣的最大反流速度为 2.8 ~ 3.8 m/s，较低则提示右心室心肌梗死，较高则提示慢性肺动脉高压。

（6）先天性心脏病房间隔缺损、肺静脉畸形引流等疾病存在相应缺损或畸形的超声征象。

六、临床价值和意义

超声心动图发现急性肺栓塞的直接征象可以确定诊断，但仅凭间接征象不能直接诊断肺栓塞，仍需要结合临床综合判断。一项前瞻性研究文献报道，以肺动脉造影为"金标准"，经胸超声心动图诊断肺栓塞的敏感度为50%，特异度为90%。经胸超声心动图间接征象对于确诊的肺栓塞，特别是依据超声确定右心室功能不全及血流动力学紊乱程度的肺栓塞，对于其治疗选择、预后判断均具有重要意义。

对于血流动力学稳定而怀疑肺栓塞的患者，超声心动图并非常规诊断方法，尽管其在急性呼吸困难的诊断中可能具有鉴别作用，与疑似高危栓塞的情况不同，在此种情况下，如果没有右心室负荷过重或功能障碍的超声心动图征象，实际上就排除了肺栓塞作为血流动力学不稳定的原因。如果无右心室负荷过重或功能超声心动图征象，超声心动图可进一步帮助鉴别诊断休克的原因，如检测心包压塞、急性瓣膜功能障碍、重度左心室整体或局部功能障碍、主动脉夹层或低血容量。反之，在可疑肺栓塞且血流动力学异常的患者中（图19-3-9），存在明确的右心室压力负荷过重，特别是具有更特殊的超声心动图所见（"60/60征象"、"McConnell征"或右心血栓），但不能立即进行CT血管造影，对临床高度怀疑肺栓塞的患者，且没有任何引起右心室压力负荷过重的其他原因，可对肺栓塞患者进行紧急的再灌注治疗。

压迫性超声显像

在大多数情况下，肺栓塞是由DVT引起的，只有在少数情况下由上肢静脉血栓（venous thrombosis，VT）所致（大多数是在静脉置管术后发生）。在一项应用静脉造影的研究中，现今70%经证实的肺栓塞患者发现患有DVT，下肢彩色多普勒血流成像（CUS）大部分可以替代静脉造影诊断DVT。CUS对近端有症状DVT的敏感度＞90%，特异度达95%。CUS在30%~50%肺栓塞患者中可显示DVT，并且在怀疑肺栓塞的患者中发现下肢近端存在深静脉血栓，被认为足以保证抗凝剂治疗，而无须进一步检查。但在那些由存在近端深静脉血栓间接证实的肺栓塞患者中，则应当进行肺栓塞严重程度和早期死亡风险性的评估。

在怀疑肺栓塞的情况下，CUS可以简化为4点检查法（双侧腹股沟和腘窝）。唯一对DVT有价值的诊断标准是静脉不完全可压缩性，此点表明静脉内存在凝血块，而血流测量并不可靠。近端CUS检查的阳性结果对肺栓塞具有很高的阳性预测价值，在这种情况下，CUS的高诊断特异度（96%）和低敏感度（41%）已经被最近的一项荟萃分析所证实。在有CT禁忌证的患者诊断策略中，CUS是一项有用的步骤。在怀疑肺栓塞的患者中，与无症状者相比，存在腿部静脉相关症状和体征的患者，下肢近端静脉CUS检查结果阳性的概率更高。

七、血流动力学不稳定疑似肺栓塞的诊断流程

对血流动力学不稳定疑似肺栓塞的患者，可采用床旁超声心动图检查，如果存在右心室功能不全，则立刻行肺动脉造影或CTA进一步评估，确诊肺栓塞者，可行高危肺栓塞的治疗（图19-3-9）。

第四节　肺动脉肿瘤

肺动脉肿瘤中常见的是肺动脉肉瘤（pulmonary artery sarcoma，PAS），其是一种原发于肺血管壁的恶性间叶性肿瘤，可沿着管腔生长，引起管腔狭窄、闭塞，最终导致患者出现肺动脉高压，有时超声影像学表现类似于肺栓塞，因此极易被误诊为慢

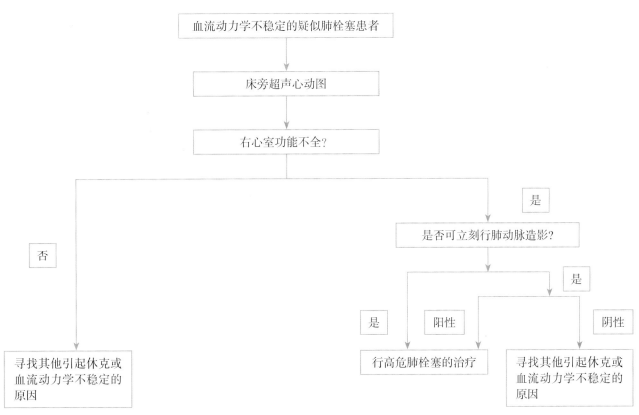

图 19-3-9　血流动力学不稳定的疑似肺栓塞诊断流程

性或急性肺栓塞。在早期对二者鉴别较为困难，尤其是PAS极易被误诊为慢性血栓栓塞性肺动脉高压时。有关PAS的超声诊断详见第二十六章第六节心脏肉瘤的介绍。

第五节　肺动脉夹层

一、概述

肺动脉夹层（pulmonary artery dissection，PAD）是一种罕见的致命性疾病，由Walshe于1862年首次报道。肺动脉夹层的发病率极低，仅散见于个案报道，其诊断困难，易漏诊，大多通过尸检发现。肺动脉夹层主要继发于先天性心脏病所致的肺动脉高压，其中最常见的是动脉导管未闭，其次是特发性肺动脉高压，其他病因包括慢性阻塞性肺气肿、慢性炎症、外伤及医源性疾病（右心导管检查、肺动脉造影、肺动脉球囊扩张等引起内膜撕裂）等。病理上，一般认为是随着肺动脉内压力逐渐升高，在血管壁在长期的压力、剪切力的作用下发生内膜撕裂和肺动脉夹层。既往尸体检查中还发现部分肺动脉夹层患者存在肺动脉血管黏液样变、血管壁中层囊性坏死等病理改变。上述改变类似于

马方综合征患者的血管病理改变，由于血管中层囊性坏死，因此可出现内膜撕裂，形成肺动脉夹层。还有少数肺动脉夹层继发于先天性肺动脉血管瘤，其机制类似于重度肺动脉高压导致肺动脉扩张后发生的肺动脉夹层。与主动脉夹层相比，肺动脉夹层不同于主动脉夹层会形成多个破口（入口、出口），因此肺动脉夹层一旦形成，则更容易破裂，可破入心包、纵隔、肺实质，破口80%在肺动脉主干，少数累及肺动脉远端分支。该病预后欠佳，大多死于夹层破裂、心包压塞。

二、超声心动图检查

1. 检查部位与切面

胸骨旁大动脉短轴和肺动脉长轴切面、右心室流入道切面，以及剑突下大动脉短轴切面。

2. 超声特征

二维超声心动图显示肺动脉主干扩张，其内可见剥脱的内膜回声，使肺动脉腔形成真、假两腔，CDFI可见真腔为彩色血流，流速较快，而假腔血流较慢，或无彩色血流信号。如果发现内膜破口，那么CDFI可见从真腔至假腔的高速彩色血流信号，频谱多普勒能够测得血流速度，一般不易看到假腔回到真腔的血流信号。

269

3.鉴别诊断

因二维超声一般是在胸骨旁主动脉水平短轴切面、肺动脉长轴切面观察肺动脉结构，声束与肺动脉长轴平行，有时因容积效应，在肺动脉内显示平行于肺动脉长轴的类似内膜剥脱的结构回声（图19-5-1A），极易误诊为肺动脉夹层。其鉴别要点为肺动脉未见扩张，此种内膜剥脱结构伪像随肺动脉壁运动一致，并在CDFI仅可见肺动脉腔内一束前向血流信号，观察不到明确的肺动脉夹层时，真腔可见快速鲜艳血流信号、假腔暗淡血流及破口回声（图19-5-1B）。

三、临床价值和意义

肺动脉夹层在临床中多无典型表现，超声心动图依据肺动脉夹层特征，排除伪像，能够准确显示夹层发生部位、剥离的内膜及破口情况，可以作为肺动脉夹层的首选影像学诊断方法。

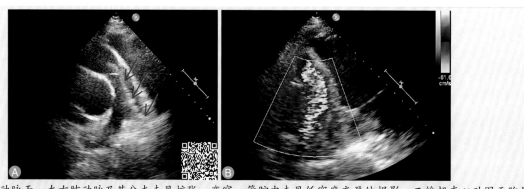

A.CTA诊断肺动脉干、左右肺动脉及其分支未见扩张、变窄，管腔内未见低密度充盈缺损影。二维超声心动图于胸骨旁主动脉水平短轴、肺动脉长轴切面显示肺动脉未见扩张，在主肺动脉至左肺动脉起始部可见一内膜剥脱样结构（箭头）将肺动脉分隔为两腔（动态）；B.CDFI于肺动脉内显示收缩期一束血流信号，未探及真腔内快速鲜艳血流、假腔暗淡血流特征，也未见破口回声

图19-5-1 患者男性，80岁，超声心动图检查疑诊肺动脉夹层

（张全斌 徐琨 陈力）

第二十章

房间隔

第一节　正常房间隔

一、解剖学

房间隔将左、右心房隔开。胚胎学上，房间隔发育成两层：原发隔和继发隔。在胎儿期，房间隔中部的卵圆孔是血液从下腔静脉流出的入口，由下腔静脉瓣引导绕过肺进入心脏左心房。在出生后，约80%的人卵圆孔封闭，但在房间隔处仍留下一个明显的压迹，称为卵圆窝；约20%的人在左心房和右心房之间存在一个潜在的交通。

二、超声检查

1.声窗与切面

剑突下切面是观察房间隔的最佳切面，其是唯一一个房间隔与声束相垂直的切面。所以，需要调整房间隔方向，以利于频谱多普勒和CDFI的观察。在胸骨旁短轴（主动脉瓣水平）切面、胸骨旁四腔和心尖四腔心切面也可评估房间隔情况。激活生理盐水造影能够用于检查卵圆孔未闭的可能性（详见下册第二篇心脏声学造影）。

2.超声所见

（1）胸骨旁四腔心切面（图6-2-19A，图6-2-19B）：房间隔虽然位于远场左、右心房之间，但因其走行与声束方向呈一定角度，在成人不易显示剑突下切面时，通常作为检查房间隔的替代切面。

（2）胸骨旁主动脉瓣水平短轴切面（图6-2-6）：房间隔位于主动脉瓣环的远场（通常在底部），左心房在右侧，右心房在左侧。

（3）心尖四腔心切面（图6-2-13A，图6-2-13B）：房间隔位于远场左、右心房之间。因其走行与声束方向平行，可能存在部分区域回声脱落，有时可与房间隔缺损相混淆。在此切面，可尝试应用CDFI观察鉴别。

（4）剑突下切面（图6-2-20）：右心房最接近探头，房间隔与声束垂直。该切面可便于CDFI和频谱多普勒观察血流通过房间隔的情况。

第二节　房间隔缺损

一、概述

房间隔缺损是最常见的先天性畸形之一（详见第二十三章第三节房间隔缺损），虽然可单独发

生，呈一孔或多孔，但房间隔缺损常伴其他畸形，所以应当通过全面的超声心动图检查进行评估。房间隔缺损也可以是医源性的（如心脏术后和经房间隔穿刺）或意外的（如起搏术后）。

二、超声评估

初次检查应当采用二维超声影像，然后用CDFI探查血流方向（图20-2-1，图20-2-2），随后用频谱多普勒定量评估分流量大小。当高度怀疑房间隔缺损时，超声造影加Valsalva试验识别左向右分流（详见下册第二篇心脏声学造影）。全面评估可能需要经食管超声心动图检查（详见下册第一篇经食管超声心动图）。

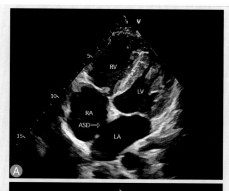
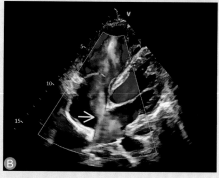

A.二维超声心动图于胸骨旁四腔心切面显示房间隔中部回声中断（箭头）；B.CDFI于胸骨旁四腔心切面房水平可见左向右以红色为主的彩束分流（箭头）。
RV：右心室；LV：左心室；RA：右心房；ASD：房间隔缺损；LA：左心房
图20-2-1　患者男性，20岁，房间隔缺损

三、超声检查

1.二维超声和彩色多普勒血流成像

在所有标准切面探查房间隔，寻找房间隔缺损。为了避免房间隔局部回声脱落造成的伪像，应当在不同的平面探查房间隔缺损。如果发现房间隔缺损的证据，提示要更仔细地扫查，特别是：①右心房和右心室扩大而无其他原因作解释；②在右心房内，CDFI可显示异常定向性的血流束；③二维超

声能够显示异常的房间隔运动和房间隔膨胀瘤。要做以下评估。

（1）缺损的位置及可能的分型。

（2）任何伴有的畸形（特别是重要的原发孔型房间隔缺损）。

（3）如果可能，在两个方向上评估缺损的大小（可在剑突下通过缺损的长轴和矢状面）。

（4）CDFI识别血流的方向和时相。通常在收缩期主要是左向右分流。但随着右心室负荷的增大，血流开始出现右向左的分流信号。

（5）右心室的大小和功能。

（6）右心室的收缩期压力。

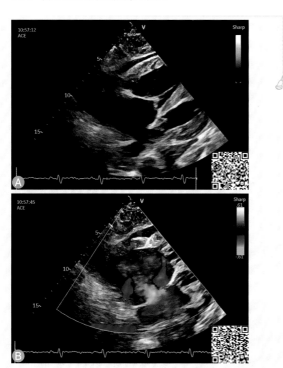

A.实时二维超声心动图于剑突下四腔心切面显示房间隔中部回声中断，右心扩大，心包腔出现少量积液；B.CDFI于剑突下四腔心切面房水平显示左向右以红色为主的彩束分流，并可见收缩期三尖瓣存在少量蓝色反流束

图 20-2-2　房间隔缺损（动态）

2.多普勒对分流定量分析

分流定量的原理是比较左、右心室搏出量。其比值又称为Qp/Qs，数值应当为1。但随着向右分流，该比值增大，而向左分流比值减小。准确性有赖于准确测量流出道的直径。

（1）在心尖五腔心切面获取LVOT PW积分（VTI），从胸骨旁长轴切面测得直径$_{LVOT}$。

$$Qs = \pi \times (直径_{LVOT}/2)^2 \times 主动脉VTI$$

（2）在胸骨旁短轴切面（主动脉瓣水平）测量RVOT PW积分（VTI）和直径。

$$Qp = \pi \times (直径_{RVOT}/2)^2 \times 肺动脉VTI$$

（3）获得Qp/Qs比值。

Qp/Qs≥1.5，一般是手术或介入医治的依据。

第三节　原发孔型房间隔缺损及其伴发的畸形

一、概述

当原发隔发育不全时，可发生原发孔型房间隔缺损（primary atrial septal defect，PASD）。若要做出诊断，须无房室瓣底部向上延伸的房间隔组织。单独发生的原发孔型房间隔缺损称为部分型房室通道缺损。如果延伸累及室间隔和房室瓣，那么就形成了完全型房室通道或心内膜垫缺损。

二、超声检查及表现

在心尖声窗切面，两组房室瓣常存在异常的房室瓣环，并位于同一平面（而非通常的三尖瓣向心尖移位）。如果发现原发孔型房间隔缺损，则需要寻找和分析房室瓣结构变化。

（1）流入道型室间隔缺损（图20-3-1，图20-3-2）。

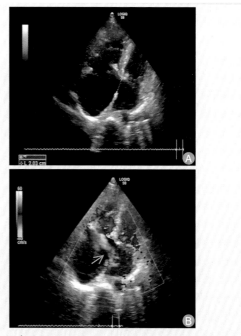

A.二维超声心动图于非标准心尖四腔心切面显示房间隔十字交叉处回声中断2.03 cm（见测量标识）；B.CDFI于非标准心尖四腔心切面可见房水平左向右红色分流束（箭头）

图 20-3-1　原发孔型房间隔缺损

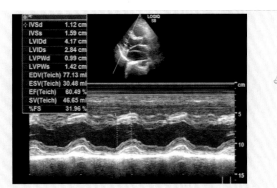

图 20-3-2　M 型超声心动图心室波群显示室间隔与
左心室后壁呈同向运动

（2）二尖瓣瓣叶裂：一般累及二尖瓣前叶，可在胸骨旁短轴切面（二尖瓣水平）12点处显示（图20-3-3），通常伴有二尖瓣反流，一般为偏心性（图20-3-3C）。

（3）二尖瓣和三尖瓣反流（图20-3-3B，图20-3-3C）

（4）二尖瓣前叶部分附着于室间隔，探头前后移位后，从胸骨旁长轴切面可以很好地显示。

第四节　卵圆孔未闭

一、概述

如果出生后卵圆孔未能封闭（发生于20%～30%的人群中），随着左、右心房压力的变化，卵圆孔仍可能再次开放。卵圆孔未闭可经皮封堵，但其存在提高了栓塞症的可能性，如血凝块或脂肪可从右心进入体循环而引起卒中，因而卵圆孔未闭具有重要的临床意义。此外，卵圆孔未闭还可伴减压病和偏头痛。

二、超声检查及表现

为了诊断卵圆孔未闭，需要识别在心动周期内短暂的右向左或左向右血流（整个心动周期的右向左或左向右血流提示房间隔缺损，图20-4-1，图20-4-2）。

某些情况下，CDFI可以诊断卵圆孔未闭，经食管超声心动图也能提高检出率（图20-4-3），但一般仍然需要超声造影诊断（详见下册第二篇第四章右心声学造影）。

第五节　房间隔膨胀瘤

一、概述

房间隔膨胀瘤是指房间隔局部呈现一种"风向袋状"结构凸向一侧心房，是一种很少见的先天性心脏病。在病理解剖结构上，正常人房间隔位于左、右心房之间，当某种心脏或肺部疾病引起一侧心房增大时，房间隔就会被推向对侧较小的心房。通常是指房间隔过度活动的区域，如卵圆窝区局部

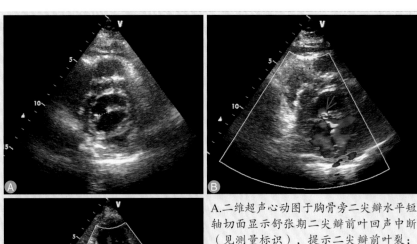

A.二维超声心动图于胸骨旁二尖瓣水平短轴切面显示舒张期二尖瓣前叶回声中断（见测量标识），提示二尖瓣前叶裂；B.CDFI于胸骨旁二尖瓣水平短轴切面显示二尖瓣前叶回声中断处存在收缩期以蓝色为主的彩束反流（箭头）；C.心尖四腔心切面，CDFI可见收缩期二尖瓣左心房侧两束以蓝色为主的彩束反流，其中一束来自二尖瓣前叶裂（箭头）

图 20-3-3

向低压力侧心房内膨出，呈现一种"风向袋状"结构，当两侧心房随心动周期压力差发生改变时，膨出部分的房间隔则随心动周期在两个心房之间摆动。75%的病例伴有卵圆孔未闭，此外，该病可合并房室瓣关闭不全、房室瓣狭窄（房间隔膨出部分阻塞房室瓣口所致）、半月瓣关闭不全、右心室流出道或左心室流出道梗阻。

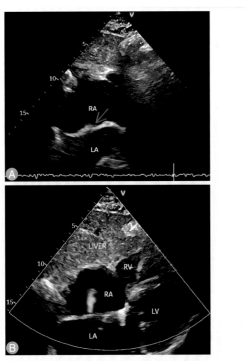

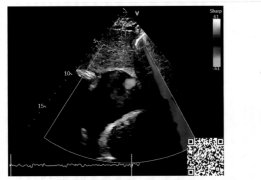

A.二维超声心动图于剑突下双心房切面显示房间隔中部卵圆孔未闭重叠的房间隔回声（箭头）；B.CDFI于剑突下四腔心切面显示房水平存在短暂的微量左向右的红色血流信号。LIVER：肝脏；RV：右心室；RA：右心房；LA：左心房；LV：左心室

图 20-4-1 卵圆孔未闭（一）

CDFI于房水平可见沿重叠房间隔的斜形短暂少量左向右红色血流信号

图 20-4-2 剑突下双心房切面（动态）

二、超声检查及表现

在胸骨旁左心室长轴切面、心尖四腔心切面、

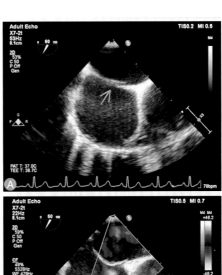

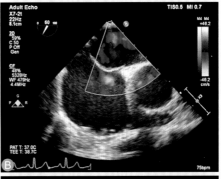

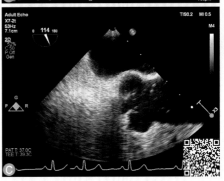

A.经食管超声心动图于双心房切面清晰地显示房间隔中部重叠的房间隔回声（箭头），提示卵圆孔未闭；B.经食管CDFI显示双心房切面房间隔中部存在微量左向右的蓝色分流信号；C.经食管超声心动图联合激活生理盐水发泡试验，在注射造影剂后第3个心动周期可见大量微泡从右心房通过卵圆孔进入左心房，证实卵圆孔未闭（动态）

图 20-4-3 卵圆孔未闭（二）

胸骨旁大动脉短轴切面及剑突下四腔心切面，可见房间隔回声不在一条直线上，多向右心房（有时向左心房）膨出，形成一局限性薄壁的"风向袋状"结构。膨出部分随心动周期可在两个心房之间摆动，但以向右心房膨出为主。房间隔膨胀瘤在技术上的定义是房间隔（宽度至少10 mm）远离房间隔正常平面（向左或右）≥10 mm（图20-5-1，图20-5-2）。

三、超声诊断房间隔膨胀瘤的临床意义

绝大多数房间隔膨胀瘤继发于左、右心室流出道梗阻，因其可引起相应心房压力增高，致使房间

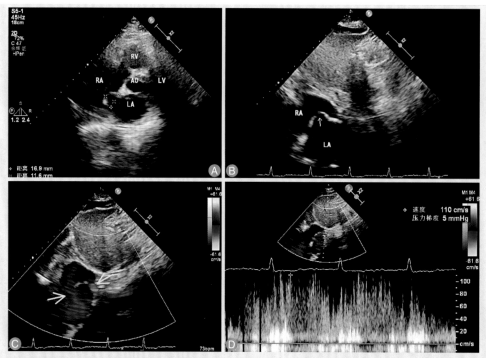

A.二维超声心动图于胸骨旁非标准四腔心切面显示房间隔中部较薄，并向右心房突入（见测量标识）；B.二维超声心动图于剑突下二腔心切面显示房间隔中部较薄，并呈"风向袋样"结构向右心房突入（箭头）；C.CDFI于剑突下二腔心切面显示房水平，在房间隔突入右心房的上下两侧各见一束收缩期左向右的红色分流束（箭头）；D.PW于突入右心房的房间隔下侧测量左向右分流速度为110 cm/s，分流压差为5 mmHg（见测量标识）。RA：右心房；LA：左心房；RV：右心室；LV：左心室；AO：主动脉

图20-5-1　患者女性，50岁，房间隔膨胀瘤伴房间隔缺损

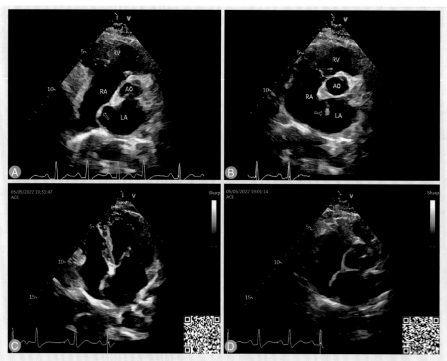

A.二维超声心动图于主动脉瓣水平短轴切面显示舒张期房间隔中部向右心房突入（箭头）；B.收缩期向左心房突入（箭头），提示房间隔膨胀瘤；C.二维超声心动图于心尖四腔心切面显示纵隔肿瘤伴房间隔膨胀瘤（随心脏收缩和舒张左右摆动，动态）；D.二维超声心动图于大动脉短轴切面显示纵隔肿瘤伴房间隔膨胀瘤（随心脏收缩和舒张活动，房间隔膨胀瘤往返于左、右心房，动态）。RV：右心室；RA：右心房；AO：主动脉；LA：左心房

图20-5-2　患者女性，52岁，前纵隔肿瘤伴房间隔膨胀瘤

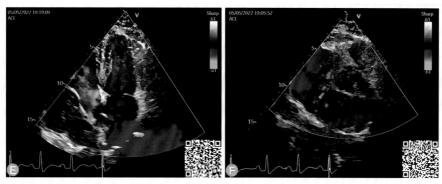

E.CDFI于心尖四腔心切面显示纵隔肿瘤伴房间隔膨胀瘤，房水平未见分流信号（动态）；F.CDFI于大动脉短轴切面显示纵隔肿瘤伴房间隔膨胀瘤（随心脏收缩和舒张活动，房间隔膨胀瘤往返于左、右心房），于房水平未见分流信号（动态）

图 20-5-2　患者女性，52 岁，前纵隔肿瘤伴房间隔膨胀瘤（续）

隔变薄膨出，凸向压力低的心房腔。在健康人群中偶有发生。小的房间隔膨胀瘤无明显血流动力学变化，无症状，也无需手术治疗。但过大的房间隔膨胀瘤可疝入到二尖瓣、三尖瓣瓣口内，造成房室瓣的机械性梗阻，引起血流动力学改变，出现严重的并发症。此外，大的房间隔膨胀瘤中易形成血栓，以及发生脑栓塞或肺栓塞等，上述病例则需要手术治疗。

第六节　卢滕巴赫综合征

卢滕巴赫综合征（Lutembacher syndrome）系1916年由卢滕巴赫首次描述的继发孔型房间隔缺损合并先天性二尖瓣狭窄的一组综合征，其发生率仅为先天性心脏病的0.2%。之后不少学者研究表明，该病的二尖瓣狭窄为风湿热所致，其含义扩大，包括先天性和获得性，二尖瓣病变包括二尖瓣狭窄和（或）二尖瓣关闭不全。二尖瓣病变可能是风湿性、先天性或黏液性病变。并有学者认为，凡心房

水平存在除原发孔型房间隔缺损外的左向右分流（包括继发孔型房间隔缺损、部分性肺静脉畸形引流及卵圆孔未闭）合并二尖瓣及其装置病变者，均属卢滕巴赫综合征。

其病理生理学基础是房间隔缺损减轻了二尖瓣狭窄所造成的左心房负荷增加和肺淤血状态，但二尖瓣狭窄却加重了心房水平已存在的左向右分流，增加了右心房、右心室的容量负荷，易形成肺动脉高压和心力衰竭。同时，因为左心室容量减少，左心室舒张末期内径往往下降，所以，晚期患者肺动脉高压较严重，心功能较差。因此，早期诊断和治疗是提高该病疗效的关键。另外，对于二尖瓣狭窄患者，特别是女性患者，如果合并重度肺动脉高压，应注意有无房间隔缺损，以免在手术中发生危险。一旦确诊该病，应尽早接受手术治疗。

超声心动图可以诊断房间隔缺损和二尖瓣病变，并评价其血流动力学改变，能够为该病的诊治提供重要依据（图9-4-4）。

（张全斌　王军）

第三篇

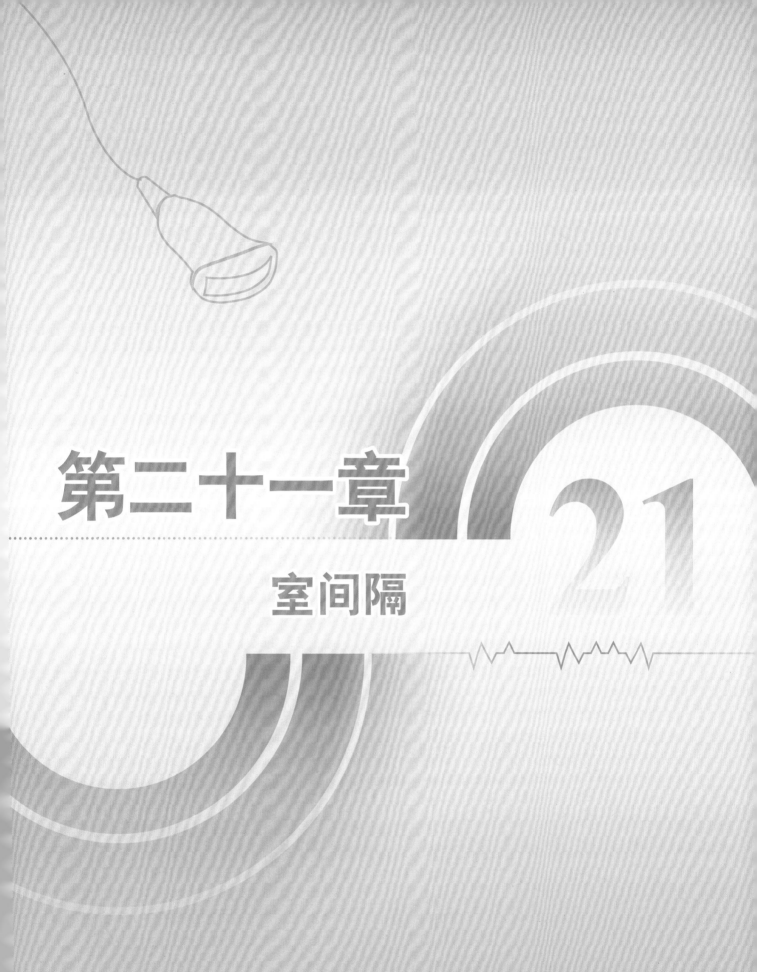

第二十一章

室间隔

21

第一节　正常室间隔

一、正常解剖结构及分型

室间隔将左心室和右心室隔开，可简单分成两部分：①主动脉瓣下面一个小的膜状部分，是左心室流出道的一部分；②肌肉隔膜向下、向前和向心尖展开。它们具有不同的胚胎学起源。

肌肉隔膜可再分成3个区域：①二尖瓣和三尖瓣之间的流入道间隔；②向心尖延伸的肌小梁间隔，在超声心动图上形成大部分的室间隔；③接近主动脉瓣和肺动脉瓣的流出道间隔。以上这些分类可用于对室间隔缺损的分型。

二、超声心动图检查

1.声窗与切面

检查心室的任何切面均可用于探查室间隔。因此，胸骨旁长轴和短轴切面，心尖四腔心、五腔心和三腔心切面，以及剑突下切面均可应用。

2.超声所见

（1）胸骨旁长轴切面：在左心室流出道可以显示膜状间隔（有时显示部分肌性流出道间隔），中段肌小梁（肌性）间隔位于左侧。

（2）胸骨旁短轴切面（主动脉瓣水平）：在主动脉环周围可以显示膜状间隔和流出道间隔。

（3）胸骨旁短轴切面（中段乳头肌水平）：位于左、右心室之间的间隔，主要由肌性（肌小梁）间隔构成。在间隔底部可以显示肌性流入道间隔。

（4）心尖四腔心和五腔心切面：肌小梁（肌性）间隔显示在右侧直至心尖。在心尖四腔心切面，于二尖瓣和三尖瓣之间可见肌性流入道间隔。在心尖五腔心切面，于主动脉瓣旁可见膜状间隔。

（5）剑突下切面：室间隔与声束相垂直。该切面可提供校正彩色多普勒和频谱多普勒通过室间隔的方向（角度）的机会。

第二节　室间隔缺损

一、概述

室间隔缺损最常见的病因是先天性心脏病，有关其更详细的介绍，详见第三篇第二十三章第四节室间隔缺损。室间隔缺损可发生在室间隔的任何部位，按照室间隔缺损的位置分为膜部缺损和肌部（流入道、流出道或肌小梁部）缺损，如果室间隔缺损同时累及膜部和肌部间隔，那么就被称为膜周部缺损。Gerbode缺损是一种从左心室至右心房相通的特殊类型。此外，表现如同先天性心脏病的缺损可由于缺血（梗死后，常位于肌小梁间隔的心尖，可为多孔）或医源性损伤（在心脏手术或起搏后）导致。膜部缺损和膜周部缺损很容易识别，而肌部缺损因缺损较小或心脏收缩时形状改变而非常容易漏诊。

二、超声评估

超声心动图检查已成为临床上诊断室间隔缺损的首选方法。二维超声及定量结合彩色多普勒及频谱多普勒技术能够对大多数室间隔缺损进行准确的定性和定量诊断。但经胸壁超声探查诊断室间隔肌部小的缺损较为困难，而经食管超声心动图具有一定优势。

三、超声检查

初次应当采用二维显像扫查，接着由CDFI观察，随后使用频谱多普勒定量探查分流大小。

1.二维显像和CDFI

（1）在所有切面均可探查室间隔和寻找缺损口。为了避免室间隔回声脱落的伪像，在不同平面都要将缺损显示清楚。

（2）CDFI观察整个室间隔，特别是剑突下和胸骨旁切面，基本上可以扫查到出现在右心室和起源于室间隔的异常彩色高速血流信号。

（3）室间隔走行弯曲。在一个平面内，不能显示整个室间隔。膜周部缺损很容易在胸骨旁长轴和短轴（主动脉瓣水平）切面经倾斜扫查室间隔得到显示（图21-2-1）。

（4）上述切面也可识别流出道缺损，因流出道缺损位置接近肺动脉瓣，所以很容易与膜周部缺损相鉴别（图21-2-2）。流入道和肌小梁部缺损易于在心尖和剑突下切面显示，但可能需要将探头倾斜扫查室间隔（图21-2-3～图21-2-7）。

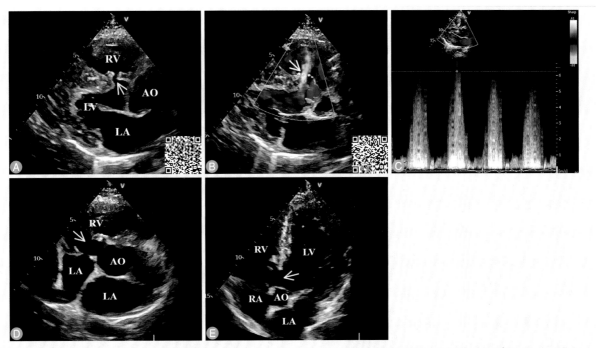

A.胸骨旁左心室长轴切面显示室间隔膜周回声中断（箭头），断端右心室面增厚，向右心室略有隆起（动态）；B.CDFI于胸骨旁左心室长轴切面室水平可见收缩期左向右以红色为主的彩束分流信号（箭头，动态）；C.在CDFI的指导下，CW测量于室水平收缩期左向右最大分流速度为628 cm/s，最大分流压差为157.8 mmHg（见测量标识）；D.胸骨旁主动脉水平短轴切面显示室间隔膜周回声中断，断端右心室面由纤维包裹；E.心尖五腔心切面显示室间隔膜周回声中断，断端增厚并向右心室面略隆起。RV：右心室；LV：左心室；RA：右心房；AO：主动脉；LA：左心房

图 21-2-1 室间隔膜周部缺损

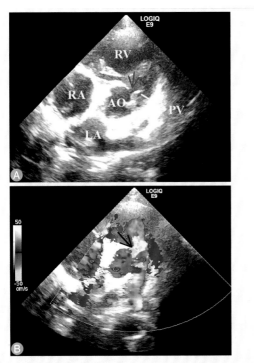

A.二维超声心动图于胸骨旁非标准主动脉瓣水平短轴切面显示室间隔嵴上（肺动脉瓣下）回声中断5 mm（红箭头）；B.CDFI于室间隔嵴上（肺动脉瓣下）可见收缩期左向右分流的彩束（黑箭头）。AO：主动脉；PV：肺动脉瓣；RV：右心室；RA：右心房；LA：左心房

图 21-2-2 嵴上型室间隔缺损

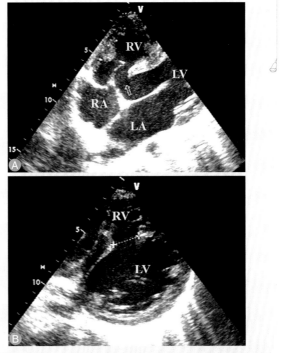

A.二维超声心动图于胸骨旁四腔心切面显示流入道室间隔回声中断1.0 cm（箭头）；B.二维超声心动图于胸骨旁左心室短轴切面显示室间隔中部（流入道间隔）回声中断2.1 cm（见测量标识）。RV：右心室；LV：左心室；RA：右心房；LA：左心房

图 21-2-3 流入道室间隔缺损

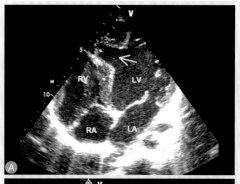

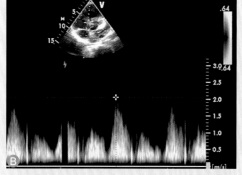

A.二维超声心动图于胸骨旁四腔心切面显示室间隔肌部回声中断（箭头）；B.在CDFI指导下，CW于收缩期室水平可见左向右分流，最大速度为206 cm/s，最大分流压差为16.94 mmHg（见测量标识）。RV：右心室；LV：左心室；RA：右心房；LA：左心房

图21-2-4　室间隔肌部缺损

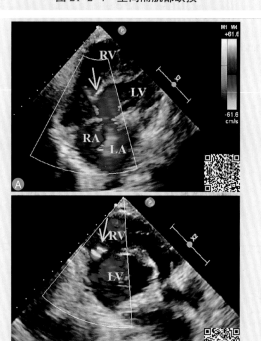

A.CDFI于非标准胸骨旁四腔心切面显示室间隔肌部存在一束左向右的红色分流信号（箭头）；B.CDFI于非标准胸骨旁左心室短轴切面可见后室间隔肌部存在一束左向右的红色分流信号（箭头）。RV：右心室；LV：左心室；RA：右心房；LA：左心房

图21-2-5　患者女性，21岁，室间隔肌部缺损（动态）

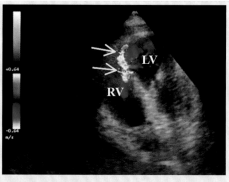

CDFI于非标准心尖四腔心切面显示左心室心尖扩张，心尖室间隔局部变薄，并可见以蓝色为主的左向右分流彩束（箭头）。RV：右心室；LV：左心室

图21-2-6　患者男性，67岁，急性心肌梗死

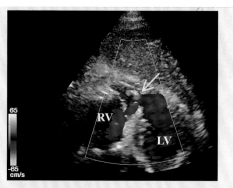

CDFI于剑突下非标准四腔心切面心尖后间隔可见一束从左心室至右心室的左向右分流彩束（箭头）。RV：右心室；LV：左心室

图21-2-7　患者男性，68岁，糖尿病伴急性心肌梗死，左心室后间隔破裂穿孔

2.超声所见

（1）缺损的位置：可能是分类的依据。

（2）缺损的特征：如多个小缺损。

（3）缺损的大小，如果可能，应在两个方向测量，如通过缺损的剑突下长轴和矢状平面。在二维超声上或通过彩色高速血流束测量大小。

（4）彩色多普勒的血流方向和时相：随着大缺损的长时间存在，右心室压力增加，左向右分流量将会减少。彩色血流可能不明显。

（5）如果可能，可采用PW或CW，校准通过缺损的血流方向，并采用伯努利方程（$\Delta P = 4 \times v^2$）测量左、右心室之间的压力梯度。右心室压力可经压力梯度测量。如果主动脉瓣正常，则收缩期血压将等于左心室收缩压。右心室收缩压＝收缩期血压－跨隔压差。

（6）左、右心室的大小和功能，以及右心室压力或容量负荷过重的证据。

（7）伴有的疾病：如主动脉瓣功能障碍和反流。

第三节　室间隔膜部瘤

室间隔膜部瘤常发生在室间隔膜部，二维超声切面显示室间隔膜部呈瘤样扩张并突向右心室。有

时在瘤样扩张的壁上可发现一个或多个细小连续中断，即室间隔瘤样缺损（图21-3-1A，图21-3-2A）。CDFI对识别瘤样缺损分流束具有很高的敏感性，可见瘤壁上存在一束或多束过隔血流（图21-3-1B，图21-3-2B，图21-3-2C）。室间隔瘤样变提示小室间隔缺损自行愈合的可能性增大。

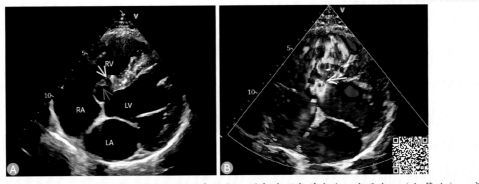

A.二维超声心动图于胸骨旁四腔心切面显示室间隔膜周部缺损，膜部瘤形成并向右心室面突入（红箭头），瘤壁上可见一处连续中断（黄箭头）；B.CDFI于瘤壁上可见一束过隔彩束血流（白箭头，动态）。RV：右心室；LV：左心室；RA：右心房；LA：左心房

图 21-3-1　患者男性，35 岁，室间隔缺损膜部瘤形成伴左向右分流

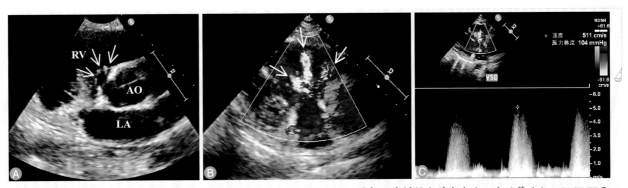

A.二维超声心动图于非标准胸骨旁主动脉瓣水平短轴切面显示室间隔膜部呈瘤样扩张并突向右心室（箭头）；B.CDFI于室间隔膜部瘤可见3束左向右以红色为主的彩色分流束（箭头）；C.在CDFI的指导下，CW于室水平测及最大左向右分流速度为511 cm/s，最大压差为104 mmHg（见测量标识）。RV：右心室；AO：主动脉；LA：左心房；VSD：室间隔缺损

图 21-3-2　患者女性，35 岁，室间隔膜周部缺损膜部瘤

第四节　Gerbode缺损

左心室与右心房通道（Gerbode）缺损是指左心室和右心房之间直接交通（图21-4-1）。真正的Gerbode缺损非常罕见，但在膜周部室间隔缺损的患者中，探查到从左心室至右心房的分流并非少见。

因为附属的三尖瓣组织可部分堵塞膜周部室间隔缺损并起到分流作用，从而形成从左心室至右心房的高速分流。因为该束进入右心房的高速血流起源于左心室，其最大分流速度反映了左心室与右心房之间的较大压差。如果应用简化的伯努利方程计算右心室压力，那么将明显高估右心室压力。

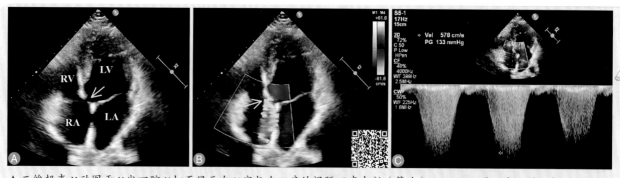

A.二维超声心动图于心尖四腔心切面显示左心室与右心房的间隔回声中断（箭头）；B.CDFI于心尖四腔心切面可见收缩期右心房侧以蓝色为主的彩束血流信号，起自左心室与右心房间隔处（箭头，动态）；C.CW测得最大血流速度为578 cm/s，最大压差为133 mmHg（见测量标识）。RV：右心室；LV：左心室；RA：右心房；LA：左心房

图 21-4-1 患者男性，21 岁，Gerbode 缺损

第五节 心内膜垫缺损

心内膜垫缺损是指心内膜垫等组织出现不同程度和范围的发育不良，累及下部房间隔、流出道部分室间隔、房室瓣和腱索等组织结构，导致心内的复合畸形病变。超声心动图对心内膜垫缺损具有确切的诊断价值。有关心内膜垫缺损的超声检查与特征，详见第二十三章第十五节心内膜垫缺损。

第六节 艾森门格综合征

艾森门格综合征（Eisenmenger syndrome，ES）为一种复合型先天性心脏畸形，包括室间隔缺损、主动脉右位、右心室肥大及右向左分流。已有研究表明，各种类型的左向右分流的先天性心脏病在继发肺小动脉病变后，均有相似的血流动力学改变。随着病程的延长，肺动脉压力的增高，左、右心室压力接近，分流量减少，当肺循环阻力大于体循环阻力时，心室水平产生右向左分流，临床上出现发绀，此时称为艾森门格综合征。在临床上，艾森门格综合征常易与各种其他发绀型先天性心脏病相混淆，然而由于治疗方法不同，鉴别诊断具有重要意义。超声心动图对艾森门格综合征具有重要的诊断价值。

第七节 室间隔夹层

室间隔夹层属于心肌夹层，是亚急性心脏破裂的一种表现形式，通常与心肌纤维层出血引起心肌撕裂为两层，形成心肌内囊腔有关，囊腔大小随心动周期而改变。发病机制为心肌梗死部位在高压血液的冲击下，心内膜断裂，血液进入肌层形成螺旋形或匍匐形通道并扩大，但心外膜保持完整。有关室间隔夹层的超声检查与特征，详见下册第五篇第十三章第六节心肌夹层的介绍。

（张全斌 徐琨）

第二十二章

心包

第一节 正常心包

一、正常解剖结构

心包围绕在心脏周围,其外层为支持结构,是纤维心包,在上方与主动脉和肺动脉融合,在下方借韧带附着于横膈、胸骨和脊椎。在纤维层内面、心脏的外面存在两层浆膜,便于心脏运动。两个不规则的孔通过心包膜,一个在主动脉和肺动脉周围;另一个在肺静脉和腔静脉周围。心包膜在这些孔的边缘周围相连接,形成一个充有液体而封闭的扁囊。因其包绕着上述血管,形成两个"袋样"结构(窦),在主动脉和肺动脉之间为横窦,在左心房后方肺静脉之间为斜窦。由于局限性积液可能在这些窦内积聚形成,因此了解这些窦的存在很重要。

二、超声检查

1.声窗或切面

(1)在各个切面均可见到部分心包。因而,在所有扫查切面均应检查心包——有时可能仅有部分心包受疾病影响或存在局限性积液。

(2)最佳切面是胸骨旁长轴和短轴切面、心尖四腔心切面及剑突下切面(图22-1-1)。

2.超声所见

(1)心包面紧贴周围结构,一般情况下很难识别,其表现为围绕心脏的薄而略强的线样结构。

(2)心包膜厚度的测量值并不一定与病理标本相一致。正常心包膜厚度为1~2 mm。CT或MRI均可用于心包膜厚度的测量。

(3)心包腔是围绕在心脏周围的暗带,正常情况下,液体深度为几毫米。

第二节 心包积液

一、心包积液量的评估

使用二维超声心动图或M型超声心动图在几个部位和切面测量液体量,描述液体深度(厚度)和测量的部位。对于液量总体积,根据深度(近似于液体的容量)分为微量、少量(图22-2-1,图22-2-2)、中量(图22-2-2B,图22-2-3,图22-2-4)和大量(图22-2-5),心包积液的定量评估见表22-2-1。

在心尖切面,采用平面测量仪分别勾勒心包膜和心脏边界,可以获取较为准确的测量。使用三维超声心动图,也能获得较为准确的测量结果。

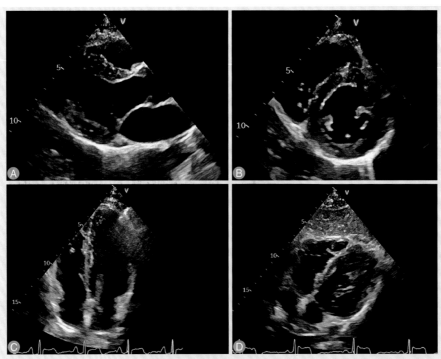

A.胸骨旁左心室长轴切面;B.胸骨旁左心室短轴切面显示正常心包,心包腔未见液性暗区;C.心尖四腔心切面;D.剑突下四腔心切面

图 22-1-1 正常心包

表 22-2-1　超声心动图对心包积液的定量评估

心包积液的厚度	程度	心包积液量
< 0.5 cm	微量	50 ~ 100 mL
0.5 ~ 1 cm	少量	100 ~ 250 mL
1 ~ 2 cm	中量	250 ~ 500 mL
> 2 cm	大量	> 500 mL

二、积液的部位

在各切面检查积液，分析是弥漫性的（最常见）还是局限性的，明确积液的部位。局限性积液的问题存在以下几点。

（1）在心脏外科手术（积血）或感染（多房）之后，怀疑局限性积液。局限性积液仅因肺静脉血流受限（斜窦）或不寻常的心室压迫而明显。对经心脏外科手术后出现血流动力学问题的患者，要考虑TEE检查，寻找局限性积液。

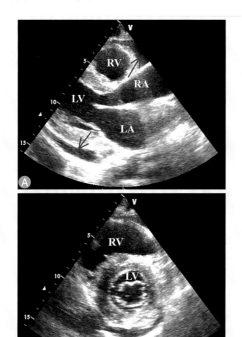

A.二维超声心动图于胸骨旁左心室长轴切面显示右心室前方和左心室后方心包腔少量液性暗区（箭头）；B.二维超声心动图于胸骨旁左心室短轴切面。RV：右心室；LV：左心室；LA：左心房；RA：右心房

图 22-2-1　心包少量积液

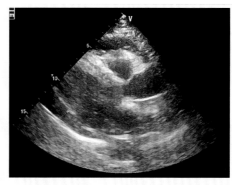

显示前、后心包腔均可见积液，后心包腔积液厚度为1.1 cm，为中量心包积液

图 22-2-3　胸骨旁左心室长轴切面

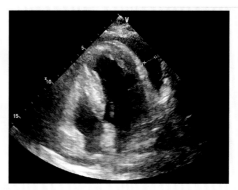

测得心尖前外侧心包腔积液厚度为1.3 cm，符合中量心包积液

图 22-2-4　心尖四腔心切面

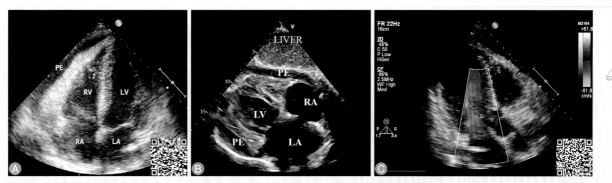

A.心尖四腔心切面显示右心室外侧少量心包积液，心包膜增厚（动态）；B.剑突下四腔心切面显示右心前方和左心室后方心包腔内少量至中量积液；C.CDFI显示右心室外侧少量心包积液，心包膜增厚，舒张期主动脉瓣存在少量红色反流束，收缩期二尖瓣存在少量蓝色反流束（动态）。PE：心包积液；LIVER：肝脏；RA：右心房；LV：左心室；LA：左心房；RV：右心室

图 22-2-2　四腔心切面

（2）明显的心脏后方局限性积液可能由仰卧位重力作用，少量积液向后流动所致。

（3）在胸骨旁切面，局限性积液实际上可能是纵隔（如脂肪、纤维、胸腺）。

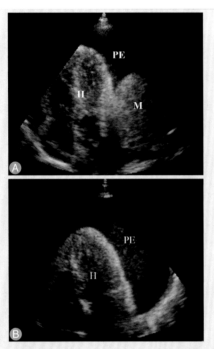

A.心尖四腔心切面显示心包腔大量液性暗区，在与左心房室交界外侧心包膜上附着一大的实性肿物；B.心包腔大量积液。PE：心包积液；H：心脏；M：肿块

图22-2-5　肺癌心包转移

三、心包积液的性质与表现

（1）心包积液的液体为黑色无回声区域，可能是浆液、血液或脓液，应用超声心动图难以鉴别。

（2）条、带样（纤维蛋白）回声可在任何引起炎症的情况下发生（感染、出血或尿毒症，图22-2-6，图22-2-7）。

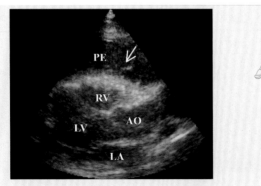

显示心包腔积液，其间并存条索样结构回声（箭头）。PE：心包积液；RV：右心室；LV：左心室；AO：主动脉；LA：左心房

图22-2-6　胸骨旁左心室长轴切面

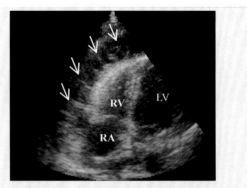

显示心包腔积液，其间并可见与胸壁相垂直的多条条索样结构回声（箭头）。RV：右心室；LV：左心室；RA：右心房

图22-2-7　非标准心尖四腔心切面

（3）肿物很少见，可能是血肿、肿瘤、囊肿，或者与感染有关，如霉菌。需要观察其大小、形状、回声性质、运动及附着，如心包、心室。血肿与心肌通常具有同样的超声心动图密度，因此有时难以识别，如果发现可提示心包积血。

四、心包积液与胸腔积液的鉴别

在胸骨旁长轴切面，使用降主动脉作为一个标志。心包囊在主动脉和左心房之间折起，因此心包积液延伸至这个间隙，位于主动脉前方。胸腔积液在主动脉后方，并跨越左心房。

如果怀疑心包腔和胸腔均有积液，可在心尖切面寻找心包膜，其是位于液体内部的一条连续的分隔线。

第三节　心脏压塞

一、概述

心脏压塞是一个临床诊断，主要基于心动过速（＞100次/分）、低血压（收缩压＜100 mmHg）、奇脉（吸气时血压下降＞10 mmHg）、颈静脉压升高且高低起伏。超声心动图可提供支持证据。

二、超声检查

1.二维超声心动图所见提示心脏压塞

当心包内压力升高，开始超过右心压力时，在心动周期，部分心腔塌陷。在左心受累之前，临床征象通常就已经出现。

（1）在心房收缩期，右心房塌陷速度快于一般情况下。

（2）在心室舒张期，部分右心室开始塌陷。首先，在舒张早期（压力最低），塌陷的是右心室流出道，然后，当心包内压力增加时，塌陷延伸累及整个右心室和整个舒张期（图22-3-1）。

（3）在心房收缩期，快速的心房塌陷结合随后心室舒张期出现的快速心室塌陷，产生"心房和心室摇摆"的表现（图22-3-2，图22-3-3）。

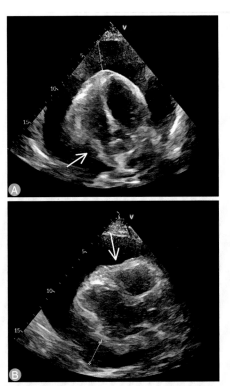

A.心尖四腔心切面显示收缩期右心房快速塌陷（箭头）；B.胸骨旁左心室长轴切面显示舒张期右心室塌陷（箭头）

图 22-3-1　心包大量积液

2.多普勒超声所见提示心脏压塞

在心脏压塞的情况下多普勒超声显示超声心动图证实了在呼吸时右、左心室流入血流变异增大，使临床上表现出奇脉的现象。

（1）在心尖四腔心切面，将PW置于三尖瓣流入血流。开启生理呼吸曲线信号（如果具备），将扫描速度减慢至25 cm/s。

（2）获取多普勒曲线轨迹，测量吸气时最大和最小E峰速度（要与呼吸相一致，在吸气时最大）。

（3）同样描记二尖瓣多普勒血流曲线（E峰最大速度在呼气时）。

（4）正常变异，在二尖瓣血流<15%，在三尖瓣<25%。如果增大，则支持心脏压塞，但在二尖瓣，临床征象通常有多达40%的变异（详见下册第五篇第十三章第十节心脏压塞）。

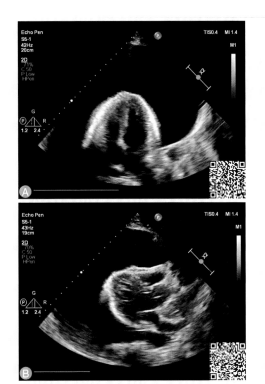

A.于心尖四腔心切面可见大量心包积液，随心脏舒缩合并"心脏摆动征"；B.于胸骨旁左心室长轴切面可见大量心包积液，随心脏舒缩合并"心脏摆动征"

图 22-3-2　心脏压塞实时二维超声心动图（动态）

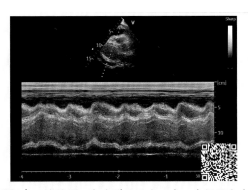

M型超声心动图于心室波群显示右心室、室间隔和左心室壁呈同向运动，提示"心脏摆动征"

图 22-3-3　心包大量积液病例（动态）

在呼吸期间，经过心脏的血流变化增大在左、右心室流出道也有所表现（右心室流出道血流在吸气时增大，左心室流出道血流在呼气时增大）。

（5）应用PW在胸骨旁短轴右心室流出道切面取样，记录吸气和呼气时的VTI和峰值速度。

（6）应用PW在心尖五腔心切面左心室流出道取样，记录吸气和呼气时的VTI和峰值速度。

（7）正常情况下，在呼吸期间，VTI和峰值流速变化<10%。

三、注意事项——判断心脏压塞存在的问题

（1）二维和多普勒测量只有在心包内、胸腔内及心室内压力关系"正常"时才准确。

（2）心室"僵硬度"增加（心室肥厚和心室内血肿）或右心室压增加（肺动脉高压）使心室不易塌陷。

（3）低容量状态是指在多普勒上心室流入血流改变不明显。

（4）在人工通气的患者中，多普勒指标未得到验证。

第四节 缩窄性心包炎

一、概述

缩窄性心包炎少见，通常具有较长时间的病史，临床体征和症状均不清晰。其可由感染（典型是结核）、心肺手术、辐射或结缔组织疾病所致的慢性炎症所引起。诊断是临床的，超声心动图可提供支持依据，以及将其与限制型心肌病相鉴别。MRI或CT通常也可用于评价心包情况。

二、超声检查

1.二维超声心动图所见提示缩窄性心包炎

（1）查找心包膜：显示心包膜厚度正常（1~2 mm）或增厚（可达10 mm，如果测量不准确，则可选用其他方式实际测量）。还可显示心包钙化的强回声或其伴随的声影（一种慢性炎症的标志，图22-4-1~图22-4-3）。

（2）判断左心室：通常收缩功能正常。如果不正常，那么要考虑其他原因。采用二维超声心动图和M型超声心动图在胸骨旁切面评价室间隔运动。典型表现为室间隔在舒张期左、右心室充盈时出现"摆动"，可能是由于两个心室竞争性充盈所致。在M型超声心动图显示舒张早期切迹或在二维超声心动图显示反常后正常运动。

（3）因心包缩窄，左、右心室充盈受限，左、右心房扩大，腔静脉和肺静脉回流受阻，下腔静脉呼吸塌陷率降低，房室瓣可关闭不全（图22-4-2~图22-4-4）。

2.多普勒所见提示缩窄性心包炎

（1）判断呼吸时的二尖瓣和三尖瓣流入血流是否像心脏压塞时一样。缩窄性心包炎引起如同

心脏压塞样的变化（在三尖瓣>25%，在二尖瓣>15%，见下册第十三章第十节心包压塞图）。由于心室受到僵硬心包的支撑，无心室塌陷征象。

（2）查找舒张功能障碍的特征。二尖瓣流入血流的E/A值增大，加速时间缩短（从E波的峰值至结束的时间，正常>160 ms）。

（3）采用组织多普勒（如果具备），在心尖四腔心切面将取样容积置于二尖瓣瓣环侧壁。缩窄性心包炎中心肌功能正常，因而二尖瓣瓣环峰值速

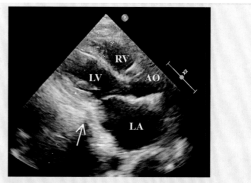

胸骨旁左心室长轴切面显示心包膜回声增强，以左侧房室交界为明显（箭头），左心房扩大，心室相对偏小。RV: 右心室; LV: 左心室; AO: 主动脉; LA: 左心房

图 22-4-1　缩窄性心包炎

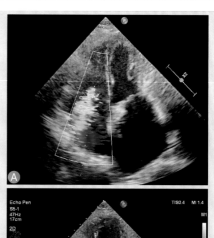

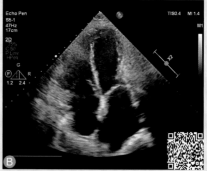

A.CDFI显示左心房扩大，左心室偏小，左侧房室交界回声较强，收缩期三尖瓣见中量以蓝色为主的彩束反流；

B.二维超声心动图显示房室交界心包膜增厚，回声增强，左、右心房扩大，左、右心室相对偏小（动态）

图 22-4-2　心尖四腔心切面

度正常（＞10 mm/s）。如果心肌功能减低，需要要考虑限制型心肌病。缩窄性心包炎和限制型心肌病的临床特征相类似，超声心动图有助于鉴别诊断（表22-4-1）。

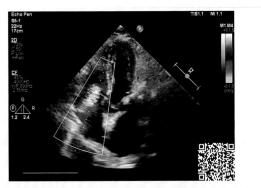

CDFI显示收缩期三尖瓣中量以蓝色为主的彩束反流

图22-4-3 心尖五腔心切面（动态）

表22-4-1 缩窄性心包炎与限制型心肌病的鉴别

	限制型心肌病	缩窄性心包炎
二者相类似的情况		
E/A 值	增大	增大
减速时间	缩短	缩短
二者区别		
左心室功能	可能异常	一般正常
心包膜	正常	回声增强或增厚
室间隔运动	一般正常	可能异常
心房	双心房扩大	一般正常大小
二尖瓣瓣环速度	减低	正常
心室流入血流	正常变异	随呼吸变异增大

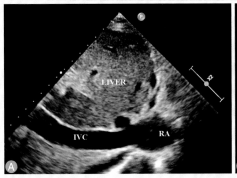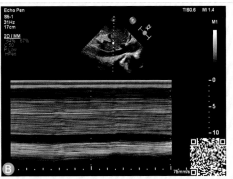

A.二维超声心动图显示下腔静脉扩张；B.实时二维超声心动图显示下腔静脉呼吸塌陷率降低（＜50%，动态）。
LIVER：肝脏；IVC：下腔静脉；RA：右心房

图22-4-4 剑突下下腔静脉长轴切面

（张全斌 徐琨 何慧）

第二十三章

先天性心脏病

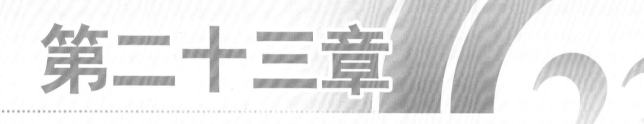

第一节　概述

先天性心脏病是指心脏及大血管在胎儿期异常发育引起的在出生时即存在的疾病。在国外，德国PAN研究报道先天性心脏病的患病率为1.08%（见表23-1-1先天性心脏病严重程度分型的表注参考文献），近年来，国内大样本调查报道其患病率为0.7%～0.8%。先天性心脏病的严重程度被分为轻度、中度及重度（表23-1-1）。

表 23-1-1　先天性心脏病严重程度分型

严重程度	先天性心脏病
轻度	小型或肌型室间隔缺损，所有类型的房间隔缺损，动脉导管未闭，肺动脉瓣狭窄，其他病变
中度	除小型或肌型外其他所有类型的室间隔缺损，房室间隔缺损，主动脉瓣狭窄，主动脉缩窄，部分型肺静脉畸形引流，其他病变
重度	所有类型的单心室、法洛四联症、肺动脉瓣闭锁合并室间隔缺损，肺动脉瓣闭锁合并完整室间隔，右心室双出口，完全型大动脉转位、矫正型大动脉转位，共同动脉干，主动脉弓离断，完全型肺静脉畸形引流，Ebstein畸形，其他病变

引自：LINDINGER A., SCHWEDLER G., HANS H.W.. Prevalence of congenital heart defects in newborns in Germany: results of the first registration year of the PAN study（July 2006 to June 2007）[J].Klin Padiatr, 2010, 222（5）: 321-326.

常见的先天性心脏缺陷，如心房和室间隔缺损及主动脉缩窄等都有明确的评估方法。无论是简单的还是复杂的，任何先天性心脏病的成像都要依靠相同的超声心动图基本原理进行诊断。检查时，需要对采集的所有图像进行评估。如果畸形成像复杂，那么要与临床专科医师共同探讨。值得注意的是，超声心动图是一种临床影像诊断，需要与其他相关方法结合分析。

一、超声评估

在检查之前，应尽可能多了解患者的情况，如临床病史、手术记录、既往手术方法和影像检查结果，以便医师明白此次检查的目的及哪些图像可能是最有用的或所需的。当开始检查时，请记住以下几点。

（1）应用经胸超声心动图的基本原理评估各心腔大小、连接关系、心室功能、瓣膜功能，以及有无心包积液等在检查期间需要了解的基本问题（图23-1-1）。

（2）临床经验对于复杂先天性心脏病的成像

是很重要的，对影像学解释的合理性一般有赖于操作者的临床经验。

（3）谨防先天性心脏病合并心内膜炎。

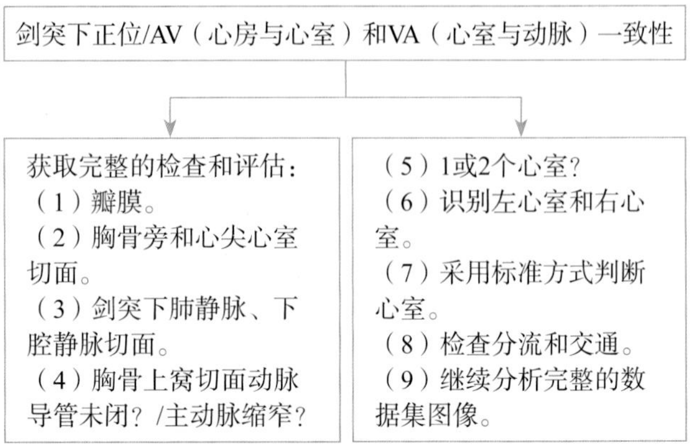

剑突下正位/AV（心房与心室）和VA（心室与动脉）一致性

↓　　　　　　　　↓

获取完整的检查和评估：
（1）瓣膜。
（2）胸骨旁和心尖心室切面。
（3）剑突下肺静脉、下腔静脉切面。
（4）胸骨上窝切面动脉导管未闭？/主动脉缩窄？

（5）1或2个心室？
（6）识别左心室和右心室。
（7）采用标准方式判断心室。
（8）检查分流和交通。
（9）继续分析完整的数据集图像。

图 23-1-1　在经胸超声心动图检查期间需要了解的基本问题

超声心动图在先天性心脏病中的特殊优势

（1）能够无创地了解详细的解剖信息，可进行连续评估。

（2）多普勒超声可评估瓣膜功能、主动脉弓状态、分流信息、梗阻位置及其程度（心房转换大动脉转位患者）等。

（3）右心超声造影可评估分流，如卵圆孔未闭（详见下册第二篇心脏声学造影）。

（4）协助经皮介入手术。

（5）多巴酚丁胺负荷超声可用于动脉转换大动脉转位患者（缺血）。

（6）先进技术的应用：组织多普勒检查心室功能、三维技术了解更详细的解剖学信息（如Ebstein畸形、房室间隔缺损）、斑点追踪应用和不同步性评估等。

二、重要切面和所见图像

采集标准的切面和图像，关注从剑突下获取的腹部超声检查切面，其对诊断很有帮助。推荐9个重要切面，确保系统检查和分析。还应注意先天性心脏病的特殊征象，有时需要在特殊位置采集图像。

1.腹部横切面

于剑突下声窗，探头标记在3点钟左右方向。显示腹腔器官的位置（肝/胃），以及主动脉和下腔静脉（右侧）与脊柱的关系。

2.腹部纵切面

于剑突下声窗，探头标记朝向头侧12点钟左右方向。用于确认搏动性的主动脉和腹腔动脉的位置。如果探头角度朝向肝脏，那么将有可能显示肝静脉和下腔静脉引流至右侧心房。

3. 胸骨旁长轴切面包括右心室流入道和流出道切面

该切面有助于评估右心室流入道和流出道。

4. 胸骨旁短轴切面

该切面特别适宜检查膜周部室间隔缺损（在10点钟方向）、左/右肺动脉、冠状动脉起源、二尖瓣及左/右心室。

5. 心尖四腔心切面、三腔心切面、二腔心切面

心尖四腔心切面、三腔心切面、二腔心切面有助于检查正常房室瓣膜的偏移（三尖瓣应当更靠近心尖），还可识别右心室在心尖的调节束，以确定形态学上的右心室，评估伴随的任何病变。

6. 心尖五腔心切面

该切面可详细评估主动脉瓣和主动脉的情况。

7. 剑突下（或上腹部）切面

该切面可系统地显示肝脏、右心房、房间隔、左心房，以及肺静脉汇入左心房。

8. 胸骨上窝（主动脉弓）切面

伸展颈部可最大化地显示该切面。用于识别升主动脉、颈部血管和肺动脉，检查任何主动脉缩窄或动脉导管未闭。

9. 右侧胸骨旁长轴切面

该切面可提供关于主动脉瓣更进一步的信息。

三、顺序节段分析法（心脏结构三段分析法）

Van Praaph等根据病理解剖及临床特征将心脏结构按心房、心室、大动脉根部分为3个主要节段，以便于判断它们的结构和分别确定其方位、连接关系及畸形情况。为了对先天性心脏病患者进行评估，需要确定一些重要信息，这些信息涉及心脏和血管是如何连接在一起的，在此提供的分析顺序可用于收集所有重要信息。

1. 确定心房的排列

心房是由心耳特点（右宽、左窄）与体循环和肺循环的连接确定的。正常情况下是正位，反位是形态学左心房在右侧。腹部器官通常与心房相一致，肝脏在左侧提示反位。使用剑突下声窗检查如下特征。

（1）左心房的心耳长而窄，呈圆形。

（2）右心房的心耳短而宽，且右心房有下腔静脉瓣。

（3）识别下腔静脉和肺静脉连接部位（肺静脉血流不能作为判断左心房的决定性依据，因为其有时不一定流入左心房）。

2. 确定心室的形态学和排列——房室连接

正常情况下，心管向右侧折叠，心脏位于左胸，右心室在前。如果心管向左侧折叠，那么左心室在前，房室瓣位置与心室位置保持一致。使用下列特征判断心室。

（1）依据肌小梁、3组乳头肌、3个瓣叶、调节束和三角形腔室识别右心室。

（2）左心室有平滑的表面、两组乳头肌、两个瓣叶，呈"子弹头形"。

（3）依据调节束和伴有三尖瓣确定右心室；依据"子弹头"形状和伴有二尖瓣确定左心室。

3. 确定大动脉的形态学

可以确定大动脉是否转位，如果瓣膜处于右位但折叠使心室旋转，或心室处于右位但动脉被调换，就会发生大动脉转位。

（1）使用胸骨旁短轴切面和修正的长轴切面识别肺动脉的方向（朝向后方）和分叉。升主动脉朝向上方。

（2）使用胸骨上窝切面观察主动脉弓走向是左侧（正常）还是右侧。

（3）心室与动脉连接。根据胸骨旁和心尖声窗可以确定心室动脉瓣的形态、心室与动脉的关系和心室漏斗部形态。

（4）评估可能伴有的任何心内病变。患者可能有一个以上病变，可通过采集完整的数据集，检查血流异常情况和分流情况评估。

（5）确定心脏在胸腔的位置和心尖的朝向。超声心动图使用剑突下声窗检查，心脏和体内器官通常是正位的，即心脏、胃、脾脏均在左侧，而肝脏在右侧。

先天性心脏病所使用的顺序节段分析见表23-1-2。

心房不定位（situs ambiguous）

内脏与心房位置不能确定时称为心房不定位，又称心房异构（atrial isomerism）。分为两类：一类为双侧右心房，多伴有无脾症；另一类为双侧左心房，多伴有多脾症。

表 23-1-2　先天性心脏病所使用的顺序节段分析

腹部脏器位置	正位（肝脏位于右侧，胃位于左侧），反位（肝脏位于左侧/横位，胃位于右侧）
心房解剖和体静脉连接	正位（右心房位于右侧）；反位（右心房位于左侧）；位置模糊/不能确定
房室连接	两组房室瓣；共同房室瓣；房室瓣闭锁；房室瓣骑跨
心室形态学	右心室位于右侧；右心室位于左侧；单心室
大动脉形态学	一致（正常）；不一致（转位）；双出口（左或右心室）；共同出口（共同动脉干）；单一动脉闭锁

第二节　心脏位置异常

一、心脏3个节段所用符号及其含义

1. 心房与内脏位置的3个类型

S：心房与内脏呈正常位。

I：心房与内脏呈反位。

A：心房与内脏呈不定位，伴有无脾症或多脾症。

2. 心室袢的类型

D：心室右袢。

L：心室左袢。

X：心室袢位置不定。

3. 大血管半月瓣间相互关系的类型

S：正常大血管的位置关系。

D：主动脉位于肺动脉右前方，为大动脉右转位。

L：主动脉位于肺动脉左前方，为大动脉左转位。A：主动脉位于肺动脉正前方，此型目前被归于右转位之列。

I：正常大血管位置关系的镜像。

心室袢

心室袢可分为右袢和左袢两种类型。正常情况下，胚胎期原始心管随着发育向右扭曲，其结果是右心室转至右侧，左心室位于左侧，这种形式的扭曲称为心室右袢（D-loop）。异常情况下，心管向左扭曲，使得右心室转至左侧，左心室位于右侧，这种形式的扭曲称为心室左袢（L-loop）。

二、心脏异位

心脏异位在国内亦有人称之为心尖异位，是指心脏仍然在胸腔内，但其心尖及内部结构的位置异常，可分为右位心、左旋心、右旋心、中位心及右移心（右移心为获得性异位）。

正常情况下心脏大部分位于左侧胸腔，心尖指向左前方，房室连接一致，左心房、左心室在左侧，右心房、右心室在右侧。右位心是指出生后心脏的主体位于胸腔右侧，可由先天性的心脏及大动脉发育异常所致。其包括真正右位心、右旋心、右移心3种类型。右位心比较罕见，发病率为1/12 000，多伴内脏转位，有40%～50%的患者可合并其他心内畸形，如房间隔缺损、室间隔缺损、单心室（single ventricle，SV）等先天性心血管畸形。超声心动图于右侧胸腔可见相应的声像图表现（超声心动图示单纯性右位心和右位心合并房间隔缺损、肺动脉瓣下狭窄）。

1. 真正右位心

（1）概述：真正右位心是指心脏的主要部分及心尖在右侧胸腔，心脏的长轴（心底部至心尖的连线）指向右下。心房呈反位，心房、心室和大血管的位置宛如正常心脏的镜像，亦称为镜像右位心，即左心房、左心室位于右侧，而右心房、右心室位于左侧，心尖由左心室组成，伴或不伴内脏转位（超声心动图示剑突下切面：腹主动脉位于脊柱右侧，下腔静脉位于脊柱左侧，肝脏和胆囊位于左季肋胸腔，脾脏位于右季肋胸腔；胸骨上窝切面：主动脉弓位于右侧）。右位心主要由发育异常所致，如果心脏本身没有缺陷和功能异常，那么一般不会引起明显的病理生理变化，且无须治疗。如果患者伴有其他先天性心血管畸形，则可能出现相应的临床表现，如心悸、胸闷、发绀等，可治疗伴随的疾病。

右位心的特殊类型

心房不定位的右位心，这类病例多为单心房及水平肝。

（2）镜像右位心的超声心动图征象（图23-2-1～图23-2-7）：在检查时将探头左右反转，并以被检查者正中线为对称轴来探查，即可获得如正常人左位心的切面。但检查者往往因习惯于探查正常左位心，不习惯对极少数右位心的探查，而不能获得

满意的切面图像,特别是对那些合并心内畸形的患者,要想获得所有的标准切面图像是很困难的,这给诊断带来了挑战。

2. 右旋心

(1)概述:右旋心又称孤立性右位心,是指心尖指向右前方,而心腔的解剖位置并不变,心脏大部分位于右胸腔内,也称假性右位心。心房正位,即心房、心室空间方位关系未形成镜像倒转,常合并各种先天性心血管畸形。

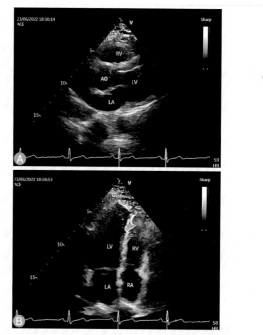

A.二维超声心动图于胸骨右侧左心室长轴切面显示心脏位于右侧胸腔,心尖指向右下方,心房反位,心室左祥,心室与大血管连接关系正常;B.二维超声心动图于心尖四腔心切面显示心脏位于右侧胸腔,心尖指向右下方,心房反位,心室左祥。LV:左心室;RV:右心室;LA:左心房;RA:右心房;AO:主动脉

图 23-2-2 镜像右位心(二)

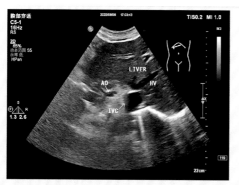

内脏反位,剑突下切面可见肝脏位于左侧,下腔静脉在脊柱左前方,腹主动脉在脊柱右前方。AO:腹主动脉;LIVER:肝脏;HV:肝静脉;IVC:下腔静脉

图 23-2-1 镜像右位心(一)

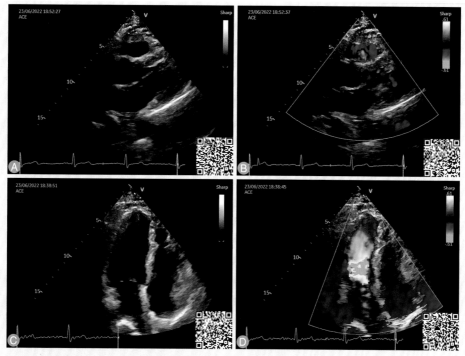

A.二维超声心动图于胸骨旁左心室长轴切面显示心脏位于右侧胸腔,心尖指向右下方,心房反位,心室左祥,心室与大血管连接关系正常;B.CDFI于左心室长轴切面显示血流动力学正常;C.二维超声心动图于心尖四腔心切面显示心脏位于右侧胸腔,心尖指向右下方,心房反位,心室左祥;D.CDFI于心尖四腔心切面显示心脏血流动力学正常

图 23-2-3 镜像右位心(三,动态)

第三篇

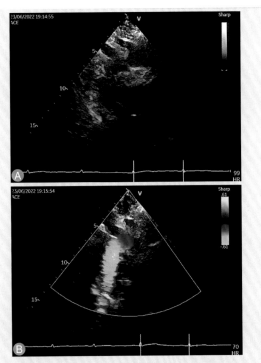

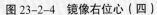

A.二维超声心动图于胸骨上窝显示主动脉弓及降主动脉位于右侧；B.CDFI于胸骨上窝显示右侧主动脉弓及降主动脉的回心蓝色血流信号

图23-2-4　镜像右位心（四）

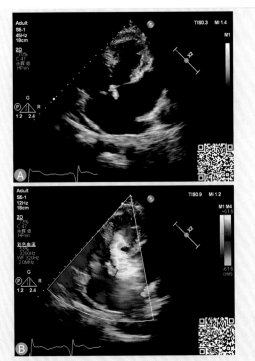

A.实时二维超声心动图显示心尖四腔心切面心脏位于右侧胸腔，心尖指向右下方，心房反位，心室左祥，并可见房间隔中部回声中断，提示合并房间隔缺损；B.CDFI显示心尖四腔心切面房水平可见双向分流

图23-2-6　镜像右位心（六，动态）

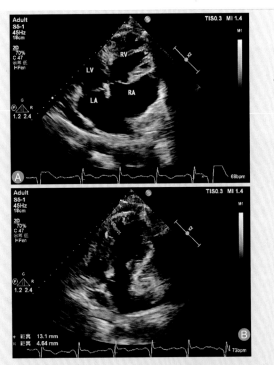

A.心尖四腔心切面显示心脏位于右侧胸腔，心尖指向右下方，心房反位，心室左祥，并可见房间隔中部回声中断，提示合并房间隔缺损；B.胸骨旁右心室流入道切面显示右心室壁增厚，肌小梁粗大，其间可见隐窝结构，粗大肌小梁与致密心肌之比为2.8，提示合并右心室心肌致密化不全。LV：左心室；RV：右心室；LA：左心房；RA：右心房

图23-2-5　镜像右位心（五）

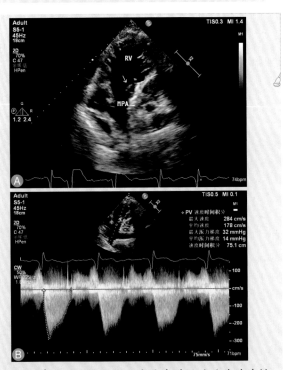

A.二维超声心动图显示右心室流出道远端（肺动脉瓣下）可见一粗大肌束向流出道突起，右心室流出道局部狭窄；B.PW于肺动脉瓣下显示高速湍流频谱，CW测得最大流速达287 cm/s，最大压差为32 mmHg，提示右心室流出道（肺动脉瓣下）狭窄。RV：右心室；MPA：主肺动脉

图23-2-7　镜像右位心（七）

左旋心

亦称孤立性左位心（isolated levocardia），是指心脏的主要部分及心尖在左侧胸腔内，心脏的长轴指向左下，而内脏呈部分性或完全性反位（inversion）或异位（heterotaxia）。前者称心房正位的左旋心，此类病例仅有部分性内脏异位；后者称心房反位的左旋心，此类病例的内脏呈完全性反位，心房亦呈反位。可以认为左旋心是内脏心房正位右位心的镜像。左旋心超声心动图的探查方法与正常左位心相同。

（2）右旋心的超声心动图征象：对右旋心的探查与对正常左位心和镜像右位心均不同。具体来说，探头不用左右调转方向，仅做探查部位的调整。如胸骨旁左心室长轴切面和胸骨旁大动脉短轴切面仍然在胸骨左侧探查，心尖四腔心切面则应在右侧第4、第5肋间隙探查，一般可获得满意的图像，小儿超声心动图在剑突下区探查可获得理想的切面图像。

中位心（mesocardia）是指心脏的主要部分及心尖在胸腔的中线，既不偏左也不偏右，又可分心房正位的中位心、心房反位的中位心，以及心房不定位的中位心。

3. 右移心

由于肺、胸膜或膈的病变，心脏移位于右胸，而左、右心室的解剖位置没有改变，心尖仍指向左侧，血流动力学无明显变化。

第三节　房间隔缺损

一、概述

房间隔缺损是先天性心脏病中常见的病变之一，占先天性心脏病的10%~18%。房间隔在胚胎时期由膜性的原发隔和肌性的继发隔形成，二者之中任何一部分发育障碍即可引起房间隔缺损或卵圆孔未闭。该病可以单独存在，也可以合并其他先天性心脏病，当合并较严重的肺动脉狭窄时称为法洛三联症，合并二尖瓣狭窄时称为卢滕巴赫综合征。房间隔缺损可以分为原发孔型（15%）、继发孔型（65%）、静脉窦型（10%）、冠状静脉窦型（罕见），其中静脉窦型包括上腔型及下腔型。房间隔缺损病理解剖示意见图23-3-1。

1. 血流动力学

当房间隔缺损时，右心不仅要接受上、下腔静脉回流的血液，还要接受左心房分流到右心房、右心室的动脉血液，分流量的大小与缺损的大小、两侧心房间压力差及心室的顺应性有关，分流量大时右心系统的容量负荷增加，同时导致肺动脉的血流

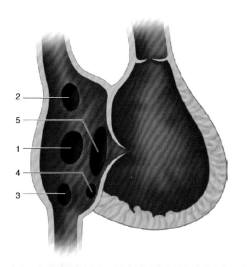

1：继发孔型房间隔缺损位于房间隔的中央；2：上腔静脉窦型房间隔缺损在头侧，接近上腔静脉；3：下腔静脉窦型房间隔缺损位于卵圆窝的下后方；4：冠状静脉窦型房间隔缺损在冠状静脉窦口，将心房间隔沟通；5：原发孔型房间隔缺损位于房间隔尾侧，延伸至房室瓣，因而属于房室间隔缺损分类

图 23-3-1　房间隔缺损病理解剖示意（右心房、房间隔和右心室的前面观）

（引自：Hofbeck M，Deeg K-H，Rupprecht T.Doppler Echocardiography in Infancy and Childhood.Springer Nature，2017.）

量增加，血流速度增快，右心房、室腔扩大，右心系统的容量负荷过重，进而导致室间隔与左心室后壁呈同向运动。

2. 主要临床表现

房间隔缺损的症状与缺损大小有关，对于小的房间隔缺损，在婴幼儿时期多没有特异性表现，大部分在体检时查出；对于较大的房间隔缺损，分流量也较大，导致体循环血流量不足，影响生长发育。较多患者由于肺循环血流量较多而反复出现呼吸道感染前来就诊，若晚期出现艾森门格综合征，患者可出现发绀症状。

有关艾森门格综合征的详细描述，详见本篇第二十一章第六节艾森门格综合征的介绍。

3. 可合并畸形

如合并肺静脉畸形引流、二尖瓣脱垂、动脉导管未闭、二尖瓣关闭不全、二尖瓣狭窄（卢滕巴赫综合征)、肺动脉瓣狭窄（构成法洛三联症）、部分房室管畸形，以及室间隔缺损等。

二、超声心动图诊断

1.超声检查方法

小儿患者房间隔的最佳显示切面为剑突下切面，剑突下四腔心切面由于声束方向与房间隔基本呈垂直关系，不易产生回声失落，是显示房间隔的理想切面（图20-2-2，图23-3-2），剑突下双心房切面可以显示静脉窦型房间隔缺损。在成人患者中，剑突下切面有时不易显示，可采用胸骨旁四腔心切面（图20-2-1）、胸骨旁主动脉瓣水平短轴切面，以及心尖四腔心切面扫查，但心尖四腔心切面因声束方向与房间隔平行，易引起回声失落而出现伪像。

2.声像图

（1）二维超声心动图

可显示房间隔任一部位或冠状静脉窦壁的回声中断，位于房间隔下部十字交叉处的中断为原发孔型房间隔缺损（图20-3-1），位于房间隔中上部的中断为继发孔型房间隔缺损（图20-2-1，图23-3-3，图23-3-4），位于房间隔上、下腔静脉边缘的回声中断为静脉窦型房间隔缺损（图23-3-5），位于冠状静脉窦壁的缺失或中断为冠状静脉窦型房间隔缺损（图23-3-6）。此外，间接征象可见右心室和右心房增大，肺动脉扩张。

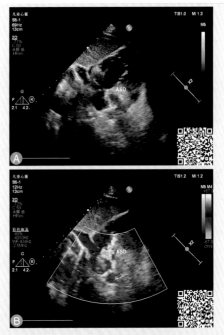

A.剑突下两腔心切面可见房间隔中部回声缺失；B.CDFI可见房间隔中部红色穿隔分流束。ASD：房间隔缺损

图23-3-2　房间隔缺损（动态）

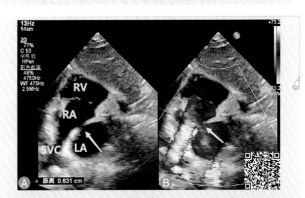

A.剑突下四腔心切面二维超声；B.CDFI（动态）。RV：右心室；RA：右心房；SVC：上腔静脉；LA：左心房

图23-3-3　继发孔中央型房间隔缺损（箭头，一）

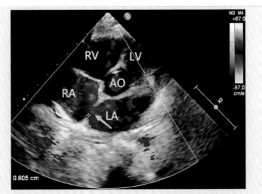

胸骨旁斜五腔心切面CDFI。RV：右心室；LV：左心室；AO：主动脉；RA：右心房；LA：左心房

图23-3-4　继发孔中央型房间隔缺损（箭头，二）

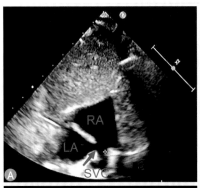

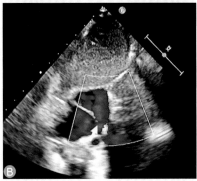

A.上腔静脉窦型房间隔缺损剑突下双心房切面（紧邻上腔静脉）；B.上腔静脉窦型房间隔缺损彩色血流图像。
LA：左心房；SVC：上腔静脉；RA：右心房

图 23-3-5 静脉窦型房间隔缺损（箭头）

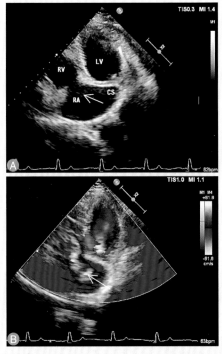

A.二维超声心动图于心尖四腔心后间隔切面，显示冠状静脉窦房间隔回声缺失（箭头）；B.CDFI于非标准心尖四腔心后间隔切面房水平显示左向右红色分流束（箭头）。RV：右心室；LV：左心室；RA：右心房；CS：冠状静脉窦

图 23-3-6 冠状静脉窦型房间隔缺损

（2）多普勒超声

彩色多普勒可显示左向右的红色分流束，弥补二维超声心动图侧向分辨力的不足（图23-3-7）。频谱多普勒可显示舒张期和收缩期各见一个较高峰值的双峰频谱（图23-3-8），连续波多普勒可检测和测量分流速度和压差。多普勒检测可见肺动脉血流速度增快和不同程度的三尖瓣反流信号。

当右心容量负荷过重时，M型超声心动图能清晰地显示室间隔与左心室后壁同向运动（图20-3-2）。

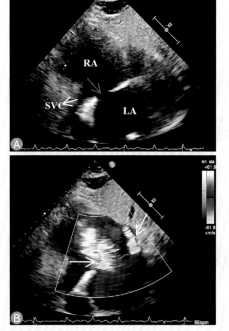

A.二维超声心动图于剑突下二腔心切面显示房间隔靠上腔静脉（白箭头）一侧回声中断（红箭头）；B.CDFI于剑突下二腔心切面在房间隔近上腔静脉侧和下腔静脉侧各见一束左向右以红色为主的彩束分流（箭头）。RA：右心房；SVC：上腔静脉；LA：左心房

图 23-3-7 双孔型房间隔缺损

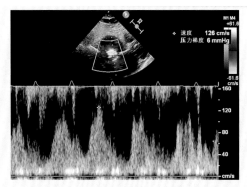

测得房间隔缺损处左向右正向双峰低速频谱

图 23-3-8 房间隔缺损血流频谱 PW

三、注意事项

（1）对于部分声窗条件不好，以及无法明确的冠状静脉窦型房间隔缺损，必要时可行经食管超声心动图或右心声学造影。

（2）可采用二维超声和频谱多普勒超声测量和评估肺循环血量（Qp）与体循环血量（Qs）的比值（Qp/Qs）。

> 一般以Qp/Qs区分房间隔缺损的大小，以确定手术。正常情况下，Qp/Qs≈1；Qp/Qs ＜ 2.1者称为小房间隔缺损；≥ 2.1 则为大房间隔缺损；≥ 1.5 伴有肺动脉高压，动脉血氧饱和度≥ 92% 者，可试行介入封堵术。

四、鉴别诊断

1. 卵圆孔未闭

中央型小房间隔缺损应与卵圆孔未闭相鉴别。卵圆孔未闭时可显示原发隔与继发隔重叠处未完全贴合，呈缝隙样，彩色多普勒显示两层间的斜行红色分流束（图20-4-1～图20-4-3，图23-3-9）。

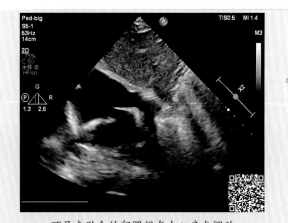

可见未贴合的卵圆瓣在左心房内摆动

图 23-3-9　剑突下四腔心切面（动态）

2. 上腔静脉血流

在彩色多普勒检查时勿将流入右心房的上腔静脉的血流束误认为房间隔缺损，可以通过血流频谱来鉴别。上腔静脉血流频谱的速度与形态随呼吸变化明显，而房间隔缺损的血流频谱速度与形态不随呼吸运动变化而变化。

五、超声检查的价值和意义

超声心动图是诊断房间隔缺损的首选方法，可以快速、准确地判断房间隔缺损的位置、大小及适用的手术方法。

第四节　室间隔缺损

一、概述

室间隔缺损是常见的先天性心脏病之一，占先天性心脏病的25%～30%，室间隔缺损可发生在室间隔的任何部位，依其出现的部位，室间隔缺损可分为4种类型：①膜周部型，又分为缺损位于室上嵴本身和缺损位于膜部两个亚型；②流出道型（漏斗部包括嵴内型、嵴上型），二者又可分缺损位于肺动脉瓣下或室上嵴内两个亚型；③肌部（小梁部）型——肌部缺损；④流入道型——缺损位于三尖瓣隔瓣后。室间隔缺损病理解剖示意见图23-4-1。

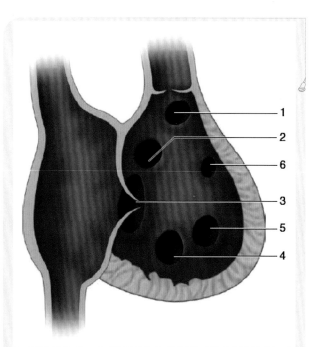

1：动脉干下缺损；2：膜周部缺损；3：流入道缺损；4：肌性室间隔缺损，位于后、下肌肉间隔；5：肌小梁部缺损；6：流出道间隔缺损

图 23-4-1　室间隔缺损病理解剖示意（右心室的前面观）
（引自：Hofbeck M，Deeg K–H，Rupprecht T.Doppler Echocardiography in Infancy and Childhood.Springer Nature，2017.）

临床上通常采用Kirklin分型将室间隔缺损分为4种类型

（1）嵴上型室间隔缺损：占15.6%，位于右心室流出道，室上嵴上方和主肺动脉瓣的下方，常呈椭圆形。主肺动脉瓣的纤维环可成为缺损的部分边缘，可合并主肺动脉瓣关闭不全。

（2）嵴下型室间隔缺损：最常见，占60.2%，位于主动脉瓣环的正下方和室上嵴的后下方。

（3）隔瓣后型室间隔缺损：占21.3%，位于右心室流入道，在室间隔最深处。

（4）肌部型室间隔缺损：占2.9%，多数位于肌部的上段。

Kirklin 分型提到的嵴上型与嵴下型室间隔缺损，严格地讲，应为嵴上型流出道肌部室间隔缺损、嵴下型膜周部室间隔缺损与嵴下型流出道肌部室间隔缺损。

{引自：DONALD D.E.，HARSHBARGER H.G.，KIRKLIN J.W.，et al.Surgical correction of ventricular septal defect:anatomic and technical considerations[J]. J Thorac Surg，1957，33（1）: 45-59.}

血流动力学

当室间隔缺损时，左、右心室之间出现异常交通，由于左心压力远远超过右心压力，因此收缩期左心室的富氧血通过室间隔缺损进入右心室。同时右心室在收缩期时将其乏氧血及由左心室分流来的血液迅速射入肺动脉，通过肺循环后回流入左心房，导致左心容量负荷增加，左心扩大。当病情进一步进展时，出现肺动脉高压，彩色多普勒显示心室间双向分流或右向左分流（艾森门格综合征）。

一般室间隔缺损的直径在0.1~3.0 cm，位于膜部者则较大，位于肌部者则较小，缺损小者以右心室增大为主，缺损大者的左心室较右心室增大。室间隔缺损可单发，也可多发，欧美国家将多发的肌小梁部"蜂窝状"室间隔缺损称为"瑞士奶酪（Swiss cheese）样"缺损。有研究表明，小儿膜周部室间隔缺损及肌部小室间隔缺损有自愈的可能——室间隔缺损的直径≤5 mm，心脏大小正常，对于肺动脉流速不快的室间隔缺损，自愈的可能性大，无需马上手术，可利用超声随访至学龄前。大的室间隔缺损常伴严重的肺动脉高压，可存在进行性肺血管梗阻性改变，发展到艾森门格综合征时则失去手术机会。

室间隔缺损时心内分流的大小及方向主要取决于两个因素：缺损面积和左、右心室之间的压差。其血流动力学变化依缺损大小及左、右心室之间压差的不同而异。

1. 大室间隔缺损

缺损的直径≥1/2主动脉瓣环直径（一般其直径＞15 mm），或缺损口面积＞0.1 cm^2/m^2（体表面积）即为大室间隔缺损。缺损大小对于左向右分流已无限制作用，因而又称为非限制性室间隔缺损。此时血流动力学的变化依赖肺血管阻力的大小。如果肺血管阻力低，则会产生大量左向右分流，肺血流量增加，Qp/Qs＞2.0，肺动脉扩张，肺动脉压升高。肺静脉回流增加，左心房增大，左心室舒张期负荷增加，容积增大，常可导致充血性心力衰竭。随着病程延长，肺动脉压力逐步增高，当肺循环阻力＞体循环阻力时，心室水平产生右向左分流，以致发生艾森门格综合征，临床上出现发绀。

2. 中等大小室间隔缺损

缺损大小介于小缺损与大缺损之间（一般直径在5~15 mm）。肺血容量中度增加，Qp/Qs为1.5~2.0，肺血管阻力中度增高[肺循环压力与体循环压力之比（Pp/Ps）为0.25~0.50]。一般不会导致肺血管阻塞性疾患及肺血管阻力显著升高，当其为部分限制性室间隔缺损时，可伴较大量左向右分流，但肺血管阻力较低。

3. 小室间隔缺损

缺损的直径＜1/3主动脉瓣环直径（其直径＜5 mm)，或缺损口面积＜0.1 cm^2/m^2（体表面积）即为小室间隔缺损。缺损大小对于左向右分流起限制作用，因而又称为限制性室间隔缺损。左、右心室之间存在明显的压差，导致左向右分流。缺损面积小，分流量少，肺循环血容量轻度增加，Qp/Qs＜1.5，一般不会产生肺动脉高压（Pp/Ps＜0.25）。肺血管阻力可正常，没有明显的左心容量负荷增加，左侧房室大小正常。

缺损口面积＜0.5 cm^2/m^2（体表面积），临床无症状者称为 Roger 病。

室间隔缺损可以单独存在，也可以合并其他畸形，如动脉导管未闭、房间隔缺损、二尖瓣关闭不全、主动脉瓣关闭不全、部分性肺静脉畸形引流、肺动脉瓣狭窄、主动脉瓣狭窄、主动脉窦瘤破裂、主动脉弓断裂或主动脉缩窄等。

室间隔缺损合并的畸形

（1）大约50%的室间隔缺损合并其他心脏畸形，如动脉导管未闭、主动脉缩窄、主动脉瓣及肺动脉瓣狭窄等。

（2）室间隔缺损通常也是其他先天性心脏复杂畸形的组成部分之一，如法洛四联症、大动脉转位、右心室双出口、共同动脉干及心内膜垫缺损等。此外，室间隔缺损还可合并肺静脉狭窄。

（3）流出道膜周部室间隔缺损的患者常伴有右冠状动脉瓣和（或）无冠状动脉瓣的脱垂、突出及其连合处的异常，并常伴有右心室流出道-肺动脉瓣狭窄。脱垂的主动脉瓣常可封闭大、中缺损，限制左向右分流。

（4）嵴上型流出道肌部室间隔缺损常合并主动脉瓣右冠瓣经缺损脱入右心室，引起右心室流出道部分梗阻，还可导致不同程度的主动脉瓣反流。

（5）膜周部室间隔缺损常伴室间隔膜部瘤或膨胀瘤，提示室间隔缺损自发性闭合的可能性增大，部分膜周部室间隔缺损愈合。

二、超声心动图诊断

（一）超声检查方法

选择胸骨旁左心室长轴切面、心尖四腔心切面或胸骨旁四腔心切面、胸骨旁主动脉至左心室心尖的系列短轴切面检查。超声心动图切面上不同类型室间隔缺损的位置见图23-4-2。

（二）声像图

1.二维超声心动图

室间隔缺损直径在0.5 cm以上者多可见室间隔回声中断。主动脉短轴切面显示，9～11点位置的室间隔缺损为膜周部室间隔缺损（图23-4-3），左心室长轴切面及心尖五腔心切面均可见（图23-4-4）；流入道型室间隔缺损于心尖四腔心切面三尖瓣隔瓣下可见回声中断；流出道型室间隔缺损为主动脉短轴12～3点位置的室间隔缺损，又可分为两类［主动脉短轴12点位置，室上嵴上方的室间隔缺损为嵴内型室间隔缺损；缺损边缘位于肺动脉瓣下，紧邻肺动脉瓣环，与肺动脉瓣之间无肌性组织的为干下型室间隔缺损（图23-4-5）］；肌部室间隔缺损于心尖四腔心、五腔心及左心室长轴切面可见，小的肌部室间隔缺损由于位置低，容易被漏诊，尤其是靠近心尖的（图23-4-6）。此外，间接征象可见左心房、左心室内径增大，室间隔及二尖瓣前叶活动幅度增大等。

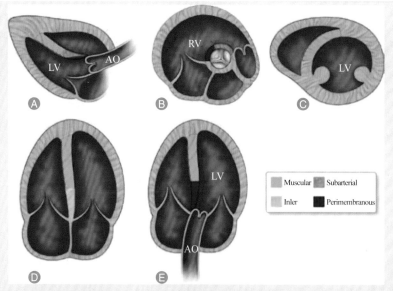

A.胸骨旁长轴切面；B.胸骨旁心底短轴切面；C.心室中部间隔；D.心尖四腔心切面；E.心尖五腔心切面。因为没有一个超声心动图平面可以显示整个室间隔，所以超声心动图检查心室间隔通常需要应用多个声窗和平面。Muscular：肌部；Subarterial：干下；Inler：流入道；Perimembranous：膜周；LV：左心室；AO：主动脉；RV：右心室

图23-4-2 超声心动图切面上不同类型室间隔缺损的位置

（引自：Hofbeck M，Deeg K-H，Rupprecht T.Doppler Echocardiography in Infancy and Childhood.Springer Nature，2017.）

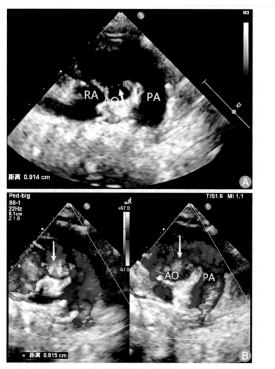

A.胸骨旁大动脉短轴切面二维超声，9～12点可见回声缺失（箭头）；B.胸骨旁大动脉短轴切面CDFI可见室间隔缺损处红蓝双向血流信号（箭头）。AO：主动脉；PA：肺动脉；RA：右心房

图23-4-3　膜周部室间隔缺损

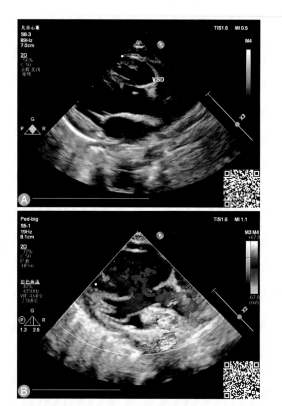

A.二维超声心动图可见室间隔回声中断；B.CDFI可见室间隔缺损处红蓝双向血流信号。VSD：室间隔缺损

图23-4-4　胸骨旁左心室长轴切面（动态）

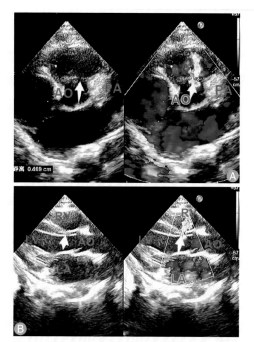

A.胸骨旁大动脉短轴切面显示二维超声紧邻肺动脉瓣下方可见回声缺失（箭头，左图）；CDFI于胸骨旁大动脉短轴切面可见室间隔缺损处左向右五彩镶嵌血流信号（箭头，右图）；B.胸骨旁左心室长轴切面二维超声，室间隔似可见回声缺失（箭头，左图）；胸骨旁左心室长轴切面CDFI可见左向右五彩镶嵌高速穿隔分流束（箭头，右图）。RV：右心室；LV：左心室；AO：主动脉；LA：左心房；PA：肺动脉

图23-4-5　干下型室间隔缺损

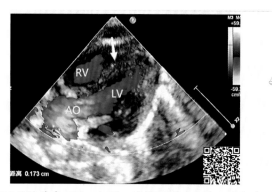

CDFI于胸骨旁五腔心切面、室间隔近心尖处可见红色细小左向右穿隔分流（箭头）。AO：主动脉；RV：右心室；LV：左心室

图23-4-6　室间隔肌部小缺损（动态）

2. 彩色多普勒超声心动图

彩色多普勒超声心动图显示室间隔中断处左向右五彩镶嵌的血流（图23-4-7），出现肺动脉高压时，靠近分流处可出现颜色暗淡的左向右红色分流束或双向分流束；当肺动脉高压进一步加重时，可出现蓝色右向左的分流束；若持续如此，患者出现发绀，称为艾森门格综合征，此时患者即失去手术机会。

第三篇

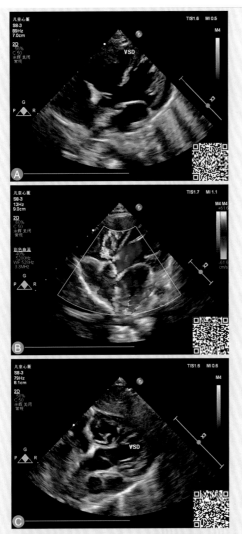

A.胸骨旁五腔心切面二维超声可见室间隔中上部回声中断；B.胸骨旁五腔心切面CDFI可见室间隔缺损处五彩镶嵌高速射流束；C.剑突下双心室切面二维超声可见室间隔中上部回声中断。VSD：室间隔缺损

图23-4-7　室间隔缺损（动态）

3. 频谱多普勒

连续波多普勒在分流处探及全收缩期正向高速湍流频谱，并可检测和测量分流速度和压差（图23-4-8）。

三、注意事项

（1）诊断室间隔缺损时，需要在至少两个切面可见室间隔回声中断，并且彩色多普勒可见穿隔分流；室间隔膜部瘤形成时，要注意瘤体顶端有无破口；如出现主动脉瓣反流，要注意是否合并主动脉右冠瓣脱垂，若合并右冠瓣脱垂，可能会低估室间隔缺损的大小。

（2）可采用二维超声和频谱多普勒超声测量及评估Qp/Qs。

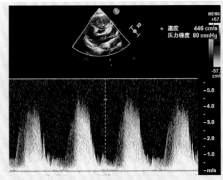

CW在分流处探及全收缩期正向高速湍流频谱

图23-4-8　室间隔缺损血流频谱

1）一般认为，对单纯性室间隔缺损，缺损直径<主动脉根部直径的1/4，当Qp/Qs<1.5时为小量分流，不需要手术。

2）缺损直径为主动脉根部直径的1/4～1/2，当1.5≤Qp/Qs<2.0时为中量分流，如手术危险性较低，可考虑手术治疗。

3）缺损直径超过主动脉根部直径的1/2，当Qp/Qs≥2.0时为大量分流，为了防止肺血管病变，必须进行手术。

4）当Qp/Qs<1.0时，表明存在右向左分流，一般不宜手术治疗。

直径>2 mm的缺损可能不会被发现。

四、鉴别诊断

1. 右心室流出道狭窄

二者在右心室流出道采用频谱多普勒均可记录到收缩期湍流信号，但二维超声切面结合CDFI可清楚显示右心室流出道的狭窄部位及程度。湍流的最强点位于右心室流出道或肺动脉瓣处，无过隔血流信号，均可与室间隔缺损相鉴别。

2. 主动脉窦瘤破裂入右心室

主动脉右冠窦瘤破入右心室流出道，难与漏斗部及嵴下型室间隔缺损相鉴别，遇到时要注意仔细鉴别，多切面、多角度鉴别。

（1）在切面超声图像中，室间隔缺损部位可见右心室流出道室间隔回声连续中断，而主动脉窦瘤破裂者可见扩张的主动脉瘤突入右心室流出道及其破口。

（2）频谱多普勒显示室间隔缺损湍流最强信号位于主动脉瓣下的室间隔右心室面，而主动脉窦瘤破裂的最强信号位于窦瘤的破口处。

（3）室间隔缺损分流信号及最大速度在收缩

期,而主动脉窦瘤破裂者分流频谱占据整个心动周期,最大速度在舒张期。

(4)CDFI显示二者的分流信号起源不一,所处时相不同。

3.室间隔膜部瘤与室间隔肌部瘤

室间隔膜部瘤常发生在室间隔膜部,一般由室间隔膜周部缺损、右心室面三尖瓣隔瓣和周围纤维组织包裹形成,二维超声心动图切面显示室间隔膜部呈瘤样扩张并突向右心室。室间隔肌部瘤常由急性心肌梗死、心肌坏死纤维化形成室壁瘤所致,可并发心肌穿孔。该类患者有急性心肌梗死病史。二维超声图像显示瘤样变范围,病变部位室间隔变薄,与正常室间隔部位呈矛盾运动。

五、临床检查的价值和意义

(1)指导临床治疗方案的选择:超声心动图不仅可以诊断室间隔缺损,确定缺损类型、缺损大小,还可以确定分流量大小,判断是否合并肺动脉高压及有无右向左分流的存在,可为临床诊治,特别是为手术提供直接和间接的依据。

(2)超声心动图在室间隔修补围手术期的应用:及时观察补片及判断是否存在残余漏。CDFI可清晰显示补片周围一束或多束细小分流束。术后超声检查可追踪细小残余漏的愈合情况,较小的残余漏在术后多可自行愈合;较大的残余漏分流需要及时再次行修补手术。

(3)随访评估室间隔缺损及其并发症的变化,评价临床诊治效果和判断预后。

第五节　动脉导管未闭

一、概述

动脉导管是胎儿期重要的生命通道,大多数新生儿出生后20小时左右动脉导管形成功能性关闭,生后2~3天内形成解剖学闭塞,随后逐渐形成动脉韧带。出生后一年动脉导管仍未闭合者称为动脉导管未闭,根据动脉导管未闭的直径和形态学特征,Krichenko将各种不同动脉导管分为圆锥(或漏斗)型、窗型、管型、复杂(瘤)型、拉长(或细长)型,其中管型最多见,占80%以上,各种不同动脉导管类型见图23-5-1。动脉导管未闭是常见的先天性心脏病之一,发病率占10%~20%,仅次于房间隔缺损及室间隔缺损,可单独发生,也可合并其他畸形,如法洛四联症、室间隔缺损、房间隔缺损、大动脉转位、右心室双出口、房室管畸形、主动脉瓣二瓣畸形等,另外,室间隔完整的肺动脉闭锁、主动脉弓离断(interruped of aortic arch,IAA)等存在代偿性动脉导管未闭。近年来,对早产儿动脉导管未闭的研究关注较多,早产儿肺循环毛细血管通透性高,心脏储备力低,重要脏器对低灌注敏感,动脉导管持续开放,容易导致支气管肺发育不良、

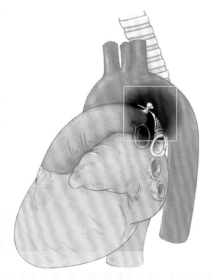
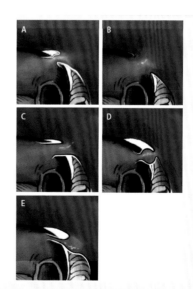

Krichenko将各种不同动脉导管分为A:圆锥(或漏斗)型;B:窗型;C:管型;D:复杂(或瘤)型;E:拉长(或细长)型

图 23-5-1　绘图依据动脉导管未闭直径和形态学

[引自:Krichenko A,Benson LN,Burrows P,et al.Angiographic classification of the isolated,persistently patent ductus arteriosus and implications for percutaneous catheter occlusion.Am J Cardiol 1989,63(12):877-880.]

肺出血、充血性心力衰竭、脑室周围白质软化、新生儿坏死性小肠结肠炎、早产儿视网膜病、早产儿骨发育不良、肾功能不全等并发症。有研究发现动脉导管未闭患儿持续左向右分流会导致早产儿死亡率增加。

血流动力学

由于体循环压力大于肺循环压力，降主动脉的血一部分向下流向胸腹主动脉及其分支，一部分通过未闭的动脉导管流向肺动脉，再通过肺循环回到左心房、左心室，导致左心容量负荷增加，左心扩大（图23-5-2）。进一步发展为肺动脉高压时，大动脉水平可有双向分流或右向左分流，右心也扩大，出现艾森门格综合征。

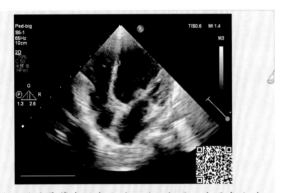

此为一动脉导管未闭患儿的四腔心切面，由于患儿动脉导管粗大，左心容量负荷过大，导致左心房、左心室扩大

图 23-5-2　四腔心切面二维超声（动态）

对于新生儿或早产儿，动脉导管的持续开放会明显增加肺血流量及左心室容量负荷，同时减少体循环血流量，导致充血性心力衰竭、肺出血、低血压、急性肾损伤、脑室内出血、支气管肺发育不良、新生儿坏死性小肠结肠炎等并发症的发生率及病死率增加。

二、超声心动图诊断

1.超声检查方法

在胸骨旁主动脉短轴切面（图23-5-3）、高位肺动脉分叉切面（图23-5-4）或导管切面及胸骨上窝切面可探及未闭的动脉导管形态、管径粗细和管腔长度。

2.声像图

（1）二维超声心动图：主动脉短轴肺动脉长轴切面可见肺动脉分叉处存在一异常管道，与后方降主动脉相通（图23-5-5），管型动脉导管未闭是指

动脉导管的主动脉端至肺动脉端管径相近（图23-5-6，图23-5-7）；窗型动脉导管未闭的形态在于管腔较短，管径较宽（图23-5-8）；漏斗型动脉导管未闭的形态为管径一端粗，一端细，多数为主动脉端粗（图23-5-9）；复杂型（瘤型）动脉导管未闭形态为管腔两端细，中间粗；拉长或细长型动脉导管未闭形态为管腔细而长。此外，二维超声心动图或M型超声心动图可见左心室腔增大（图23-5-9D），室壁厚度及运动幅度正常。

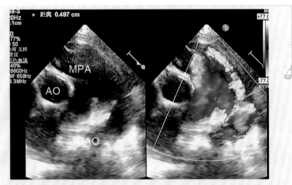

MPA：肺动脉主干；AO：主动脉；DAO：降主动脉

图 23-5-3　大动脉短轴切面动脉导管未闭（箭头）

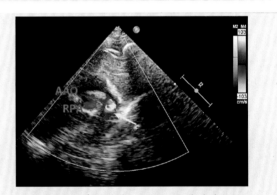

AAO：升主动脉；RPA：右肺动脉

图 23-5-4　动脉导管未闭胸骨上窝切面（箭头）

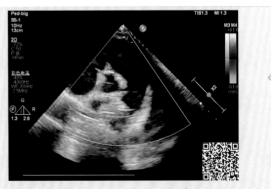

大动脉短轴切面CDFI可见左肺动脉与降主动脉间双向彩色血流信号

图 23-5-5　动脉导管未闭（动态）

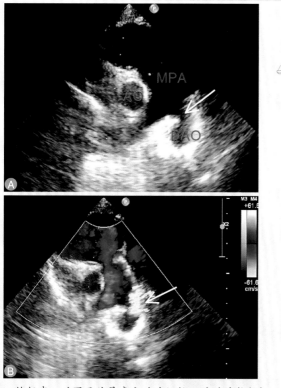

A.二维超声心动图于胸骨旁主动脉短轴、肺动脉长轴切面显示肺动脉分叉远端降主动脉至左肺动脉起始部可见一导管相连通（箭头）；B.CDFI显示降主动脉至左肺动脉起始以红色为主的彩束左向右分流信号（箭头）。MPA：主肺动脉；AO：主动脉；DAO：降主动脉

图 23-5-6　患者女性，3 岁，动脉导管未闭（管型）

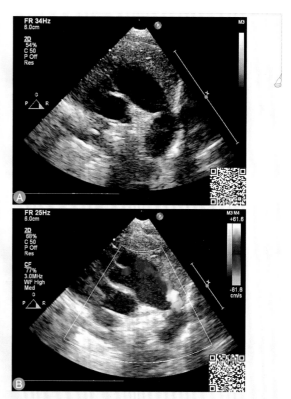

A.二维超声心动图于胸骨旁主动脉短轴、肺动脉长轴切面显示远端降主动脉与肺动脉分叉部相贴，且有连通；B.CDFI显示自降主动脉至肺动脉以红色为主的彩束连续性左向右分流信号

图 23-5-7　患者男性，出生 1 天，持续性动脉导管未闭（窗型，动态）

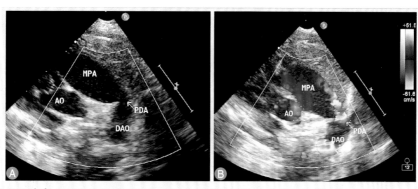

A.二维超声心动图于胸骨旁主动脉短轴肺动脉长轴切面显示远端降主动脉与肺动脉分叉部相贴，且有连通（箭头）；B.CDFI显示自降主动脉至肺动脉以红色为主的彩束连续性左向右分流信号（箭头）。MPA：主肺动脉；AO：主动脉；PDA：动脉导管未闭；DAO：降主动脉

图 23-5-8　患者男性，出生 1 个月，动脉导管未闭（窗型）

（2）彩色多普勒：彩色多普勒显示由降主动脉进入到肺动脉的红色或五彩镶嵌分流信号（图 23-5-10）。

（3）频谱多普勒：脉冲波多普勒在导管开口处可检测到双期连续的高速湍流信号（图 23-5-11），连续波多普勒可检测和测量分流速度和压差。

三、注意事项

（1）二维超声心动图要尽量清晰地显示动脉导管的形态和走行，一些小的动脉导管容易被漏诊，要多声窗、多切面扫查。对婴幼儿患者，于高位左侧胸骨旁位置，逆时针旋转探头，将探头标记置于12点钟方向，显示主肺动脉与左肺动脉延续。在左肺动脉后方，显示远端主动脉弓、主动脉峡部及近端降主动脉。采用彩色多普勒检查，左肺动脉和降主动脉血流背离探头方向，因此显示为蓝色血流。此平面被称为导管观（图23-5-12，图23-5-13），其是彩色多普勒确定动脉导管未闭的理想切面，因为血流经过未闭导管进入肺动脉，方向面向探头，所以血流编码为红色。由于该平面声束角度合适，脉冲波多普勒可定量检测通过导管的血流速度。除婴儿之外，这个平面常需要患者尽量取向左侧倾斜的卧位。

（2）注意肺动脉压力增高时会出现双向分流或右向左分流，很容易漏诊。

（3）还需要关注有无右位主动脉弓或双主动脉弓合并动脉导管未闭的情况。

四、鉴别诊断

（1）主肺动脉窗（图23-5-14）：鉴别点为主肺动脉窗是升主动脉左侧壁与肺动脉右侧壁之间的交通，动脉导管未闭是降主动脉与左肺动脉之间的交通。

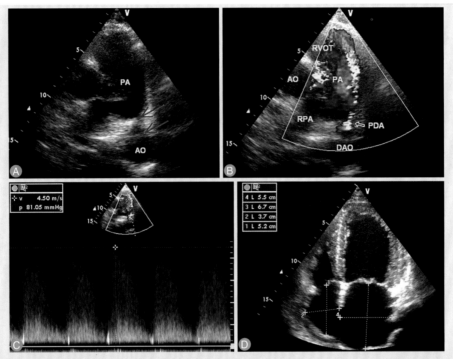

A.二维超声心动图于胸骨旁主动脉水平短轴、肺动脉长轴切面显示肺动脉扩张，自降主动脉至左肺动脉起始部存在一圆锥或漏斗形导管，降主动脉侧口大（直径为11 mm），左肺动脉侧口小（直径为5 mm，箭头）；B.自降主动脉至左肺动脉起始部，CDFI可见以红色为主的彩束左向右分流信号（箭头）；C.CW在CDFI指导下，显示自降主动脉至肺动脉左向右的高速湍流频谱（见测量标识）；D.二维超声心动图于心尖四腔心切面显示左心室和左心房扩大（见测量标识）。PA：肺动脉；AO：主动脉；RVOT：右心室流出道；RPA：右肺动脉；PDA：动脉导管未闭；DAO：降主动脉

图 23-5-9　患者女性，47岁，动脉导管未闭（圆锥或漏斗型）

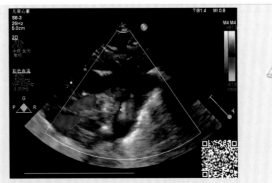

二维超声心动图可见左肺动脉与降主动脉间一管样回声，CDFI可见左肺动脉与降主动脉间左向右红色高速射流束

图 23-5-10　高位胸骨旁大动脉短轴切面（动态）

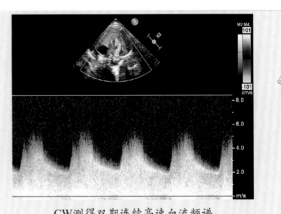

CW测得双期连续高速血流频谱

图 23-5-11　动脉导管未闭频谱

（2）冠状动脉-肺动脉瘘：鉴别点为彩色多普勒可见肺动脉内以舒张期为主的异常血流，频谱多普勒可见以舒张期为主的低速血流信号（详见本书第十四章图14-3-15～图14-3-17）。

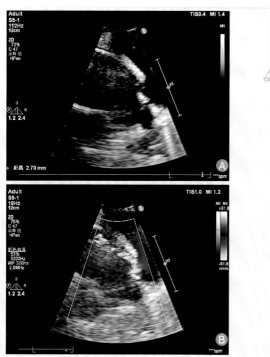

A.二维超声心动图显示胸骨旁高位第2肋间导管切面；
B.CDFI显示胸骨旁高位第2肋间导管切面可见动脉导管未闭从降主动脉至肺动脉的高速五色镶嵌彩色血流信号

图23-5-12　二维超声心动图导管切面

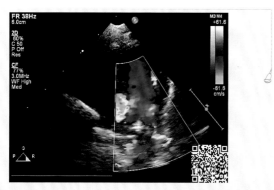

CDFI可见粗大动脉导管未闭彩色血流由降主动脉射入左肺动脉

图23-5-13　胸骨旁高位肺动脉分叉切面（动态）

五、超声诊断的价值和意义

二维超声心动图联合多普勒超声心动图可以准确显示动脉导管的形态及走行，为手术或介入治疗提供准确的信息。

经食管超声心动图检查更贴近心脏，更能清晰地显示动脉导管全程，可以指导动脉导管的封堵治疗。

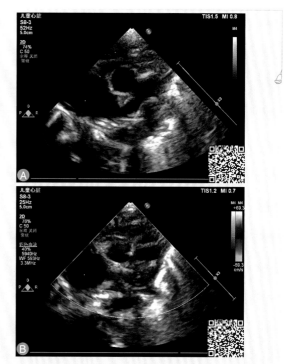

A.大动脉短轴二维切面可见主肺动脉间隔回声缺失；
B.大动脉短轴彩色血流切面，CDFI可见主肺动脉间隔双向穿隔分流束

图23-5-14　主肺动脉窗患儿（动态）

第六节　肺动脉狭窄

一、概述

肺动脉狭窄是一种常见的先天性心脏病，占先天性心脏病的10%左右。肺动脉狭窄在广义上指由右心室流出道至肺动脉分支之间的任何部位狭窄，包括右心室流出道狭窄、肺动脉瓣上狭窄、肺动脉瓣狭窄、肺动脉主干及分支狭窄，以及复合型狭窄（图23-6-1）；狭义上指单纯的肺动脉瓣膜狭窄，也是肺动脉狭窄中最常见的类型。

肺动脉瓣叶发育障碍，存在3个瓣叶但交界处部分或完全融合，狭窄的瓣孔可在中央或偏向一侧，瓣口直径大小不一，可小至1 mm；或肺动脉瓣发育畸形，如双瓣畸形，其交界相互融合造成瓣孔狭窄。瓣叶常增厚，瓣孔呈"屋顶状"或"鱼嘴状"。右心室常有不同程度的肥厚，右心室腔相对缩小。肺动脉均有狭窄后扩张的改变，肺动脉主干直径超过主动脉。肺动脉瓣狭窄最多见，占70%～80%，漏斗部狭窄及肺动脉干狭窄少见。按狭窄的部位分为肺动脉瓣狭窄、肺动脉瓣下狭窄及肺动脉瓣上狭窄，常合并房间隔缺损、室间隔缺

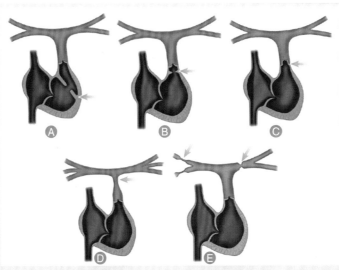

右心室流出道梗阻包括瓣下（图A、图B）、瓣膜（图C）和瓣上（图D、图E）狭窄；瓣下梗阻可位于漏斗部（图A）或漏斗水平（图B）；瓣下梗阻可影响主肺动脉（图D）和中央或周围肺动脉（图E）

图 23-6-1　肺动脉狭窄分型（箭头）

（引自：Hofbeck M，Deeg K-H，Rupprecht T.Doppler Echocardiography in Infancy and Childhood.Springer Nature，2017.）

损。本病临床症状多与狭窄程度有关，轻度多无临床症状，在儿童中多于体检时偶然被发现。

二、超声心动图诊断

1.超声检查方法

胸骨旁大动脉短轴切面显示肺动脉瓣的回声及启闭状态，以及右心室流出道是否通畅，结合CDFI发现狭窄位置，重点观察，寻找线索；还可结合胸骨上窝切面及剑突下切面，胸骨上窝切面可显示肺动脉分支的远端，剑突下切面可补充胸骨旁切面的不足。

2.声像图

（1）二维超声心动图：肺动脉瓣狭窄时可见肺动脉增厚、回声增强，或瓣叶发育不良，瓣口处粘连，收缩期瓣叶开放受限，不能贴近肺动脉管壁，呈弧形，运动受限，常伴狭窄后扩张（图23-6-2）。右心室流出道狭窄可以分为肌性狭窄及膜性狭窄，肌性狭窄常表现为室上嵴及右心室前壁局部增厚，向右心室流出道凸出，使右心室流出道的有效管腔减小，此处血流加速；膜性狭窄可见室上嵴处一线形强回声横跨在右心室流出道，其上有多处小孔。瓣上狭窄可以表现为肺动脉主干及分支的狭窄或瓣上向腔内凸出的嵴样回声所致的肺动脉狭窄（图23-6-3，图23-6-4）。

（2）彩色多普勒血流成像：肺动脉瓣狭窄表现为过瓣口的五彩镶嵌血流信号，呈喷射状，右心室流出道狭窄及肺动脉瓣上狭窄均表现为狭窄后的花色血流信号（图23-6-5）。

（3）频谱多普勒：在CDFI引导下将取样容积置于花色血流最明亮处，采用连续波多普勒可记录到收缩期高速射流频谱，频谱呈负向，为"匕首样"频谱，流速常＞3 m/s（图23-6-4，图23-6-6）。并可计算跨瓣压差，轻度狭窄跨瓣压差＜40 mmHg，中度狭窄跨瓣压差为40 ~ 70 mmHg，重度狭窄跨瓣压差≥70 mmHg。

（4）M型超声：肺动脉瓣a波加深，凹陷深度＞7 mm，开放时间延长。

三、鉴别诊断

（1）肺动脉闭锁：肺动脉极度狭窄时，管腔显示差，容易被误诊为肺动脉闭锁。

（2）动脉导管未闭及其他引起肺动脉内流速增快的疾病。

四、超声诊断的价值和意义

超声心动图检查可以明确狭窄的部位、程度，以及瓣膜的发育情况，从而为临床提供治疗的依据，而且超声检查方便、无辐射，可以对患者进行反复检查、跟踪随访，以及术后评估。对肥胖患者及胸骨旁切面显示不佳的患者行经食管超声心动图可以有效避开肺气干扰，能更准确地判断梗阻的位置及原因。

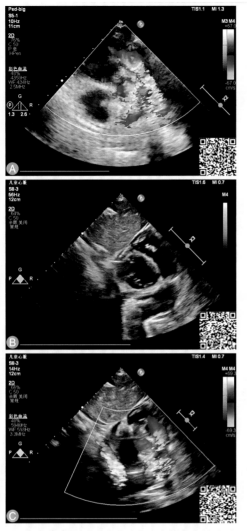

A.CDFI于胸骨旁大动脉短轴切面可见过肺动脉瓣后肺动脉内五彩镶嵌的血流信号，瓣口可见少量反流；B.于剑突下大动脉短轴切面二维超声可见肺动脉瓣增厚，开放受限；C.CDFI可见过肺动脉瓣的五彩镶嵌血流信号及肺动脉瓣口少量反流

图 23-6-2 肺动脉瓣狭窄（动态）

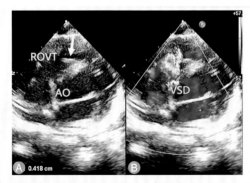

A.二维超声可见右心室流出道异常肌束凸起（箭头），致右心室流出道狭窄，室间隔膜周部可见一回声缺失；B.CDFI于右心室流出道可见局部呈五彩镶嵌血流，室间隔膜周部可见左向右红色穿隔分流。VSD：室间隔缺损；RVOT：右心室流出道；AO：主动脉

图 23-6-3 室间隔膜周部缺损合并右心室流出道狭窄，胸骨旁非标准大动脉短轴切面

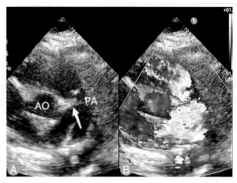

A.二维超声显示肺动脉瓣上方，可见一高回声凸起（箭头）；B.CDFI可见肺动脉内五彩镶嵌血流信号。AO：主动脉；PA：肺动脉

图 23-6-4 肺动脉瓣上狭窄，胸骨旁大动脉短轴切面

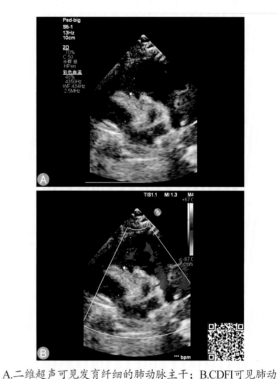

A.二维超声可见发育纤细的肺动脉主干；B.CDFI可见肺动脉内五彩镶嵌血流信号及肺动脉瓣口少量反流（动态）

图 23-6-5 法洛四联症，肺动脉狭窄，胸骨旁大动脉短轴切面

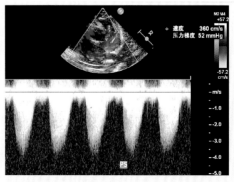

CW测得收缩期负向高速频谱，最大前向流速为360 cm/s，最大压差为52 mmHg

图 23-6-6 肺动脉血流频谱

第三篇

第七节　法洛四联症

一、概述

法洛四联症是一组复合先天性心脏病，是最常见的发绀型先天性心脏病，占先天性心脏病的12%~14%、发绀型先天性心脏病的50%~90%。其主要病理特征包括肺动脉狭窄、室间隔缺损、主动脉骑跨和右心室壁肥厚。

（1）肺动脉狭窄：包括漏斗部、肺动脉瓣膜及其瓣环、肺动脉主干及其分支狭窄，偶有一侧肺动脉缺如或肺动脉闭锁。

（2）高位室间隔缺损：法洛四联症的室间隔缺损不是膜部缺损，而是对位不良型室间隔缺损。根据缺损的位置可分为两种类型：一种是嵴下型缺损，占92.4%；另一种是肺动脉瓣下缺损，占7.6%。

（3）主动脉骑跨：主动脉起源于左、右心室，骑跨于室间隔上，主动脉瓣与二尖瓣有纤维性连接。

（4）右心室肥厚：为肺动脉狭窄的后果。在成人中常存在心肌变硬或纤维化。分型：①无发绀型法洛四联症，右心室流出道梗阻较轻，心室水平以左向右分流为主，少见；②典型法洛四联症，右心室流出道梗阻较重，心室水平以右向左分流为主，多见；③假性动脉干，存在肺动脉闭锁，肺血流来源于动脉导管未闭或侧支动脉。合并的畸形包括右位主动脉弓（约占30%）、肺静脉畸形引流、完全性房室管畸形、冠状动脉畸形、主动脉瓣和三尖瓣关闭不全等。

血流动力学

右心房、右心室的血在正常情况下应流入肺动脉进行肺循环，由于肺动脉狭窄，阻力增大，因此右心室的血通过室间隔缺损流向左心室，进入体循环。肺动脉狭窄程度越重，流向体循环的乏氧血越多，导致机体缺氧程度越重，患者发绀越重，进而导致右心室壁进一步代偿性增厚，右心室压力增大（图23-7-1）。

二、超声心动图诊断

1.超声检查方法

选取胸骨旁长轴切面、心尖五腔心切面、胸骨旁大动脉短轴及心尖四腔心切面，采用二维超声心动图、CDFI、频谱多普勒及M型超声心动图观察与测量。

2.声像图

（1）二维超声心动图：左心室长轴切面与心尖五腔心切面均可以显示右心室流出道变窄、主动脉内径增宽、主动脉前壁与室间隔连续中断，多个切面均可见大的室间隔缺损，并可测量缺损大小。主动脉不同程度地骑跨在室间隔上，骑跨率一般≤50%，主动脉后壁和二尖瓣前叶连续（图23-7-2）。

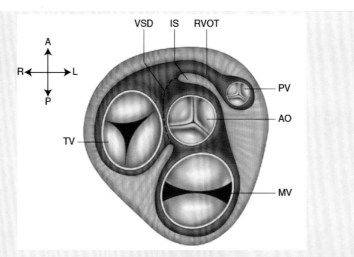

法洛四联症患者的漏斗部/流出道出口间隔（IS）：漏斗部间隔向前偏移导致的瓣下右心室流出道（RVOT）狭窄，主动脉向右侧移位和主动脉下方错位的巨大室间隔缺损（VSD，虚线）；在胎儿期，由于血流优先流向主动脉，故主动脉瓣膜＞肺动脉瓣膜（PV）。TV：三尖瓣；MV：二尖瓣；AO：主动脉；A：前；P：后；R：右；L：左

图 23-7-1　超声心动图胸骨旁短轴切面解剖示意

（引自：Hofbeck M，Deeg K-H，Rupprecht T.Doppler Echocardiography in Infancy and Childhood.Springer Nature，2017.）

大动脉短轴切面可见大动脉关系正常，肺动脉狭窄，可通过测量左、右肺动脉的宽度推测肺动脉发育的情况，有的肺动脉腔显示比较困难，左、右肺动脉发育的好坏是决定术后疗效的关键（图23-7-2A，图23-7-3A，图23-7-3B）。心尖四腔心切面、胸骨旁左心室长轴及胸骨旁大动脉短轴切面均可显示右心房、右心室增大，左心系统变小，二尖瓣、三尖瓣活动正常（图23-7-3C）。如果合并房间隔缺损、部分或完全性房室管畸形，亦可在该切面显示。

$$主动脉骑跨率 = （主动脉根部前壁至室间隔右心室面的直径 / 主动脉根部的直径）\times 100\%$$

（2）彩色多普勒血流成像：CDFI可显示肺动脉内五彩镶嵌的湍流信号，心室水平可见红蓝相间的双向过隔分流信号，舒张期有以红色为主的血流束从左心室进入右心室，收缩期有以蓝色为主的血流束从右心室进入左心室（图23-7-4）。

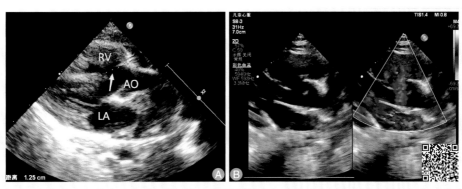

A.实时胸骨旁左心室长轴切面可见右心室壁肥厚，大室间隔缺损，主动脉增宽，骑跨于室间隔之上，骑跨率约为40%；B.CDFI可见室间隔缺损处红蓝双向穿隔分流（动态）。RV：右心室；AO：主动脉；LA：左心房

图23-7-2　法洛四联症（一）

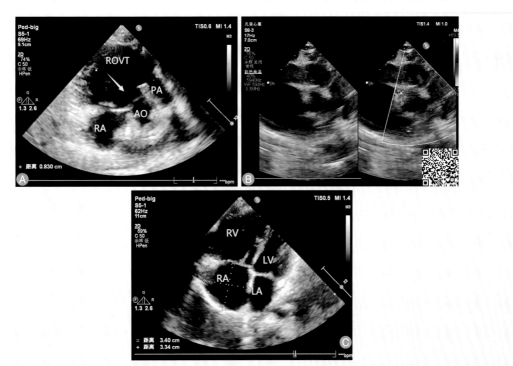

A.胸骨旁大动脉短轴切面可见巨大室间隔缺损（箭头），肺动脉主干狭窄；B.CDFI可见肺动脉内五彩镶嵌血流信号（动态）；C.二维超声心动图于心尖四腔心切面可见右心扩大。RV：右心室；LV：左心室；RA：右心房；LA：左心房；RVOT：右心室流出道；PA：肺动脉；AO：主动脉

图23-7-3　法洛四联症（二）

第三篇

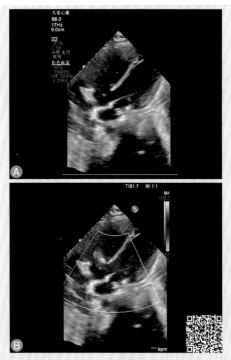

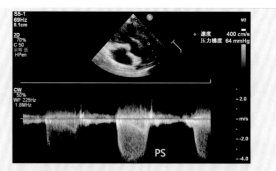

频谱多普勒显示肺动脉狭窄频谱，CW测得肺动脉瓣上
高速射流频谱。PS：肺动脉狭窄

图 23-7-5　法洛四联症（四）

A.胸骨旁五腔心切面二维超声心动图及CDFI可见增宽的
主动脉向右移位，骑跨在室间隔之上，紧邻右冠瓣可见
室间隔回声中断；B.CDFI于室间隔缺损处可见红蓝双向
穿隔分流

图 23-7-4　法洛四联症（三，动态）

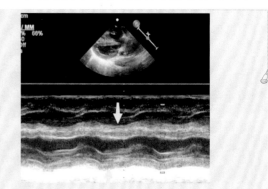

M型超声可见由于肺动脉高压室间隔与左心室后壁呈同
向运动，且运动不规律（箭头）

图 23-7-6　法洛四联症（五）

（3）频谱多普勒：连续波多普勒在肺动脉取样
处可见收缩期高速湍流频谱，在室间隔缺损处可见
双向低速分流频谱。连续波多普勒可在上述部位测
及最大前向流速和分流速度（图 23-7-5）。

（4）M型超声心动图：右心室腔扩大，右心室前
壁增厚，室间隔与左心室后壁呈同向运动（图 23-7-6）。

三、注意事项

（1）检查过程中除了要明确诊断该病外，
还要注意肺动脉主干及分支的发育情况，肺动
脉发育指标：McGoon比值＞1.2，McGoon比值＝
（R-PAD+L-PAD）/AD，（L-PAD、R-PAD：分
别为左、右肺动脉在肺段动脉分支前的直径，为收
缩期和舒张期直径之和的1/2；AD：膈肌平面降主
动脉直径），McGoon比值＜1.2为手术禁忌证。

（2）还应注意冠状动脉的起源及走行，这对
手术的方式及时机的选择非常重要。

（3）另外，胸骨上窝切面有助于判断体肺侧支
血管的情况，以及主动脉弓是否为右位主动脉弓。

四、鉴别诊断

（1）与合并艾森门格综合征的大室间隔缺损

相鉴别，由于室间隔缺损过大，主动脉似有骑跨，
二者的鉴别点为该病右心容量负荷增加，导致右心
室流出道及肺动脉增宽。

（2）对于右心室双出口，鉴别点为该病主动脉
与肺动脉平行排列，且主动脉骑跨率一般＞50%。

五、超声诊断的价值和意义

超声心动图对法洛四联症的诊断敏感性及特异
性都很高，为手术时机的选择提供了可靠的依据，
对术后的随访也具有一定的参考意义。实时三维超
声心动图可更准确地评估左心室舒张末期容积指
数，对术前评估肺血管的发育情况和术后疗效更具
有指导意义。

第八节　右心室双出口

一、概述

右心室双出口是一种比较少见的发绀型复合性
先天性心脏病，是大动脉转位的一种类型，属不完
全型大动脉转位。其主要的病理解剖特征为两支大
动脉即主动脉和肺动脉均起源于右心室，故称右心

室双出口（两支大动脉均起源于左心室，则称为左心室双出口，是一种更为罕见的心血管畸形），又称伴肺动脉正常起始的主动脉转向。右心室双出口在病理解剖上应具备以下3个条件。

（1）两支大动脉（主动脉和肺动脉）中的任何一支完全来自右心室，而另一支完全或大部分（一半以上或3个半月瓣窦的2个以上）来自右心室，则为右心室双出口。当主动脉完全起源于右心室时，肺动脉的大部分（>50%）起自右心室（肺动脉骑跨）时，又称为陶-宾综合征，后者为右心室双出口的另一种类型。对于主动脉骑跨程度较重的法洛四联症患者，多数学者认为只有当主动脉骑跨>90%时，才可诊断为右心室双出口。

（2）几乎所有右心室双出口患者室间隔缺损为左心室的唯一出口，左心室的血液经室间隔缺损进入右心室，之后再进入主动脉和肺动脉。偶尔无室间隔缺损，而有房间隔缺损。

（3）主动脉瓣和二尖瓣之间圆锥组织可有可无，因有时二尖瓣前叶发育异常，延长的瓣膜组织可通过室间隔缺损与主动脉瓣相连续。

绝大多数右心室双出口伴有明显的肺动脉瓣和

（或）瓣下狭窄。半数以上右心室双出口伴随右心房室瓣异常，常见二尖瓣闭锁伴左心室发育不全。较少见三尖瓣狭窄、三尖瓣Ebstein畸形、完全性房室间隔缺损、房室瓣骑跨。还可合并存在主动脉缩窄，特别是主动脉瓣下区域因漏斗部间隔紊乱而变窄。右心室双出口也可为脾发育不全或异位综合征多发性心脏畸形的一部分。在18-三体综合征婴儿中，本病畸形的发生率增高。大多数患者病理特征包括肺动脉和主动脉瓣并置、二尖瓣与主动脉瓣断开，后者是因为肌性漏斗部常在半月瓣下。右心室双出口的发病率约占先天性心脏病的1.0%（患病率为1.1/10 000），男女发病率无显著差异。

右心室双出口解剖示意见图23-8-1。

二、超声心动图检查与注意事项

（1）在右心室双出口患者中，绝大多数患者内脏与心房、心房与心室的连接关系一致，少数患者中上述连接关系不一致。因而在超声心动图检查时应注意分析房室的位置与连接关系，再判断两支大动脉（主动脉和肺动脉）的位置及室间隔缺损与大动脉的关系，并观察是否合并肺动脉狭窄及其他畸形等（图23-8-2）。

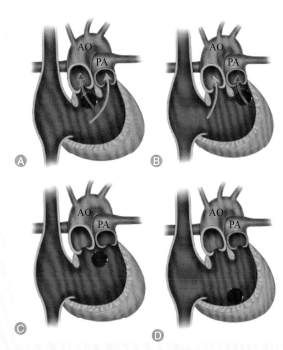

根据室间隔缺损的位置，右心室双出口分为主动脉瓣下型室间隔缺损（图A）和肺动脉瓣下型室间隔缺损（图B）。双瓣下型室间隔缺损同时邻近肺动脉瓣和主动脉瓣（图C），而无关型室间隔缺损均远离肺动脉和主动脉流出道（图D）。AO：主动脉；PA：肺动脉

图23-8-1　右心室双出口解剖示意

（引自：Hofbeck M，Deeg K-H，Rupprecht T.Doppler Echocardiography in Infancy and Childhood.Springer Nature，2017.）

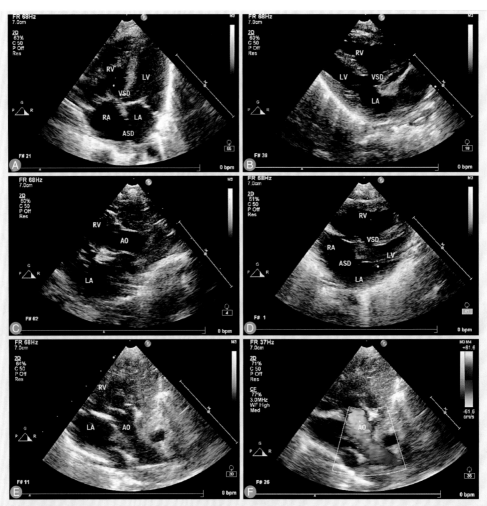

A.心尖四腔心切面可见右心扩大，右心室有一粗大的节制束；左心偏小，房间隔近顶部有一较大缺损，室间隔近十字交叉回声中断；B.胸骨旁左心室长轴切面可见室间隔膜部缺损；C.胸骨旁长轴切面主动脉起源于右心室，主动脉后壁与二尖瓣前叶由粗大的肌肉组织相连；D.胸骨旁四腔心切面可见右心扩大，右心室壁肥厚；E.非标准胸骨旁左心室长轴切面可见主动脉与右心室连接；F.CDFI于主动脉内，可见血流充盈。AO：主动脉；RV：右心室；LV：左心室；VSD：室间隔缺损；RA：右心房；ASD：房间隔缺损；LA：左心房

图23-8-2　患儿，女性，出生15天，右心室双出口

（2）超声心动图检查时，重点显示左心室长轴切面，观察大动脉与室间隔前后的连接关系，并注意半月瓣与二尖瓣之间有无圆锥组织等。重点探查两支大动脉起源的心室，于心底短轴切面观察两支大动脉的排列与走向（图23-8-3）。

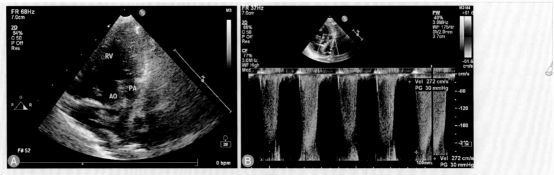

与图23-8-2同一病例。A.主动脉和肺动脉平行走行，均起源于右心室，并伴主动脉瓣下室间隔缺损和肺动脉狭窄，提示右心室双出口；B.频谱多普勒于心尖声窗肺动脉瓣上，可探及向下的前向高速湍流频谱，提示肺动脉狭窄。RV：右心室；AO：主动脉；PA：肺动脉

图23-8-3　心尖声窗扫查

（3）在探查右心室双出口时，常规的标准切面难以完整地显示其病理解剖的改变，只有某些非标准的切面才能显示其形态结构的改变。在成人中，有时采用经食管超声心动图探查，可弥补经胸超声心动图显示欠清晰的不足，可完整地显示其病理形态学改变。在观察其合并畸形（如房间隔缺损、瓣膜畸形、冠状动脉变异等病变）时，经食管超声心动图更有优势。

（4）CDFI可观察心室水平的分流情况，以及肺动脉狭窄的高速血流和合并畸形所致的异常血流信号。

三、鉴别诊断

（1）完全型大动脉转位和矫正型大动脉转位（corrected transposition of great arteries，CTGA）主要与右心室双出口（包括陶-宾综合征）相鉴别。鉴别要点：完全型和矫正型大动脉转位患者的肺动脉完全起源于解剖学左心室；而右心室双出口患者的肺动脉起源于右心室或骑跨于室间隔之上。

（2）大动脉转位与大动脉异位（malposition of great arteries，MGA）相鉴别。后者大动脉的心室起源关系正常，即主动脉起源于解剖学左心室，肺动脉起源于解剖学右心室。

（3）与法洛四联症的鉴别见表23-8-1。

表23-8-1　法洛四联症与右心室双出口的鉴别

观察项目	法洛四联症	右心室双出口
主动脉	骑跨于室间隔之上	起源于右心室
大动脉排列	正常	异常，平行走向
后连续中断	无	有
圆锥组织	无	有
CDFI	左心室血流直接进入主动脉	左心室血流经室间隔缺损再进入主动脉

四、超声诊断的价值和意义

超声心动图可以评估右心室双出口的病理解剖结构和功能变化，特别是CDFI结合频谱多普勒技术的重要价值在于可定性和定量观察大动脉转位的血流状态，合并的心内分流、瓣膜狭窄和（或）反流，以及确定左心室流出道狭窄的部位和程度。

第九节　左心室双出口

左心室双出口此类的心脏畸形很少见，两条大动脉均起源于解剖学左心室。两个半月瓣以下的

圆锥肌或漏斗部常缺失或减少，合并的畸形差异很大。大多数患者存在室间隔缺损、肺动脉瓣和瓣下狭窄。MRI或心血管造影有助于诊断。超声心动图探查大动脉起源空间关系对精确诊断和评估手术修补的可能性具有临床意义，对大多数人来说，手术包括修补室间隔缺损和连通右心室与肺动脉。

第十节　完全型大动脉转位

一、概述

完全型大动脉转位是指主动脉与肺动脉之间的空间关系发生异常，以及与心室之间的连接关系异常，是小儿常见的发绀型先天性心脏病之一，发病率占先天性心脏病的5%～7%，仅次于法洛四联症，居发绀型先天性心脏病的第二位。病理解剖结构上，大动脉转位可以分为完全型、矫正型及不完全型，其中不完全型包括右心室双出口。完全型大动脉转位中，主动脉和肺动脉的起源异常（主动脉在右前或左前，肺动脉在左后或右后），主动脉起源于右心室，肺动脉起源于左心室。肺动脉瓣与二尖瓣前叶存在纤维性组织连接，主动脉下存在圆锥结构，与三尖瓣间呈肌性连接（图23-10-1）。体-肺循环系统之间常有交通，常见室间隔缺损、房间隔缺损和动脉导管未闭。可分为4型：Ⅰ型，室间隔完整；Ⅱ型，室间隔完整伴肺动脉狭窄；Ⅲ型，伴室

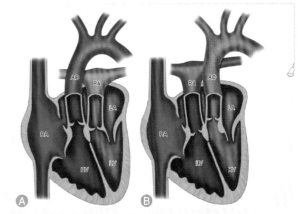

A.完全型大动脉转位，其房室连接正常；B.矫正型大动脉转位，其特点是房室之间和心室与动脉之间双重不一致。AO：主动脉；PA：肺动脉；LA：左心房；RA：右心房；RV：右心室；LV：左心室

图23-10-1　患者的房室和心室动脉连接情况

（引自：Hofbeck M，Deeg K-H，Rupprecht T.Doppler Echocardiography in Infancy and Childhood.Springer Nature，2017.）

间隔缺损;Ⅳ型,伴室间隔缺损和肺动脉狭窄。

血流动力学

完全型大动脉转位中心房、心室连接一致,主动脉发自右心室,肺动脉发自左心室,体循环的静脉血通过上、下腔静脉进入右心房,右心室又通过主动脉进入体循环。而肺循环的氧和血通过肺静脉进入左心房,左心室又通过肺动脉进入肺循环,二者通过心内交通为机体供氧,常见于房间隔缺损、室间隔缺损、动脉导管未闭。尽管如此,机体仍处于缺氧状态,90%未接受治疗的患儿于一岁内死亡。

二、超声心动图诊断

1.超声检查方法

(1)胸骨旁左心室长轴切面可见两条前后平行的大动脉,前方的大动脉是主动脉,完全起自右心室;后方的大动脉为肺动脉,完全起自后方的左心室。主动脉前壁与室间隔有或无连续中断,主动脉后壁与二尖瓣前叶连续中断,存在回声增强的圆锥形组织结构。肺动脉后壁与二尖瓣前叶相连续。主动脉根部与肺动脉干的鉴别见表23-10-1。

(2)胸骨旁大动脉短轴切面可见两个相对呈圆形结构的大动脉横断面,环形结构为右前、左后排列或呈前后排列,即将主动脉在右前,肺动脉在左后定为大动脉右转位。环状结构为左前、右后排列,即将主动脉在左前,肺动脉在右后定为大动脉左转位。

(3)心尖及剑突下四腔心切面显示心房、心室连接一致,可显示一些合并畸形,如室间隔缺损等。

(4)剑突下左心室流出道和大动脉短轴切面显示左心室流出道与存在分叉部的肺动脉相连,右心室流出道与存在头臂血管的大动脉弓相连。

2.声像图

见图23-10-2~图23-10-8。

(1)二维超声心动图:于大动脉短轴切面正常肺动脉包绕主动脉根部的关系消失。心房正位,心室右祥,心室、大动脉连接不一致,主动脉与右心室相连,肺动脉与左心室相连,主动脉位于肺动脉右前方,肺动脉位于主动脉左后方(SDD型),此型常见;心房反位,心室左祥,主动脉位于肺动脉左前方,肺动脉位于主动脉右后方(SLL型)。合并室间隔缺损、房间隔缺损、动脉导管未闭、肺动脉狭窄等,可具有相应的声像图表现。

(2)彩色多普勒血流成像:室间隔缺损处可探

及红蓝双向彩色血流信号,动脉导管未闭及房间隔缺损均探及双向分流,肺动脉内呈花色血流,提示合并肺动脉狭窄。

(3)频谱多普勒:脉冲波多普勒测得心室水平双向低速分流;合并肺动脉狭窄时,连续波多普勒测得肺动脉流速增快。

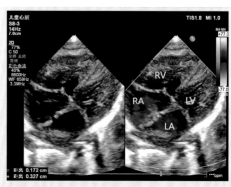

剑突下四腔心切面显示心尖指向左侧,心脏位置正常。RV:右心室;LV:左心室;RA:右心房;LA:左心房

图23-10-2 患儿男,出生5小时,完全型大动脉转位伴室间隔缺损和房间隔缺损

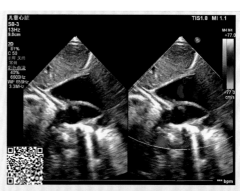

与图23-10-2同一病例。显示心脏大部分位于左侧胸腔,腔静脉汇入右心房,肺静脉汇入左心房,心房正位,CDFI可见继发孔型房间隔缺损

图23-10-3 剑突下双心房(动态)

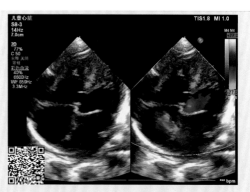

与图23-10-2同一病例。显示右侧心室可见调节束,肌小梁较多,为解剖右心室,左侧心室为解剖左心室,心室右祥

图23-10-4 心尖四腔心切面(动态)

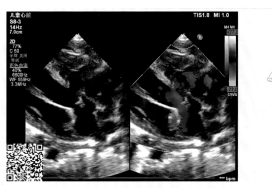

与图23-10-2同一病例。显示大动脉呈并行排列，主动脉位于左前，肺动脉位于右后，主动脉发自右心室，肺动脉发自左心室，室间隔可见回声缺失。CDFI于室间隔缺损处可见红蓝双向穿隔血流

图23-10-5　胸骨旁非标准左心室长轴切面（动态）

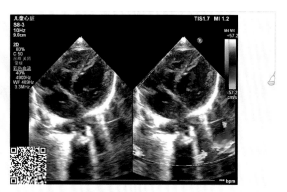

与图23-10-2同一病例。显示至少两支肺静脉汇入左心房，CDFI可见肺静脉内红色血流汇入左心房

图23-10-6　胸骨旁四腔心切面（动态）

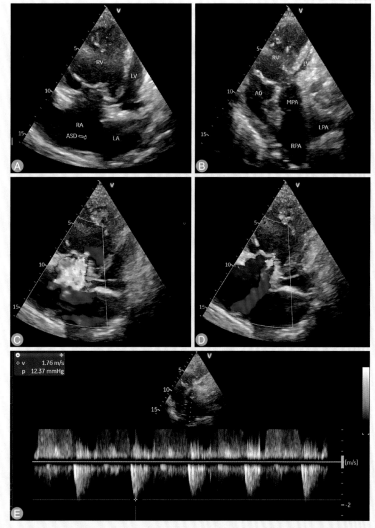

A.二维超声心动图于心尖四腔心切面显示心房正位，房室连接正常，心室右袢，房间隔中上部回声中断3.0 cm（箭头），右心扩大，右心室壁增厚，左心室狭细；B.主动脉位于右前方，与解剖学上右心室相连，具有分叉的肺动脉位于右后方，与主动脉并行，且与解剖左心室相连；C.CDFI于胸骨旁四腔心切面房水平可见双向分流信号；D.CDFI于胸骨旁四腔心切面可见收缩期三尖瓣少量以蓝色为主的反流；E.二维超声心动图显示肺动脉瓣增厚，回声偏高，PW于肺动脉瓣上取样，测得肺动脉瓣口流速增快，提示肺动脉瓣轻度狭窄。RV：右心室；LV：左心室；RA：右心房；ASD：房间隔缺损；LA：左心房；AO：主动脉；MPA：主肺动脉；RPA：右肺动脉；LPA：左肺动脉

图23-10-7　患者女性，24岁，完全型大动脉转位伴房间隔缺损和肺动脉瓣狭窄

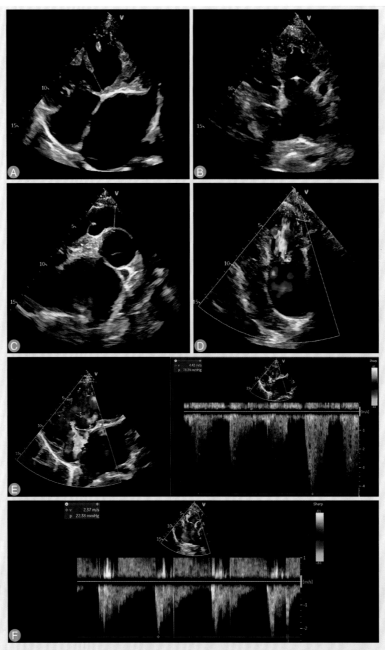

A.二维超声心动图于非标准心尖四腔心切面显示心房正位，房室连接正常，心室右袢，左右心房扩大，左心房为著，左右心室扩大，心室壁增厚，室间隔膜周部回声中断2.5 cm；B.二维超声心动图可见肺动脉与解剖左心室相连，左心室壁增厚；C.二维超声心动图于胸骨旁心底短轴切面可见主动脉位于肺动脉前方，与解剖右心室相连，左心房扩大；D.二维超声心动图可见主动脉位于肺动脉右前方，肺动脉扩张，CDFI显示舒张期肺动脉瓣少量红色反流束；E.在胸骨旁四腔心切面，CDFI于室水平可见以左向右为主的双向分流信号，于收缩期三尖瓣右心房侧可见少量以蓝色为主的彩色反流束；F.在胸骨旁四腔心切面，CW于收缩期三尖瓣测得最大反流速度达4.43 m/s，最大反流压差为78.9 mmHg；G.CW测得收缩期肺动脉瓣最大前向流速为2.37 m/s，最大跨瓣压差为22.38 mmHg

图 23-10-8 患者男性，13岁，完全型大动脉转位伴室间隔膜周部缺损

三、注意事项

检查时需要严格按照先天性心脏病三节段法进行分析。首先，确定心房的结构、位置及其与静脉的连接；其次，应判断房室瓣与心室的连接及心室的解剖形态及位置；最后，确定心室与大动脉的关系和大动脉的解剖结构及位置，与此同时，需要注意冠状动脉的起源、位置、数目、内径有无异常，这是手术成功与否的关键。明确了这些之后就能化繁为简，辨明方向，做出正确的诊断。有关主动脉根部与肺动脉干的鉴别，见表23-10-1。

四、鉴别诊断

完全型大动脉转位须与右心室双出口中陶-宾

综合征鉴别，后者主动脉根部完全在肺动脉干之前，肺动脉骑跨在室间隔上可资鉴别。

五、超声诊断的价值和意义

超声心动图对于完全型大动脉转位的诊断有重要价值，可判定以下情况。

（1）主动脉和肺动脉位置异常：首先，选择胸骨旁左心室长轴切面，显示两条前后平行的大动脉，提示大动脉转位，可以确定大动脉前后关系；其次，选择胸骨旁大动脉短轴切面，显示两条大动脉的横切面呈两个环形结构，根据两个环形结构排列可以确定大动脉的左右位置关系。两个环形结构呈右前、左后排列或前后排列，为大动脉右转位；呈左前、右后排列则为大动脉左转位。

（2）心室与大动脉连接异常：最佳切面为剑突下左心室流出道切面和大动脉短轴切面。大动脉转位时，左心室流出道与有分叉的肺动脉相连接，而右心室流出道则与带有头臂血管的主动脉相连接。

（3）心房与心室连接关系：大动脉右转位中心房与心室的连接大多一致。选择剑突下四腔心切面判定心房位，该切面可评估有无室间隔缺损、房间隔缺损及其他畸形合并。

超声心动图可早期明确大动脉转位的分型及心内畸形，诊断符合率较高，对临床手术具有指导意义。

表 23-10-1　主动脉根部与肺动脉干的鉴别

鉴别内容	主动脉根部	肺动脉干
增粗的 Valsalva 窦	有	无
冠状动脉开口	左右两侧各 1 个	无
远端分支	主动脉弓头侧分出 3 支，主干继续下行	远端分为左右分支，主干不复存在
收缩期半月瓣开放时间	较短	较长

第十一节　矫正型大动脉转位

一、概述

矫正型大动脉转位是一种少见的先天性心血管畸形，占先天性心脏病的0.6%～1.4%。病理解剖上，大动脉转位，即形态学的右心室发出主动脉，形态学的左心室发出肺动脉，主动脉居于肺动脉的左前或右前。但其在生理上可得到矫正，即形态学的右心房（体静脉心房）的血流进入形态学的左心室，到达肺动脉；而形态学的左心房（肺静脉心

房）的血流进入形态学的右心室，到达主动脉。所谓"矫正"，是指血流动力学得到了矫正，如果不合并心内畸形，血流动力学与正常人完全相同。但该病多数合并心内畸形。该病按节段分析法分两种类型：SLL型（占80%），即心房正位，心室左襻，大动脉左转位；IDD型（占20%），即心房反位，心室右襻，大动脉右转位。合并畸形，以合并室间隔缺损和肺动脉狭窄最多，还有房间隔缺损、肺动脉闭锁、动脉导管未闭、左侧心室瓣关闭不全、主动脉狭窄、预激综合征及内脏位置异常等。

血流动力学

矫正型大动脉转位即心房、心室连接不一致，心室、大动脉连接不一致，左心房通过三尖瓣与解剖右心室相连，发出主动脉，右心房通过二尖瓣与解剖左心室相连，发出肺动脉，可合并或不合并其他心内畸形，心内血流得到纠正。但是由于解剖右心室无法承担体循环的压力负荷，因此会出现进行性的衰竭，早期就表现为三尖瓣反流。

二、超声心动图诊断

此处仅指SLL型。

1.超声检查方法

（1）胸骨旁左心室长轴切面：显示一粗大靠前的主动脉回声，右心室流出道变窄，室间隔回声界限显示不清，更难判定室间隔中断的部位及大小；室间隔前方心室显示不清，主动脉后壁回声增粗、增强（病理解剖学称之为主动脉下圆锥），主动脉下方的房室瓣回声较小，若发现主动脉下圆锥，则提示存在大动脉转位。

（2）胸骨旁或心尖四腔心切面：可见两条呈"八"字形的肺静脉与左侧心房相通，而右侧心房外侧没有肺静脉的回声显示，可判定为心房正位。室间隔左侧面及左侧心室内膜回声粗糙，房室瓣较小且附着点的位置较对侧略低，靠近心尖的心室内有一较强的带状回声（为右心室内调节束回声），此侧心室呈三角形，为形态学右心室；若室间隔右侧面及右侧心室内膜回声细腻，则为形态学左心室。伴室间隔缺损的患者，可见靠近心脏十字交叉处室间隔回声中断。

（3）胸骨旁大动脉短轴切面：正常肺动脉包绕主动脉的影像消失，而呈现的两个圆圈状回声为左前、右后排列，可确定为大动脉转位。在伴肺动

脉狭窄时，位于右后方的肺动脉内径明显小于左前方的主动脉内径。

2.声像图

见图23-11-1~图23-11-9。

（1）二维超声心动图：房室连接不一致，心室、大动脉连接不一致，主动脉与解剖右心室（功能左心室）相连，肺动脉与解剖左心室（功能右心室）相连，主动脉瓣下圆锥，肺动脉瓣瓣环-二尖瓣瓣环纤维连接。大动脉短轴切面显示两条大血管走行异常：主动脉位于肺动脉左前方，心房正位，心室左祥（SLL型），此型最常见；主动脉位于肺动脉右前方，心房正位，心室左祥（SLD型）；主动脉位于肺动脉右前方，心房反位，心室右祥（IDD型）；主动脉位于肺动脉左前方，心房反位，心室右祥（ILL型）。若合并其他畸形，则可出现相应的超声特征，如室间隔缺损、肺动脉瓣狭窄、三尖瓣下移畸形、左心室流出道梗阻、冠状动脉畸形等。

（2）彩色多普勒超声：合并室间隔缺损时，可见室水平左向右的红色分流束。

（3）频谱多普勒超声：连续波多普勒在室水平探及正向收缩期高速频谱。

三、注意事项

矫正型大动脉转位最常见的类型为SLL型，是指心房正位（右心房在右侧，左心房在左侧），心室左祥（右心室在左侧，左心室在右侧），大动脉左转位，即主动脉起自形态学上的右心室，而肺动脉起自形态学上的左心室。体静脉和右心房的血液进入形态学上的左心室后入肺动脉，而肺静脉和左心房的血液进入形态学上的右心室后入主动脉，存在一个生理学上的血流矫正过程。一般临床上该病

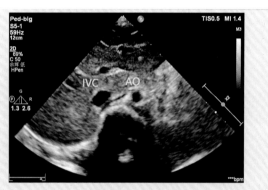

剑突下切面可见下腔静脉位于脊柱右侧，主动脉位于左侧。IVC：下腔静脉；AO：主动脉

图23-11-1 患儿男性，5岁，矫正型大动脉转位

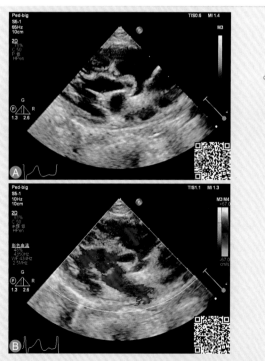

A.切面异常，心室、大动脉连接异常，左心房未见明显异常，该患儿腹主动脉位于左侧，下腔静脉位于右侧（内脏正位）；B.CDFI显示的彩色血流进一步证实心室、大动脉连接异常

图23-11-2 胸骨旁左心室长轴切面（动态）

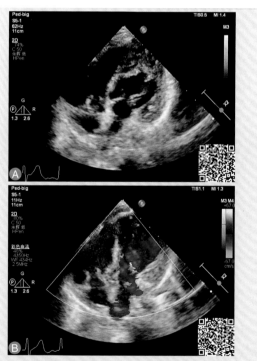

A.左侧心室可见调节束，肌小梁较多，为解剖右心室，房室瓣附着位置较低，为三尖瓣，右侧心室心内膜面较光滑，为解剖左心室，与二尖瓣连接；B.CDFI于功能三尖瓣（解剖二尖瓣）口可见少量至中量反流，于功能二尖瓣（解剖三尖瓣）口可见少量反流

图23-11-3 心尖四腔心切面（动态）

无明显表现，但常合并其他心脏畸形，出现相应的临床表现，也会加重形态学右心室的负荷。临床表现主要取决于是否合并心脏畸形：若无肺动脉狭窄伴大的室间隔缺损，临床上则有左向右分流的体征和肺动脉高压的表现；若合并肺动脉狭窄，则出现发绀，类似于法洛四联症体征。

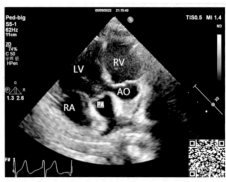

显示大血管呈左右并行发出，主动脉位于左前，肺动脉位于右后，发自右侧心室（解剖左心室）。LV：左心室；RV：右心室；AO：主动脉；RA：右心房；PA：肺动脉

图 23-11-7 矫正型大动脉转位，心尖非标准四腔心切面（动态）

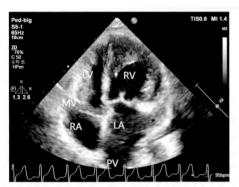

可见一支肺静脉汇入左侧心房（解剖左心房），心房正位。LV：左心室；RV：右心室；MV：二尖瓣；TV：三尖瓣；RA：右心房；LA：左心房；PV：肺静脉

图 23-11-4 矫正型大动脉转位，心尖四腔心切面

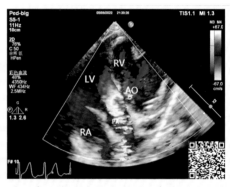

CDFI进一步证实肺动脉内的血流来自右侧心室（解剖左心室）。LV：左心室；RV：右心室；AO：主动脉；RA：右心房；PA：肺动脉

图 23-11-8 心尖非标准四腔心切面（动态）

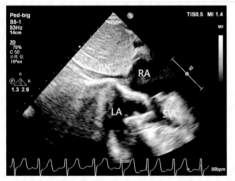

显示上、下腔静脉汇入一侧心房（解剖右心房）。IVC：下腔静脉；RA：右心房；LA：左心房；SVC：上腔静脉

图 23-11-5 矫正型大动脉转位，剑突下双房心切面

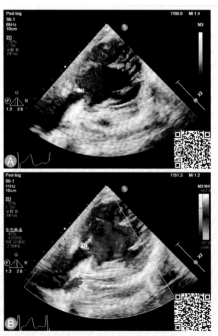

A.二维超声心动图显示主动脉发自左侧心室（解剖右心室）；B.CDFI显示主动脉发自左侧心室（解剖右心室）

图 23-11-9 左侧胸骨旁非标准切面（动态）

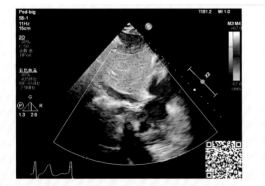

显示上、下腔静脉汇入一侧心房（解剖右心房）。

图 23-11-6 剑突下双房心切面（动态）

四、鉴别诊断

在鉴别诊断方面，主要是对大动脉转位与大动脉异位的鉴别。大动脉转位与大动脉异位均属大动脉关系异常。大动脉转位的最主要特征为大动脉起始关系异常，主动脉起始于解剖学右心室，肺动脉起始于解剖学左心室，多为反位型动脉圆锥（主动脉瓣下圆锥）。而大动脉异位时大动脉起始关系正常，主动脉仍起始于解剖学左心室，肺动脉仍起始于解剖学右心室，仅有大动脉之间的位置异常，多为双侧圆锥。大动脉转位可分为D-TGA、L-TGA或A-TGA。大动脉异位也可分为D-MGA、L-MGA或A-MGA。

五、临床价值和意义

二维超声心动图对于该病的诊断有一定帮助。常规探查胸骨旁大动脉短轴切面可见主动脉瓣在左前，肺动脉瓣在右后，表明大动脉转位。探查心尖四腔心切面显示两条呈"八"字形的肺静脉与左侧心房相通（或右侧心房与上、下腔静脉相通，以及下腔静脉有时残留下腔静脉瓣），从而确定心房正位。同时可以根据二尖瓣和三尖瓣的位置、心室肌小梁粗细及心室心尖调节束，判定心室位置，从而为诊断提供帮助。

心脏节段的符号表达法

3个主要心脏节段的位置可用3个大写的英文字母表达，每3个字母构成一组，其间用逗号隔开，并用括号将这3个字母括上。这3个主要心脏节段按照顺序分别为心房、心室、大动脉。

代表3个主要节段位置的符号放在括号内，主要连接异常及合并心脏畸形标在括号外，例如，完全型D的大动脉转位符号表达为TGA（S，D，D），读作大动脉转位伴心房正位，心室右袢，主动脉异常右位。如果主动脉瓣正好位于肺动脉瓣的前方，则表达为TGA（S，D，A）。若将伴发室间隔缺损、房间隔缺损等畸形与符号合并在一起，则表达为TGA（S，D，D），VSD，ASD。

复杂性先天性心脏病的完整诊断应包括心脏节段位置分析、心脏节段序列、心脏节段连接分析、心脏节段空间关系分析、伴发心脏畸形分析，以及心脏功能分析。其中，心脏节段位置分析是最基本和最重要的。

第十二节 完全性肺静脉异位引流

一、概述

肺静脉异位引流是一种比较少见的先天性心脏病，可分完全性肺静脉异位引流（total anomalous pulmonary venous connection，TAPVC）和部分性肺静脉异位引流（partial anomalous pulmonary venous drainage，PAPVD），前者是指4支肺静脉干均未与左心房连接。发病率约占婴儿先天性心脏病的0.6%。1798年，Wilson首次报道了本病。临床上若对本病认识有限，比较容易漏诊，并造成严重后果。完全性肺静脉异位引流是由于在胚胎期，起自左心房后壁的肺静脉共同腔发育不良，与远端的肺静脉未能接通，肺静脉丛与体循环系的侧支交通在某处存留并扩大，引起了4支肺静脉均未能与左心房直接相连接。

根据4支肺静脉与左心房之外的右心房和（或）体静脉系连接部位及途径的不同，将完全性肺静脉异位引流分为4型：①心上型，4支肺静脉均汇入肺静脉共同腔后，经垂直静脉引流入左无名静脉、奇静脉或直接引流入上腔静脉；②心内型，4支肺静脉均汇入冠状静脉窦或形成共同腔直接汇入右心房；③心下型，4支肺静脉汇入肺静脉共同腔，经垂直静脉引流入下腔静脉、门静脉或静脉导管；④混合型，4支肺静脉可以形成不同的组合方式，经不同的途径汇入体静脉和（或）右心房的不同部位，因此，类型较多且复杂。以心内型与心上型的混合型最为常见。不同类型的完全性肺静脉异位引流病理解剖示意见图23-12-1。

二、超声心动图诊断

1.超声检查方法

患者取平卧位或左侧卧位，在进行常规心脏探查后，重点采用剑突下四腔心切面、心尖四腔心切面及胸骨旁四腔心切面显示右上、左上及左下3支肺静脉的回流情况，左心房后方有无异常的无回声血管腔（共同肺静脉腔），并观察房间隔的连续性、冠状静脉窦的大小及右心房室的大小；应用剑突下双心房切面显示上、下腔静脉回流入右心房的情况，以及上腔静脉是否增宽、房间隔缺损的大小及部位；应用胸骨上凹主动脉横切面显示4支肺静脉回流的情况，并仔细扫查有无共同肺静脉腔—垂直

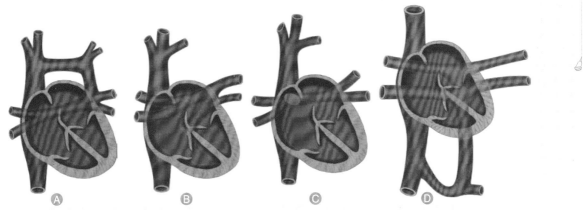

A.心上型完全性肺静脉异位引流，此型有上行的静脉回流至无名静脉；B.心内型完全性肺静脉异位引流，引流到冠状静脉窦；C.心内型完全性肺静脉异位引流，引流到右心房；D.心下型完全性肺静脉异位引流，此型有下降的静脉引流至门静脉

图 23-12-1　不同类型的完全性肺静脉异位引流病理解剖示意

（引自：Hofbeck M，Deeg K-H，Rupprecht T.Doppler Echocardiography in Infancy and Childhood.Springer Nature，2017.）

静脉—左侧无名静脉—右上腔静脉—右心房通路，观察左、右无名静脉及右上腔静脉有无异常增宽。CDFI观察分流血流状态，并检测分流血流频谱，测量分流的流速及时相，有无高速的花色血流频谱，同时了解心脏合并的其他畸形。

2.声像图

完全性肺静脉异位引流超声心动图的主要表现：①在心尖四腔心切面或剑突下四腔心切面无法探及正常的3支肺静脉回流入左心房，左心房后上方可见4支肺静脉汇聚形成的共同肺静脉腔；②均合并继发孔型房间隔缺损或卵圆孔未闭，CDFI显示房水平右向左分流或左向右分流为主的双向分流；③胸骨上凹主动脉横切面显示4支肺静脉形成共同静脉腔；④剑突下切面、心尖右心室流入道及胸骨上凹切面可显示垂直静脉或静脉共同腔血流异常的回流情况。次要表现可有右心房室不同程度的扩大、肺动脉高压等（图23-12-2～图23-12-4）。

共同肺静脉腔血流速度：正常肺静脉腔血流速度的峰值为0.5 m/s左右，而共同肺静脉管腔中流速峰值高于正常，可高达1.0～1.5 m/s。与正常肺静脉血流形状相同，但峰值流速位于收缩晚期。

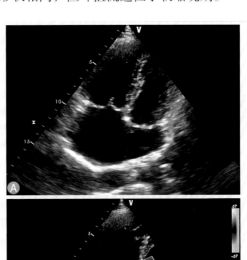

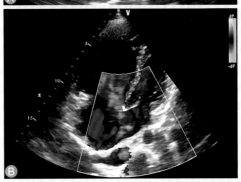

A.二维超声心动图显示房间隔中部缺损，右心室和右心房扩大，左心腔较小，左心房未见到肺静脉汇入，而在左心房后方可见共同静脉干，并经垂直静脉向上走行；B.CDFI显示房水平左向右分流，左心房未见肺静脉汇入，而在左心房后方可见共同静脉干红色血流信号；

图 23-12-3　心尖四腔心切面

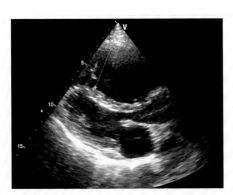

右心室扩大，室间隔左移，左心腔较小

图 23-12-2　胸骨旁左心室长轴切面

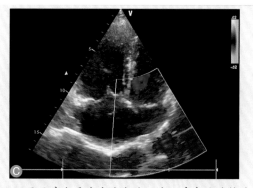

C.CDFI显示房水平左向右分流，左心房未见肺静脉汇入，而在左心房后方可见共同静脉干红色血流信号，并经垂直静脉向上走行

图23-12-3　心尖四腔心切面（续）

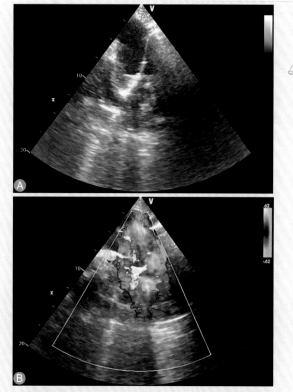

A.二维超声心动图可见垂直静脉向上走行；B.CDFI显示垂直静脉红色血流信号向上走行，汇入左无名静脉至上腔静脉

图23-12-4　胸骨上窝降主动脉外侧

三、注意事项

对于接受床旁急诊超声心动图的患儿，超声医师除一般的心脏常规检查外，要特别注意4支肺静脉的回流情况、有无房间隔缺损及房水平的分流方向等。若诊断提示完全性肺静脉异位引流，要明确左心室发育及房间隔缺损大小等情况，以及是否存在肺静脉回流梗阻。在完全性肺静脉异位引流中发

现肺静脉回流梗阻是提示应尽快手术矫治的指征之一。因为若肺静脉回流存在梗阻，可致肺水肿、肺高压加重，临床症状会更加严重。比较容易发生梗阻的部位包括垂直静脉、上腔静脉、冠状静脉窦、右心房及膈下静脉等，心下型梗阻的发生率最高，心内型梗阻最少见。超声心动图提示肺静脉回流梗阻指标包括二维超声心动图显示垂直静脉或交界口处内径小、CDFI显示梗阻部位存在高速花色血流、连续波多普勒测梗阻处流速＞1.6 m/s。发现存在静脉回流梗阻后，提醒心外科医师解除梗阻，以求获得良好的手术效果，这也提示检查者在诊断完全性肺静脉异位引流时，一定要注意肺静脉回流的梗阻情况。

四、超声诊断的价值和意义

本病在临床上无特异性杂音，常难以与其他发绀型先天性心脏病相鉴别。二维超声心动图检查可提示本病，但确诊仍有困难。多普勒超声心动图在临床上的应用已明显提高了本病超声诊断的准确性。目前，超声心动图是诊断完全性肺静脉异位引流的最佳方法之一，特别是对已经行呼吸机治疗的患儿。超声心动图诊断完全性肺静脉异位引流具有较高的准确度（72%），但对心内型完全性肺静脉异位引流容易漏诊。在小儿床旁急诊超声心动图检查时，均应明确4支肺静脉的回流情况。超声诊断主要依据：①多切面探查左心房，无肺静脉开口和肺静脉血流；②心房水平出现右向左分流的信号；③共同肺静脉腔内探及特征性血流信号，频谱呈连续分布，血流加速并形成湍流，表现为血流频谱增宽甚至充填，峰值流速位于收缩晚期；④上腔静脉、冠状静脉窦或下腔静脉内出现湍流信号。

第十三节　部分性肺静脉异位引流

一、概念

部分性肺静脉异位引流指存在一支或两支肺静脉仍然引流进入左心房。该病罕见，发病率约占先天性心脏病的0.3%。部分性肺静脉异位引流的引流途径与完全性肺静脉异位引流一样可以呈现为心上型、心内型、心下型及混合型的引流方式。常见引流类型包括右肺静脉连接至上腔静脉或右心房、右肺静脉与下腔静脉相连、左肺静脉通过垂直静脉

引流至无名静脉、左肺静脉引流至冠状静脉窦。在部分性肺静脉异位引流中，右肺静脉异位引流占85%，明显多于左肺静脉异位引流（12%），右肺静脉异位引流以双支最多见，单支次之，而单支或双支左肺静脉及左、右肺静脉异位引流混合者最少。右肺静脉异位引流以心内型方式最多见，并且多以直接开口或形成共同开口入右心房。

部分性肺静脉异位引流大多合并房间隔缺损或卵圆孔未闭，且多为中央型或下腔型。此外，部分性肺静脉异位引流还可合并其他畸形，如三房心、永存左上腔静脉等。

二、超声心动图诊断

被检查者取平卧位或左侧卧位，分别于胸前、剑突下及胸骨上窝对心脏各结构进行细致的二维超声检查，有关数据结合CDFI、PW及CW观察心脏及大血管血流分析。

心尖四腔心切面是显示肺静脉的最佳切面，但4支肺静脉往往难以在同一个切面出现，右肺静脉的显示必须改变探头的声束方向，往往需要将

探头上翘，显示在左心房的右后方靠近房间隔处呈"八"字形。超声检查应仔细逐一进行直至清晰显示每支肺静脉的开口位置，如此可减少漏诊的发生。另外，婴幼儿胸骨上窝声窗较好，可取主动脉弓短轴切面显示位于肺动脉后方的左心房，寻找左心房内肺静脉开口。该切面的优点是可同时显示形如螃蟹足状的4支肺静脉，有助于辨认肺静脉的入口（图23-13-1~图23-13-8）。

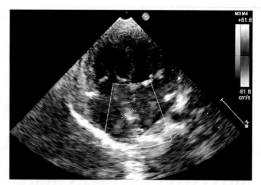

CDFI显示右上肺静脉红色血流信号汇入右心房

图23-13-3　心尖四腔心切面

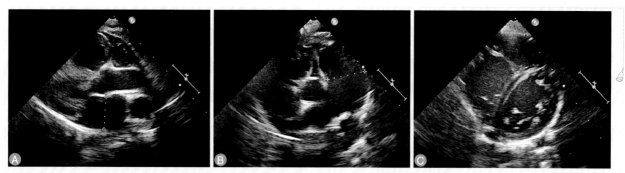

A.胸骨旁左心室长轴切面显示右心室扩大，室间隔左移，左心偏小；B.胸骨旁主动脉水平短轴切面、肺动脉长轴切面显示肺动脉明显扩张；C.胸骨旁左心室短轴切面显示右心室扩大，室间隔向左心室偏移

图23-13-1　胸骨旁声窗

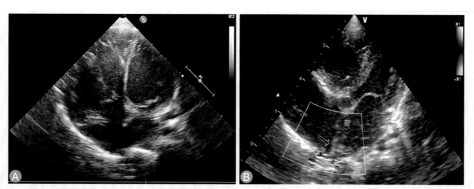

A.四腔心切面二维超声心动图显示上腔型房间隔缺损，右心扩大，左心偏小，在左心房可见左下肺静脉汇入左心房，未显示右上肺静脉进入左心房；B.五腔心切面CDFI显示右上肺静脉红色血流信号汇入右心房（箭头）

图23-13-2　心尖部声窗

第三篇

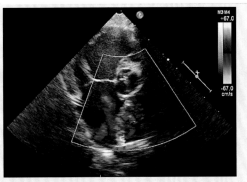

CDFI显示右上肺静脉红色血流信号汇入右心房

图23-13-4 非标准胸骨旁主动脉瓣水平短轴切面

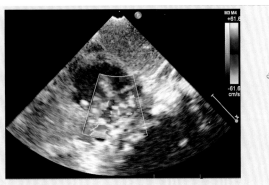

CDFI显示房水平左向右红色分流信号，并可见右上肺静脉红色血流信号汇入右心房

图23-13-5 剑突下双房心切面

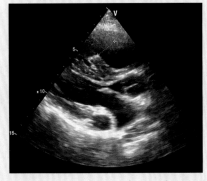

显示右心室扩大，左心偏小，在左心房室交界外可见冠状静脉窦扩张

图23-13-6 胸骨旁左心室长轴切面

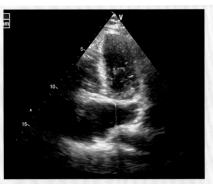

显示右心室扩大，左心偏小，未探及左上肺静脉汇入左心房，冠状静脉窦扩张

图23-13-7 心尖冠状静脉窦或心尖四腔心后间隔切面

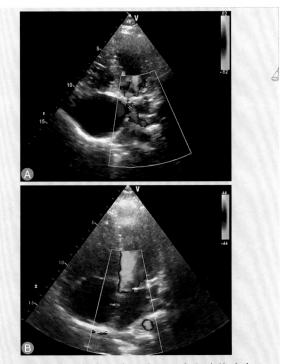

A.CDFI显示右心扩大，左心偏小，左上肺静脉未回流入左心房，房间隔中部有斜形血流信号从左心房分流至右心房；B.CDFI于心尖四腔心后间隔切面显示右心扩大，冠状静脉窦扩张并有红色左上肺静脉血流汇入，之后经垂直静脉至左位上腔静脉

图23-13-8 心尖四腔心切面

三、注意事项

（1）在常规检查中，要扫查每一支肺静脉是否开口于左心房，以防遗漏，重点观察右肺静脉引流状况。3支肺静脉形成共同肺静脉干，酷似完全性肺静脉异位引流的共同肺静脉腔，在此类图像中，极易忽略单支肺静脉的入口位置。

（2）明确房间隔缺损分型，尽可能利用多切面显示上、下腔静脉入口，必要时可辅以经食管超声检查以明确分型。

（3）部分性肺静脉异位引流常与静脉窦型房间隔并存，而静脉窦型房间隔缺损可见右肺静脉常骑跨于房间隔缺损之上，容易将右肺静脉开口判断为汇入左心房。

（4）单支肺静脉异位引流至垂直静脉的心上型肺静脉异位引流不同于完全性心上型肺静脉异位引流，垂直静脉相对细小，易导致漏诊。

（5）右上肺静脉在超声下声场较远，易被肺组织遮盖，且可显示的切面较少，因而使单支右上肺静脉异位引流容易被漏诊，需要多切面扫查，认真查找。

（6）由于肺静脉可以出现数目增多等先天变异，所以对疑诊病例不能仅满足于确认回流入左心房的肺静脉数量，还应留意常见的引流部位有无肺静脉血液汇入右心房。

（7）据文献报道，超声检查判断最不准确的是下腔型房间隔缺损，超声检查判断下腔型房间隔缺损的重点是注意显示房间隔后下缘的下腔静脉开口，有时将探头置于胸骨右缘可显示右心房面的房间隔及上、下腔静脉的入口，对判断房间隔缺损与上、下腔静脉关系有一定帮助。

四、超声诊断的价值和意义

虽然，超声对大多数部分性肺静脉异位引流可做出正确诊断（约占71%），但因部分性肺静脉异位引流类型多，引流变化大，加之有时远场肺静脉图像不清，难以显示肺静脉入口，所以经胸超声心动图对少数部分性肺静脉异位引流的诊断仍是一个挑战，必要时可结合经食管超声心动图检查分析。

第十四节　Ebstein畸形

一、概述

Ebstein畸形（Ebstein anomaly）亦称埃勃斯坦畸形或三尖瓣下移畸形。Ebstein畸形于1866年由Ebstein首先报道，是少见的先天性心脏病之一，在结构性先天性心脏病患者中占比约为0.4%，是新生儿死亡的重要原因。其是以三尖瓣瓣叶移位和发育不良为特征的一种罕见畸形。病理解剖：该病的主要病理改变是三尖瓣下移和三尖瓣畸形。以三尖瓣隔叶和后叶下移为显著，三尖瓣前叶位置一般仍属正常，常与后叶融合而形成唯一有功能、呈"帆样"的大瓣。三尖瓣隔叶和后叶下移并附着于房室环下面的室间隔和右心室壁的不同部位，下移的隔叶多存在畸形或发育不全。由于三尖瓣的下移，右心室被分为两部分：三尖瓣瓣环至下移的三尖瓣以上为房化右心室，此处的右心室壁很薄；下移的三尖瓣至心尖为功能右心室，此处的右心室壁可代偿性肥厚，功能右心室腔的大小取决于三尖瓣下移的程度，三尖瓣下移程度越重，功能右心室越小。

根据前叶的形态、隔叶和后叶的移位情况，Carpentier对Ebstein畸形进行分类，分为4种解剖类型：A型，隔叶和后叶轻度异位，前叶较大且具有良好的活动度；B型，隔叶和后叶向下明显异位，以致房化右心室较大；C型，前叶瓣附着于右心室前壁、粘连，活动受限，右心室流出道出现梗阻；D型，隔叶和后叶移位加重，房化右心室显著扩张（图23-14-1）。瓣叶移位和附着于右心室壁可能导致三尖瓣阻塞甚至闭锁。三尖瓣向心尖移位导致右心室部分房化（房化右心室），功能右心室随之

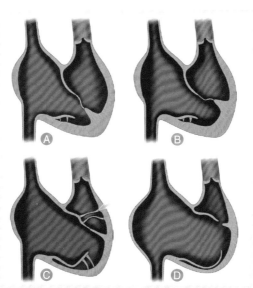

A型：轻度后叶和隔叶移位，前叶较大且具有良好的活动度；B型：后叶和隔叶明显移位，导致增大的房化右心室；C型：前叶瓣叶附壁粘连（箭头），活动受限；D型：后叶和隔叶移位最大，功能右心室非常小，房化右心室严重扩张

图 23-14-1　绘图依据 Carpentier 等的 Ebstein 畸形解剖学分型

（引自：Hofbeck M，Deeg K-H，Rupprecht T.Doppler Echocardiography in Infancy and Childhood.Springer Nature，2017.）

第三篇

减小。Ebstein畸形的血流动力学取决于瓣叶向心尖移位的程度和功能右心室的大小，以及是否存在三尖瓣阻塞和三尖瓣反流。新生儿期，肺血管阻力的生理性升高加重了这种血流动力学改变；出生后几周，随着肺血管阻力的下降，右心室至肺动脉的前向血流通常有显著的改善，从而减少了三尖瓣反流和心房水平的右向左分流。

与Ebstein畸形相关的心血管异常，除了常见的房间隔水平的异常（包括卵圆孔未闭、继发房间隔缺损）外，还包括肺动脉瓣狭窄或肺动脉闭锁、室间隔缺损、二尖瓣脱垂和主动脉缩窄。

二、超声心动图诊断

1.二维超声心动图

（1）检查方法

1）胸骨旁左心室长轴切面：右心室内径明显增大（在此切面显示的右心室实际上是房化右心室），室间隔和右心室壁变薄，室间隔向左心室内凹陷，左心房、左心室内径变小，三尖瓣很易显示，实时超声显示前叶和后叶融合的三尖瓣大瓣呈"甩鞭样"运动。若采用M型超声心动图同步显示二尖瓣水平，则多数患者出现三尖瓣关闭时间延迟。

2）心尖四腔心切面：三尖瓣隔叶下移附着在室间隔的不同部位，下移的三尖瓣隔叶以二尖瓣前叶附着点为参照，均超过2.0 cm，多数患者下移至心尖，少数患者下移到肺动脉瓣下2.0 cm，极少数患者三尖瓣隔叶缺如。隔叶和后叶下移严重时前叶也有下移。测量二尖瓣前叶附着点至心尖的距离（M-A）与三尖瓣隔叶附着点至心尖的距离（T-A）比值，多在1.8～4.0，多数显示房间隔回声中断，三尖瓣后叶在此切面不能显示。

3）胸骨旁右心室流入道切面：显示三尖瓣后叶下移，多数患者前叶位置正常。

4）胸骨旁大动脉短轴切面：三尖瓣隔叶和前叶的游离部于收缩期在以主动脉根部为圆周的位置上超过11点钟显示，实时超声显示三尖瓣前叶过长，呈"甩鞭样"运动。

5）剑突下四腔心切面：伴有房间隔缺损的患者，房间隔回声中断更加清晰。

（2）声像图特征

左心室长轴切面与四腔心切面可见房化右心室扩大，功能右心室减小（图23-14-2～图23-14-5）。右心房和房化右心室的面积与残余右心室、左心房和

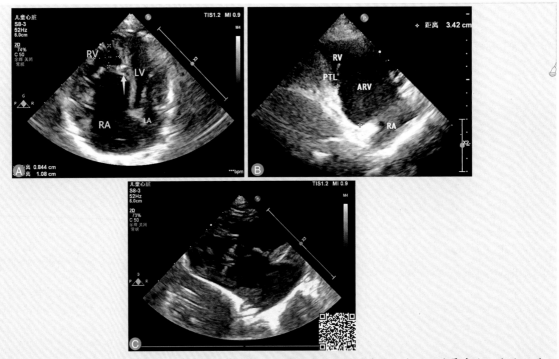

A.心尖四腔心切面可见三尖瓣隔叶附着点向心尖下移（箭头），测量处为缩小的功能右心室；B.胸骨旁右心室流入道切面可见三尖瓣后叶下移（见测量标识）；C.右心室流入道切面可见三尖瓣后叶附着点向心尖下移，三尖瓣前叶冗长（动态）。PTL：三尖瓣后叶；ARV：房化右心室；RV：右心室；LV：左心室；RA：右心房；LA：左心房

图23-14-2　三尖瓣下移畸形

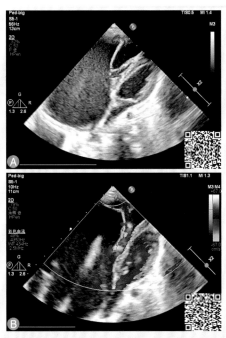

A.于心尖四腔心切面二维超声心动图可见三尖瓣前叶附着点向心尖下移，以及房化右心室和缩小的功能右心室；B.于心尖四腔心切面CDFI可见三尖瓣瓣口蓝色反流信号，由于三尖瓣前叶下移，导致其反流方向发生改变

图 23-14-3　三尖瓣下移畸形（动态）

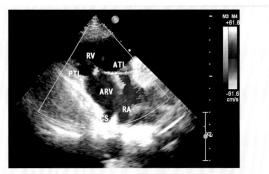

显示三尖瓣以蓝色为主的彩束反流，起自下移后叶瓣口，前叶冗长。RV：右心室；PTL：三尖瓣后叶；ATL：三尖瓣前叶；ARV：房化右心室；CS：冠状静脉窦；RA：右心房

图 23-14-4　CDFI于胸骨旁右心室流入道切面

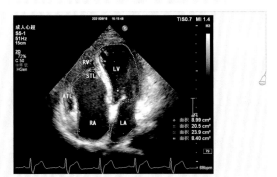

RV：功能右心室；ATL：三尖瓣前叶；STL：三尖瓣隔叶；LV：左心室；RA：右心房；LA：左心房

图 23-14-5　测量和计算右心房、房化右心室面积与功能右心室、左心室和左心房总面积之比

左心室组合面积的比值已被用于量化三尖瓣下移畸形的严重程度，比值越大，手术效果及预后越差。

计算方式：（RA＋ARV）面积/（RV＋LV＋LA）面积

注：RA，右心房；ARV，房化右心室；RV，右心室；LV，左心室；LA，左心房

1级（轻度）：<0.5；2级：0.50～0.99；3级（重度）：1.00～1.49；4级（极重度）：≥1.5。尽管内外科治疗在过去20年内显著改善了Ebstein畸形患者的预后，Ebstein畸形新生儿伴发右心房和房化右心室严重扩张者（代表Celermajer分级的3级和4级）中，新生儿期发病率和死亡率仍然较高。极端类型称为"wall-to-wall heart"，表示房化右心室严重扩张而功能右心室很小，室壁与室壁间距非常小，通常与室间隔完整的肺动脉狭窄或肺动脉闭锁有关。

四腔心切面还可见三尖瓣隔瓣附着点与二尖瓣前叶附着点距离增加。对于儿童，根据年龄具体分析，部分学者认为心尖四腔心切面二尖瓣前叶根部至心尖的距离/三尖瓣隔瓣根部至心尖的距离>1.2，多数学者认为三尖瓣隔瓣下移距离与患儿体表面积的比值超过8 mm/m²，则诊断为三尖瓣隔瓣下移。

胸骨旁右心室流入道长轴切面可观察到三尖瓣后叶远离三尖瓣瓣环正常位置，前瓣位置多数正常，偶有前瓣下移（图23-14-3）。从该切面看，通常三尖瓣后叶的附着点位于靠近冠状静脉窦的位置。Ebstein畸形患者后叶的附着点从房室交界处向心尖存在不同程度的移位。剑突下切面特别有助于观察后叶的移位，并可评估右心室流出道的梗阻情况。

胸骨旁短轴切面可显示右心室流出道扩张，并能够进一步证实三尖瓣隔瓣室间隔的附着点向心尖移位。另外，此切面可以显示冗长的前叶，但前叶基本不发生移位。此切面尚可以观察右心室流出道是否存在梗阻。梗阻可由三尖瓣前叶远端插入右心室前壁或由肺动脉瓣病变所致。

2.彩色多普勒血流成像

CDFI在新生儿Ebstein畸形的诊断中起着非常重要的作用。可以检测通过三尖瓣的前向血流，定位有效的三尖瓣瓣口，描述三尖瓣反流的程度，验证右心室流出道内前向血流是否存在，确定动脉导管内血流模式，并验证通过房间隔的分流。对于严重

第三篇

的三尖瓣下移畸形，单凭二维超声心动图很难定位瓣膜的功能平面，反流束能够更清晰地显示瓣膜口的真实平面（图23-14-3B，图23-14-4）。严重三尖瓣发育不良的患者可能在新生儿期就出现重度三尖瓣反流。

3.脉冲波和连续波多普勒超声

特别是在新生儿期，多普勒超声提供了有关Ebstein畸形患者血流动力学的重要信息，可以用来解决：通过测量三尖瓣反流评估右心室收缩压（图23-14-6）；确定右心室流出道前向血流和测定右心室流出道压力梯度；通过测量动脉导管最大流速无创估测肺动脉收缩压；确认房间隔水平的分流。

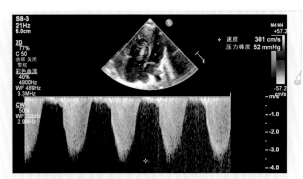

CW探及收缩期明显的三尖瓣反流频谱

图23-14-6 三尖瓣反流频谱

在新生儿刚出生几天，当右心室压力仍因肺血管阻力高而升高时，需要采用连续波多普勒测量高速三尖瓣反流的血流。随着肺血管阻力和右心室压力的降低，三尖瓣反流速度也降低，可以用脉冲波多普勒来测量。脉冲波多普勒可用于检测和评价右心室流出道和主肺动脉内前向血流。大多数患者不伴肺动脉瓣狭窄，尽管肺动脉瓣并未闭锁且形态正常，但当存在大量的三尖瓣反流时，因为右心室射入肺动脉的前向血流明显减少，可导致功能性肺动脉瓣闭锁。在该种情况下，如果脉冲波多普勒在右心室流出道检测到少量的肺动脉瓣反流，则提示肺动脉瓣是开放的。

动脉导管血流频谱显示持续左向右分流。评估导管的最大收缩压差可以估计肺动脉收缩压，即肺动脉收缩压=体循环动脉收缩压-收缩期动脉导管压差。

流速和无创测定的压差随肺血管阻力的下降而增加。剑突下切面可以很好地显示房间隔水平的分流。在瓣膜移位明显、右心室流出道严重阻塞或严

重三尖瓣反流的新生儿中，出现经卵圆孔或继发性房间隔缺损的右向左分流，随着肺血管阻力的降低和右心室向肺动脉前向血流的增多，右向左分流量减少，随后呈双向分流，最后被左向右分流所取代。

三、注意事项

（1）大多数Ebstein畸形发生于心脏位置、房室连接及心室大动脉连接正常的情况下。少数Ebstein畸形发生在双重连接异常的患者，如此Ebstein畸形将会影响到左侧房室瓣膜。

（2）如果存在严重的三尖瓣瓣叶发育不良，即使存在不太明显的瓣膜移位，也可能导致严重的反流，以及右心房和右心室的明显扩张。三尖瓣重度反流时，缺乏右心室至肺动脉的前向血流，可导致功能性肺动脉闭锁，该种功能性肺动脉闭锁须与肺动脉瓣解剖结构的梗阻相鉴别。肺动脉狭窄和肺动脉闭锁在Ebstein畸形患者中并不少见，与预后不良相关，由于肺血流量减少和心房水平的右向左分流（穿过卵圆孔或房间隔缺损），该类患者在新生儿期即出现明显的发绀。在此种情况下，肺血流依赖于未闭的动脉导管侧支灌注（逆灌）。

（3）在胸骨旁短轴和长轴切面应用CDFI对肺动脉瓣的评估非常有帮助，需要通过逐帧分析识别收缩期真正通过瓣膜的前向血流。在动脉导管未闭的情况下，动脉导管血流可逆灌进入主肺动脉，在功能性肺动脉闭锁患者中，彩色多普勒可显示从主肺动脉到右心室流出道的间歇性逆向血流，提示瓣膜是开放的。对于Ebstein畸形新生儿，或需要通过前列腺素E₁维持动脉导管的长期通畅，直至肺血管阻力下降，右心室向肺动脉进行前向灌注增多。在此情况下，彩色多普勒超声心动图有助于评估动脉导管的通畅性及动脉导管灌注肺血流的情况。绝大多数Ebstein畸形患者为正常左位主动脉弓。在胸骨上窝扫查主动脉弓，显示动脉导管走行于主动脉弓下方，并可探及持续的左向右分流。必须行剑突下切面扫查，观察房间隔水平血流方向。对于瓣膜移位明显、右心室流出道梗阻或严重三尖瓣反流的新生儿，其超声检查将显示出穿过卵圆孔或继发性房间隔缺损右向左分流的典型特征。随着肺血管阻力的降低和右心室向肺动脉前向血流的增加，右向左分流量逐渐减少，并逐渐被左向右分流所取代。

（4）基于二维超声心动图对肺动脉瓣进行评估可能不足以确定肺动脉瓣是否正常开放、存在狭

窄或闭锁。即使肺动脉瓣形态正常且保持开放，当出现严重的三尖瓣反流时，从右心室到肺动脉的前向血流量也明显减少，可导致功能性肺动脉闭锁。即使逐帧分析肺动脉瓣的活动情况，也可能无法显示收缩期瓣叶的开放程度。

四、鉴别诊断

三尖瓣下移畸形主要和三尖瓣闭锁、三尖瓣缺如及右心室发育不良等相鉴别。超声心动图能够清晰显示三尖瓣的结构、位置及瓣膜运动状态，依据三尖瓣下移畸形的超声特征与上述疾病相鉴别。

五、超声诊断的价值和意义

超声检查可以明确不同程度的三尖瓣下移畸形，以及定量测定右心房、房化右心室、功能右心室的大小，并能发现房间隔缺损等合并症，这将对术前评估及术后随访具有重要意义。经食管超声心动图的应用可以更清晰地显示三尖瓣的解剖特征、发育情况、畸形及下移程度，能够在术中指导优选治疗方案，术后及时随访治疗效果，其准确性优于经胸超声心动图。

第十五节　心内膜垫缺损

一、概述

心内膜垫缺损又称房室间隔缺损或共同房室通道，指心内膜垫等组织出现不同程度和范围的发育不良，累及下部房间隔、流出道部分室间隔、房室瓣和腱索等组织结构，导致心内的复合畸形病变。心内膜缺损是一种少见的复杂性先天性心脏病，发病率占婴幼儿先天性心脏病的2.5%，患病率为2.7/10 000，常伴有染色体异常及复杂的心内、外畸形。自胚胎4周左右，房室管上（背侧）、下（腹侧）心内膜垫延展融合形成房室间隔，同时侧向心内膜垫间充质细胞向外延展发育成二尖瓣前叶及三尖瓣隔叶，上、下心内膜垫融合不全时主要形成部分型心内膜垫缺损，而缺乏融合时则形成完全型心内膜垫缺损。近年来发现，除心内膜垫的发育异常外，干扰背侧间充质突发育亦可致其发生。

根据病理解剖，心内膜垫缺损分为3种类型，即部分型心内膜垫缺损（单纯性Ⅰ孔型房间隔缺损或合并轻度房室瓣畸形，心内膜垫型室间隔缺损或合并轻度房室瓣畸形）、过渡型心内膜垫缺损（病变类似完全型心内膜垫缺损，但房室瓣前后瓣桥在室间隔部位融合，形成接近于正常二尖瓣和三尖瓣的形态）、完全型心内膜垫缺损（Ⅰ孔型房间隔缺损、心内膜垫型室间隔缺损、共同房室瓣或严重房室瓣畸形，图23-15-1）。完全型心内膜垫缺损根据房室瓣叶病理解剖结构改变，将其又分为3个亚型，即Rastelli A型（前叶分为二尖瓣和三尖瓣，有多数小腱索向内附着于同侧肌间隔嵴部，膜间隔存在，心室间交通范围达不到主动脉瓣区）、Rastelli B型（分离的原始房室瓣前叶腱索与位于右心室内邻近室间隔的异常乳头肌连接，较罕见）、Rastelli C型（共同房室瓣前叶未分离，与室间隔无联系，因此在室间隔肌部上方自由浮动）。B型和C型在室间隔膜部有共同缺损，因此其缺损范围接近主动脉瓣。共同房室瓣后叶常肥大，解剖结构改变与前叶相似。

瓣叶发育不良及瓣叶裂为心内膜缺损患者最常合并的心内伴发畸形，其次是继发孔型房间隔缺

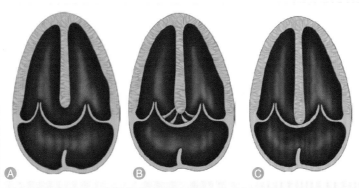

A.完全型心内膜垫缺损：在心房和心室水平均存在非限制性的交通；B.中间型或过渡型心内膜垫缺损：存在桥叶至室间隔嵴的牵拉，室间隔缺损是限制型的；C.部分型心内膜垫缺损：有完整的室间隔，只在心房水平存在原发孔型房间隔缺损

图 23-15-1　心内膜垫缺损病理解剖示意

（引自：Hofbeck M，Deeg K-H，Rupprecht T.Doppler Echocardiography in Infancy and Childhood.Springer Nature，2017.）

损。复杂心内畸形多发生于完全型，主要伴发肺动脉狭窄、左上腔静脉、单心室、右心室双出口，心外畸形中Downs综合征与内脏转位最多见，后者多见于完全型C型。完全型心内膜垫缺损中，A型最常见，且最易合并Downs综合征；C型明显较A型少见，但其合并畸形率高且复杂，其畸形主要有单心室、单心房、继发孔型房间隔缺损、肺动脉狭窄、右心室双出口、大动脉转位等；B型在3型中最少见，与文献报道结果一致。在部分型心内膜垫缺损中，二尖瓣瓣叶裂的发生率较高，继发孔型房间隔缺损与室间隔膜部瘤的发生率也较高。研究认为部分室间隔膜部瘤本质为室间隔膜部缺损的自然转归，在长期的血流动力学冲击作用下，由缺损边缘的心内膜纤维增生、伴隔瓣及其他组织粘连融合形成，因此推断某些并发室间隔膜部瘤的部分型心内膜垫缺损可能演变为过渡型心内膜垫缺损。其他心脏畸形，如三房心、右心耳左侧并置、左/右旋心、主动脉缩窄、右心室流出道梗阻、主动脉瓣畸形，为少见的伴发畸形。

二、超声心动图诊断

1.超声检查方法

左位心患者采取左侧卧位，右位心患者采取平卧位或右侧卧位，常规经剑突下或经心尖区、胸骨旁区及胸骨上窝等多切面、多角度扫查内脏与内脏的位置关系、内脏与心房的连接、房室连接、心内结构、大动脉位置，进行连续动态扫查。

2.声像图

于四腔心切面舒张期房室间隔区域呈十字交叉样回声失落，收缩期房间隔下部和（或）室间隔上部回声失落，房室瓣呈"一"字形，多普勒探及房和（或）室水平分流。完全型心内膜垫缺损房室瓣为1个瓣环，单组房室瓣，多由5个瓣叶（前、后桥叶，右前叶及左、右侧叶）组成（图23-15-2，图23-15-3）。

过渡型心内膜垫缺损与完全型心内膜垫缺损表现近似，不同之处在于前后桥瓣桥接形成2个房室瓣口，鉴别时可在剑突下四腔心冠状切面的基础上逆

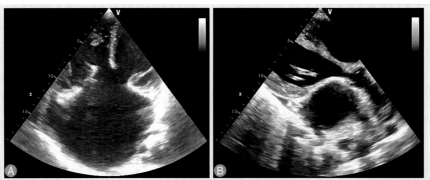

A.心尖四腔心切面显示全心扩大，心脏内十字交叉结构消失，房间隔缺失，形成单心房，二尖瓣和三尖瓣发育不良，形成共同房室瓣，室间隔膜周部回声连续中断；B.胸骨旁左心室长轴切面显示右心室扩大，左心室流出道较长，与左心室流入道比例失调

图 23-15-2　患者女性，16 岁，完全型心内膜垫缺损

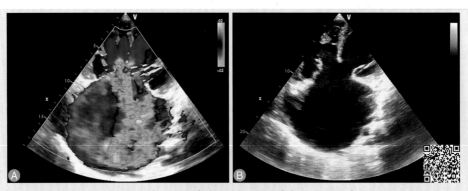

A.CDFI于心尖四腔心切面可见收缩期共同房室瓣存在中量至大量以蓝色为主的彩束反流；B.心尖四腔心切面显示全心扩大，心脏内十字交叉结构消失，房间隔缺失，形成单心房，二尖瓣和三尖瓣发育不良，形成共同房室瓣，室间隔膜周部回声连续中断（动态）

图 23-15-3　完全型心内膜垫缺损

时针旋转探头，并上下调整角度，结合胸骨旁短轴切面观察前后共瓣桥接存在与否。过渡型与部分型表现近似，均为两组房室瓣环及房室瓣，鉴别在于大动脉短轴、四腔心切面可见小的限制型流入道室间隔缺损（图23-15-4～图23-15-9）。

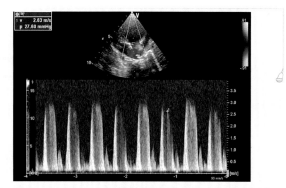

图 23-15-7　CW 显示收缩期室水平左向右高速分流频谱

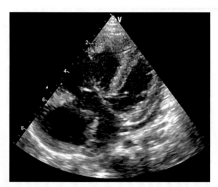

心尖四腔心切面显示右心扩大，原发孔型房间隔缺损，直径为1.1 cm，室间隔近十字交叉处回声中断

图 23-15-4　患儿女性，5 个月，过渡型心内膜垫缺损

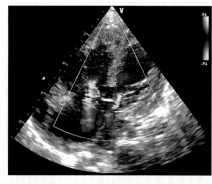

CDFI显示收缩期二尖瓣少量和三尖瓣少量至中量以蓝色为主的彩束反流

图 23-15-8　心尖四腔心切面

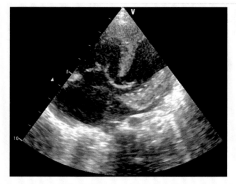

显示十字交叉处房室间隔回声均有中断，房室瓣为两组，通过桥瓣连接，桥与室间隔嵴之间有细的条索状回声牵拉

图 23-15-5　心尖四腔心切面

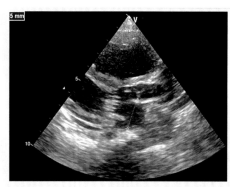

二维超声心动图显示右心室扩大，室间隔向左心室偏移，左心室流出道与流入道不成比例，前者较长

图 23-15-9　胸骨旁左心室长轴切面

三、注意事项

（1）在诊断过渡型心内膜垫缺损时，除了要仔细观察二尖瓣、三尖瓣、房间隔外，还要仔细观察室间隔膜部，明确有无室水平分流，必要时使用"Zoom"功能。在完全型心内膜垫缺损分型中除了要仔细观察瓣膜外，还要重点观察腱索的连接位置。总之，要多切面、多角度扫查，避免误诊，提高超声诊断符合率。超声心动图能够直观地观察心内膜垫缺损的解剖学特征，观察房室瓣的活动状

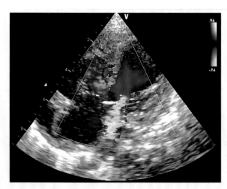

CDFI显示收缩期室水平红色左向右分流束，并可见二尖瓣存在少量以蓝色为主的彩束反流

图 23-15-6　心尖四腔心切面

态,从而对该病做出正确诊断。

(2)经胸二维切面有局限性,且透声条件受限,尤其是对于右心房室瓣区,以往报道称二维超声对于三尖瓣隔叶畸形的漏诊率可达75%。因此,在常规右心室流入道四腔心切面、剑突下房室瓣口切面的基础上,加入三维超声心动图将提高对三尖瓣形态异常的检出率,尤其是存在轻度及以上三尖瓣反流时。

四、超声诊断的价值和意义

近年来,超声心动图对心内膜垫缺损诊断的准确率(91%~100%)不断提高。随着对心内膜垫缺损研究的不断深入,4种分型逐渐得到大家的认可,因为不同类型的心内膜垫缺损在临床表现及手术方法上有很大的差别,所以应用超声心动图对其正确的分型具有重要意义。三维超声心动图可以提供动态多角度房室间隔缺损、房室瓣和瓣下结构(腱索、乳头肌等)的形态及毗邻关系,尤其是二维超声心动图无法清晰显示瓣环结构及瓣膜桥接存在与否时,三维超声心动图可以起到确诊并精确分型的作用,符合率达92%以上,同时有助于鉴别房室瓣功能不全的机制。

有关部分型心内膜垫缺损,详见第二十章第三节原发孔型房间隔缺损及其伴发的畸形。

第十六节 单心室

一、概念

单心室是指仅有一个心室腔的一种先天性心血管畸形,该心室腔接受开放的二尖瓣和三尖瓣,或一组共同房室瓣,可有或无流出腔。若为两个心房则称为二房三腔心;若仅有一个心房则称为双腔心。总的单心室发病率占婴幼儿先天性心脏病的2.8%,患病率为0.03%。单心室是一组十分复杂的发绀型先天性心脏病,可合并单心房、一组共同房室瓣、动脉转位、肺动脉狭窄、房间隔缺损、肺静脉回流异常及内脏反位等多种畸形。因为单心室多合并心内畸形,所以分型亦有多种方法,目前公认Van Praagh根据心室结构分为A、B、C、D4型,根据大动脉关系每型又分为Ⅰ、Ⅱ、Ⅲ、Ⅳ4型,根据内脏心房位置又为正位、反位和不定位3型。同时,还需要考虑房室瓣的状况,比如是两组房室瓣还是一组房室瓣,肺动脉的发育情况,如正常、狭窄或闭锁,以及是否存在流出腔和球室襻的类型等因素(图23-16-1)。该畸形只有一个功能性的心室腔,来自体、肺静脉的血液在心室内混合,常引起单一功能心室腔血容量超负荷,早期即可出现心力衰竭。二维超声心动图可能对分型做出正确诊断。

二、超声心动图诊断

1.超声检查方法

按照"三节段二连续"的先天性心脏病诊断思路和步骤,采用常规的胸骨旁左心室长轴切面、心尖四腔心切面、胸骨旁大动脉短轴切面、胸骨旁心室短轴切面及剑突下切面等标准或非标准切面进行扫查,观察本病在各个切面的特征改变。

2.声像图

心尖四腔心切面具有特征性改变,正常人心尖四腔心切面收缩期显示心内十字交叉,单心室的征象消失。对于两组房室瓣但房间隔完整的患者,收

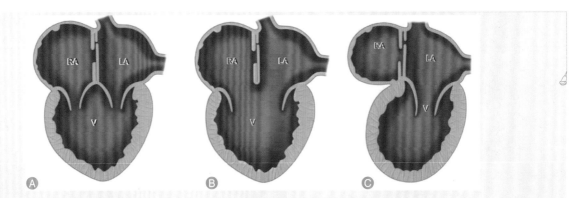

A.双心房分别通过两个房室瓣与单一心室腔连接;B.双心房通过共同房室瓣与单一心室腔相连接;C.伴一侧房室瓣闭锁或者缺如的心室单入口者。V:单心室;RA:右心房;LA:左心房

图23-16-1　单心室连接的不同类型示意

(引自:Hofbeck M,Deeg K-H,Rupprecht T.Doppler Echocardiography in Infancy and Childhood.Springer Nature,2017.)

缩期心内呈"T"字形改变；舒张期两组房室瓣开向一个共同心室腔（图23-16-2）；一组共同房室瓣合并单心房患者，收缩期心内呈"8"字形改变，舒张期显示一组共同房室瓣开向一个共同心室腔。

二维超声对心房与内脏的位置关系分型根据肺静脉、下腔静脉与心房的连接来判断，正位在心尖四腔心切面显示两支肺静脉与左心房相通，在剑突下区显示下腔静脉注入右心房。反位则与正位相反。不定位往往伴水平肝、无脾或多脾症。在剑突下区显示肝脏位于剑突两侧肋下对称。下腔静脉与肺静脉注入位置不定，但应注意是否合并肺静脉异位引流，若合并完全性肺静脉异位引流，则往往2~3支肺静脉在左心房外侧汇总成一个无声腔。

本病按心室解剖结构分为4型：A型，右心室窦部缺如；B型，左心室窦部缺如；C型，无室间隔或仅有残迹；D型，两个心室窦部及室间隔均无。临床上A型多见，B型次之，C、D两型很少见。二维超声心动图分型的主要依据：A型显示单心室腔内肌小梁细腻；B型显示单心室腔内肌小梁粗糙。二者的差异不是十分明显，应仔细观察。

按大动脉关系每型又分为4型：Ⅰ型，大动脉关系正常位；Ⅱ型，大动脉右转位；Ⅲ型，大动脉左转位；Ⅳ型，正常位的镜像。临床上Ⅲ型多见，Ⅳ型几乎见不到。二维超声分型主要依据胸骨旁大动脉短轴切面两条大动脉的位置关系，Ⅰ型同正常人显示主动脉短轴切面及肺动脉长轴切面，Ⅱ、Ⅲ两型显示两条大动脉的短轴切面，呈现两个圆圈状回声，呈右前、左后排列为Ⅱ型，呈左前、右后排列为Ⅲ型（图23-16-3，图23-16-4）。当存在肺动脉狭窄时，位于后方的圆圈状回声明显小于前方圆圈状回声，当肺动脉很窄甚至显示不清时，因无肺动脉作为参照，此时无法判断大动脉位置关系。

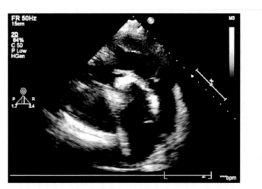

主动脉位于肺动脉左前方，并与其并行，主动脉内径偏小，肺动脉内径较大

图 23-16-3　胸骨旁非标准大动脉短轴切面

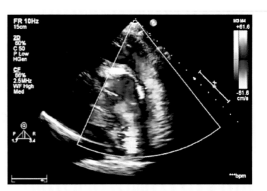

显示主动脉与肺动脉并行的蓝色血流信号

图 23-16-4　CDFI

三、超声诊断的价值和意义

心血管造影可对本病做出正确诊断，但心血管造影对几组房室瓣、单心房的鉴别诊断有一定困难，应用二维超声心动图能够获得与心血管造影同样的效果，并对心血管造影难以确定的几组房室瓣、单心房等合并畸形做出正确诊断。

此外，超声心动图对单心室患者解剖结构与心室功能的准确评价，对于术前诊断、术后疗效评估、跟踪随访都具有非常重要的意义。

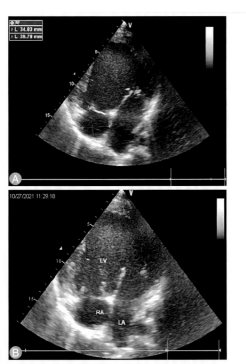

A.收缩期可见两房三腔心，两组房室瓣关闭，一个心室；B.舒张期两组房室瓣开放至一个心室。LV：左心室；RA：右心房；LA：左心房

图 23-16-2　心尖声窗扫查

第十七节 主动脉弓离断

一、概述

主动脉弓离断为升主动脉与降主动脉没有直接连接的先天性主动脉弓畸形。该病罕见，占先天性心脏病患病率的0.3%，多在新生儿期及婴儿期被发现。很少单独存在，多合并其他心血管系统发育异常。解剖病理上，依据主动脉弓及分支的解剖结构及其血流变化，可分为A型、B型和C型（图23-17-1）。

二、超声心动图诊断

1.超声检查方法

患者取仰卧位、左侧卧位或右侧卧位，常规行剑突下、胸骨旁和胸骨上窝切面检查，观察心脏形态和血流动力学变化，明确内脏与心房的位置关系、心房与心室的连接关系、心室大动脉连接及大动脉空间位置，以及合并心脏畸形等。

2.声像图

主动脉弓离断特征为胸骨上窝主动脉弓长轴切面显示正常升主动脉的弧形消失，常向头侧直行，升主动脉与降主动脉的连续中断，仅探及盲端。此外，可见主动脉发育不良、肺动脉扩张，并通过未闭动脉导管与降主动脉连接。

A型表现为升主动脉延续至头部，可见其发出3支动脉，自右至左分别为无名动脉、左颈总动脉与左锁骨下动脉，后与降主动脉连续中断，呈一盲端，伴有主肺动脉明显扩张，收缩期可见主肺动脉血流通过动脉导管进入降主动脉，舒张期可见少量回流血流。

B型表现为两支动脉与升主动脉相连续，左颈总动脉与左锁骨下动脉连续中断。CDFI显示所有离断部位均无血流通过。左锁骨下动脉与降主动脉接受来自主肺动脉的血流。

C型主要表现为升主动脉向上形成头臂干，无动脉弓结构，左颈总动脉和左锁骨下动脉均与降主动脉连接，降主动脉通过未闭粗大动脉导管与主肺动脉连接。

三、超声诊断的价值和意义

彩色多普勒超声心动图是诊断主动脉弓离断及其合并畸形的首选方法，胸骨上窝切面是诊断主动脉弓离断的关键。早期诊断主动脉弓及其分型对临床诊治有重要价值和意义。

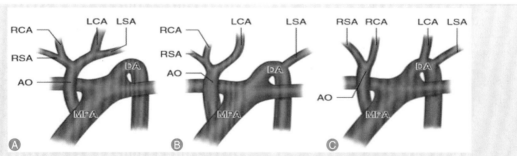

A型：离断位于左锁骨下动脉（LSA）的远端；B型：离断位于左颈总动脉（LCA）和左锁骨下动脉之间；C型（罕见）：离断位于右侧颈总动脉（RCA）和左侧颈总动脉（LCA）之间。RSA：右锁骨下动脉；AO：主动脉；MPA：主肺动脉；DA：降主动脉

图23-17-1 主动脉弓离断分型示意

（引自：Hofbeck M，Deeg K-H，Rupprecht T.Doppler Echocardiography in Infancy and Childhood.Springer Nature，2017.）

（张全斌 杨秀玲 张静涵 徐琨 董娟 高瑞锋 张园园 蔚俊丽）

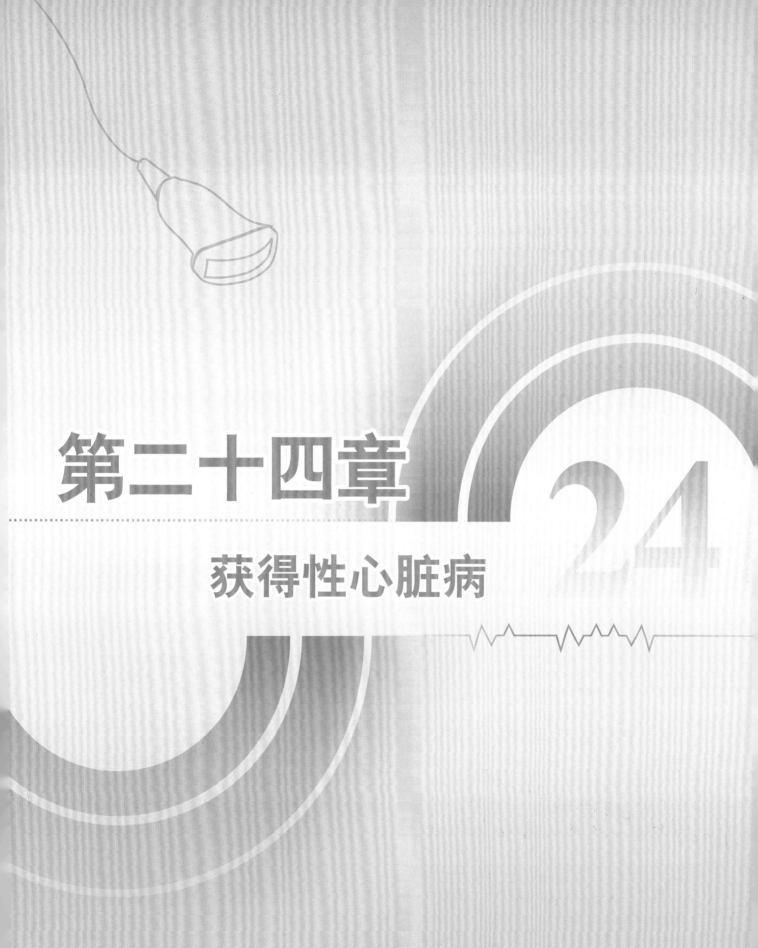

第二十四章

获得性心脏病

第一节　高血压性心脏病

一、概述

高血压是导致心血管疾病及相关死亡的最常见病因，高血压性心脏病是由于高血压长期得不到有效控制，使左心室负荷逐渐加重，导致心脏结构以及功能发生改变，主要包括左心室肥厚、心肌损伤、心脏收缩及舒张功能受损，并最终导致心力衰竭。患者早期可有失眠、头痛、头晕、胸闷、乏力等症状，严重时可出现劳累性呼吸困难，甚至端坐呼吸。

1.原发性高血压和继发性高血压

（1）原发性高血压是我国最常见的心血管疾病，病因尚未完全阐明，可能是在一定的遗传基础上，与各种后天因素，诸如饮食因素、社会心理因素、神经内分泌因素等有关。

（2）继发性高血压是由某些确定的疾病或病因引起的血压升高，若能及时发现并纠正原发病，血压可能亦随之恢复正常。最多为肾源性肾炎所致。

2.病理生理学特征或血流动力学

原发性高血压的病理改变最重要的是全身小动脉病变，长期反复的小动脉痉挛使其内膜因压力负荷增加、缺血、缺氧出现玻璃样变；中层则因平滑肌细胞增殖、肥大而增厚，出现血管壁的重构，最后管壁纤维化、管腔狭窄，促使高血压持续和发展。长期的全身小动脉管腔狭窄使周围血管阻力上升，左心室肥厚、扩张，导致高血压性心脏病。此外，血液循环及心肌组织中肾素-血管紧张素-醛固酮系统、缓激肽等的增高影响胶原纤维的降解，引起心肌内胶原纤维积累，导致心肌组织结构的重构、心肌肥厚僵硬、左心室顺应性降低、心功能障碍。

二、超声检查及所见

1.二维超声心动图

左心室肥厚是高血压性心脏病最重要的表型之一，并与多种心血管不良结局相关。左心室肥厚的评估主要采用左心室质量指数（left ventricular mass index，LVMI）和左心室相对室壁厚度（relative wall thickness，RWT），LVMI>95 g/m²（女）或115 g/m²（男）为异常，RWT>0.42为异常，通过LVMI及RWT的改变将左心室肥厚分为以下4种表现

形式（详见第十章第四节左心室肥厚）。

（1）正常构型：RWT及LVMI均正常。

（2）向心性重构：RWT增加，LVMI正常。

（3）向心性肥厚：RWT及LVMI均增加。左心室腔变小，心肌收缩活动较正常增强。

（4）离心性肥厚：RWT正常，LVMI增加。左心室腔扩大，室壁运动可以减弱。

通常，血压及外周阻力增加明显的患者以向心性重构或肥厚为主，而伴有容积负荷增加的患者则以离心性重构为主。

左心室壁与室间隔增厚，大多呈对称型，心肌回声无明显变化。二维超声经胸骨旁左心室长轴切面或左心室短轴切面二尖瓣腱索水平，分别测量室间隔和左心室后壁，若室间隔前后径舒张期>11.4 mm，可判定为室间隔增厚；若左心室后壁前后径舒张期>11.1 mm，则为左心室后壁增厚（图24-1-1）。

左心房扩大：左心房容积指数≥34 mL/m²，甚至可引起心房颤动，左心房可形成血栓。

主动脉增宽：主动脉瓣回声可增厚，甚至增强。

2.M型超声心动图

从心底到心尖扫查，测量房室腔大小、室壁厚度、左心室心肌质量及左心室射血分数等。

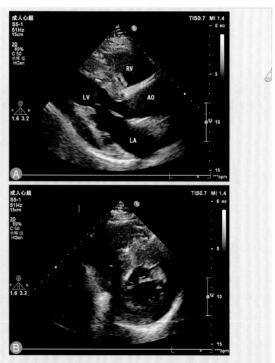

A.长轴切面显示室间隔和左心室后壁增厚；B.短轴切面显示左心室壁对称性增厚。RV：右心室；LV：左心室；AO：主动脉；LA：左心房

图24-1-1　胸骨旁左心室

（1）左心房增大，左心室壁对称性增厚。

（2）左心室腔内径向心性变小或离心性增大。

（3）左心室射血分数早期增大或正常，晚期则减小。

（4）主动脉增宽，运动曲线中重搏波消失（图24-1-2）。

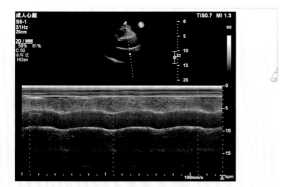

主动脉运动曲线波幅减低，重波消失，呈弓背样运动

图 24-1-2　M 型超声心动图心底波群

3.彩色多普勒超声

瓣膜反流：左心房扩大，出现二尖瓣反流束；主动脉扩张及左心室后负荷增加，出现主动脉瓣反流束。

4.多普勒超声心动图

舒张功能障碍出现较早。二尖瓣瓣口频谱多普勒可以量化左心室充盈异常，预测随后的心力衰竭和死亡率，但不足以完全将高血压的临床状态和预后分层，根据超声心动图指南建议，应结合二尖瓣瓣环的脉冲组织多普勒检查进行。组织多普勒测定的二尖瓣瓣环舒张早期速度（e'）的降低是高血压性心脏病的典型表现，通常室间隔e'的降低程度大于侧壁e'。

舒张功能障碍的诊断和分级是基于e'（室间隔和二尖瓣瓣环外侧壁的平均值）和其他测量，包括E和e'的比值（E/e'）及左心房大小。E/e'能够检测左心室充盈压的增加。e'的预后价值在高血压患者中已得到确认，E/e'>15与心脏风险增加有关，与高血压患者的左心室质量和相对室壁厚度无关。

左心房扩大的测定可以提供额外的信息，是诊断舒张功能障碍的先决条件。左心房大小最好通过左心房容积指数来评估。左心房容积指数>34 mL/m² 已被证明是死亡、心力衰竭、心房颤动和缺血性脑卒中的独立预测因子。

舒张功能的准确判断应按照2016年美国超声心动图学会和欧洲心血管影像协会指南分析。

（1）识别舒张功能障碍及其异常截断值的4个推荐指标：二尖瓣瓣环间隔e'<7 cm/s，侧壁e'<10 cm/s，平均E/e'>15，左心房容积指数>34 mL/m²，三尖瓣反流峰值速度>2.8 m/s（图24-1-3）。

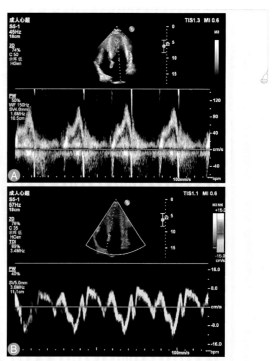

A.脉冲波多普勒，二尖瓣下取样，可见舒张早期E峰减低，而舒张晚期A峰增高；B.频谱组织多普勒，二尖瓣瓣环室间隔侧取样，可见e'减低，a'增高

图 24-1-3　心尖四腔心切面

（2）如果超过一半的参数不满足异常功能的截断值，则左心室舒张功能正常。如果超过一半的参数满足这些截断值，则存在左心室舒张功能障碍。如果有一半的参数不满足截断值，则结果是不确定的（关于左心室舒张功能的超声评估，详见第十一章第六节左心室舒张功能）。

5.斑点追踪超声心动图

斑点追踪超声心动图可以量化纵向收缩功能（纵向应变），有助于识别无左心室肥厚的高血压患者的早期亚临床收缩功能障碍。

三、鉴别诊断

1.肥厚型心肌病

左心室壁肥厚，多以室间隔增厚为主，且>15 mm，其他室壁也可肥厚；心肌回声增粗增强；左心室腔

第三篇

正常或缩小,左心房增大;左心室流出道梗阻,左心室舒张功能减低,血压得到控制之后心脏病变未见好转。

2.左心室流出道狭窄

瓣下左心室流出道、主动脉瓣狭窄和主动脉缩窄均可导致左心室壁肥厚。主动脉瓣狭窄表现为主动脉瓣回声增厚和(或)增强、开放受限,CDFI于收缩期狭窄处显示五彩镶嵌血流,频谱多普勒可测得高速湍流频谱。二维超声心动图可明确主动脉缩窄程度及类型,如管型缩窄或膜型缩窄,并测量内径。缩窄后可有扩张,CDFI显示缩窄部位五彩高速血流信号及狭窄近端的血流汇聚,连续波多普勒可探及缩窄处高速血流频谱。

3.运动员心脏

左心室壁增厚,左心室腔扩大,心脏收缩及舒张功能正常;注意询问病史。

四、注意事项

(1)高血压性心脏病的特征是在没有其他原因情况下的左心室肥厚。

(2)高血压性心脏病的识别是至关重要的,因为本病患者更容易发生充血性心力衰竭、心律失常、心肌梗死和心源性猝死。

(3)超声报告须提示心肌肥厚的部位(左、右心室均须评估)、注意室壁厚度的准确测量、判断左心室收缩和舒张功能,以及是否存在左心室流出道梗阻。

(4)高血压性心脏病患者舒张功能下降早于收缩功能障碍,与左心室肥厚相关,并随着左心室肥厚的消退好转。

(5)有研究发现,高血压患者发生左心房功能不全可能早于左心室肥厚及左心室舒张功能不全,并与不良心血管结局相关,对左心房结构功能的评估可能有助于高血压性心脏病的早期检出。

五、临床价值与意义

高血压性心脏病具有高发病率、早期临床症状不典型、容易被漏诊等特征。高血压所致的心脏结构及功能的改变,通过超声心动图多种成像技术能早期发现,准确评价心肌重构及功能改变,有助于高血压性心脏病的早期诊断、鉴别诊断、治疗及随访。

第二节 冠心病

一、概述

动物实验研究已证实冠状动脉结扎后其所支配供应的心肌节段即刻出现缺血、梗死表现(图24-2-1)。

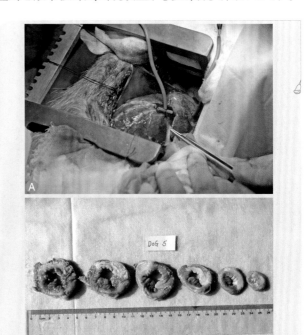

A.在冠状动脉左前降支近端1.0 cm结扎后,所支配供应的心肌节段即刻出现心肌缺血、缺氧和梗死;B.经氯化三苯基四氮唑(triphenyltetrazolium chloride, TTC)染色后的梗死心肌标本,左心室前壁和心尖梗死心肌呈灰白色

图24-2-1 犬急性心肌缺血实验

[张全斌,刘望鹏,梁峰,等.组织追踪法定量评价急性心肌梗死左心室局部收缩功能的实验研究.中华超声影像学杂志,2005,14(2):140-143.]

冠状动脉血管发生动脉粥样硬化病变,是一个动脉粥样硬化斑块积累和冠状动脉循环功能改变的动图过程,可由于斑块破裂、斑块侵蚀及钙化结节等因素造成血管腔狭窄或阻塞,引起心肌缺血、缺氧或坏死,常常被称为"冠心病"。冠状动脉功能性改变(痉挛)也可导致心肌缺血、缺氧或坏死,因此其也常常被称为"冠心病"。冠心病的含义其实更广,除了包括最常见的冠状动脉硬化性心脏病外,还包括先天性冠状动脉发育异常,例如,冠状动脉起源异常、冠状动脉瘘等。通常冠心病指的是狭义的冠状动脉硬化性心脏病。

冠心病分为急性冠脉综合征和慢性冠脉综合

征。急性冠脉综合征是指冠状动脉内不稳定的粥样硬化斑块破裂或糜烂，继发新鲜血栓形成所导致的心脏急性缺血综合征，涵盖了ST段抬高型心肌梗死、非ST段抬高型心肌梗死和不稳定型心绞痛，其中非ST段抬高型心肌梗死与不稳定型心绞痛合称非ST段抬高型急性冠脉综合征。

2019年，欧洲心脏病学会发布的《2019年欧洲心脏病学会慢性冠脉综合征诊断和管理指南》，摒弃了以往稳定性冠心病的概念，明确提出慢性冠脉综合征的概念。临床明确或可疑慢性冠脉综合征常见的6种类型：①稳定型心绞痛症状和（或）气短的可疑冠状动脉疾病患者；②新发心力衰竭或左心室功能障碍的可疑冠状动脉疾病患者；③急性冠脉综合征后<1年的症状稳定或近期冠状动脉血管重建的无症状和有症状患者；④最初诊断或血管重建后>1年的无症状和有症状患者；⑤疑似血管痉挛或微血管病变的心绞痛患者；⑥筛选时检出冠状动脉疾病的无症状患者。

Hausor等研究表明心肌缺血时，在心电图和症状出现之前即产生节段性室壁运动异常（regional wall motion abnormality，RWMA），心肌氧供降低导致心肌收缩减弱，严重的患者可能无收缩。超声心动图检测缺血的心肌运动时，可以观察到心内膜向内运动的幅度减小，收缩期心肌不增厚，特别是它可以从多个超声图像切面，最大可能地检测室壁运动中的微小变化，因而超声心动图是检测室壁运动异常的一种重要方法。此外，当超声图像不理想时（<5%的情况下），静脉注射造影剂充盈左心室腔，可以改善左心室心内膜的轮廓。超声心动图在检测缺血心肌方面，无论运动或药物负荷试验都优于心电图负荷试验（有关超声心动图负荷试验，详见下册第七章运动负荷超声心动图和第八章药物负荷超声心动图试验）。

二、超声检查及所见

1.二维超声心动图

二维超声心动图表现如下。

（1）受累节段的室壁变薄，急性心肌梗死回声无明显变化，陈旧性心肌梗死回声增强（图24-2-2）。

（2）节段性室壁运动异常是冠心病的特征性超声心动图表现，受累节段运动减弱、无运动、矛盾运动，收缩期增厚率减低。未受累节段运动可代偿性增强（图24-2-2）。

（3）左心室、左心房扩大，可导致二尖瓣关闭不全（图24-2-3）。

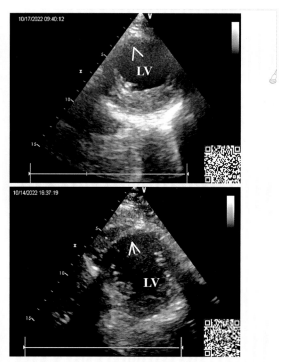

A.心尖水平短轴切面，心尖前壁心肌梗死室壁变薄，室壁增厚率消失；B.乳头肌水平短轴切面，前壁心肌梗死，室壁增厚率消失。LV：左心室

图24-2-2　胸骨旁左心室（动态）

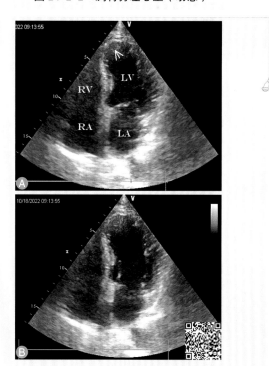

A.心尖前侧壁心肌梗死，室壁变薄，并附有低回声血栓（箭头）；B.心尖前侧壁心肌梗死，室壁变薄，增厚率消失（动态）。RV：右心室；LV：左心室；RA：右心房；LA：左心房

图24-2-3　心尖四腔心切面

（4）左心室收缩功能及舒张功能减低。

2.M型超声心动图

（1）节段性室壁运动异常，可对受累节段运动幅度及收缩期增厚率进行定量评估。

（2）受累心腔可扩大。

3.多普勒超声心动图

房室瓣可出现反流、主动脉瓣反流。

三、常见的并发症及超声表现（图24-2-4 ~ 图24-2-9）

（1）乳头肌缺血导致乳头肌功能不全，甚至出现坏死、断裂，二尖瓣出现脱垂，二尖瓣关闭不全（图24-2-8D）。

（2）室间隔穿孔，多发生于后室间隔近心尖，常为单发，少数为多孔。

（3）真性室壁瘤形成，室壁呈瘤样向外膨出，收缩期向外运动，舒张期向内运动（图24-2-3，图24-2-4，图24-2-8，图24-2-9）。

（4）假性室壁瘤形成，心室游离壁破裂，心肌连续中断，心室与心包腔相通，但被血栓及心包所包裹形成囊腔，收缩期囊腔可变大（表24-2-1）。

（5）左心室游离壁破裂，心包腔可迅速出现大量积液，出现心脏压塞。

（6）左心室血栓形成，以心尖血栓或室壁瘤处血栓形成为主。超声心动图可显示血栓形成早期的涡流信号（图24-2-5）、急性血栓形成的低回声（图24-2-4）及陈旧性血栓机化的高回声团块（图24-2-5B，图24-2-6，图24-2-7，图27-1-3）。

（7）心包积液，透壁性心肌梗死3 ~ 7天，梗死面积较大者可出现少量心包积液。

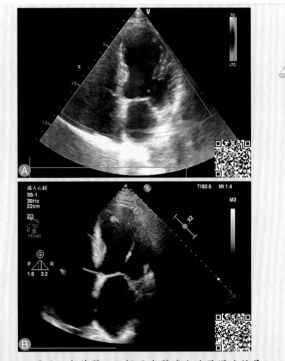

A.CDFI显示心尖前壁心肌梗死室壁瘤血流呈涡流信号；
B.二维超声心动图显示前侧壁心尖段变薄、回声增强、增厚率消失，并附有不规则较高回声，提示陈旧性血栓机化

图 24-2-5　心尖四腔心切面（动态）

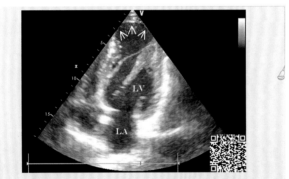

心尖四腔心切面，左心室心尖室壁瘤形成（箭头）。
LV：左心室；LA：左心房

图 24-2-4　冠心病心肌梗死（动态）

表 24-2-1　心肌梗死后室壁瘤的特征及其与假性室壁瘤的鉴别

	真性室壁瘤	假性室壁瘤
室壁瘤的形成	产生是因心肌梗死后心肌扩张变薄，心肌坏死、纤维化，少数钙化，心室内压力升高时使心肌梗死处心室壁向外膨出形成	是由于梗死心肌穿孔后局部心包和血栓等包裹血液形成的与左心室腔相交通的囊腔
室壁瘤瘤颈与瘤体周围心肌的连续性	其特征为收缩期和舒张期均有局部膨出，但瘤壁心肌变薄，仍与正常心肌间有连续性，瘤壁运动多为波动性矛盾运动或收缩性完全消失	瘤壁并非室壁膨出形成，而是由周围组织和心包粘连形成，瘤颈处心肌连续突然中断
室壁瘤瘤颈处的直径与瘤体深度之比	瘤颈处宽阔，瘤体为浅底半球状向外膨出，瘤颈直径比瘤体深度大	心室壁连续突然中断形成一个狭窄的孔，因而瘤颈处的直径较其深度明显为窄
瘤体内血流形式	瘤颈较大，瘤体较浅，入口处血流缓慢	瘤颈较小，入口处血流速度较快，进入瘤体内出现血流紊乱
预后	室壁瘤形成后易导致难治性心力衰竭、顽固性心绞痛、严重室性心律失常及体循环栓塞等	患者常因瘤壁破裂和难治性心力衰竭死亡。如能早期确诊，可及时手术切除，则预后较好

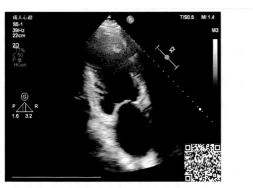

二维超声心动图显示前壁心尖段变薄、回声增强、增厚率消失，并附有不规则较高回声，提示陈旧性血栓机化

图 24-2-6　心尖二腔心切面（动态）

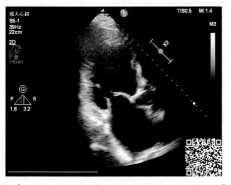

二维超声心动图显示前间隔心尖段收缩期增厚率消失，并附有不规则较高回声，提示陈旧性血栓机化

图 24-2-7　心尖三腔心切面（动态）

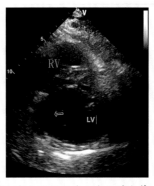

胸骨旁左心室短轴切面显示左心室下壁变薄，室壁增厚率消失，并向外隆起（箭头）。RV：右心室；LV：左心室

图 24-2-9　下壁心肌梗死并室壁瘤形成

四、左心室壁的节段

左心室壁的节段划分有多种类型，如9节段分段法、16节段分段法、20节段分段法等，目前最广泛应用的分段方法是16节段分段法。17节段分段法在原有的16节段分段法基础上，增加的心尖分为1个节段，也就是说，单纯的心尖为1个节段（详见第十一章第三节左心室局部收缩功能）。

16节段分段法（图11-3-2）：①基底部前间隔；②基底部前壁；③基底部侧壁；④基底部后壁；⑤基底部下壁；⑥基底部后间隔；⑦中部前间隔；⑧中部前壁；⑨中部侧壁；⑩中部后壁；⑪中

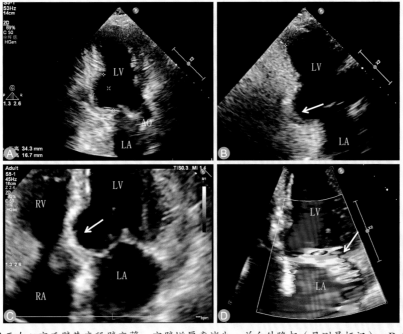

A.心尖左心室长轴显示左心室后壁基底段壁变薄，室壁增厚率消失，并向外隆起（见测量标识）；B.心尖二腔心切面显示左心室下壁基底段变薄，室壁增厚率消失，并向外隆起（箭头）；C.二维超声心动图于心尖四腔心切面显示室间隔基底段变薄，室壁增厚率消失，并向右心室隆起（箭头）；D.CDFI于心尖二腔心切面显示收缩期二尖瓣左心房侧少量以蓝色为主彩束反流信号（箭头）。LV：左心室；AO：主动脉；LA：左心房；RA：右心房；RV：右心室

图 24-2-8　患者女性，58 岁，下壁心肌梗死合并室壁瘤形成

部下壁；⑫中部后间隔；⑬心尖间隔壁；⑭心尖前壁；⑮心尖侧壁；⑯心尖下壁。

冠状动脉的解剖：正常左冠状动脉起源于左冠状动脉窦（大动脉短轴3~4点），右冠状动脉起源于右冠状动脉窦（大动脉短轴10~11点）。

左冠状动脉解剖分布（图11-3-1）：①左前降支，支配左心室前壁、前乳头肌、室间隔前2/3、心尖、右心室前壁的一小部分，以及心脏传导系统的右束支及左束支的前半部分；②左回旋支，支配左心室前壁一小部分、左心室侧壁、左心室后壁的一部分或大部分，可达左心室后乳头肌，部分分支可到窦房结。

右冠状动脉解剖分布：支配右心室前壁大部分、右心室侧壁、右心室后壁、左心室下壁、室间隔后1/3，以及左心室后壁的一部分，包括左束支的后半部分、窦房结及房室结。

冠状动脉在心脏胸肋面个体差异比较小，在膈面左、右冠状动脉的走行分布差异变化较大。右心室优势型的右冠状动脉发出后降支供应的左、右心室的膈面，血供以右冠状动脉为主或全部由右冠状动脉供血；左心室优势型由左回旋支发出后降支，供应左、右心室膈面；均衡型为左冠状动脉的回旋支供应左心室膈面，右冠状动脉供应右心室的膈面。

负荷超声心动图

负荷超声心动图是通过运动或药物负荷试验等不同的负荷方法，激发心血管系统的反应，诱发心肌缺血，观察心脏室壁运动异常状况、异常的增厚及血流动力学变化，从而评价心肌血流灌注及左心室功能的一种技术，是目前常用于诊断慢性心肌缺血的方法。负荷试验的方法包括平板运动试验或踏车运动试验，还包括药物、精神、过度通气、心房调搏和冷加压负荷试验等，可提高超声心动图检测冠心病的敏感性。药物负荷超声心动图试验中，最常用的药物包括腺苷、多巴酚丁胺及双嘧达莫等。与运动负荷超声心动图相比，药物负荷的心肌负荷量较小，检出冠心病的准确性低于运动负荷试验，多用于不能进行运动负荷试验的患者。负荷超声心动图在定位及定量诊断冠心病方面起着重要作用（有关负荷试验的详细介绍，详见下册第三篇负荷超声心动图）。

冠状动脉血流储备分数是评估冠状动脉血流的功能学和生理学指标，定义为存在狭窄病变情况下该冠状动脉提供给心肌的最大血流量与理论上无狭窄情况下心肌所能获得最大血流量的比值。在冠状动脉供血区域小血管最大化扩张、中心静脉压无明显升高的情况下，冠状动脉血流储备分数近似等于冠状动脉狭窄远端压除以主动脉压。冠状动脉血流储备分数异常的适应证从稳定型心绞痛扩展到不稳定型心绞痛、非ST段抬高型心肌梗死、ST段抬高型心肌梗死非罪犯血管，从临界病变扩展到多支血管病变、弥漫病变、分叉病变、左主干病变等。冠状动脉血流储备分数在稳定性冠心病中应用的证据等级最高。

五、鉴别诊断

1. 完全性左束支传导阻滞

室间隔收缩延迟，甚至呈矛盾运动。收缩期增厚率正常。

2. 心脏术后室间隔运动异常

手术心包切开以后，左右心室之间压力平衡状态被打破，生理状态发生变化，室间隔运动减弱，甚至呈矛盾运动。

3. 缩窄性心包炎

室间隔呈抖动或跳动样运动。心室壁节段性运动可减弱，甚至室壁运动普遍减弱。左心室后壁舒张受限，舒张中晚期左心室后壁呈平直状，与室间隔近似平行。心包壁增厚、回声增强，与局部心肌粘连。

4. 扩张型心肌病

没有明确的心绞痛、心肌梗死病史，心脏扩大呈普大型，全心扩大，以左心室、左心房扩大为主，是以心肌收缩功能障碍为主要特征的原发性心肌疾病。室壁运动弥漫性减弱，少数患者轻度节段性室壁运动异常，远不如冠状动脉缺血性心肌病明显。收缩期增厚率降低，二尖瓣前后叶开发幅度减小，呈"大心腔，小开口"。多瓣口反流，反流量较冠心病瓣口反流量多。心功能以收缩功能明显减低为主。

5. 急性心肌炎

急性心肌炎是由于各种原因引起的心肌炎性损伤所导致的心脏功能受损，包括收缩、舒张功能减低和心律失常，病原体以病毒最为常见。室壁运动可出现节段性减弱，与心肌炎累及的节段有关，与冠状动脉供血的节段可以不一致，无明显相关性。血生化检查：心肌酶谱升高。

六、注意事项

（1）冠心病引起的节段性室壁运动异常可以是一过性的，多见于心绞痛患者。缺血节段收缩运动减弱，整体收缩功能无明显降低，血供一旦恢复，节段性室壁运动异常可恢复。

（2）节段性室壁运动异常持续存在，室壁未明显变薄，回声无明显改变，多提示急性心肌梗死，室壁变薄，回声增强多提示陈旧性心肌梗死。

（3）急性ST段抬高型心肌梗死可无明显节段性室壁运动异常。一般来说，心肌坏死厚度不及室壁厚度的2/3时，超声心动图不能探测到节段性室壁运动异常。

（4）节段性室壁运动异常时，心功能的测量不能使用Teich法，可使用双平面辛普森法。

（5）冠心病引起的节段性室壁运动异常与冠状动脉供血的分布区域相对应。

七、临床价值和意义

超声心动图可直观显示冠心病患者心脏室壁的节段性运动异常，可观测室壁厚度、心腔形态，可评价左心室收缩功能及舒张功能。超声心动图冠心病的临床诊断和预后评估均有重要价值，并可动态监测冠心病的临床治疗效果。

1. 冠心病诊断技术进展

（1）组织多普勒成像：将CDFI用于心肌，借以评价心肌的运动状态。组织多普勒成像技术滤掉高速运动的血流信号，保留室壁运动的低频信号，反映心肌的运动速度及方向。组织多普勒显示方式包括速度图、加速度图及能量图，检测指标包括心肌运动速度、心肌运动速度阶差及二尖瓣瓣环运动速度，其中二尖瓣瓣环运动速度的干扰因素少，可准确反映心肌整体收缩及舒张功能。组织多普勒成像还可用于定量评价心肌局部运动状态，与心肌超声造影结合评价心肌存活性，并可检测心室壁心肌收缩的顺序、室性心律失常的异位起搏点及预激综合征旁路。多普勒成像速度图对心肌梗死患者壁室运动异常的阶段总检出率高于二维超声心动图，对梗死性和缺血心肌检测的准确性和敏感度均高于二维超声心动图，特异度低于二维超声心动图。

（2）心肌超声造影：利用超声增强剂对冠状动脉及其微血管的血流显像技术，对心肌灌注情况进行定量评估。将超声造影剂经外周静脉注射后，造影剂通过心肌微血管床，造影剂微泡可增强心肌的回声及密度，是评价心肌血流灌注的重要检查方法。心肌超声造影可反映微血管血容量、心肌血流量和冠脉血流储备等参数，明确心肌缺血的范围及程度，以及可评价梗死区心肌存活性。对于冠状动脉造影正常，但是却具有典型心肌缺血和心绞痛症状的患者，心肌超声造影可判断其微循环血流状况，有助于早期准确发现其冠状动脉微循环障碍。心肌超声造影通过心肌微循环的血流显像，判断梗死区心肌活性，尤其是结合负荷超声心动图，对决定是否进行心肌缺血再灌注治疗有重要的诊断价值。心肌声学造影指导下的超声溶栓可实现心外膜冠脉再通并改善心肌微循环，有效缩小心肌梗死范围，是较有潜力的冠心病治疗方法。

（3）冠状动脉内超声：将顶端嵌有超声探头的导管经动脉或静脉插入冠状动脉内，可清晰显示冠状动脉解剖结构，可准确显示冠状动脉管腔的狭窄程度和病变部位，显示冠状动脉粥样斑块，并且明确有无冠状动脉夹层，准确定量分析冠状动脉管腔大小、管壁厚度斑块大小，在定性和判断冠状动脉病变部位和严重程度方面具有显著优势。

（4）三维超声心动图：在二维超声心动图的基础上，通过三维重建显示心脏的立体结构，可实时采集心脏三维结构的超声图像。三维超声心动图能用于左心室功能与左心室重构的评估，可判断节段性室壁运动异常、发现缺血的节段、显示室壁各节段的运动状态，与负荷实验结合可明显提高节段性室壁运动异常的敏感性和特异性。三维超声心动图可分析冠状动脉粥样硬化斑块的大小、形态，为临床治疗提供依据及方法。

（5）二维或三维斑点追踪成像：随着心动周期的变化，心脏发生收缩和舒张。收缩期心室壁缩短、增厚，舒张期变薄、拉长，可以用应变来表示。在连续帧中，追踪心肌运动的各个斑点，通过计算得到该斑点的运动轨迹，显示心肌组织的运动状况，不受角度影响。斑点追踪成像技术可准确、定量和全面地评估冠心病患者的心肌运动状况，具有较高的诊断价值。

2. 心尖球囊样综合征

心尖球囊样综合征（apical ballooning syndrome,

ABS)又称为Tako-Tsubo心肌病(TTC),于1990年首次由日本学者Sato正式提出并报道命名的一种新型的以左心室短暂、可逆性收缩功能障碍,临床表现类似于急性冠脉综合征(ACS,胸痛、ST段抬高、心肌酶学增高),但冠状动脉造影未见明显堵塞证据为特点的综合征。因ABS发病时左心室造影形态类似于日本渔民用来捕捉章鱼的鱼篓,因此被命名为"心尖球囊样综合征"或"Tako-Tsubo心肌病"。同时,大部分患者发病前均伴有或轻或重的精神或躯体应激,故又称为应激性心肌病。从文献资料中可看出,ABS主要集中在亚洲地区,女性发病人数明显高于男性,以绝经期女性多见。在日本,ABS患者男女比例为1:7,女性平均发病年龄为(68.6±12.2)岁,男性平均发病年龄为(65.9 ± 9.1)岁。研究报道ABS患者中可疑ACS患者占0.7% ~ 4.9%,病死率为0 ~ 8%,复发率为3% ~ 10%。ABS的发病机制目前尚未明确,主要有这几种假说:儿茶酚胺介导的心肌抑顿,微血管痉挛或冠状动脉痉挛为可能的发病机制。

临床表现:ABS发病类似于急性心肌梗死,胸痛为最常见的起病症状,患者可伴有痛苦面容、心悸、面色苍白等。亦可见呼吸困难,突发晕厥、头痛等症状罕见。同时伴有心肌酶的轻度升高,心电图显示ST段抬高,T波倒置,QT间期延长。冠脉造影常常显示冠状动脉正常或中度狭窄。心肌活检目前关于ABS的病理报道有限,均未发现有特异性组织,亦未发现心肌炎症。部分病例发现了单核细胞和巨噬细胞浸润,有的存在广泛的炎症性淋巴细胞浸润和多个局灶性、收缩带性心肌细胞坏死。

目前,ABS的诊断标准尚未统一,但越来越多的人认可Mayo临床诊断标准:①短暂的、可逆性左心室收缩功能障碍,包括或不包括心尖的室壁运动障碍,室壁运动障碍的区域常常超过一个血管的供血范围,而且常常存在一个应激因素;②冠脉造影检查缺乏血管阻塞的证据;③心电图异常,包括ST段抬高、T波倒置,中等程度的心肌酶升高;④排除最近的头部外伤、颅内出血、嗜铬细胞瘤、阻塞性心外膜冠状动脉疾病、心肌炎、肥厚型心肌病。这4条标准均满足时,考虑诊断ABS。

超声心动图及左心室造影检查在急性期,ABS患者的超声心动图和左心室造影均提示左心室射血分数明显降低伴左心室心尖和前壁下段运动明显减

低甚至消失,而基底部代偿性运动增强,形成圆底和窄颈,即日本学者报道的"章鱼套样"改变(图24-2-10)。急性期之后,ABS患者的射血分数及左心室收缩运动障碍可渐恢复至正常。

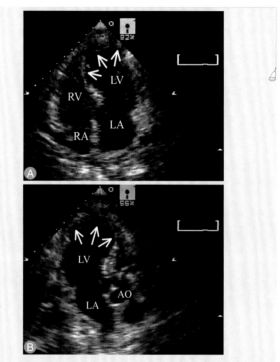

A.心尖四腔心切面显示左心室心尖球样扩张(箭头);B.心尖三腔心切面显示左心室心尖球样扩张(箭头)。LV:左心室;LA:左心房;AO:主动脉

图24-2-10 ABS
(孙静平教授惠赠)

心脏超声造影检查对于左心室收缩功能、心肌灌注功能较常规超声心动图具有明显的优势。

鉴别诊断:主要是与冠心病心肌梗死节段性室壁运动的鉴别,该病发病前常常有情绪等应激诱因,为短暂的、可逆性左心室收缩功能障碍,室壁运动障碍的区域常常超过一个血管的供血范围。冠心病心肌梗死节段性室壁运动冠状动脉造影正常或存在中度以下的冠状动脉狭窄可资鉴别。

3.浸润性心肌病——心脏结节病

结节病(sarcoidosis)是一种病因未明的多系统受累的肉芽肿性疾病,临床上多发生于肺组织和淋巴结。发病机制可能为遗传易感个体对性质不明的抗原物质产生细胞免疫反应所致。除基因外,结节病的发病还受种族、地区、环境、职业等因素的影响。尸检发现心脏结节病(cardiac sarcoidosis,CS),即结节病心脏受累者,日本(68%)明显

高于美国（10%～20%），且心源性死亡占结节病全因死亡的比例，日本（>50%）也明显高于美国（10%～25%）[1]。由于CS缺乏诊断标准，有关CS的流行病学仍存在争议，确切的发病率、是否存在性别差异尚无法确定。70%的CS患者在25～45岁发病。而在欧洲和日本，>50岁的女性呈现发病第二高峰，CS很少出现在<15岁或>70岁的人群中。CS属于浸润性心肌病中的一种，其病理变化包括炎症、水肿、肉芽肿浸润、纤维化和瘢痕形成。病变可累及心脏的任何部位，包括心包、心肌和心内膜，以心肌最为常见。左心室游离壁和室间隔最常被累及，右心室和右心房也较常被累及，少见的被累及部位为瓣膜和冠状动脉。依据其不同的心脏受累部位，CS在临床上常表现为室性心动过速、房室传导阻滞、心室扩大、心功能不全、房性心动过速、猝死等。

临床表现：根据心脏受累的部位、炎症反应的状态，CS可表现为无症状、心悸、晕厥前兆/晕厥、心功能不全、猝死等。CS病程较为隐匿，有时临床表现同其他心肌病［如扩张型心肌病、致心律失常性右心室心肌病（arrhythmogenic right ventricular

cardiomyopathy，ARVC）等］有重叠、缺乏特异性，且作为确诊"金标准"的心肌活检，因CS的病变呈斑片样分布，其灵敏度/特异度并不能达到100%，因此，尽管CS的早期诊断、危险分层很重要，但目前临床上对CS的筛查、确诊仍具有挑战性，尚缺乏统一的标准。心脏外结节的活检确诊，再结合心电图的变化，心脏影像学的证据可以诊断CS。

超声心动图：超声心动图缺乏评估心肌浸润的客观指标，因此应用超声心动图诊断早期的CS是困难的。典型的CS超声心动图异常包括局部室壁运动异常、室壁瘤、基底部间隔变薄、左心室射血分数<40%（图24-2-11）。

鉴别诊断：主要与冠心病相鉴别，依据结节病多脏器损害、心脏外结节的活检及冠状动脉造影可资鉴别。

第三节 肺源性心脏病

一、概述

肺源性心脏病简称肺心病，是由于呼吸系统疾病（包括支气管-肺组织、胸廓或肺血管病变）导

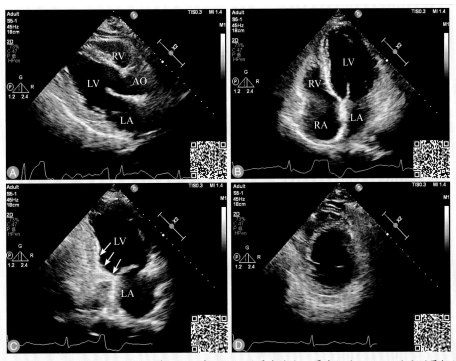

A.胸骨旁左心室长轴切面可见室间隔基底段变薄，且回声增强、增厚率消失，厚度仅为3.25 mm（见测量标识）；B.心尖四腔心切面可见室间隔基底段变薄、回声增强、增厚率消失、长度为41.7 mm（见测量标识）；C.心尖二腔心切面可见左心室下壁基底段变薄、回声增强、并向外轻度膨出、增厚率消失（箭头）；D.胸骨旁左心室基底短轴切面可见后室间隔和左心室下壁基底段变薄、回声增强、增厚率消失。LV：左心室；LA：左心房；RV：右心室；AO：主动脉；RA：右心房

图 24-2-11 患者女性，60岁，心脏结节病（动态）

致的右心室结构和（或）功能改变的疾病，肺血管阻力增加和肺动脉高压是其中的关键环节。

分类：根据起病缓急和病程长短，可分为急性肺心病和慢性肺心病两类。急性肺心病主要见于急性肺栓塞，其处理主要是针对急性肺栓塞的治疗，本节主要针对慢性肺心病进行讲解。

慢性肺心病（chronic cor pulmonale，CCP）是由于长期慢性支气管炎、阻塞性肺气肿及其他肺、胸疾病或血管病变引起的主要侵犯心、肺的疾病，以肺动脉高压、缺氧、二氧化碳潴留、右心室后负荷增大为主要临床特征，最终引起右心功能衰竭和（或）呼吸衰竭，部分患者合并左心功能异常，甚至全身其他系统功能失调。

慢性肺心病是因肺组织、肺动脉血管或胸廓的慢性病变引起的肺组织结构和功能异常，导致肺循环阻力增加及肺动脉压力增高，进而使右心肥厚、扩大，甚至发生右侧心力衰竭。

二、超声检查及所见

超声检查内容：①检查前静息5分钟；②充分暴露胸部及上腹部检测区，采用左侧卧位或平卧位，为排除呼吸对测值的影响，获取图像尽可能将呼吸控制在呼气末并暂时屏气（观测下腔静脉内径时除外）；③选用胸骨左缘、左侧心尖、胸骨上窝、剑突下及肋下等检测区进行探查，由于慢性肺心病患者心脏多向下移位，且易有肺气干扰超声成像，可以选择其他检测区以更好地显示心脏结构。在检测区域，皮肤与超声探头间充填足够的超声耦合剂以排除空气，减少气体干扰。

1.二维超声心动图

二维超声心动图可显示右心结构和功能变化。

（1）右心室和右心房内径不同程度增大，右心室前后径>20 mm，胸骨旁右心室流出道切面以及心底水平大血管短轴切面显示右心室流出道增宽，右心室流出道内径>30 mm，病程早期右心腔尚未明显扩大时，右心室流出道内径已经扩大，在连续动态监测中发现该指标可随病情的变化有所增减。左心室与右心室内径之比<2。胸骨旁左心室长轴切面、左心系列短轴切面、剑突下四腔心切面显示右心室壁不同程度增厚，尤以前壁最清楚，通常>5 mm，并且活动度可增强，幅度>6 mm。这是长期右心负荷过重的结果（图24-3-1）。

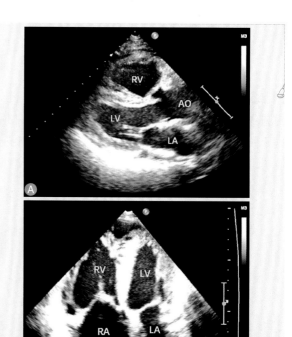

A.二维超声心动图胸骨旁左心室长轴显示右心室扩大；B.二维超声心动图心尖四腔心切面显示右心室和右心房扩大。RV：右心室；LV：左心室；RA：右心房；LA：左心房

图24-3-1　肺心病（一）

（2）心底水平大血管短轴切面显示肺动脉主干内径增宽，通常>28 mm，或者肺动脉主干内径>主动脉内径。另外，左右肺动脉亦明显增宽，右肺动脉内径如>18 mm为支持诊断的指标（正常人右肺动脉内径<16 mm）。一些病例中偶尔可发现肺动脉管腔局部附壁血栓形成。

（3）慢性肺心病患者长期肺动脉高压致右侧心力衰竭，右心室压力负荷增加，三尖瓣反流增多，上腔静脉、下腔静脉及肝静脉均扩张。上腔静脉位于胸骨后方，较难在TTE显示，下腔静脉和肝静脉扩张可分别于剑突下下腔静脉长轴切面和肋缘下斜切面得以显示。腔静脉管径随呼吸运动而变化的幅度明显下降，可以<50%，重者甚至消失。

（4）右心功能变化：长期肺动脉高压导致右心房室腔径扩大，室壁增厚，右心前、后负荷均增加，以后负荷增加为主要改变。与左心室相比，右心室心搏量受后负荷影响更为明显，患者较早地出现收缩功能减低（图24-3-2）：①右心室面积变化分数降低，<35%，其值越低，提示收缩功能越差（图17-4-4）；②近年来实时三维超声测量的右

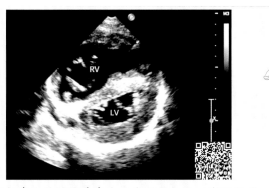

二维超声心动图胸骨旁左心室短轴切面。室间隔平直，左心室呈"D"字形表现，提示右心室压力升高。
RV：右心室；LV：左心室

图 24-3-2　肺心病（二，动态）

心室射血分数成为临床评估右心室收缩功能的重要指标，一般认为右心室射血分数＜50%，提示收缩功能下降（图24-3-3）；③TAPSE代表三尖瓣瓣环水平心肌组织收缩期自心底部向心尖缩短的程度。取胸骨旁心尖四腔心切面，在二维超声的引导下将M型取样线通过三尖瓣瓣环侧壁处获得M型曲线，测得的舒张期与收缩期三尖瓣瓣环位移的差值即为TAPSE。TAPSE提供了右心室排空及收缩期右心室运动的信息，肺动脉高压致右心室功能受损时，TAPSE测值显著降低，与右心室射血分数的改变呈正相关。因此，TAPSE也可作为评估右心室收缩功能的指标。据文献报道，正常人TAPSE＞15 mm。ASE2010年指南推荐的参考值TAPSE＜16 mm，能敏感反映右心室收缩功能（图24-3-4）。④TDI测定的三尖瓣瓣环位移可以评价肺心病患者右心室收缩功能，其中三尖瓣瓣环中点位移受外部因素影响较小，能较好地反映肺心病患者右心室收缩功能的变化。

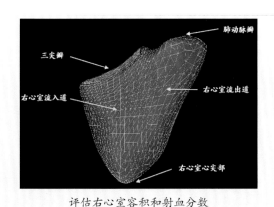

图 24-3-3　三维超声心动图右心室成像

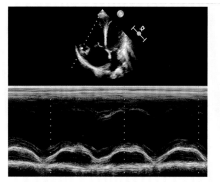

M型超声心动图显示收缩期三尖瓣瓣环外侧壁向心尖最大位移＜15 mm，提示右心室收缩功能减低

图 24-3-4　肺心病（三）

2. 彩色多普勒血流成像

CDFI可于心脏各个断面显示三尖瓣反流和肺动脉瓣反流的空间分布，根据反流束的方向和部位引导脉冲波多普勒和连续波多普勒获取清晰、完整的频谱，从而进行定量分析（图24-3-5）。

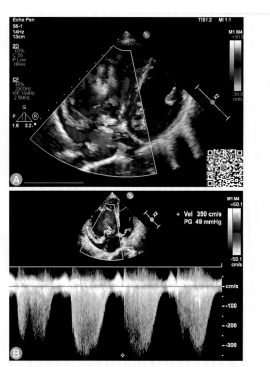

A.CDFI显示收缩期三尖瓣右心房侧有中等量以蓝色为主的彩色反流信号（动态）；B.频谱多普勒显示收缩期三尖瓣右心房侧显示反流高速湍流频谱，连续波多普勒测得最大反流速度为350 cm/s，最大反流压差为49 mmHg

图 24-3-5　心尖四腔心切面

慢性肺心病进展过程中出现进行性右心室和右心房扩大，三尖瓣瓣环被动扩大，而瓣叶本身并无特殊改变，客观上造成瓣叶对合不良直至出现功能性关闭不全。于胸骨旁及心尖四腔心切面CDFI显示

发生于收缩期，自右心室经三尖瓣和扩大的瓣环射入右心房的反流信号。早期反流束可以呈细束状沿不同方向射入右心房，当右心明显扩大时，反流束逐渐增粗，面积增大，通常沿右心房中部行进。如反流速度明显增快，CDFI显示反流信号五彩镶嵌的图像。

由于右心室流出道和肺动脉主干内径增宽（图24-3-6A），肺动脉瓣环亦扩大，致肺动脉瓣关闭不全。CDFI于心底水平大血管短轴切面可显示发生于舒张期，自肺动脉主干经肺动脉瓣进入右心室流出道的反流信号。反流束的增粗代表反流量的增加，反流速度增快时CDFI呈五彩镶嵌的图像。

3. 频谱多普勒检测

（1）在胸骨旁心尖四腔心切面，将脉冲波多普勒取样容积置于三尖瓣瓣叶右心室侧，获得舒张期血流E峰和A峰的最大速度，并计算E/A，该值在肺动脉压明显升高时较正常人低，但并不一定出现E/A<1的现象。

（2）脉冲波多普勒用于获取肺动脉瓣口收缩期血流频谱，取样容积置于肺动脉瓣上（肺动脉腔内）距瓣尖1 cm处。正常肺动脉瓣口收缩期血流频谱形态呈倒三角形，中间无充填，加速支和减速支基本对称，峰值速度出现于收缩中期，流速为50～130 cm/s，可因呼吸运动的影响有所波动。正常人肺动脉瓣收缩期血流的加速时间为（137±17）ms。

肺动脉压增高时，肺动脉瓣口收缩期血流频谱呈现为不对称三角形，加速支变得陡直，加速时间缩短为（80±10）ms，速度峰值前移，峰值可减慢至<60 cm/s（图24-3-6B）。此外，肺动脉高压时该频谱还可以表现为血流速度快速达到峰值水平，而后减速，并再次缓慢加速，可在收缩中后期形成第二个波峰。

结合心电图，可以发现肺动脉瓣开放延迟，右心室射血前期（right ventricular pre-ejection period，RVPEP）时间延长，射血时间缩短，RVPEP/ET升高，若RVPEP/ET>0.35则提示肺动脉高压，正常人该比值为0.16～0.30。

肺动脉高压时，右心室舒张压亦增高，脉冲波多普勒于胸骨旁心尖四腔心切面获取三尖瓣瓣口舒张期血流频谱，其峰值速度减慢。如同时伴有较严重的三尖瓣关闭不全，收缩期的大量反流使右心

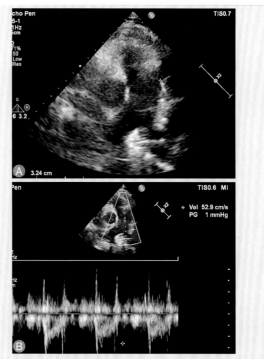

A.二维超声心动图胸骨旁主动脉瓣水平短轴、肺动脉长轴切面显示主肺动脉及左、右肺动脉扩张；B.PW于肺动脉瓣上显示收缩期肺动脉前向血流速度减低，峰值前移

图24-3-6　肺心病（四）

房容量增加，舒张期流经三尖瓣瓣口的血流量也相应增加，此时三尖瓣舒张期血流频谱峰值速度可增快，E峰加速度增快。

脉冲心肌灌注显像和组织心肌灌注显像因其不受几何假设及三尖瓣反流的影响，对右心功能的评估具有操作简便、准确性高的优点。慢性肺心病脉冲和组织心肌灌注显像值均增高，因为等容舒张、等容收缩时间延长，心室射血时间相对缩短，而导致右心收缩功能减低。

（3）连续波多普勒技术有助于评估慢性肺心病患者的肺动脉压力，为诊疗提供有效信息。

如右心室流出道不存在狭窄或梗阻状况时，可以右心室收缩压代表肺动脉收缩压，右心室流出道舒张压则可代表肺动脉舒张压。应用连续波多普勒获取三尖瓣和肺动脉瓣反流频谱后，能进一步测量和估算肺动脉内压力。

4.M 型超声心动图

整个右心系统负荷增加致三尖瓣活动度增大，M型超声心动图显示E峰波幅增高，DE与EF斜率均上升，A峰波幅则可能降低。正常人的肺动脉瓣活

动曲线于舒张晚期可示明显a波，肺动脉内压力增高时a波<2 mm、变浅，严重时a波消失。右心室须克服肺动脉内增高的压力，可使射血前期时限延长，导致肺动脉瓣延迟开放。右心室收缩期间，若压力不能克服肺动脉压力而保持肺动脉瓣在全收缩期开放，则可使后者在收缩中期提前关闭，形成"V"形活动曲线，若右心室压力在收缩中后期再次超过肺动脉压致肺动脉瓣又一次开放，则形成"W"形活动曲线（图24-3-7）。

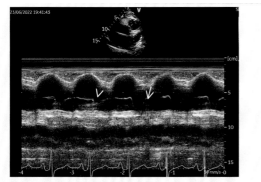

肺动脉瓣后叶运动曲线，a波消失（短箭头），收缩期呈"W"或"V"字形（长箭头）

图24-3-7　肺动脉高压患者M型超声心动图扫描

5. 左心大小及功能变化

（1）早期左心室和左心房内径改变不明显，右心负荷过重及持续肺动脉高压则造成左心室容量减少，内径测值减小，左心房前后径亦明显减小。长期右心负荷过重和肺动脉高压导致在右心室发生形态学变化的基础上，左心室几何形态逐渐发生变化，失去原来的椭圆形态，变得狭长，内径测值明显减小，最终整个心脏表现为右心占优势。

（2）左心功能改变：持续肺动脉压增高将造成左心室功能损害。由于右心扩大和肥厚、室间隔参与右心室做功等原因，影响左心室舒张功能的早期血流充盈，致使二尖瓣瓣口血流频谱E峰最大速度降低，A峰最大速度增高，E/A<1。左心室射血分数亦可显著降低，EF<50%。

肺心病患者心肌应变能力降低的趋势与病情进展的趋势一致。TDI能敏感地检测慢性肺心病患者左心室心肌扭转的改变，因此能较客观地早期发现慢性肺心病患者左心功能的障碍。

根据世界卫生组织规定，静息状态下肺动脉平均压>25 mmHg，运动过程中>30 mmHg可诊断为肺动脉高压。我国第三届全国肺心病心功能专题讨论会制定了国内肺动脉高压诊断标准（高原地区除外）：静息状态下，肺动脉平均压>20 mmHg，肺动脉收缩压>30 mmHg；运动状态下，肺动脉平均压>30 mmHg。国内标准认为静息状态下肺动脉平均压高于正常时，称为显性肺动脉高压；静息状态下肺动脉平均压正常，而运动时>30 mmHg则称为隐性肺动脉高压。

肺动脉压力是判断慢性肺心病患者肺循环血流动力学状态的重要指标，准确估测肺动脉压力对临床诊治工作和判断预后具有重要意义。心导管测压的方法可评估肺动脉的血流动力学，但作为一种侵入性技术，目前在慢性肺心病患者中并未被广泛应用。而超声多普勒技术作为非侵入方法之一，并且估测结果与心导管测压法测值具有良好的相关性，在临床工作中已得到广泛应用。

有无心包积液和右心房面积被认为是评估动脉性肺动脉高压患者预后好与差的两个超声心动图指标。右心房面积<18 cm²且无心包积液被认为是预后良好的征象（1年死亡率评估<5%）；右心房面积为18～26 cm²或有少量心包积液者预后欠佳（1年死亡率评估为5%～10%）；而右心房面积>26 cm²且有中量以上心包积液者预后较差（1年死亡率评估>10%）。

在慢性肺心病的临床诊治中，超声多普勒技术的主要作用始终围绕肺动脉血流动力学监测，重点是通过对三尖瓣的肺动脉瓣血流的检测评估肺动脉压力。

若左心室形态变化明显，心脏以右心占优势，则二尖瓣活动度明显下降，E峰和A峰波幅均减低，EF斜率下降。

（3）左心房变化、心包积液及慢性阻塞性肺疾病所致的慢性肺心病，大多肺循环血流量减少，这时左心房充盈程度下降，左心房内径测值变小。

6.室间隔运动改变

早期室间隔运动变化不明显。重症或病程晚期室间隔由于协同右心室做功及参与右心室搏出，表现为活动度明显下降，并最终与左心室后壁呈同向运动。病程后期，胸骨旁左心室长轴和短轴切面可显示室间隔一定程度的增厚，并且失去常态地向左心室一侧膨隆，协同右心室的舒张和收缩而运动。

慢性肺心病心脏结构和功能参数参考值见表24-3-1。

表 24-3-1 慢性肺心病心脏结构和功能参数参考值

参数	参考值
右心室前后径	＞ 20 mm
右心室流出道内径	＞ 30 mm
右心室壁厚度	＞ 5 mm
右心室前壁运动幅度	＞ 6 mm
三维超声测量右心室射血分数	＜ 45%
右心室面积变化分数	＜ 35%
剑突下测量右心房内径	＞ 25 mm
心尖四腔心切面测量右心房面积	＞ 18 cm²
肺动脉主干内径	＞ 28 mm
右肺动脉内径	＞ 18 mm
下腔静脉塌陷率	＜ 50%
左心室与右心室内径之比	＜ 2
右心室流出道与左心房内径之比	＞ 1.4
三尖瓣瓣环收缩期位移	＜ 16 mm
收缩期三尖瓣口血流最大速度	＜ 9 cm/s
肺动脉瓣 "M" 形活动曲线 a 波	＜ 2 mm
肺动脉血流加速时间	＜ 120 ms
RVPEP 时间与射血时间之比	＞ 0.35
室间隔厚度	≥ 12 mm（重症或晚期）
室间隔搏动幅度	＜ 5 mm

▶ **附：超声心动图在慢性肺心病中应用的技术进展**

所有应用于本病临床研究的超声心动图技术无非关注两个问题：一是如何精确地测量右心容量的机械运动，以准确评价右心功能；二是如何早期发现肺动脉压增高并定量评估。

1.实时三维超声心动图

由于右心室形态复杂，受负荷状态影响发生的形变程度较大，右心室流入道和流出道不在同一个二维平面，并且右心室腔内肌小梁结构数目众多，经胸二维超声心动图对右心功能的精确定量受到一定限制。实时三维超声心动图可不受右心室形态结构的限制，快速显示三维立体结构分布，尤其是经食管实时三维超声心动图能获取更清晰的图像，全方位显示右心室流入道、流出道和心尖的形态细节，较二维超声更准确地估测右心室容量并计算射血分数。与普通二维方法相比，用三维方法测算的右心室射血分数与右心导管和放射性核素心室造影的结果有更高的相关性。

2.应变及应变率

应变反应是心肌组织在张力的作用下发生变形的能力，应变率是应变的时间导数，反映心肌组织发生变形的速度。利用组织多普勒成像技术进行右心室应变及应变率分析，可以克服常规组织速度图定量心肌病变节段时受到的邻近正常组织的速度干扰。据研究，慢性阻塞性肺疾病合并肺动脉高压的患者，其右心室应变及应变率测值明显低于不伴肺动脉高压的慢性阻塞性肺疾病患者和正常人群，表明肺动脉高压时右心室功能受损，与创伤性血流动力学检测及MR对右心功能的评估结果一致。

3.声学造影技术

声学造影技术的应用主要是为了让造影剂强化部分患者微弱的三尖瓣和肺动脉瓣反流信号，清晰地显示反流频谱全貌，更有效地测量肺动脉压力。造影剂的另一个作用是充盈室腔后可以使右心室内膜面显示得更清晰，从而更准确地评估右心室的容量变化和心功能。

4.经食管超声心动图检查

TEE 被认为能够成功地显示肺动脉主干和左、右分支腔内血栓，并在一些重症病例中揭示其治疗前后的变化。但是，其总体应用不如经 TTE 或 CT 广泛，临床诊治指南并不推荐将其作为本病的常规检查手段。

三、鉴别诊断

（1）慢性肺心病引起的肺动脉高压是一种继发性改变，须与由其他原因引起的肺动脉高压相鉴别。先天性心脏病房间隔缺损、Ebstein畸形、风湿性心瓣膜病、二尖瓣狭窄等疾病均可表现为右心扩大、右心系统及肺动脉血流动力学改变，由于二维超声图像能够明确显示其异常的结构，如房间隔回声中断，二/三尖瓣瓣叶回声、形态、位置或启闭活动异常，超声多普勒技术可显示局部相应的分流、狭窄、反流的信号，与此类疾病进行鉴别诊断并不困难。

（2）慢性肺心病引起的右心室壁增厚应与各种原因造成的右心室流出道梗阻、肺动脉瓣狭窄相鉴别。后两者结构上的异常亦能在二维声像图中显示，超声多普勒技术则可显示不同于慢性肺心病的血流动力学改变，其肺动脉腔内处于相对低压状态，右心室为高压腔，因而肺动脉压不能用本节前述方法进行估测。

（3）单从超声心动图角度鉴别诊断慢性阻塞性肺疾病所致的肺动脉高压与原发性肺动脉高压比较困难。二维声像图和超声多普勒显示的改变几乎相同，必须结合临床病史才能做出判断。

四、注意事项

超声心动图技术诊断慢性肺心病时应当注意，尽管二维声像图和多普勒技术能够比较敏感地检出病理形态学和血流动力学方面的改变，但这些变化不具有特异性。右心系统腔径扩大、右心室壁增厚、三尖瓣和肺动脉瓣反流、肺动脉压升高等非慢性肺心病特有，其他心血管疾病可以存在相似的改变，必须结合临床病史及各项检查资料，综合分析后才能做出正确诊断。从超声心动图诊断的角度来看，需要与一些疾病进行鉴别。

五、临床价值和意义

作为一种无创性影像学技术，超声心动图目前广泛应用于慢性肺心病的临床诊治。通过定期的心脏超声检测可以了解疾病的动态进展情况，及早发现肺动脉高压。右心室射血分数和肺动脉压测值是最重要的评估指标，持续的射血分数下降和肺动脉压升高提示预后不佳。与预后相关的超声检测指标还包括右心房大小、是否合并心包积液、右心室Tei指数和三尖瓣瓣环收缩期位移。

第四节　风湿性心脏病

一、概述

风湿性心脏病多是由儿童时期咽喉部感染化脓性链球菌后未经治疗而引起的一种慢性心脏瓣膜疾病，是急性风湿热（acute rheumatic fever，ARF）的唯一长期后遗症。全球约有4050万人罹患风湿性心脏病，每年有约30.6万人死于该病。

风湿性心脏病主要影响左侧心脏瓣膜，尤其以二尖瓣受累多见，超声检查约99.3%、尸体检查约100%证明存在二尖瓣病变，单纯主动脉瓣受累少见，约占2%。三尖瓣病变可作为原发性心瓣膜炎或作为左瓣膜病的有害血流动力学后果的结果，肺

动脉瓣很少累及。急性风湿性心瓣膜炎表现为瓣膜反流，但随着时间的推移，对合部位的慢性炎症导致瓣膜狭窄，同时伴或不伴瓣膜反流。绝大多数患者表现为单纯性二尖瓣反流、联合瓣膜病变（二尖瓣反流合并二尖瓣狭窄、二尖瓣病变合并主动脉瓣病变）。患者初始症状常为劳力性呼吸困难，并逐渐加重。进行性心脏瓣膜损伤最终会发展为心力衰竭。

二、超声心动图检查

2021年美国心脏协会发布的指南性文章《风湿性心脏病的当代诊断与管理》对风湿性心脏病的二尖瓣和主动脉瓣的形态学改变、多普勒特征描述见表24-4-1和表24-4-2。

表24-4-1　风湿性心脏瓣膜病形态学改变的超声心动图表现

急性二尖瓣改变
瓣环扩张
腱索延长
腱索断裂导致瓣叶连枷运动，伴随严重的二尖瓣反流
前叶或者少见的后叶瓣尖脱垂
瓣尖结节状或者"串珠样"改变
慢性二尖瓣病变，在急性心脏炎症中未表现
瓣叶增厚
腱索增厚或者融合
瓣叶活动受限
钙化
急性或慢性主动脉瓣病变
瓣叶不规则或者局限性增厚
对合不良
瓣叶活动受限
脱垂

表24-4-2　风湿性瓣膜炎的超声心动图多普勒表现

病理性二尖瓣反流（满足以下4项表现）
至少在两个切面中观察到
至少在一个切面中观察到反流束长度≥2 cm
峰速≥3 m/s的频谱
全收缩期、负向、单峰、填充的湍流频谱
病理性主动脉反流（满足以下4项表现）
至少在两个切面中观察到
至少在一个切面中观察到反流束长度≥1 cm
峰速≥3 m/s的频谱
全舒张期、正向、单峰、填充的湍流频谱

1.二尖瓣反流

风湿性心脏病二尖瓣反流存在两种以上二尖瓣形态学改变，同时存在病理性反流。

（1）二维和M型超声心动图：风湿病引起整个二尖瓣装置的损害，瓣膜增厚，腱索增粗、挛缩，瓣叶失去弹性。收缩期自左心室长轴、心尖四腔、心尖长轴切面均可见二尖瓣不能闭合。至少可以观察到两种以上的二尖瓣形态学改变。关闭谐波成像于舒张期左心室长轴切面测量二尖瓣前叶厚度，增厚的标准为19岁以下人群厚度≥3 mm，20～39岁人群厚度≥4 mm，40岁以上人群厚度≥5 mm。将M型取样线置于二尖瓣瓣口，可见CD段呈双重回声或多重回声。

（2）彩色多普勒超声：选择左心室长轴、二尖瓣瓣口短轴、心尖四腔、心尖长轴和心尖两腔心切面。彩色反流特点：至少在两个切面中观察到反流束，至少在一个切面中观察到反流束长度≥2 cm，全收缩期，负向、单峰、填充的湍流频谱，峰速≥3 m/s的频谱。

关于二尖瓣反流的定量评估，目前各个指南及文献标准并不完全一致，且一般分为轻度、中度、重度，这种分法较为宽泛，不能很好地反映手术前后的变化及体现的手术效果。根据我国的实际情况，2019年发布的《二尖瓣反流介入治疗的超声心动图评价中国专家共识》将二尖瓣反流程度划分为无（0+）、轻度（1+）、中度（2+）、中重度（3+）、重度（4+）、极重度（5+）6个级度。

共识推荐方法以反流束最窄部位宽度（vena contracta width，VCW）为主要评价指标，以反流面积分数（regurgitation fraction，RF）为第二参考指标，必要时结合RVol和EROA。①VCW＜3 mm为轻度反流。②VCW为3～7 mm，二尖瓣反流程度不确定（轻度、中度、中重度、重度），需要结合下述参数来评估：A.轻度二尖瓣反流，RF＜30%，RVol＜30 mL，EROA＜0.20 cm²；B.中度二尖瓣反流，RF为30%～39%，RVol为30～44 mL，EROA为0.20～0.29 cm²；C.中重度二尖瓣反流，RF为40%～49%，RVol为45～59 mL，EROA为0.30～0.39 cm²；D.重度二尖瓣反流，RF≥50%，RVol≥60 mL，EROA≥0.4 cm²。③VCW＞7 mm为重度、极重度反流。心腔的大小有助于评判二尖瓣反流的程度，左心功能状态会对反流的评估产生影响。对于保留左心室射血分数（LVEF≥60%），经胸二维超声心动图提示反流束冲击房顶部并且折返，定义为重度二尖瓣反流；如果折返的血流束超过左心房

中段，且RF≥75%，RVol≥80 mL定义为极重度二尖瓣反流。

（3）经食管超声心动图：能获取经胸超声检查不能获取的满意的二维切面图像，并评估反流程度。

（4）三维超声心动图：三维超声技术近年有了突飞猛进的发展，已经从三维重建发展到实时三维。对偏心性的二尖瓣反流，在实时三维的显像中可以立体地观察到反流起源、分布范围，能更精确地测量计算反流程度。同时也可以从不同的角度观察二尖瓣病损的部位、程度。尤其对心外科手术方案的选择起到了重要的参考价值。

2. 二尖瓣狭窄

风湿性心脏病二尖瓣狭窄存在两种以上的二尖瓣形态学改变，同时满足跨瓣压差≥4 mmHg。

（1）二维和M型超声心动图：胸骨旁左心室长轴切面显示二尖瓣前、后叶增厚，以瓣尖为主，活动受限，形成特殊的舒张期圆顶样运动（图24-4-1A，图24-4-1B，图24-4-1E），二尖瓣前叶呈"曲棍球棍样"或"鱼钩样"改变。二尖瓣瓣下腱索增粗、缩短、回声增强，左心房扩大，狭窄严重时右心室增大。大动脉短轴显示左心房扩大，肺静脉增宽，肺动脉扩张，M型取样线置于肺动脉瓣口，肺动脉a波消失，收缩期提前关闭，肺动脉瓣开放曲线呈"W"字形或"V"字形，提示有肺动脉高压。二尖瓣瓣口短轴显示二尖瓣瓣口舒张期开放面积减小（24-4-1A，图24-4-1C，图24-4-1G），失去"鱼嘴样"形态，联合部粘连，瓣缘部不均匀性、结节样或"串珠样"增厚，严重者可有钙化并伴声影。心尖四腔心切面和心尖长轴切面显示左心房明显扩大，右心房室扩大，二尖瓣瓣尖增厚、瓣叶开放受限，瓣下腱索挛缩、增厚、粘连、回声增强。M型超声心动图显示二尖瓣前叶EF斜率减小或消失，呈"城墙样"改变（图24-4-1D），前后叶同向运动。

风湿性心脏病二尖瓣狭窄程度是根据左心室二尖瓣水平短轴切面测量二尖瓣面积进行分类的。瓣口面积为1.6～2.0 cm²诊断为轻度狭窄；瓣口面积为1.0～1.5 cm²诊断为中度狭窄；瓣口面积＜1.0 cm²诊断为重度狭窄（图24-4-1C）。

（2）CDFI：心尖四腔心切面或心尖长轴切面于舒张期二尖瓣瓣口左心房侧CDFI出现汇聚区，血流颜色由红色转向蓝色，形同扇形，通过瓣口时为一细窄的高亮度红色血流信号，跨过狭窄的瓣口后

由于高速运行的红细胞方向不一致，左心室内彩色血流信号呈现五彩色湍流。狭窄越重，五彩色湍流越亮（图24-4-1E）。

通过频谱多普勒可以测量压力减半时间、跨瓣压差等，定量二尖瓣瓣口狭窄程度。选择压力减半时间测量方法测量二尖瓣舒张早期频谱下降至最低

点的时间，正常压力减半时间为60 ms，<139 ms诊断为轻度狭窄，140～219 ms诊断为中度狭窄，≥220 ms诊断为重度狭窄。正常二尖瓣瓣口平均压差＝1 mmHg，平均压差<5 mmHg诊断为轻度狭窄，6～10 mmHg诊断为中度狭窄，>10 mmHg诊断为重度狭窄（图24-4-1F）。

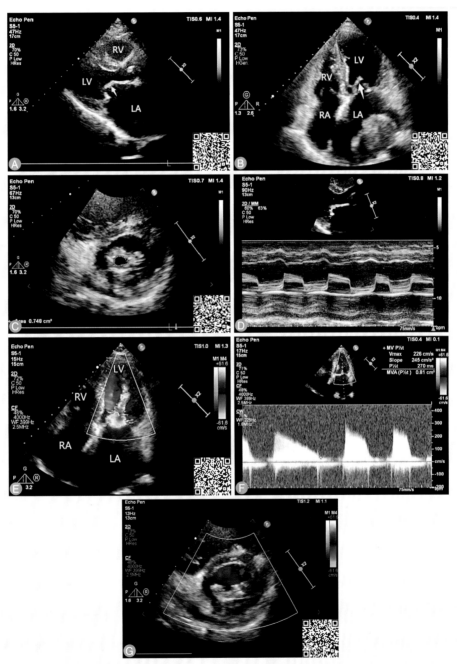

A.左心室长轴切面，二尖瓣增厚粘连，舒张期开放受限，前叶呈圆顶样改变（箭头，动态）；B.心尖四腔心切面，二尖瓣增厚粘连，舒张期开放受限（箭头，动态）；C.二尖瓣前后叶交界粘连，胸骨旁二尖瓣水平左心室短轴切面显示舒张期二尖瓣开放受限，呈"鱼嘴状"改变，瓣口面积为0.748 cm（动态）；D.M型二尖瓣运动曲线显示二尖瓣前叶运动呈"城垛样"改变，后叶位置固定；E.心尖四腔心切面CDFI，舒张期二尖瓣瓣口可见五彩镶嵌的血流束（动态）；F.二尖瓣瓣口频谱多普勒充填型宽带频谱，压力减半时间为270 ms，利用压力减半时间估测的二尖瓣瓣口面积为0.81 cm^2；G.二尖瓣水平左心室短轴切面CDFI显示二尖瓣瓣口高速血流信号（动态）。RV：右心室；LV：左心室；RA：右心房；LA：左心房

图 24-4-1　慢性风湿性心脏病二尖瓣狭窄

（3）经食管超声心动图：作为经胸超声心动图的一项补充检查方法，在经胸超声检查不能获取所需的心脏信息时，选择经食管超声检查可以为临床提供更翔实的信息，尤其是对左心耳血栓、二尖瓣装置受损程度、伴随的其他瓣膜损害等情况。

（4）三维超声心动图：作为更接近病理解剖形态的三维超声心动图，可为临床提供更立体的空间信息，作为心外科手术前的评估是其他方法无法代替的。三维超声心动图可以从不同的方向、角度观察二尖瓣狭窄的形态、瓣口大小、瓣叶钙化、腱索融合程度等。三维超声心动图为临床医师提供了二维超声心动图不能提供的全新信息。

3. 主动脉瓣反流

风湿性心脏病主动脉瓣反流存在两种以上的主动脉瓣形态学改变，同时存在病理性反流。

（1）二维超声心动图和M型超声心动图：主动脉瓣膜粘连，瓣尖不规则或局限性增厚及瓣叶挛缩，通常所有的瓣膜交界均会受到影响，大动脉短轴切面主动脉3个瓣口之间可见缝隙。瓣叶活动受限，当瓣尖组织延伸到主动脉瓣环以下水平时，可以观察到主动脉瓣脱垂或过度活动。

（2）彩色多普勒超声：在二维超声的基础上彩色多普勒超声显示舒张期自主动脉瓣下出现彩色反流信号沿左心室流出道向下延伸。反流束在主动脉瓣口处较细，越向下延伸范围越宽。通常选择心尖五腔心切面和心尖长轴切面，舒张期自主动脉瓣下出现以红色为主的反流束。彩色多普勒超声可实时显示反流的部位、反流束的走行、反流的分布范围等。至少在两个切面中观察到主动脉瓣反流，且至少在一个切面中观察到反流束长度≥1 cm，峰速≥3 m/s的全舒张期，正向、单峰、填充的湍流频谱。主动脉瓣反流的半定量、定量评估见表24-4-3。

表 24-4-3　超声心动图对主动脉瓣反流的评估

半定量参数			
狭窄程度	轻度	中度	重度
反流束宽度（mm）	< 3	3 ~ 6	> 6
反流束宽度/流出道宽度	< 25	25 ~ 45 46 ~ 64	≥ 65
反流束截面积/流出道截面积	< 5	5 ~ 20 21 ~ 59	≥ 60
定量参数			
反流量（mL/次）	< 30	30 ~ 44 45 ~ 59	≥ 60
反流分数（%）	< 30	30 ~ 39 40 ~ 49	≥ 50

续表

有效反流面积（cm²）	< 0.1	0.10 ~ 0.19 0.20 ~ 0.29	≥ 0.30

三、鉴别诊断

1. 二尖瓣反流主要与以下疾病相鉴别

（1）生理性二尖瓣反流：出现在收缩早期，持续时间短，一般不到全收缩期1/2的时间，反流速度慢，仅局限于二尖瓣瓣口以上，反流长度<15 mm。

（2）舒张期二尖瓣反流：较少见，通常见于房室分离的患者（高度房室传导阻滞、房性心动过速或心房扑动的患者），相应的连续波多普勒显示持续短暂、峰速较低的舒张期反流。

2. 二尖瓣狭窄主要与以下疾病相鉴别

（1）钙化性二尖瓣狭窄：近年来，老年钙化性二尖瓣狭窄的发生率也有所增加，主要表现为瓣环严重钙化继发二尖瓣狭窄。二维超声改变的显著特征为左心室长轴二尖瓣环处显示团状强回声，后方常伴声影；左心室二尖瓣口短轴可见沿后瓣环部呈"马蹄形"不均匀性增厚，回声明显增强，后方伴声影。由于重度钙化引起二尖瓣瓣口狭窄，狭窄程度一般较轻，多合并关闭不全。老年人是主要的发病人群。

（2）先天性二尖瓣狭窄：先天性二尖瓣狭窄是指由于先天因素造成二尖瓣装置的任一部分结构异常所引起的左心室流入道血流障碍的病变。临床极为少见，约占先天性心脏病的0.2%。可单发，也可合并其他畸形。降落伞型二尖瓣、双孔二尖瓣、卢滕巴赫综合征等均归于先天性二尖瓣狭窄的范畴。

3. 主动脉瓣反流主要与以下疾病相鉴别

（1）生理性主动脉瓣反流：反流束通常局限于主动脉瓣下，单纯色彩，只占据舒张早期，反流持续时间≤80 ms。主动脉瓣形态结构正常，心腔无扩大。

（2）二尖瓣狭窄：二尖瓣狭窄时左心室内舒张期内高速湍流信号方向与主动脉瓣反流方向相似。血流束起源不同，二尖瓣狭窄异常血流束起源于二尖瓣瓣口，主动脉瓣反流起源于主动脉瓣口。二尖瓣异常血流信号在二尖瓣开放之后，频谱为双峰，主动脉瓣反流发生在等容舒张期，在二尖瓣开放之前。一般二尖瓣狭窄的最大流速≤3 m/s，而一般主动脉瓣反流的最大流速>4 m/s。

四、注意事项

（1）病理性反流需要与生理性反流相鉴别，有3%～45%的二尖瓣反流归为生理性反流，超声心动图观察到二尖瓣反流不符合上述标准，即可考虑为生理性反流。

（2）彩色多普勒奈奎斯特限制置于最大，以免高估反流束的长度。

（3）评估二尖瓣瓣叶和腱索厚度时，须关闭谐波成像，并设置探头可变频率≥2.0 MHz。

（4）调整增益以获得最佳图像，增益设置较高时测量瓣膜厚度不准确。

（5）调整到合适的深度、扇角、聚焦区域以获得最大帧频（30～60帧/秒）和分辨率较高的图像。

五、临床价值和意义

超声心动图检查诊断风湿性心脏病有较高的灵敏性和特异性，一些无明显的临床症状，且心脏杂音的风湿性心脏病患者可在超声心动图上有所表现。在流行地区进行超声心动图筛查可以更早地发现无明确急性风湿热病史的患者，同时可进行早期的抗生素二级预防，以降低致残率和死亡率。

综合利用超声心动图各项检查技术为临床提供诊断，全面评估心脏的整体情况，如心腔大小、心肌运动、心脏功能。定量瓣膜狭窄或关闭不全的程度，协助临床确定治疗方案。超声可评估临床治疗效果、定期随访病情变化，还能为心脏外科手术提供支持，包括术前评估、术中监护、术后随访手术效果。

第五节　感染性心内膜炎

一、概述

感染性心内膜炎是心内膜表面感染微生物的状态，其特征性病变——赘生物是血小板和纤维素聚集在一起形成的大小不一的团块样结构，其间网罗着丰富的微生物和少量炎性细胞。最常累及心脏瓣膜，亦可发生于先天性缺损的间隔、腱索或心腔壁内膜，以及大血管内膜等部位。感染性心内膜炎的并发症包括栓塞事件、瓣周病变，以及引起瓣膜损伤而致的心脏衰竭，早期和准确诊断感染性心内膜炎是临床的一个挑战。感染性心内膜炎的发病率具有年龄特殊性，30岁以上呈进行性上升；在60～80岁，每年发病率>15～30例/10万人。男性更易患心内膜炎，男女性别比例为1.6～2.5。人工瓣膜心内膜炎（prosthetic valve endocarditis，PVE）发病率为0.5%～4.0%，占感染性心内膜炎的10%～15%。早期感染指发生在术后2个月内。在自体瓣膜心内膜炎中，55%～75%的患者有基础疾病，如风湿性心脏病、先天性心脏病、二尖瓣脱垂、退行性心脏病、非对称性室间隔肥厚或静脉内药物滥用。寄生于口腔和上呼吸道的链球菌、葡萄球菌、肠球菌或革兰阴性厌氧杆菌是感染性心内膜炎主要的病原体，但许多不同种类的细菌（分枝杆菌、革兰阴性杆菌）、真菌、立克次体、衣原体也可引起感染性心内膜炎。临床分为急性和亚急性，前者有严重的全身中毒症状，可在数天至6周内死亡，主要由金黄色葡萄球菌引起；后者大多病情较轻，中毒症状较少，但少数情况下仍可能引起迁徙性感染，如果不及时治疗，则可在数周至6个月以上死亡，主要由绿色链球菌、肠球菌、凝固酶阴性葡萄球菌或革兰阴性杆菌引起。发热是感染性心内膜炎患者最常见（90%）的临床表现，亚急性患者体温较低，很少超过39.4 ℃，为弛张热型，且常无寒战。老年人及充血性心力衰竭、严重肾衰竭、慢性肾衰竭患者或少数由凝固酶阴性葡萄球菌引起的自体瓣膜性心内膜炎患者可无发热或有轻微发热。80%～85%的自体瓣膜内膜炎患者有心内杂音，这种杂音是感染性心内膜炎的征象。全身栓塞是感染性心内膜炎最常见的临床表现，在尸体解剖中发现40%的患者常为亚临床表现。

1. 感染性心内膜炎的病理解剖特征

（1）赘生物：典型表现为附着在瓣膜结构的低压侧，但其也可以位于瓣膜、瓣下装置及心脏腔室壁心内膜或升主动脉的任何部位。当赘生物较大和有移动性时，易发生栓塞，较少见发生瓣膜或人工瓣膜梗阻。

（2）伴有赘生物的破坏性瓣膜病变：很常见，破坏性瓣膜病变也可单独存在。它们可诱发瓣膜瘤、穿孔或脱垂，以及腱索或乳头肌破裂（很少见）。通常这些病变的最终结果是引起严重的瓣膜反流和心力衰竭。

（3）形成脓肿：在主动脉和人工瓣膜感染性心内膜炎中，脓肿更常见，并可并发假性动脉瘤或瘘形成。

以上病变常常共存，形成复合性病变。

2. 感染性心内膜炎的Duke诊断标准

见表24-5-1。

表 24-5-1 感染性心内膜炎的 Duke 诊断标准

诊断依据	条件
主要	1. 血培养阳性。 2. 内膜病变的证据：感染性心内膜炎的超声心动图特征性表现，瓣膜或支持结构上振荡运动的心内肿块、脓肿形成、新的人工瓣膜部分撕裂。
次要	1. 易感感染性心内膜炎的心脏疾病或注射毒品。 2. 发烧，体温大于 38℃。 3. 血管征：大的动脉栓塞、脓毒血症、肺梗死等。 4. 免疫反应：肾小球肾炎、类风湿因子等。 5. 微生物学证据：血培养阳性可疑，不能满足感染性心内膜炎的诊断。

二、超声心动图检查

1.感染性心内膜炎的超声心动图检查适应证

（1）在各种不同的临床初期怀疑感染性心内膜炎，包括心力衰竭、脑栓塞、起搏器感染或孤立性发热。

（2）其他需要超声心动图检查的情况包括发热伴有反流性心脏杂音、已知患有心脏病、菌血症、新出现的传导紊乱或未知起源的栓塞事件。

（3）很紧急的情况包括心源性、脓毒血症性休克或更隐匿的表现，怀疑感染性心内膜炎。

一旦怀疑患有感染性心内膜炎，就应在早期尽可能快地完成超声心动图检查，以助确诊。

2.经胸超声心动图和经食管超声心动图检查的选择

TTE为非侵入性技术，因而对怀疑感染性心内膜炎的所有患者均可应用，其主要用于感染性心内膜炎的诊断和对其严重程度的评估。

TEE具有较高的显像质量和敏感性，其可用于绝大多数被怀疑感染性心内膜炎的病例，特别是对瓣周受累的诊断。如果TTE被认为显像质量足够做出明确诊断，TTE显示感染性心内膜炎的可能性很低时，就无须再完成TEE。

三、超声诊断标准

1994年，Durack提出感染性心内膜炎分级（Duke标准），其中超声心动图是诊断感染性心内膜炎的主要标准，其特征性表现为赘生物、形成脓肿和新的人工瓣膜裂开。

1. 赘生物是感染性心内膜炎的特征性病变

典型的赘生物超声表现为一个振荡的肿块附着在一个瓣膜结构上，并不依赖于瓣膜的运动而运动。赘生物也可表现为非振荡运动的肿块，且位于不典型位置（图24-5-1~图24-5-4）。

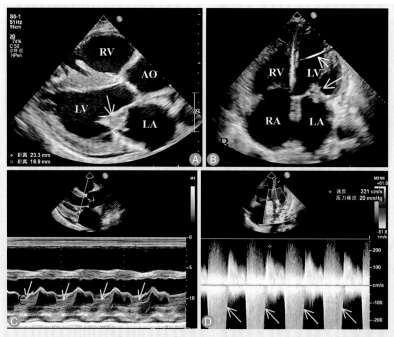

A.胸骨旁左心室长轴切面二尖瓣前叶瓣尖左心房侧可见附着一23.3 mm×16.9 mm的实性高回声团块，不规则，随瓣膜运动（见测量标识，黄箭头）；B.心尖四腔心切面二尖瓣瓣尖可见附着一"蓬草样"实性高回声团块，随瓣膜运动（黄箭头）。此外，左心室内近心尖可见假腱索（白箭头）；C.M型超声于胸骨旁左心室长轴切面二尖瓣波群显示二尖瓣前叶实性高回声（黄箭头）；D.CDFI于心尖四腔心切面显示收缩期二尖瓣左心房侧中量以蓝色为主的高速彩束反流信号，并可见三尖瓣右心房侧中量以蓝色为主的彩束反流，下图：在CDFI指导下，CW显示舒张期从左心房通过二尖瓣进入左心室的高速血流频谱（见测量标识）和收缩期二尖瓣反流的高速湍流频谱（黄箭头）。RV: 右心室；LV: 左心室；AO: 主动脉；LA: 左心房；RA: 右心房

图 24-5-1　患者男性，53 岁，感染性心内膜炎

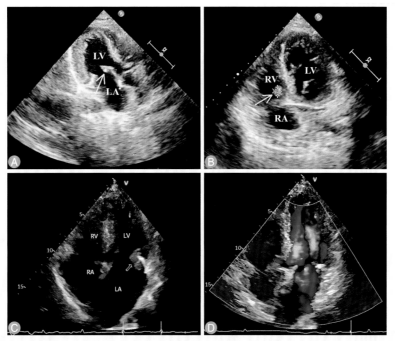

A.非标准胸骨旁左心室长轴切面二尖瓣前叶瓣尖左心房侧心内膜面显示高回声结构附着（直径为3.0 mm，箭头）；B.心尖四腔心后间隔切面三尖瓣隔瓣附着高回声团块（8.18 mm×5.80 mm，箭头）；C.感染性心内膜炎患者，心尖四腔心切面部可见二尖瓣后叶左心房侧附着实性低回声团块（箭头）；D.CDFI于心尖四腔心切面收缩期显示二尖瓣少量蓝色反流。RV：右心室；LV：左心室；RA：右心房；LA：左心房

图 24-5-2 感染性心内膜炎，二尖瓣和三尖瓣赘生物

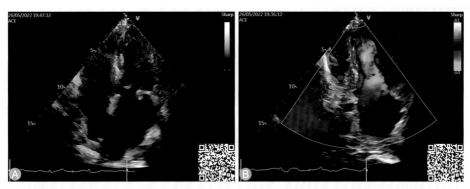

A.实时心尖四腔心切面显示二尖瓣后叶左心房侧附着低回声团块，并可见随心脏舒张和收缩而振荡运动的二尖瓣后叶赘生物；B.CDFI于非标准心尖四腔心切面显示二尖瓣后叶左心房侧附着低回声团块，并可见二尖瓣少量蓝色反流束

图 24-5-3 感染性心内膜炎，二尖瓣后叶赘生物（动态）

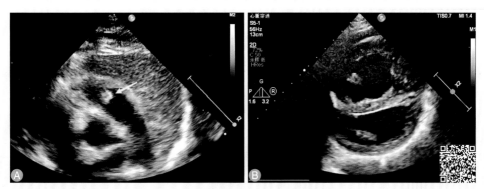

A.肺动脉闭锁外管道植入+室间隔缺损修补手术史，术后反复发热，心肌酶指标升高，于双胸骨旁大动脉短轴二维切面可见右心室流出道内团状高回声（箭头），提示赘生物；B.肺动脉闭锁外管道植入+室间隔缺损修补手术史，术后反复发热，心肌酶指标升高，剑突下双心室切面显示双心室内均可见团状高回声，提示赘生物（动态）

图 24-5-4 感染性心内膜炎患儿

第三篇

TTE诊断赘生物的灵敏度大约为75%，但在低回声区，很小的赘生物和感染性心内膜炎影响心内器械装置或人工瓣膜时，TTE的灵敏度降低。TEE可将TTE诊断赘生物的灵敏度提高到85%～90%。据报道，TTE和TEE的特异度可以大于90%。

2.脓肿和瓣周受累

心内膜炎第二个主要超声心动图标准为瓣周脓肿，脓肿更常见于主动脉瓣感染性心内膜炎，通常累及二尖瓣、主动脉瓣二瓣之间的纤维膜。它们也更常见于人工瓣膜感染性心内膜炎（图24-5-5）。

脓肿典型的表现为回声密度减低的瓣膜周围区域，其内探查不到彩色血流。在主动脉根部，存在清晰的无回声区则很容易诊断；但是在疾病早期阶段，当只观察到主动脉根部增厚时，则很难诊断。

TTE诊断脓肿的灵敏度约为50%，TEE则为90%。一旦怀疑脓肿，应对所有主动脉瓣感染性心内膜炎的病例进行TEE检查。然而，小的前壁脓肿应用TEE有时很难诊断，而应用TTE则能更好地评价。提示可疑瓣周受累时，完成TTE和TEE检查都是有必要的。

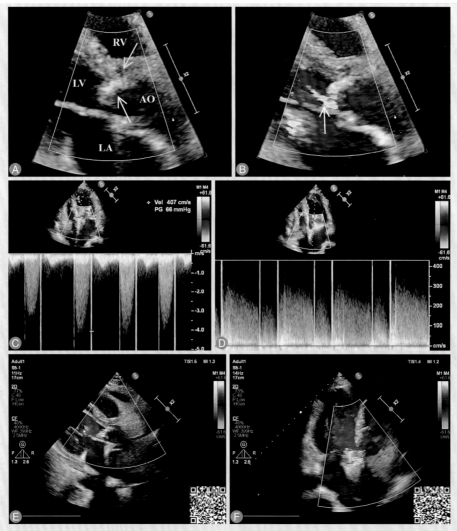

A.胸骨旁左心室长轴切面显示主动脉瓣附着实性不均质回声团块，与瓣膜分解不清（白箭头），另在主动脉瓣环前壁，可见局限性偏低回声，中央有液性暗区（提示主动脉瓣周脓肿形成，黄箭头）；B.CDFI于主动脉瓣周（后方，白箭头）显示以蓝色为主的彩束反流，提示合并瓣周漏；C.在CDFI指导下，CW于心尖五腔心切面显示收缩期主动脉瓣高速湍流频谱，最大前向流速为407 cm/s，最大压差为66 mmHg，提示主动脉瓣狭窄；D.在CDFI指导下，CW于心尖五腔心切面显示收缩期主动脉瓣周向左心室侧反流的高速湍流频谱，提示瓣周漏；E.CDFI于胸骨旁左心室长轴切面显示收缩期从左心室至主动脉的前向血流变细，并呈高速五彩镶嵌的血流信号，提示主动脉瓣，CDFI于舒张期主动脉瓣周显示以蓝色为主的彩束反流，提示合并瓣周漏（动态）；F.CDFI于心尖五腔心切面显示收缩期从左心室至主动脉的前向血流呈五彩镶嵌的血流信号，于舒张期主动脉瓣周显示迂曲走行的以蓝色为主的彩束反流（动态）。RV：右心室；LV：左心室；AO：主动脉；LA：左心房

图24-5-5　患者男性，51岁，机械瓣置换术合并感染性心内膜炎、主动脉瓣瓣周漏和脓肿形成

其他瓣周并发症包括假性动脉瘤和瘘形成，二者使脓肿的形成更加复杂化。假性动脉瘤解剖学特征是瓣周腔与心血管腔交通。典型的超声心动图表现是搏动性的瓣周无回声区内有彩色多普勒血流信号。瘘的形成可能是脓肿和假性动脉瘤的一个并发症，其解剖学定义为两个邻近的腔交通，超声心动图显示在两个邻近的腔之间有彩色多普勒交通。

3. 新的人工瓣膜裂开

人工瓣膜的裂开是感染性心内膜炎的第3个诊断标准。如果出现新的瓣周反流，那么一定要怀疑感染性心内膜炎，甚至是在无赘生物或脓肿形成时。

TEE较TTE诊断感染性心内膜炎具有更高的敏感性，特别是在二尖瓣人工瓣膜发生感染性心内膜炎时。

4. 其他感染性心内膜炎的超声心动图所见

瓣膜脱垂、瓣膜动脉瘤和（或）穿孔最常见的是二尖瓣瓣叶穿孔，通常是主动脉瓣感染性心内膜炎的一个并发症。其也可以被观察到是孤立的或是二尖瓣动脉瘤的一个并发症。二尖瓣穿孔可能是通过感染的主动脉瓣反流射流的结果。

采用TEE最易识别瓣膜病变。此外，TTE和TEE可被用于判断基础瓣膜疾病和评价感染性心内膜炎的结果（包括左心室大小及功能），定量分析瓣膜反流/梗阻，评估右心室功能和肺动脉压力，判断心包积液是否存在并定量。

四、超声心动图诊断感染性心内膜炎的局限性和陷阱

虽然超声心动图在诊断感染性心内膜炎方面发挥着主要作用，并可对绝大多数患者做出肯定的诊断，但非典型或可疑结果并非罕见，特别是在疾病的早期阶段和存在心内置入材料的患者中。临床医师必须要了解：TTE和TEE的灵敏度和特异度均非100%；阴性超声心动图检查并不排除感染性心内膜炎，在某些情况下，重复TTE/TEE可能是必要的；对超声心动图检查的结果必须小心解释，要考虑临床表现和感染性心内膜炎的可能性。

1. 超声心动图诊断感染性心内膜炎的灵敏度并非100%

在大约15%的感染性心内膜炎中，超声心动图是阴性的。阴性超声心动图最常见的解释是赘生物很小或在识别先前有严重病变存在的基础上（如二尖瓣脱垂、退行性病变和人工瓣膜）的赘生物有困难。类似的还有当赘生物无振荡和（或）位置不典

型时，感染性心内膜炎的诊断可能更困难。此外，在疾病的早期阶段，当赘生物还不存在或太小不能识别时，诊断可能存在困难。所以，正常超声心动图也不能完全排除感染性心内膜炎，即使是由专家做的。临床高度怀疑感染性心内膜炎，甚至在早期临床表现为可疑术后金黄色葡萄球菌人工瓣膜心内膜炎时，在第一次检查后7～10天不得不重复检查。

与此类似，瓣周脓肿的诊断可能是困难的，即使应用TEE。对于小脓肿，于疾病病程的极早期做超声心动图检查、在术后即刻检查，或由于人工瓣膜、严重瓣膜或瓣周钙化，均会影响超声显示，可能出现阴性结果。对于位于后方二尖瓣瓣环周围钙化区域的脓肿，诊断特别困难。三维超声心动图在有些情况下（如出现脓肿、二尖瓣穿孔）可能是有用的，但与常规二维超声心动图相比，带来的信息很少。

2. 超声心动图诊断感染性心内膜炎的特异度并非100%

在几种情况下可能产生感染性心内膜炎的假阳性诊断，如赘生物和血栓、脱垂的瓣尖、心脏肿瘤、黏液性改变、兰伯氏赘生物、条带物或非感染性赘生物（非细菌性血栓性心内膜炎）。非感染性赘生物不易与感染性赘生物相鉴别，尤其当存在小的和多发的赘生物时，但前者不伴有脓肿或瓣膜破坏。

提示

对于绝大多数可疑或肯定感染性心内膜炎的患者，必须做TTE和TEE。超声心动图应用在某些患者中，敏感性和特异性降低，包括人工瓣膜感染性内膜炎和心内植入装置的患者。一旦感染性心内膜炎的诊断可疑，就必须尽早做超声心动图，在持续高度临床可疑时，应重复检查。所有超声心动图检查结果应根据患者的临床表现进行解释。

推荐

（1）在怀疑感染性心内膜炎时，TTE被推荐为一线影像学方法。
（2）对于临床高度怀疑感染性心内膜炎和正常TTE的患者，推荐做TEE。
（3）对于绝大多数可疑感染性心内膜炎的成人，甚至是TTE阳性者，应当考虑完成TEE。
（4）对于初始检查阴性，而临床仍然高度怀疑感染性心内膜炎者，应在7～10天重复TTE/TEE检查。
（5）TTE检查显像质量好而为阴性，临床只是低度怀疑感染性心内膜炎的症状，不是TEE适应证。

第三篇

TTE诊断对低回声、直径<2 mm的赘生物和受心内装置或人工瓣膜影响时，敏感度降低。TEE可将TTE诊断赘生物的敏感度提高到85%~90%。TTE结合TEE的特异度可以>90%。

> 感染性心内膜炎20%~50%并发栓塞事件。荟萃分析赘生物直径>10 mm，栓塞事件的发生率增高。在抗生素治疗的前两周，栓塞的风险最高。

▶ 附：感染性心内膜炎特殊临床情况下超声心动图检查

一、人工瓣膜心内膜炎

1.概述

PVE是感染性心内膜炎最严重的形式，发生在1%~6%的人工瓣膜患者中，占所有感染性心内膜炎病例的10%~30%，在机械瓣（mechanical prosthetic valve）和生物瓣（bioprosthetic valve）中，PVE的发生率类似。PVE在病理生理学方面有几个方面不同于自体瓣膜心内膜炎。PVE的特征是赘生物发病率较低，而脓肿和瓣周并发症发病率较高。机械瓣与生物瓣解剖受累也不同。在机械瓣感染性心内膜炎中，感染通常累及缝合环和瓣环之间的连接部，导致瓣周脓肿、裂开、假性动脉瘤和瘘形成。在生物瓣感染性心内膜炎中，感染常位于瓣叶，导致瓣叶破裂、穿孔、赘生物形成。通常PVE的结果是出现新的人工瓣膜反流，引起心力衰竭；少见的是大的赘生物可能引起人工瓣膜的梗阻。

2.超声心动图所见

超声心动图，特别是TEE在诊断和评价这些患者方面起着关键作用。采用多普勒超声心动图技术可以完全评价解剖病变和其血流动力学结果。因TEE在这种情况下对探查赘生物、脓肿和瓣周病变具有良好的敏感性和特异性，所以对PVE患者做TEE是很有必要的。但是，TTE和TEE对PVE的诊断价值低于对自体瓣膜心内膜炎的，有以下几个理由。

（1）心内装置材料可能阻碍识别赘生物和脓肿，使TEE对PVE的敏感性低于对自体瓣膜心内膜炎的。PVE阴性超声心动图相对常见，不能排除感染性心内膜炎的诊断。如果临床高度怀疑感染性心内膜炎，那么一定要重复检查。

（2）可能难以鉴别血栓或线状回声，以及赘生物，难以鉴别生物瓣退行性病变和感染性病变。

（3）PVE脓肿的诊断通常更困难，特别是在瓣膜置换术后早期，如在Bentall术后，常常观察到主动脉根部增厚，尽管无感染性心内膜炎，但也会表现为脓肿形成。

（4）新的人工瓣膜裂开，代表感染性心内膜炎的第3个主要诊断标准。在无赘生物或脓肿形成时，出现新的人工瓣瓣周反流，一定要怀疑感染性心内膜炎。

在诊断上，TEE比TTE具有较好的敏感性，特别是对二尖瓣PVE，其对人工瓣膜反流的诊断价值取决于之前的正常TEE检查。为此，在任何瓣膜置换术后都须完成系统的超声心动图检查，以便解释未来超声心动图异常。由于这些局限性的结果，相对于自然瓣膜，Duke标准对诊断PVE的敏感性较低。

3.超声心动图在治疗和随访人工瓣膜心内膜炎中的作用

和在自体瓣膜心内膜炎中一样，超声心动图在PVE的预后判断方面起着关键作用。如果患者存在严重的人工瓣膜反流或梗阻、人工瓣膜并发症和大的赘生物，可导致PVE伴随不良后果，绝大多数情况下需要行外科手术，除非共病太严重。存在严重破坏性病变的患者中，进行术中超声心动图是必要的，特别是在同种移植外科。对于药物治疗无并发症的PVE，重复超声心动图检查是必需的，以便探查进行性的人工瓣膜功能紊乱。

> **提示**
>
> PVE是感染性心内膜炎最常见和严重的形式之一。瓣周并发症的TTE和TEE检查在可疑和肯定的PVE中均是必要的。瓣周并发症是主动脉PVE最常见的症状。TEE检查判断效果更好。但是，TTE和TEE检查对PVE的敏感性和特异性相比对自体瓣膜心内膜炎的均较低。
>
> 超声心动图也被推荐用于评价术前和术后患者，并被推荐用于随访单独用药物治疗的患者，因为他们有人工瓣膜功能紊乱的风险。

二、心脏装置相关性感染性心内膜炎

心脏装置包括永久心脏起搏器和植入型心律转复除颤器，置入可有严重的致病率、死亡率，以及高额费用成本。超声心动图在诊断和评价这种情况的患者时起关键作用。

1.概述

已报道这些装置感染的发病率在人群中差异较大。最新基于人群的研究发现每1000个装置每年感染的发病率为1.9%。与植入心脏起搏器比较，植入型心律转复除颤器植入后的感染概率较高。心脏装置相关性感染性心内膜炎需要与局部装置感染相鉴别：后者被定义为局限在装置盒的感染，临床上表现为在装置盒存在局部炎症征象；相反，心脏装置相关性感染性心内膜炎归属于延伸到电极、瓣膜装置或心内膜表面的感染。但是，要鉴别这两种情况是不可能的。心脏装置相关性感染性心内膜炎主要的致病机制是在器械装置植入、置换，或任何其他操作时的局部细菌菌群污染。

2.超声心动图所见

超声心动图在心脏装置相关性感染性心内膜炎中起着关键作用，是选择探查和测量赘生物大小的技术方法。赘生物可以附着在电极、三尖瓣瓣叶和心内膜壁上。此外，超声可用于评价三尖瓣反流，判断右心室扩张，定量分析肺动脉压。由于在上腔静脉到右心室的任何部位都可以出现赘生物，所以超声心动图应当评价整个感染的电极导线行程。此外，评价其他心脏瓣膜，如自然瓣膜和人工瓣膜均很重要。对于大多数患者，附着到电极导线的赘生物表现为一种典型的"蓬草样"形态学，是诊断感染性心内膜炎的主要标准。有时导线赘生物也可呈一种"袖套样"外观，往往难与血栓相鉴别。在此情况下，采用TEE可能有助于赘生物的诊断。TTE检查对于探查心脏装置赘生物的灵敏性和阴性预测值都较差。TEE检查较TTE检查有较高的灵敏性和特异性，但两种方式都必须完全评价患者的情况。

应用TTE探查导线赘生物的困难可由下列原因解释。

混响导线回声的存在，特别是具有一条心脏导线以上的患者；不典型位置的赘生物（在上腔静脉或右心房内）；年老患者不适宜的经胸声窗。TTE和TEE可能都有假阴性，因此，正常超声心动图检查不能排除心脏装置相关性感染性心内膜炎时，且

当临床高度怀疑心脏装置相关性感染性心内膜炎时，TEE结果为阴性，提示要在7天内重复TEE检查。

Duke标准不宜应用于这些探查敏感性低的患者。已有人提出放大这些标准，包括将局部感染和肺栓塞征象作为主要标准。肺CT和核素显像可用于判断肺栓塞的存在。肺栓塞的风险与赘生物的大小有关。

3.治疗

心脏装置相关性感染性心内膜炎必须延长抗生素治疗，并去除装置。文献报道超声心动图检查的结果影响装置去除的方式，某些作者推荐在患有大的赘生物患者中要完成外科手术。然而，在大多数病例中，装置去除可以经皮完成，无须手术，外科仅用于较大的赘生物（直径＞25 mm）。在装置去除后，应复查超声心动图［TTE和（或）TEE］和排除残留赘生物的存在及三尖瓣病变。认真检查右心室、三尖瓣、右心房及远端上腔静脉是必要的。

> **提示**
>
> TEE优于TTE，虽然后者对心脏装置感染的敏感性和特异性较自然感染性心内膜炎低。但TTE在诊断可疑或肯定心脏装置相关性感染性心内膜炎时是必要的。超声心动图可用于测量赘生物的大小，应当在装置去除后重复检查。

> **栓塞事件提示**
>
> 栓塞事件是感染性心内膜炎常见和严重的并发症，20%～50%的感染性心内膜炎并发栓塞。在抗生素治疗前两周，栓塞发生的风险最高。栓塞很明显与赘生物的大小、位置和运动性有关。赘生物直径＞10 mm的风险最大，运动性高。超声心动图，特别是TEE是诊断和描述赘生物特征的重要检查方法。早期手术的决策能否预防栓塞症，取决于赘生物的大小和运动性、之前的栓塞、微生物的类型、抗生素治疗的期限。发生栓塞事件需要系统地进行TTE和TEE检查。

> **其他并发症**
>
> 心包炎、化脓性心包炎、继发主动脉近心端的假性动脉瘤、心肌脓肿、心肌炎，或化脓性冠状动脉栓子，很少见破裂的假性动脉瘤或与心包沟通的瘘形成。

第三篇

三、右心感染性心内膜炎

1.概述

在感染性心内膜炎感染的一般患者中，右心结构受累的发病率很低（发病率<5%），但在存在静脉药物滥用的患者中，右心结构感染性心内膜炎的发病率变得明显，最常被影响的瓣膜是三尖瓣瓣膜（58%~80%）。

2.超声心动图方法和所见

三尖瓣相对接近超声探头，年轻人（和好的经胸声窗）解释了具有右心结构感染性心内膜炎风险的许多年轻患者的瓣膜，经TTE显像很清晰，通常右心室流入道和剑突下切面提供有用的信息。小心选择探头（有时高频率探头可改善空间分辨率），使用电子放大功能，注意调节扇扫角度和宽度、深度、聚焦，有助于准确识别赘生物。

四、血培养阴性的感染性心内膜炎

1.概述

感染性心内膜炎的致病率和死亡率，传统上被认为其与血培养阴性的患者有关。有人提出，为了等候获得血培养的阳性结果而拖延诊断和早期治疗，是最重要的感染性心内膜炎致病率和死亡率升高的原因，特别是在超声心动图检查应用之前。

许多研究显示血培养阴性感染性心内膜炎（blood culture-negative endocarditis，BCNE）的发病率在5%~10%。在感染性心内膜炎患者中，获得阴性血培养的最常见原因是在采集样本之前，应用了抗生素、无菌生物或难于培养且生长缓慢的细菌。

2.超声心动图所见

常规使用超声心动图已经克服了拖延诊断的局限性，显著改善了BCNE的预后。常规超声心动图可以早期诊断和指导、抉择治疗措施，因此部分克服了BCNE患者恶化的自然病史。TTE和TEE都被推荐用于临床。

超声心动图在有关感染性心内膜炎的诊断、并发症的诊断、治疗后的随访及预后判断中起着关键作用。超声心动图可用于感染性心内膜炎早期栓塞风险的评价和诊治策略的抉择。TEE在术前和术中都有重要作用。超声心动图的结果影响选择手术与否和选择手术的最佳时机。三维超声心动图在评价感染性心内膜炎患者中或许有更进一步的诊断作用。在所有情况下，超声心动图的检查结果都应当结合患者的临床表现来解释。

第六节 新型冠状病毒感染相关心肌炎

新型冠状病毒（简称新冠病毒）感染已被证实可累及全身多个系统，其中心血管系统受累很常见。

对于新冠病毒感染，由于全身炎症（细胞因子风暴）、凝血功能障碍、低氧血症、内皮损伤、发热、电解质失衡等病理机制，会累及心血管系统，因此可引发心肌损伤、心肌梗死、心律失常和心力衰竭等情况。

新冠病毒感染可增加动脉粥样硬化基础上斑块破裂和血栓形成风险，导致1型心肌梗死，包括ST段抬高型心肌梗死和非ST段抬高型心肌梗死。新冠病毒感染患者也可能因发热、缺氧、心动过速和交感神经过度兴奋等原因，导致心肌氧供-需不匹配，发生2型心肌梗死。与非疫情期间相比，疫情期间冠状动脉正常或接近正常的急性冠脉综合征发生率较高。

新冠病毒感染相关的心肌损伤发生率较高，15.0%~27.8%的重症新冠病毒感染患者存在心肌损伤。一项荟萃分析显示，新冠病毒感染患者中心肌损伤的发生率达22.3%。心肌损伤与疾病严重程度和死亡风险增加直接相关，有心肌损伤的患者发生致死性事件的风险增加8~21倍。因此，心肌损伤的评估对于患者的诊断、鉴别诊断和预后判断非常重要。

新冠病毒感染患者的临床表现常有胸痛、胸闷、气短和心悸等心脏相关症状。

根据临床表现和危险分层，新冠病毒感染相关心肌炎可表现为无心脏症状的心肌受累、轻度左心室和（或）右心室功能障碍、需要机械循环支持的心源性休克，建议进行危险分层：高风险患者表现为急性心力衰竭或心源性休克，左心室射血分数<40%，伴室性心动过速/心室颤动或严重的传导阻滞等心律失常；中风险患者表现为轻至中度急性心力衰竭症状，左心室射血分数在30%～49%，可能伴严重心律失常；低风险患者通常无血流动力学异常或急性心力衰竭的症状，左心室射血分数仅

轻度降低（左心室射血分数≥50%），无严重心律失常。

当怀疑心脏受累的可能性较大时，初始应进行超声心动图检查。超声心动图可见新出现或不能解释的心室结构和功能异常、心室内径增大、室壁增厚或变薄、回声减低、心包积液、新发二尖瓣反流和肺动脉压力升高等。约70%的新冠病毒感染住院患者的超声心动图检查有异常发现。

（蔚俊丽　崔艳华　高瑞锋　寇敏　杨秀玲　徐琨　张全斌）

第二十五章

心肌病

25

心肌病的传统定义是指排除冠心病、高血压性心脏病、瓣膜性心脏病、肺心病、先天性心脏病和心包疾病等，以心肌病变为主要表现的一组心脏病。1995年，世界卫生组织/国际心脏病学会联合会的专家委员会对心肌病进行了重新定义和分类，将心肌病定义为伴有心功能障碍的心肌病变，分为扩张型、肥厚型、限制型心肌病和致心律失常性右心室心肌病4型，未分类型的心肌病仍保留。随着心脏分子遗传学的迅速进展，对心肌疾病发病机制认识的不断深入，1995年心肌病分类的方法已经显示出很多缺陷，无法满足临床的需要。为此，美国心脏病学会在2006年推出了新的心肌病定义和分类方法。最新的心肌病定义：心肌病是由各种原因（主要是遗传）引起的一组非均质的心肌病变，包括心脏机械和电活动的异常，常表现为心室不适当的肥厚或扩张。根据疾病累及器官的不同其分为两大类，即原发性心肌病和继发性心肌病。所谓原发性心肌病，是指病变仅局限在心肌，又分为3类：①遗传性心肌病，包括肥厚型心肌病、致心律失常性右心室心肌病/发育不全、左心室心肌致密化不全、原发心肌糖原贮积症、心脏传导系统缺陷、线粒体肌病和离子通道病；②混合性心肌病，主要由非遗传因素引起，少数与遗传有关，包括扩张型心肌病和原发性限制型心肌病；③获得性心肌病，包括炎症性心肌病、应激性心肌病、围生期心肌病、心动过速性心肌病、酒精性心肌病等。而所谓的继发性心肌病，是指全身系统性疾病的并发症，主要包括浸润性疾病（如淀粉样变性病）、蓄积性疾病（如血红蛋白沉着症与糖原贮积症）、中毒性疾病、心内膜疾病（如心内膜纤维化）、炎症性疾病（如肉芽肿性炎症）、内分泌疾病、心面综合征、营养缺乏性疾病、自身免疫性疾病/胶原病、电解质平衡紊乱、癌症治疗并发症。本章主要介绍扩张型心肌病、肥厚型心肌病、限制型心肌病、心肌淀粉样变性、心肌致密化不全和致心律失常性右心室心肌病。

第一节　扩张型心肌病

一、概述

扩张型心肌病是一种以心室扩大和心肌收缩功能降低为特征的异质性心肌病，发病时须排除高血压、心脏瓣膜病、先天性心脏病或缺血性心脏病

等。临床特点为心腔扩大、顽固性心力衰竭，易出现心律失常、栓塞和猝死。扩张型心肌病分为原发性和继发性。原发性主要原因为常染色体遗传，继发性为全身性疾病累及心肌病变。

血流动力学改变为心肌收缩力弥漫性减低，心室腔明显扩大，由于心腔及房室环扩大造成二尖瓣、三尖瓣关闭不全，增加心室腔的前负荷，加剧增高左心室舒张末期压力，继而导致肺静脉压力升高，肺循环淤血，引起逆行性的肺动脉高压，影响右心功能。右心室压力增加导致腔静脉回流受阻，体循环淤血，引起外周水肿、肝淤血、腹水、颈静脉扩张等，最终导致严重的不可逆性心力衰竭。

二、超声检查与测量

二维超声检查应主要观察的切面有胸骨旁左心室长轴切面、短轴切面，心尖四腔心切面、两腔心切面，测量各房室腔的大小、形态、结构，判定各瓣膜、室壁有无异常回声，运动是否正常、协调。对有附壁血栓者要观察血栓数量、位置、大小、有无活动性。

M型超声检查则要从心底向心尖逐次扫查，重点观测各房室腔的大小、室壁运动幅度、二尖瓣的位置及开放幅度、E峰至室间隔的距离（E-point septal separation，EPSS）、左心室流出道的宽度等，并测量左心室收缩功能。

频谱多普勒超声检查主要观测4个瓣膜口的血流速度及其频谱形态，同时测量各瓣口反流的频谱流速，评估心室舒张功能等。

彩色多普勒超声检查主要观测各瓣口血流、反流情况，以及心腔内血流充盈情况、有无异常血流及异常流向。

注意事项：因胸骨旁左心室长轴切面心尖显示往往不理想，需要在左心室心尖短轴、心尖四腔心、心尖五腔心及心尖左心室长轴等切面注意观察心尖有无附壁血栓，以防漏诊。

三、声像图特征

1.M型超声心动图

（1）室壁运动弥漫性减低，收缩期增厚率明显下降，室壁厚度测值在正常范围。

（2）M型超声心动图见左心室腔明显扩大，二尖瓣前后叶开放幅度变小，但前后叶仍呈镜像运动，呈"钻石样"改变，EPSS明显增大（图25-1-1），

一般＞20 mm，形成"大心腔，小开口"的典型高容量、低动力型血流动力学表现。

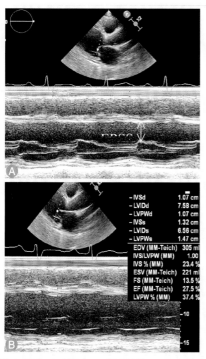

二尖瓣瓣口水平M型超声心动图图像，心腔扩大，左心室壁运动幅度减低，二尖瓣开放幅度明显减小，EPSS明显增大，呈"大心腔，小开口"改变

图25-1-1　扩张型心肌病

（3）主动脉运动幅度减小，主动脉瓣开放幅度减小，且可提早关闭。

（4）左心室收缩功能明显减低，左心室射血分数≤30%，左心室短轴缩短率≤20%。

2.二维超声心动图

（1）4个房室腔均明显扩大，以左心室、左心房为著。左心室呈球形扩大，室间隔膨向右心室侧（图25-1-2）。右心室型病例表现为右心明显扩大，而左心扩大不明显。2018年《中国扩张型心肌病诊断和治疗指南》提出标准：①左心室舒张末期内径＞5.0 cm（女性）和＞5.5 cm（男性，或＞年龄和体表面积预测值的117%，即预测值的 2 倍SD＋5%）；②左心室射血分数＜45%（辛普森法），左心室短轴缩短率＜25%；③发病时排除高血压、心脏瓣膜病、先天性心脏病或缺血性心脏病等可诊断为本病。

（2）左心室壁厚度相对变薄，室壁回声可增强，部分病例也可略增厚，室壁运动弥漫性减弱（图25-1-3，图25-1-4）。

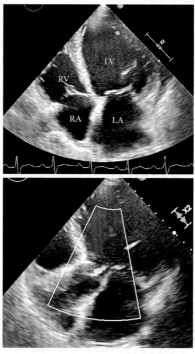

4个心腔均扩大，以左心室、左心房为著，左心室扩大呈球形，主动脉瓣口可见少量反流。RV：右心室；LV：左心室；RA：右心房；LA：左心房

图25-1-2　扩张型心肌病左心室心尖切面

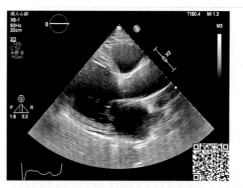

图25-1-3　左心室、左心房扩大，左心室呈球形扩大，左心室壁运动弥漫性减弱（动态）

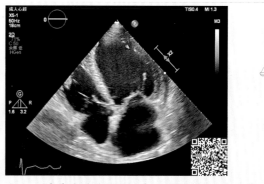

图25-1-4　4个房室腔均明显扩大，以左心室、左心房为著。二尖瓣开放幅度变小，形成"大心腔，小开口"的表现（动态）

（3）左心室心尖附壁血栓形成。于左心室心尖可见单发或多发的大小不等的异常回声附着，有的形成短蒂并随心动周期摆动。血栓回声水平可根据形成时间不同而呈略低或略高回声，血栓较大者可回声不均。

（4）可有不同程度的心包积液。

3.彩色多普勒

（1）各心腔及各瓣口血流色彩暗淡，这是由患者心功能低下所致的。

（2）由于房室环扩张，多合并瓣膜反流，最常见于二尖瓣、三尖瓣（图25-1-5）。反流为相对性的，因此反流束较局限，反流程度会随心室收缩功能、心室大小和瓣环扩张程度的不同而发生变化。

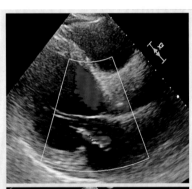
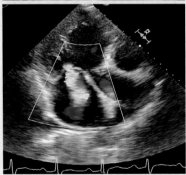

CDFI显示二尖瓣开放幅度减小，收缩期关闭不良，左心房内可探及中量蓝色反流束

图25-1-5 扩张型心肌病

4.频谱多普勒

（1）主动脉瓣口血流峰值流速（Vmax）、流速积分均减低，射血时间明显缩短，射血前期延长，PEP/ET增大，dp/dt减小。一般认为主动脉收缩期最大血流速度和流速积分降低是评价左心室收缩功能较为敏感的指标。

（2）二尖瓣瓣口血流频谱异常的形态随疾病时期和程度不同，表现形式各异：①在病变早期常

表现为E峰减低、A峰增高，E/A<1；②伴有较严重的二尖瓣反流时，二尖瓣E峰正常或稍增高，A峰减低，E/A>1，呈现所谓"假性正常化"的频谱形态，组织多普勒可以帮助鉴别其真伪；③疾病发展到终末期出现严重心力衰竭时，常出现"限制性"充盈障碍，E峰多呈高耸的尖峰波，A峰极低或消失，E/A>2，此时多为不可逆性舒张期功能不全；④也有部分病例表现为二尖瓣E峰、A峰均减低，是由左心室舒张末期压增高，舒张期通过二尖瓣瓣口的血流减少所致的。

四、鉴别诊断

1.心肌炎

心肌炎是指某种病原体（如细菌、病毒）引起的心脏炎症，炎症可累及心肌细胞、间质组织、血管成分和心包。可有发热、头痛、咽痛、流涕、腹泻等前驱症状，继而出现各种心脏症状，如心悸、胸闷、气促、乏力、心律失常等。其超声心动图特点如下。

（1）较严重的心肌炎可表现为以左心为主的心房、心室增大，甚至全心扩大，尤以急性期明显，但不及扩张型心肌病明显。

（2）心肌回声及厚度的改变：对于早期急性心肌炎，心肌回声减低；对于亚急性心肌炎，心肌回声不均匀或弥漫性增强，心肌细胞发生坏死后可出现节段性室壁运动异常，坏死心肌厚度变薄，回声增强，运动消失，附壁伴血栓形成。

（3）二尖瓣受累后回声增强，活动度减低。

> 心肌炎病例起病急骤，发展迅速，短时间内可出现严重心力衰竭、心源性休克、心律失常甚至猝死，临床上称为急性重症心肌炎。
> （引自：陆再英，钟南山.内科学.第7版［M］.北京.人民卫生出版社，2010：345-346.）

2.缺血性心脏病

缺血性心脏病为心肌长期供血不足，心肌组织发生营养障碍和萎缩而引起的以心肌纤维化为主的心肌病。其临床特点是心脏逐渐扩大，发生心律失常和心力衰竭，与扩张型心肌病的鉴别如下。

（1）病因：缺血性心脏病患者有明确的心绞痛或心肌梗死的病史，冠脉造影显示单支或多支冠状动脉狭窄或闭塞，而扩张型心肌病无明确病史。

（2）心脏形态学改变：缺血性心脏病患者的心脏逐步扩大，以左心室明显扩大为主，左心室形状常呈不对称形。多有节段性室壁运动异常，可表现为心肌变薄，回声增强，运动僵硬、消失，甚至出现室壁瘤；扩张型心肌病的4个心腔均扩大，室壁运动弥漫性减弱，少数患者可出现轻度节段性运动异常。

（3）室壁回声：缺血性心脏病的急性梗死室壁回声一般减低，陈旧性梗死室壁回声增高；扩张型心肌病心肌回声一般没有明显改变。

（4）血流动力学改变：扩张型心肌病常发生多瓣口反流，缺血性心脏病一般以二尖瓣反流居多，前者反流程度重于后者。

（5）心肌声学造影：扩张型心肌病心肌灌注尚在正常范围；缺血性心脏病会出现局部心肌灌注充盈缺损。

3. 围生期心肌病

发病时间局限于妊娠期最后3个月或产后6个月内，既往无心血管系统疾病史，超声心动图表现为全心扩大，室壁运动弥漫性减弱，但以左心室增大为著，治疗后心功能明显改善。

4. 酒精性心肌病

酒精性心肌病具有长期大量饮酒史，超声心动图表现以左心室增大为著，禁酒配合内科治疗后，大多数患者的心功能明显好转，一年后即可出现明显改善，心脏大小也可以恢复正常。而扩张型心肌病治疗后效果不显著，左心室也难以恢复正常。

五、临床价值与意义

目前，超声仍不能明确诊断扩张型心肌病，只能采用排除法，首先要排除心肌炎、冠心病、高血压性心脏病失代偿期、特异性心肌病等可引起心脏扩大的疾病。

综合超声检测各心腔大小、室壁运动幅度、EPSS、瓣口流速及频谱形态、瓣口反流情况、左心室收缩及舒张功能等多个指标做出诊断，可给临床提供重要参考，超声测定心功能可为临床评估疗效、判定预后提供重要依据。

三维超声心动图测定左心室整体容积及射血分数较二维超声准确，已获得临床的一致认可。扩张型心肌病患者的左心室形状发生改变，左心室横径及前后径的增大程度较长径增大的程度明显，因此前后径越大，左心室舒张末期容积及收缩末期容积越大，射血分数及左心室短轴缩短率测值越低，

经常与患者的临床症状不符。应用三维超声计算扩张型心肌病患者的每搏输出量可真实反映左心室功能，为该病的诊断和治疗提供新的评价标准。另外，当合并中度以上的二尖瓣反流时，M型超声心动图及辛普森法往往会高估左心室搏出量，而三维超声心动图则可弥补这一不足。

第二节　肥厚型心肌病

一、概述

肥厚型心肌病是一类由肌小节蛋白编码基因（或肌小节蛋白相关基因）变异导致，或遗传病因不明且以左心室心肌肥厚为特征的心脏疾病，须排除有明确证据证实其他心脏、系统性或代谢性疾病导致左心室肥厚的情况。由于心肌肥厚及左心室流出道梗阻，因此患者可出现头晕、呼吸困难、晕厥、心绞痛等症状。

目前认为绝大部分肥厚型心肌病呈常染色体显性遗传，大约60%的成年肥厚型心肌病患者可检测到明确的致病基因突变，40%～60%的患者为编码肌小节结构蛋白的基因突变（已发现27个致病基因与肥厚型心肌病相关）。

2020年11月，美国心脏协会/美国心脏病学会联合发布了肥厚型心肌病的诊断及治疗指南。指南明确了肥厚型心肌病的诊断标准：在没有其他明确原因导致心肌肥厚的情况下，二维超声心动图或心血管MRI测量的左心室任意部位的舒张末期最大室壁厚度≥15 mm，当存在肥厚型心肌病家族史或基因检测阳性时，室壁厚度≥13 mm，即可诊断为肥厚型心肌病。

根据血流动力学改变可将肥厚型心肌病患者分为梗阻性、非梗阻性及隐匿梗阻性3种类型，该分型有利于指导患者治疗方案的选择，目前临床最常用；根据心肌肥厚部位可将肥厚型心肌病患者分为非对称性室间隔肥厚型、心尖肥厚型、左心室中部肥厚型、侧壁肥厚型、后壁肥厚型、右心室肥厚型和左心室壁弥漫性向心性肥厚型（也称之为对称性肥厚型心肌病）等。

血流动力学表现为心肌肥厚、左心室收缩功能增强，早期可出现快速完全排空，多数患者的室间隔呈非对称性肥厚，致左心室流出道狭窄，左心室流出道与主动脉间出现压力阶差；左心室流出道

高速血流造成的文丘里效应，使二尖瓣前叶出现异常的向前运动，靠近室间隔，使本已狭小的左心室流出道进一步狭窄，甚至闭塞；左心室收缩中晚期排空困难，致左心室舒张末期压力、左心房平均压力、平均肺毛细血管压力均增高。

> 文丘里效应也称文氏效应，表现为流体在通过缩小的过流断面时，出现流速增大的现象，其流速与过流断面成反比。而由伯努利定理获知流速的增大伴随流体压力的降低，即指在高速流动的流体附近会产生低压，从而产生吸附作用。

二、超声检查与测量

1.二维超声心动图

主要切面包括胸骨旁左心室长轴切面、左心室短轴切面（二尖瓣水平、乳头肌水平、心尖水平）、心尖四腔和五腔心切面。显示心室肥厚心肌的轮廓、回声、厚度及其范围、心室腔大小，尤其要注意观察左心室心尖心肌，防止漏诊心尖肥厚型心肌病。观察和测量各节段室壁厚度、运动情况、二尖瓣、腱索启闭形态及运动幅度，左心室流出道及主动脉瓣的改变，左心室收缩和舒张功能。

2.M型超声心动图

（1）注意有无二尖瓣前叶异常的前向运动及主动脉瓣的提前关闭现象。

（2）在胸骨左缘第3~4肋间心室波群切面测量室间隔及左心室后壁厚度、左心室射血分数。

（3）测量左心室流出道宽度，一是在左心室流出道入口（二尖瓣前后叶均显示时）；二是在左心室流出道出口（仅见二尖瓣前叶，其后为房室环区）。

3.多普勒超声检测

选用心尖五腔心切面显示左心室流出道，声束尽量与左心室流出道血流束平行，观察左心室流出道频谱形态，测量频谱峰值流速及压力阶差，由此判定梗阻程度。

4.彩色多普勒超声

在心尖五腔心切面及左心室长轴切面均可显示左心室流出道内的五彩镶嵌状湍流或射流束，有助于梗阻部位及梗阻原因的判定。

三、声像图特征

1.M型超声心动图

（1）心室波群见室间隔与左心室后壁增厚，肥厚的室间隔运动幅度减低，左心室后壁收缩增强，左心室、左心室流出道内径减小，非对称性肥厚者室间隔与左心室后壁厚度之比>1.3（图25-2-1）。

（2）二尖瓣前叶舒张期开放时多可触及室间隔，梗阻者二尖瓣瓣体和腱索收缩期膨向室间隔，前向移动（图25-2-2），M型超声心动图显示二尖瓣CD段呈"弓背样"隆起，这种现象称为"收缩期前移（systolic anterior motion，SAM）征"（图25-2-3）。但"SAM征"不是肥厚型梗阻性心肌病的特异性指标。

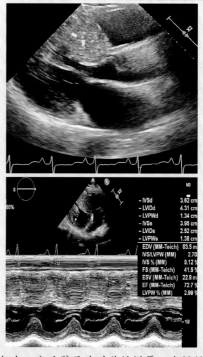

室间隔与左心室后壁呈非对称性增厚，室间隔较厚处有36 mm，二者厚度之比>1.5，室间隔回声不均匀，内可见多发颗粒样强回声，呈"磨玻璃样"改变，室间隔收缩期增厚率减小

图25-2-1　肥厚型心肌病胸骨旁左心室长轴切面

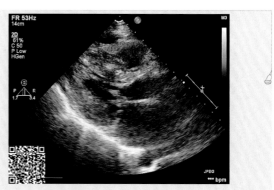

图25-2-2　二尖瓣前叶开放时触及室间隔，二尖瓣瓣体和腱索收缩期膨向室间隔，并前向移动（动态）

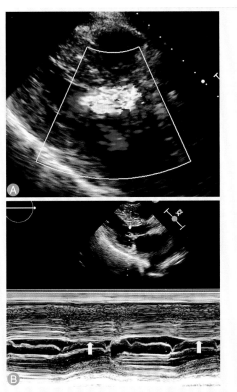

A.CDFI；B.M型超声心动图，显示肥厚心肌致左心室流出道梗阻，血流呈花色，二尖瓣前叶开放时触及室间隔，CD段收缩期前向运动（箭头），呈"弓背样"隆起，即"SAM征"（阳性）

图 25-2-3　梗阻性肥厚型心肌病

（3）左心室流出道狭窄，此为肥厚的室间隔突入左心室流出道和二尖瓣前叶收缩期前向运动所致，正常左心室流出道内径为25~30 mm，梗阻时内径＜20 mm。

（4）主动脉瓣收缩中期提前关闭，右冠瓣呈"M"形，无冠瓣呈"W"形，出现收缩期半关闭切迹。

2.二维超声心动图

（1）左心室壁非对称性肥厚，室间隔明显增厚，一般为19~30 mm，甚至达到40 mm，左心室后壁正常或稍厚。室间隔厚度与左心室后壁厚度之比＞1.5（图25-2-4）。

（2）肥厚的心肌回声增强、不均匀，可见多发斑点状强回声，呈"磨玻璃样"改变（图25-2-1）。

（3）乳头肌肥厚，位置前移，左心室乳头肌水平短轴切面可见前外侧乳头肌及后内侧乳头肌增厚，位置前移。

（4）左心房扩大。

3.彩色多普勒血流成像

（1）梗阻者显示左心室流出道内收缩期为五彩细窄血流束，狭窄越重，色彩混叠越严重。彩色血流最窄的部位即为左心室流出道梗阻部位。

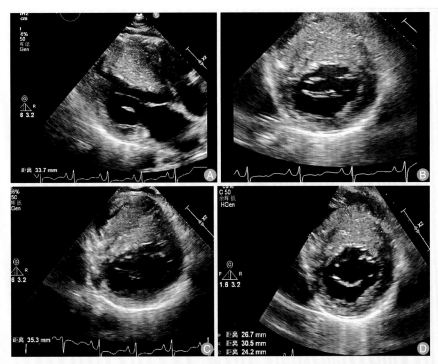

A.胸骨旁左心室长轴切面；B.胸骨旁左心室接近乳头肌水平短轴切面；C.胸骨旁左心室腱索水平短轴切面；D.胸骨旁左心室二尖瓣水平短轴切面。室间隔与左心室后壁呈非对称性增厚，室间隔回声不均匀，内可见多发颗粒样强回声，呈"磨玻璃样"改变

图 25-2-4　肥厚型心肌病胸骨旁左心室长轴及短轴切面

第三篇

（2）二尖瓣前叶收缩期前向运动可引起二尖瓣关闭不全，出现二尖瓣反流。

4.频谱多普勒

（1）二尖瓣频谱E峰流速减慢、A峰流速加快，E峰<A峰。这是由心肌肥厚、心室舒张延缓、左心室舒张期顺应性下降所致的。

（2）梗阻者左心室流出道流速加快，频谱为负向高速射流。频谱形态为曲线逐渐下降，收缩晚期达高峰，呈"匕首样"（图25-2-5）。左心室流出道内压力阶差>30 mmHg时提示存在梗阻。左心室流出道越狭窄，流速越快，且左心室射血时间越长。

四、特殊类型肥厚型心肌病

1.均匀肥厚型心肌病

左心室长轴及短轴切面均可见左心室壁呈均匀一致的增厚，回声增强，心腔变小，一般无左心室流出道狭窄（图25-2-6，图25-2-7）。

2.游离壁肥厚型心肌病

左心室前侧壁心肌明显肥厚，其余左心室壁厚度正常（图25-2-8，图25-2-9）。

3.心尖肥厚型心肌病

左心室基底段、中段室壁厚度正常，心尖各段室壁肥厚，肥厚心肌致左心室心尖狭小，甚至闭塞（图25-2-10）。

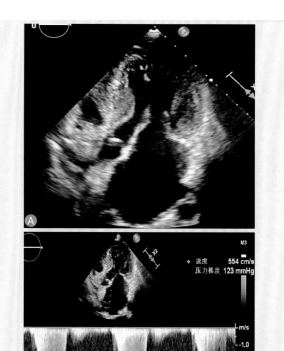

A．二维超声心动图；B.频谱多普勒显示肥厚心肌致左心室流出道梗阻，血流速度加快，V_{max}=554 cm/s，压差为123 mmHg

图25-2-5　梗阻性肥厚型心肌病

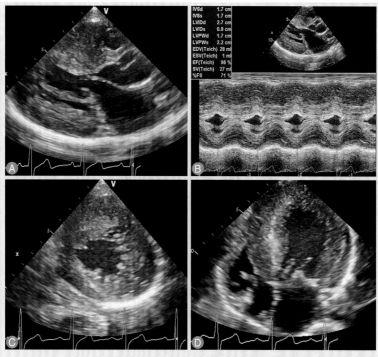

A.胸骨旁左心室长轴切面；B.上图：胸骨旁左心室长轴切面，下图：于胸骨旁左心室长轴切面取样获得的M型超声心动图；C.胸骨旁左心室心尖水平短轴切面；D.心尖四腔心切面。左心室壁对称性增厚，心肌回声不均匀，呈"磨玻璃样"改变

图25-2-6　均匀肥厚型心肌病超声表现

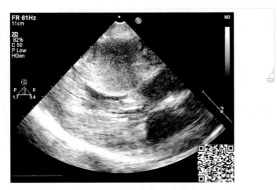

左心室壁呈均匀一致的增厚，回声增强，心室腔变小

图 25-2-7 左心室长轴切面（动态）

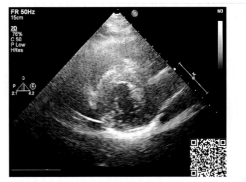

左心室前侧壁心肌明显肥厚，其余左心室壁厚度正常

图 25-2-8 左心室短轴切面（动态）

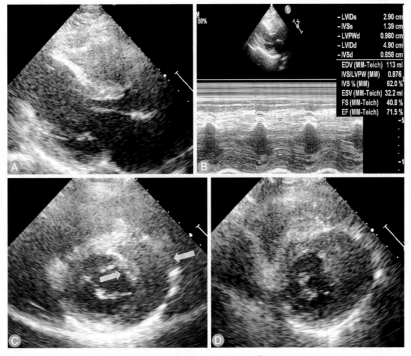

A、B.于左心室长轴切面，左心房扩大，室间隔及左心室后壁厚度正常；C、D.左心室短轴切面显示左心室前侧壁心肌明显肥厚，较厚处为28 mm（箭头）

图 25-2-9 游离壁肥厚型心肌病胸骨旁

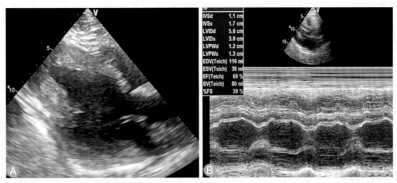

A、B.胸骨旁左心室长轴切面，左心室基底段、中段室壁厚度及运动幅度正常；

图 25-2-10 心尖肥厚型心肌病

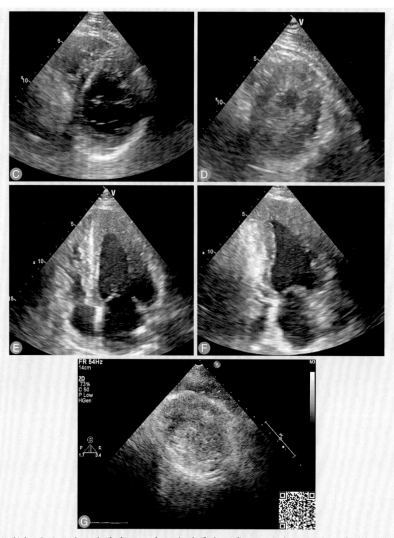

C、D.胸骨旁左心室短轴切面显示左心室基底段、中段室壁厚度正常，心尖各段室壁肥厚；E、F.左心室心尖切面显示左心室心尖各段室壁肥厚，肥厚心肌致左心室心尖心腔狭小；G.左心室心尖短轴切面显示心尖各段室壁肥厚，肥厚心肌致左心室心尖心腔狭小，近闭塞（动态）

图 25-2-10 心尖肥厚型心肌病（续）

五、鉴别诊断

1. 高血压性心脏病

（1）有长期高血压史。

（2）主要超声表现为左心室壁呈对称性增厚，一般为向心性的，偶有轻度非对称性增厚，但室间隔厚度/左心室后壁厚度小于1.3。

（3）左心房内径增大，左心室内径多正常，而肥厚型心肌病左心室内径可减小。

（4）增厚的心肌内部回声均匀。早期左心室壁运动幅度正常或增高，左心室收缩功能正常或稍高，考虑为代偿所致。晚期时心肌呈离心性肥厚，运动幅度减小，左心室扩大，左心室收缩功能减低。

2. 主动脉瓣及主动脉狭窄性病变

主动脉瓣及主动脉狭窄性病变包括主动脉瓣先天性、退行性及风湿性狭窄，主动脉瓣下、瓣上狭窄，主动脉缩窄。主要的超声表现如下。

（1）室间隔及左心室后壁向心性对称性增厚。

（2）主动脉瓣明显增厚、钙化、粘连、回声增强、开放受限，或于主动脉瓣上、瓣下可见膜性狭窄或局限性主动脉缩窄，而肥厚型心肌病患者无上述病变，这是最主要的鉴别点。

（3）升主动脉内径自瓣上开始有不同程度的狭窄后扩张，可延伸至主动脉弓。

（4）CDFI：收缩期通过主动脉瓣的血流束变细，为全收缩期高速射流频谱，瓣上主动脉内为五色镶嵌状血流。

（5）梗阻性肥厚型心肌病的压力阶差与主动

脉瓣狭窄的压力阶差有明显不同，前者出现于收缩中期，在收缩晚期达到高峰，狭窄位于左心室流出道，而后者出现于收缩早期，狭窄位于主动脉瓣口。所以前者为动力性梗阻，后者为固定性梗阻。

六、临床价值与意义

超声为本病的首选检查方法，超声检查能够明确室壁增厚的部位、程度，直接观察室间隔与左心室后壁厚度之比，准确定位肥厚部位。应用超声心动图可对肥厚型心肌病做出明确诊断。多普勒超声可测定左心室流出道的宽度；于左心室流出道可探及收缩期高速湍流频谱，确定左心室流出道梗阻，并对梗阻的程度做出定量分析；可观察二尖瓣收缩期前向运动及主动脉瓣收缩中期关闭现象；能测定血流动力学改变，对判断药物疗效有重要意义。

对因肥胖、肺部疾病、体位受限等因素而影响图像质量的患者，应用左心室超声造影检查，可清晰显示心内膜及肥厚心肌的部位、范围、程度，提高心尖肥厚型心肌病的超声诊断价值。

肥厚型心肌病患者的三维超声心动图可更直观地显示左心室心腔变小及室壁增厚的程度，准确测量左心室舒张末期及收缩末期容积，真实反映左心室功能。在梗阻性肥厚型心肌病患者中，三维超声心动图可更清晰地显示左心室流出道的狭窄程度，尤其是从左心室向心底方向观察时，可以准确测量左心室流出道的面积。

第三节　限制型心肌病

一、概述

限制型心肌病是以心室壁僵硬度增加、单侧或双侧心室充盈受限和舒张期容量减少为特征的一种少见、特殊类型的心肌病，具有遗传异质性，主要为常染色体显性遗传。以发热、全身倦怠为初始症状，逐渐出现心悸、呼吸困难、水肿、颈静脉怒张等心力衰竭症状，与缩窄性心包炎极其相似，有人称之为缩窄性心内膜炎。

其病理改变为心内膜和内膜下纤维组织增生、心室壁硬化、僵硬度增高、心室腔缩小或闭塞、心室舒张功能障碍和心室充盈受损，但心肌收缩功能正常或轻度减低。

血流动力学表现为心室舒张早期充盈速率可正常或增快，血液迅速充盈，在舒张中晚期心室容量仅有少量增加或无增加。心肌收缩功能早期可不受影响，但心排血量由于心室前负荷减低，可能比正常情况低。疾病后期可发生心肌收缩功能损伤，心室射血分数下降，心排血量降低。左心室受累更常见，常有左心房和肺静脉压增高。

二、超声检查与测量

诊断需要对左心室进行全面的评估，包括大小、质量、收缩和舒张功能。典型表现为收缩功能和心腔大小正常，但随着室壁厚度的逐步增加，舒张功能变得异常。诊断的难点通常是与缩窄性心包炎的鉴别。诸如TDI和检测二尖瓣流入血流的技术在临床具有诊断价值（见表25-3-1）。

多切面超声心动图检查，要注意心腔变化，包括心房增大、心室腔缩小情况，尤其要观察心尖有无闭塞，将聚焦调至近场，有利于对心尖的观察。观察心包的情况有助于与心包炎进行鉴别。多普勒测量二尖瓣、三尖瓣血流对本病的诊断很重要，检查时注意将多普勒取样容积放在瓣尖水平并保持声束与血流方向平行。

三、声像图特征

1.M型超声心动图

M型超声心动图心室波群显示室壁及心内膜增厚，室壁运动幅度减低，心室腔变小。

2.二维超声心动图

（1）心内膜增厚，回声增强，以心尖为著，心尖由僵硬的异常回声占据，导致心尖闭塞。正常心内膜厚度<1.0 mm，限制型心肌病的心内膜厚度可达数毫米，致左心室腔收缩期及舒张期变化不明显（图25-3-1，图25-3-2）。

（2）双房明显增大（图25-3-1），可有附壁血栓。

（3）心室通常不大或减小，心室腔变形，长径缩短。由于心室充盈受限，因此舒张后期心室内径无明显变化（图25-3-2）。

（4）室壁可有一定程度的增厚，因室壁可有浸润改变和间质纤维化增加，可表现为室壁心肌内呈浓密的点状回声。

（5）二尖瓣、三尖瓣可增厚、变形，固定于开放位置，影响关闭功能。

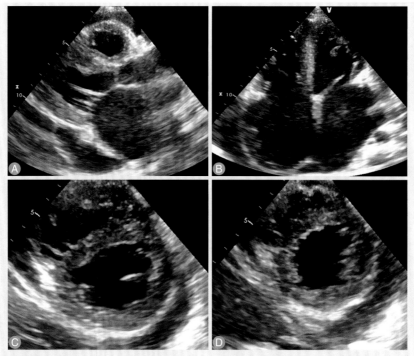

A、B.左心室长轴及心尖四腔心切面可见左、右心房明显扩大，左、右心室壁增厚，心肌回声致密，运动减弱，心包腔中量积液；C、D.左心室短轴切面可见左心室壁增厚，约11 mm，内膜不光整，回声增强，运动僵硬，舒张受限

图 25-3-1 限制型心肌病

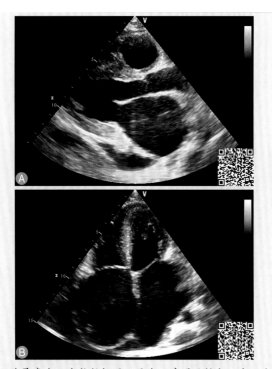

A.胸骨旁左心室长轴切面可见左心房明显扩大，左、右心室壁增厚，心肌回声致密，运动僵硬，心包腔中量积液；B.左心室心尖长轴切面可见双心房显著扩大，心室腔长径缩短，舒张受限

图 25-3-2 限制型心肌病（动态）

3.彩色多普勒

（1）由于二尖瓣、三尖瓣受累，因此可出现收缩期轻至中度的二尖瓣及三尖瓣反流。当心室舒张压明显增高时可见舒张期二尖瓣、三尖瓣反流，与收缩期反流不同，由于舒张期心室与心房的压差较小，因此舒张期的反流速度低，且仅存在于舒张中、晚期。

（2）彩色多普勒表现为舒张期二尖瓣、三尖瓣瓣口血流充盈时间较短，早期为明亮的红色血流，持续时间短。在心房收缩期，肺静脉和上腔静脉内也可显示蓝色的反流信号。

4.频谱多普勒

（1）二尖瓣、三尖瓣血流频谱改变：E峰高尖，E峰减速时间缩短，减速时间≤150 ms。A峰减低，E/A＞2.0。等容舒张期缩短至≤60 ms。二尖瓣、三尖瓣血流频谱不随呼吸变化或变化不明显。

（2）肺静脉血流频谱改变：D波增高，S波降低甚至缺如，AR增高（AR＞35 cm/s），时限延长，连续出现于整个心房收缩期。研究显示肺静脉逆向血流时限与二尖瓣心房收缩期前向血流时限的差值与左心室舒张末期压力相关。

（3）上腔静脉血流频谱改变：上腔静脉反流速度增加〔正常值为（0.15±0.05）m/s〕。

（4）肺动脉高压的测量：三尖瓣反流压差可估测肺动脉收缩压。通常限制型心肌病的肺动脉压力增高，但一般不超过50 mmHg。

（5）组织速度成像：各时相心肌运动速度减慢，尤以舒张早期运动速度减慢显著，舒张早期峰速度与收缩期峰速度比值$v_E/v_S<1.3$，正常人v_E/v_S为1.5~2.0。舒张早期峰速度与舒张晚期峰速度比值$v_E/v_A<1$。

5.组织多普勒

限制型心肌病二尖瓣瓣环室间隔侧e/a<1，E/e>15，而二尖瓣瓣环游离壁e/a>1，E/e<15（图25-3-3）。

四、鉴别诊断

临床上限制型心肌病与缩窄性心包炎难以鉴别。二者在二维超声心动图上均可表现为双房明显增大，心室相对较小，可伴有心包积液、腔静脉增宽等改变。组织多普勒均呈限制型充盈障碍。鉴别要点如下（表25-3-1）。

（1）限制型心肌病以心内膜和心肌增厚为主要表现，心包回声和厚度正常；而缩窄性心包炎以心包增厚、回声增强为特征，无心内膜和心肌增厚，常伴有心包积液。

（2）二尖瓣、三尖瓣血流频谱不随呼吸变化或变化不明显是限制型心肌病区别于缩窄性心包炎的特征性改变。缩窄性心包炎的二尖瓣瓣口舒张期血流频谱E峰呼气时高，与吸气时相比增高>25%，三尖瓣血流吸气时E峰较呼气时增加>40%；而限制型心肌病患者二尖瓣、三尖瓣充盈受呼吸影响小。

（3）二者静脉回流各具特点，缩窄性心包炎

的肺静脉血流频谱D波、S波明显降低，且随呼吸改变明显。

（4）DTI技术对限制型心肌病与缩窄性心包炎的鉴别有重要价值。缩窄性心包炎的v_E与正常人无显著差异（≥8 cm/s），$v_E/v_A>1$，而限制型心肌病的v_E一般在5 cm/s左右，$v_E/v_A<1$。由于限制型心肌病的二尖瓣血流频谱E峰高于缩窄性心包炎，因此，DTI舒张早期心肌运动峰速度v_E与二尖瓣E峰比值减小，Garcia等把$v_E=8$ cm/s和Ea/E=0.11作为鉴别限制型心肌病和缩窄性心包炎的参考指标。

（5）由于缩窄性心包炎病变位于心包及心外膜，左心室侧壁受缩窄心包的禁锢作用使其在心动周期的变形能力降低，而室间隔心肌的收缩和舒张功能没有明显异常，故左心室侧壁的应变值明显低于室间隔的应变值，室间隔与左心室侧壁的应变差绝对值及比值明显增高，而限制型心肌病却没有此特征性改变。

表25-3-1　限制型心肌病与缩窄性心包炎鉴别要点

鉴别要点	限制型心肌病	缩窄性心包炎
病史	有家族史	有心包炎及心包积液病史
房室形态	心房显著增大，心室变小	心房轻至中度增大，常有心室形态异常
心内膜	增厚，回声增强	无明显变化
心包	正常	心包增厚，回声增强，可伴有积液
室间隔运动	正常	存在室间隔弹跳征
二尖瓣E峰呼吸相变化	正常，<15%	>25%
二尖瓣瓣环运动速度	游离壁e/a>1，E/e<15	游离壁e/a<1，E/e>15
肺动脉高压	常见	少见

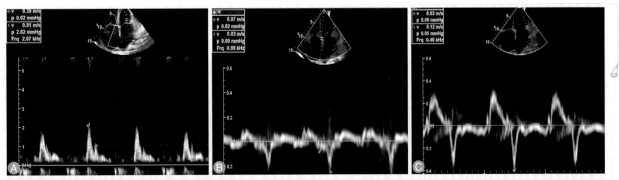

A、B.E峰高尖，A峰减低，E/A>2，二尖瓣瓣环室间隔侧e/a<1，E/e>15，为限制型舒张功能不全；C.二尖瓣瓣环游离壁e/a>1，E/e<15，可与缩窄性心包炎相鉴别

图25-3-3　限制型心肌病组织多普勒表现

五、临床价值与意义

超声心动图检查可观察限制型心肌病的心内膜增厚情况及心腔大小，测量二尖瓣、三尖瓣瓣口血流频谱，对诊断本病有重要的临床价值；同时可观察心包情况及血流频谱的变化特征，与缩窄性心包炎相鉴别，为临床治疗提供依据。临床和超声界一致认为目前超声心动图检查仍缺乏明确诊断限制型心肌病的特征性表现，所以确诊本病还需要结合心导管检查、CT、MRI，甚至心内膜心肌活检等其他检查方法。

第四节　心肌淀粉样变性

一、概述

心肌淀粉样变性是淀粉样蛋白质沉积在心肌纤维间、乳头肌内、传导系统、瓣膜及房间隔等部位，导致心脏增大、心律失常、心包积液等表现的疾病，属于限制型心肌病。

临床主要有原发型（轻链型）、遗传型、老年型、继发型及孤立型5种类型，以原发型最常见，50%累及心脏，部分患者与多发性骨髓瘤相关。患者早期可出现乏力和劳力性呼吸困难，晚期因左心室收缩和舒张功能显著下降，出现顽固性低血压和晕厥，心肌淀粉样变性还可累及其他器官和系统，累及舌使其僵硬、肥大，出现巨舌症；累及肾脏出现肾病综合征；累及关节出现关节肿痛、活动障碍等。

二、超声检查与测量

多切面超声心动图检查注意观察左右心室壁、瓣膜及房间隔厚度，心肌内有无颗粒样强回声，心室壁运动情况，尤其要注意观察心包腔内有无积液（观察心包积液的情况有助于与肥厚型心肌病进行鉴别）。频谱多普勒测量二尖瓣、三尖瓣血流对本病的诊断很重要，检查时注意将多普勒取样容积放在瓣尖水平并保持声束与血流方向平行，组织多普勒测量二尖瓣瓣环室间隔侧及游离壁侧。

三、声像图特征

（1）左、右心室壁明显增厚：室间隔和左心室后壁厚度常≥12 mm，右心室前壁厚度常>6 mm，心脏瓣膜、乳头肌和房间隔常增厚（图25-4-1）。

（2）心肌回声不均匀增强，可见多发颗粒样强回声，以室间隔为著（图25-4-2）。

（3）双心房显著增大，双室腔可正常或缩小（图25-4-3）。

（4）左心室舒张功能减低，晚期二尖瓣瓣口舒张期血流呈限制性充盈障碍，E/A>2，E/e≥15（图25-4-4）。

（5）早期左心室射血分数正常，晚期常<30%。

（6）常伴有少量的心包积液。

其中，房间隔增厚以及心肌特殊的斑点样强回声对诊断心肌淀粉样变性的敏感性最高，因此对怀疑心肌淀粉样变性的患者尤其要注意房间隔的厚度。

四、鉴别诊断

心肌淀粉样变性易被误诊为肥厚型心肌病、高血压性心脏病、急性心肌炎等。

（1）肥厚型心肌病：多有家族史，左心室壁呈非对称性或对称性肥厚，而心肌淀粉样变性为全心肥厚和收缩功能减弱，且多伴有少量心包积液。

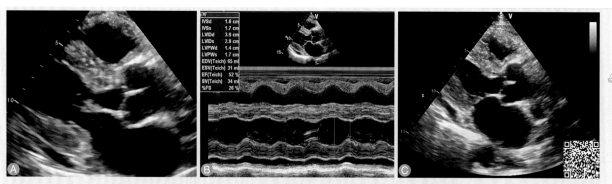

A、B.左心房扩大，左、右心室壁对称性增厚，左心室壁运动幅度轻度减小，后心包腔少量积液；C.左、右心室壁增厚，心肌回声不均匀（动态）

图25-4-1　心肌淀粉样变性胸骨旁左心室长轴切面

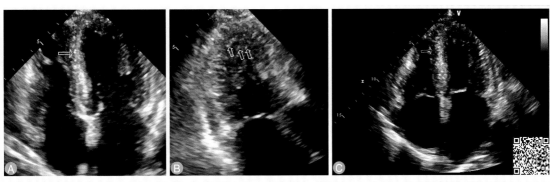

A、B.左心室心尖长轴切面可见左心室壁心肌内多发点状强回声，房间隔、二尖瓣、三尖瓣增厚（箭头）；C.左心室心尖腔心切面、四腔心切面可见室间隔心肌回声不均匀增强，以及多发颗粒样强回声（箭头，动态）

图 25-4-2　心肌淀粉样变性

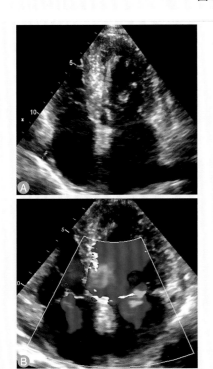

A.于心尖四腔心切面显示室间隔增厚、心肌回声不均匀增强，可见多发颗粒样强回声，右心房外侧心包腔少量积液；B.CDFI显示左、右心房扩大，二尖瓣、三尖瓣瓣口少量反流

图 25-4-3　心肌淀粉样变性

（2）高血压性心脏病：有长期高血压史，左心室壁呈对称性增厚，增厚的心肌内部回声均匀，心肌收缩力增强，左心房内径增大，左心室内径多正常。

（3）急性心肌炎：患者有感染史，呈急性变化病程，部分患者因心肌水肿出现左心室室壁的显著增厚和收缩功能降低，但心肌厚度和功能可短期改善。

五、临床价值与意义

目前，临床诊断心肌淀粉样变性的金标准仍是心内膜下活检，其主要特征为刚果红染色阳性，但心内膜活检操作困难，危险性高，可选择其他部位进行活检，如腹壁脂肪组织、舌肌组织或肾脏等。超声心动图发现心肌淀粉样病变的典型特征，且经心外组织活检证实者，不必进行心内膜活检，即可确诊心肌淀粉样变性。

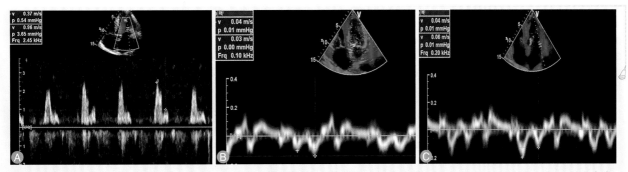

A.频谱多普勒于心尖四腔心切面二尖瓣口取样获得舒张早期二尖瓣血流速度峰值E为96cm/s，舒张晚期二尖瓣血流速度峰值A为37cm/s，E/A2.59（见测量标识）；B.组织多普勒超声显示二尖瓣瓣环室间隔侧e/a<1，E/e'>15；C.组织多普勒超声显示二尖瓣瓣环游离壁侧e/a>1，E/e>15，提示为限制型舒张功能不全

图 25-4-4　心肌淀粉样变性

第五节　心肌致密化不全

一、概述

心肌致密化不全又称海绵样心肌，是以胚胎初期心肌致密化过程受阻，导致心室腔内大量突出的肌小梁和深陷的隐窝为特征的一种先天性心肌病，病变多累及左心室，可伴或不伴有右心室受累。心肌致密化不全呈散发性或家族性，具有遗传异质性。临床主要表现为心律失常、心力衰竭、心腔内血栓形成和外周动脉栓塞。

其主要的病理生理改变为心肌致密化不全，发病主要是由胚胎发育过程中出现异常使心肌致密化过程中断，心腔内的隐窝持续存在导致。心肌致密化不全有效收缩减少且血供不足，容易发生慢性心肌缺血，造成心肌纤维变性，导致心肌舒缩功能障碍。外层致密化心肌较薄，故容易发生心力衰竭。

二、超声检查方法与测量

超声心动图是筛选和确诊该病的主要手段，其不仅能显示异常心肌的结构特征、运动幅度、射血分数、心腔大小，还可明确诊断心脏的并存畸形。M型超声心动图检查则要从心底向心尖顺序扫查，重点观测各房室腔的大小、室壁运动幅度、二尖瓣的位置、开放幅度，并测量左心室收缩功能。二维超声心动图和彩色多普勒超声心动图主要通过胸骨旁左心室长轴切面、短轴切面，以及心尖四腔心切面、心尖二腔心切面、心尖三腔心切面检查。左心室心肌致密化不全时心尖心内膜面大量的网状粗大肌小梁增生，肌小梁间形成凹陷的隐窝，隐窝与心室腔相通的特征性二维形态结构及隐窝内血流缓慢、与心室腔相通的血流动力学改变而进行诊断。注意要在收缩末期的心室短轴切面测量非致密化心肌与致密化心肌的厚度比值。

经胸超声心动图图像质量欠佳时，可通过经食管超声心动图清晰显示左心室壁的海绵样变化及乳头肌的形态学表现。近年来，除了三维超声心动图被用于检测和诊断左心室心肌致密化不全外，左心室心腔造影技术可以完整、清晰地显示左心室非致密化心肌及与左心室腔相通的小梁隐窝，从而精准判断非致密化心肌部位、范围、严重程度，准确呈现致密化心肌和内膜边界，灵敏区分非致密化节段、致密化节段，更有助于提升心肌致密化不全诊断的准确率。

三、声像图特征

（1）心室腔内多发、过度隆突的肌小梁和深陷的小梁间隐窝形成网状结构，即非致密化心肌，隐窝内血流缓慢，与心室腔相通（图25-5-1）。

（2）同一室壁部位收缩末期儿童非致密化心肌与致密化心肌厚度比值＞1.4，成人其厚度比值＞2（图25-5-2）。

（3）病变以心室中段至心尖段最为明显，心室中部以侧壁、下壁、前壁、后壁等游离壁最为常见。

（4）病变区域室壁外层的致密化心肌明显变薄，呈中低回声，而内层的非致密化心肌疏松增厚，呈现典型的双层结构（图25-5-3）。病变区域心腔内可发生附壁血栓。

（5）受累部位常伴有室壁运动异常，晚期有心腔扩大。

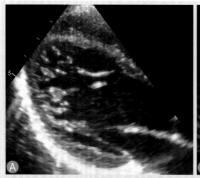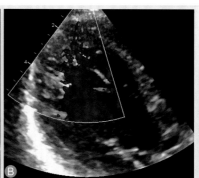

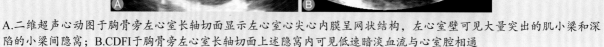

A.二维超声心动图于胸骨旁左心室长轴切面显示左心室心尖心内膜呈网状结构，左心室壁可见大量突出的肌小梁和深陷的小梁间隐窝；B.CDFI于胸骨旁左心室长轴切面上述隐窝内可见低速暗淡血流与心室腔相通

图25-5-1　左心室心肌致密化不全左心室长轴切面

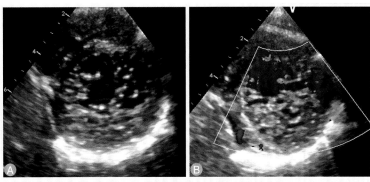

A.二维超声心动图于胸骨旁左心室心尖短轴切面显示左心室心尖可见大量突出的肌小梁和深陷的小梁间隐窝，收缩期非致密化心肌厚度/致密化心肌厚度＞2；B.CDFI于胸骨旁左心室心尖短轴切面上述隐窝内可见低速暗淡血流与心室腔相通

图25-5-2　左心室心肌致密化不全左心室心尖短轴切面

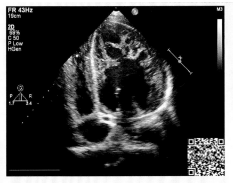

左心室壁外层致密化心肌明显变薄，而内层的非致密化心肌疏松增厚，呈现典型的双层结构

图25-5-3　左心室心肌致密化不全左心室心尖四腔心切面（动态）

四、特殊类型的心肌致密化不全

（1）右心室心肌致密化不全：右心房、右心室扩大，右心室心内膜呈网状结构，右心室壁可见大量突出的肌小梁和深陷的小梁间隐窝，隐窝内可见低速暗淡血流与右心室腔相通，收缩期非致密化心肌厚度/致密化心肌厚度＞2（图25-5-4，图25-5-5）。

（2）左、右心室心肌致密化不全：全心扩大，左、右心室壁内膜不光滑，可见大量突出的肌小梁和深陷的小梁间隐窝，隐窝内可见血流与左心室腔相通，致密化心肌变薄，非致密化心肌增厚，收缩期非致密化心肌厚度/致密化心肌厚度＞2（图25-5-6）。

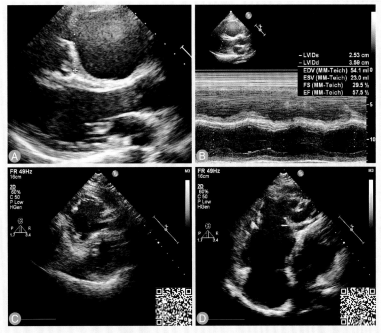

A.左心室长轴切面显示右心室明显扩大，右心室壁运动幅度减小，左心室壁厚度及运动幅度正常；B.右心室短轴及长轴切面显示右心房、右心室扩大，右心室心内膜呈网状结构，右心室壁可见大量突出的肌小梁和深陷的小梁间隐窝；C.左心室短轴切面显示右心室壁可见突出的肌小梁和深陷的小梁间隐窝（动态）；D.左心室心尖腔心切面、四腔心切面显示右心房、右心室显著扩大，右心室心内膜呈网状结构，右心室壁可见大量突出的肌小梁和深陷的小梁间隐窝（动态）

图25-5-4　右心室心肌致密化不全

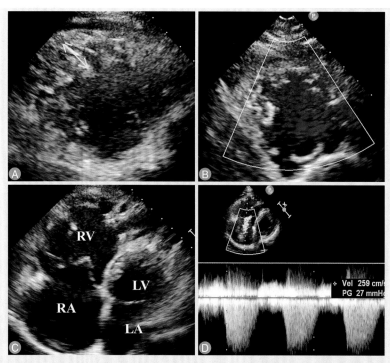

A、B.右心室短轴切面显示右心室内大量突出的肌小梁和深陷的小梁间隐窝，隐窝内可见低速暗淡血流与右心室腔相通，收缩期非致密化心肌厚度（黄箭头）/致密化心肌厚度（红箭头）>2；C、D.左心室心尖四腔心切面显示右心房、右心室明显扩大，三尖瓣瓣环扩大，闭合不良，瓣口大量反流，三尖瓣反流法估测肺动脉收缩压为32 mmHg，肺动脉压处于正常范围。RV：右心室；LV：左心室；RA：右心房；LA：左心房

图 25-5-5　右心室心肌致密化不全

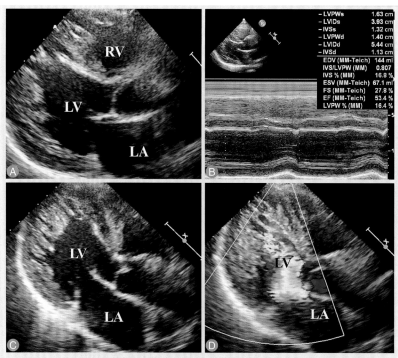

A、B.胸骨旁左心室长轴切面显示左心房、左心室、右心室扩大，左心室壁厚度及运动幅度尚正常；C、D.左心室长轴切面见左心室壁大量突出的肌小梁和深陷的小梁间隐窝，隐窝内可见血流与左心室腔相通；

图 25-5-6　左、右心室心肌致密化不全

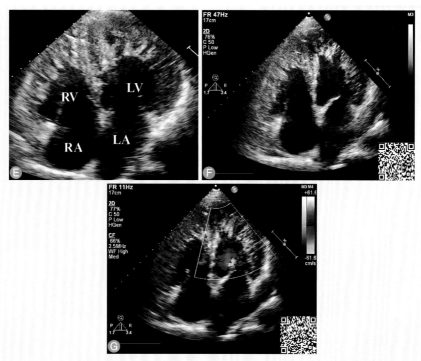

E.左心室心尖四腔心切面显示全心扩大，左、右心室壁内膜不光滑，可见大量突出的肌小梁和深陷的小梁间隐窝，致密化心肌变薄，非致密化心肌增厚，收缩期非致密化心肌厚度/致密化心肌厚度>2；F.左心室心尖腔心切面、四腔心切面显示左、右心室壁大量突出的肌小梁和深陷的小梁间隐窝，致密化心肌变薄，非致密化心肌增厚（动态）；G.左心室心尖四腔心切面（动态）。RV：右心室；LV：左心室；RA：右心房；LA：左心房

图 25-5-6　左、右心室心肌致密化不全（续）

五、鉴别诊断

心肌致密化不全主要应与扩张型心肌病鉴别。心肌致密化不全的超声表现往往存在心腔扩大、二尖瓣反流、左心室心肌弥漫性运动减弱和附壁血栓，易被误诊为扩张型心肌病。但扩张型心肌病的超声多表现为室壁均匀变薄，内膜光滑；而心肌致密化不全有家族史，往往是左心室腔扩大、心肌厚薄不均、受累心肌的致密化心肌变薄，非致密化心肌增厚，内膜不光滑，心室腔内可见大量过度隆突的肌小梁和深陷的小梁间隐窝，心内膜呈网状结构。通过超声检查可明确鉴别。

六、临床价值与意义

超声心动图是诊断无症状性心肌致密化不全准确而可靠的方法。

三维超声心动图在检测心肌致密化不全所累及范围及鉴别诊断方面可为临床提供重要信息。

经胸超声心动图图像质量欠佳时，可行经食管超声心动图检查，能清晰显示左心室壁海绵样的表现及乳头肌的特殊形态学表现。经胃短轴切面可清晰显示左心室内许多分离的小梁和其间的隐窝。

当心肌致密化不全难与突出的正常肌小梁、肥厚型心肌病、扩张型心肌病、左心室心尖血栓相鉴别，或遇到肥胖和有肺部疾病声窗差的患者常规超声心动图在诊断上具有一定的局限性时，左心室心腔造影可以显著提高对心内膜边界的识别、改善肌小梁及小梁间隙的可视化程度，降低对非致密心肌的漏检率，增加评估致密化不全程度和范围的准确性和敏感性。由于小梁间的血流速度较慢，因此隐窝与心室腔相交通的血流信号在彩色多普勒检查时可能被丢失，但通过超声造影，小梁间深陷隐窝可被显影，从而提高诊断的准确性。

早期准确诊断心肌致密化不全，积极采取内科治疗措施和对症治疗，对改善患者的预后具有重要的意义。

第六节 致心律失常性右心室心肌病

一、概述

致心律失常性右心室心肌病是一种原因不明的心肌病变，其病理特征为右心室心肌被纤维脂肪组织所取代，早期为右心室节段性病变，逐渐累及整个右心室甚至部分左心室，表现为右心室进行性扩张和右心室收缩功能不全。家族性发病多见，多为常染色体显性遗传。常见症状有心悸和晕厥，心律失常是本病的主要临床特征，以室性心律失常为主，包括室性早搏、持续性单形性室性心动过速、非持续性室性心动过速、心室颤动，甚至猝死。

主要病理特征为心肌组织显著减少，被纤维脂肪组织代替。受累部位通常局限于右心室漏斗部、心尖或右心室下壁，右心室呈局限性或普遍性扩张，扩张部分的心肌变薄，可能出现运动幅度减小或反向运动。

二、超声检查与测量

超声心动图能无创、清晰地观察心脏的大小、形态、活动及功能，对致心律失常性右心室心肌病的诊断有重要价值，但超声诊断特异性不强，应与先天性疾病所致的右心室扩大及获得性右心室扩大疾病相鉴别。当临床怀疑本病时，超声心动图应多切面、多方位进行多个心腔断面的检查分析，特别是胸骨旁左心室长轴切面、大动脉短轴切面、乳头肌水平短轴切面、右心室流入道切面、心尖四腔心切面及剑突下四腔心切面等的扫查，重点观察右心室腔大小、有无局限性膨隆及收缩性异常。

三、声像图特征

（1）右心室明显扩大，可呈局限性或弥漫性。

（2）右心室壁局限性或弥漫性菲薄（1~2 mm），运动明显减弱、无运动或反常运动（图25-6-1）。

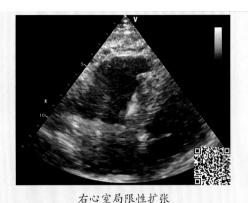

右心室局限性扩张

图25-6-2　非标准心尖四腔心切面（动态）

（3）右心室局限性室壁瘤形成或局限性扩张（图25-6-1A，图25-6-1B，图25-6-2）。

（4）孤立性右心室流出道扩张（图25-6-3）。

（5）右心室形态结构异常，肌小梁排列紊乱及调节束异常（图25-6-4）。

心肌炎

心肌炎多由病毒感染而引起，可能是急性的，也可能是急性或病毒感染后的现象。其可影响左心室整体收缩功能，伴或不伴左心室扩张，范围可能从轻度至重度，也可能发生心包积液。左心室功能障碍可以缓解、稳定或恶化。心肌炎是扩张型心肌病的病因之一。经治疗后是否恢复，可采用超声心动图复查评估，并确定左心室功能的变化。心血管MRI可能有助于确定心肌损伤的程度。

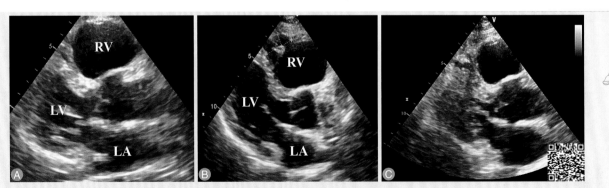

A、B.右心室明显扩大，前壁菲薄，局部呈瘤样向外膨出，大小约为2.5 cm×1.0 cm；C.右心室壁菲薄，右心室前壁室壁瘤形成（动态）。RV：右心室；LV：左心室；LA：左心房

图25-6-1　胸骨旁左心室长轴切面

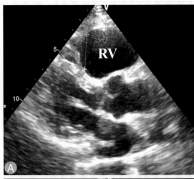

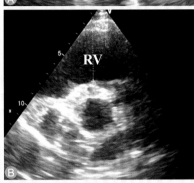

胸骨旁左心室长轴切面（A）和胸骨旁大动脉短轴切面
（B）均显示右心室明显扩大，右心室流出道增宽（见
测量标识）。RV：右心室

图 25-6-3　胸骨旁左心室长轴及右心室流出道切面

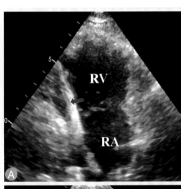

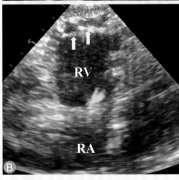

A.右心房、右心室明显扩大，心尖向外膨隆，右心房
室腔内可见植入型心律转复除颤器导线回声（红箭
头）；B.右心室扩大，右心室肌小梁排列紊乱和调节束
异常（黄箭头），RV：右心室；RA：右心房

图 25-6-4　右心室流入道切面

心肌病的三维超声心动图

　　实时三维超声心动图优于二维超声心动图，有助于对心肌病的诊断。有以下特点。

（1）可以更准确地测量心室容量。

（2）三维超声心动图采用三维斑点追踪技术可以在常规心室功能测量变化之前探查心肌机械力学的早期改变。

（3）文献表明尽管实时三维超声心动图仅使用一个心尖切面而非多个切面，后处理时间缩短，但其结果类似于二维斑点追踪。

（4）对于心室功能评价明显低下的心肌病，实时三维超声心动图已用于定量分析左心室机械性不同步，并可为心脏再同步化治疗选择适应证患者。

（5）在肥厚型心肌病患者中，三维超声心动图为了解左心室流出道的力学和变形几何学提供了重要的信息。三维超声心动图有助于显示肥厚型心肌病的表现和引起左心室流出道产生压力梯度的收缩期二尖瓣前叶的前向运动。

（6）对心尖肥厚型心肌病，三维超声心动图可在多个平面切割观察心尖，有助于诊断肥厚型心肌病。

（7）在左心室致密化不全的诊断方面，已有使用三维超声心动图的报道。通过旋转和切割数据集，采用观察左心室节段的方法，可以评价左心室非致密化的范围和严重程度。

（董娟　杨秀玲　张全斌）

第三篇

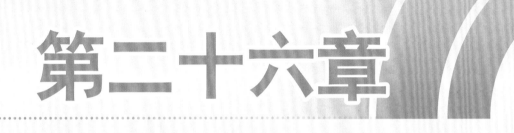

第二十六章

心脏肿瘤

26

第一节　概述

心脏肿瘤分为原发性心脏肿瘤和转移性心脏肿瘤，后者更为常见。由于心脏肿瘤的发生率较低，临床表现一般无特异性，因此多是在检查其他疾病或筛查时被发现，或者常被误诊为其他心脏疾病。随着超声心动图、CT和MRI等影像学技术的发展，检出率逐年增高。心脏肿瘤的症状及预后不仅与良、恶性有关，还取决于肿瘤的部位、大小、质地是否疏松，较大时可引起心腔机械性梗阻、恶性心律失常、体肺循环栓塞甚至猝死，临床应积极予以诊治。超声心动图通常是心脏肿瘤的首诊和主要诊断方法。

一、转移性心脏肿瘤

转移性心脏肿瘤的发生率约为原发性心脏肿瘤的40倍。在死于恶性肿瘤的患者中，大约5%存在心脏转移，常见的表现为心包积液。心肌、冠状动脉和心腔内的转移较少见。国外报道最常见的转移性心脏肿瘤是恶性黑色素瘤，发生在50%～65%的患者中。其他转移性心脏肿瘤有支气管癌、乳腺癌、肺癌、肝癌、间皮瘤（通过直接扩散或血源性传播）、淋巴癌及白血病（通过淋巴扩散）等。极罕见结肠腺癌，其可以通过淋巴或血液传播到心脏，通常影响心包，其次是心肌。据报道，转移至心内膜的肿瘤有肾细胞癌、胃腺癌、喉癌、胰腺癌、卵巢和盲肠的黏液腺癌。肾细胞癌和肝癌可扩散至下腔静脉，偶尔肿瘤栓子可转移至右心房（图26-1-1，图26-1-2）。

二、原发性心脏肿瘤

原发性心脏肿瘤非常少见（表26-1-1），在非

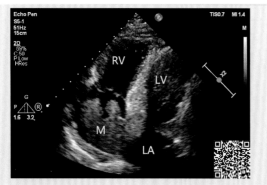

右心房内不规则低回声占位（该病例为原发性肝癌转移瘤），瘤体随心动周期轻微摆动。RV：右心室；LV：左心室；M：右心房占位；LA：左心房

图 26-1-1　心尖四腔心切面（动态）

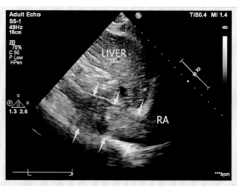

下腔静脉增宽，腔内为低回声充填（箭头）并与右心房内低回声相连续（该病例为原发性肝癌转移瘤）。LIVER：肝脏；RA：右心房

图 26-1-2　剑突下下腔静脉长轴切面

选择性尸检中报道，其发生率为0.001%～0.280%。黏液瘤是成年人中最常见的肿瘤类型，儿童中最常见的是横纹肌瘤。大部分原发性心脏肿瘤（75%～80%）是良性、可能治愈的，只有20%具有恶性特征（图26-1-3）。

表 26-1-1　原发性心脏肿瘤

良性肿瘤	恶性肿瘤	介入良性肿瘤和恶性肿瘤之间的肿瘤
黏液瘤		
乳头状纤维瘤		
脂肪瘤	肉瘤	
纤维瘤	淋巴瘤	间皮瘤
横纹肌瘤	恶性纤维组织细	副神经节瘤
错构瘤	胞瘤	
血管瘤		

第二节　黏液瘤

一、概述

黏液瘤是原发性心脏肿瘤最常见的类型，占30%～50%。黏液瘤患者的平均年龄为56岁，且70%是女性。已记载的黏液瘤患者的年龄范围是3～83岁。而现今在老年人中诊断为黏液瘤的并不少见，在这些患者中，心脏肿瘤的症状和体征可以有相当长的时间归因于其他原因。约86%的黏液瘤发生在左心房（图26-2-1A，图26-2-1B，图26-2-1C，图26-2-1F），超过90%是单个的。在左心房常附着的部位是卵圆窝区域。黏液瘤也可发生于右心房（图26-2-1D，图26-2-1E，图26-2-1G，图26-2-1H），在右心室或左心室则少见。多发性肿瘤可发生在

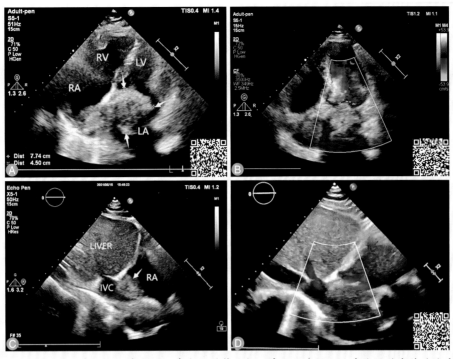

A.胸骨旁四腔心切面可见左心房、右心房内低回声占位（箭头），房间隔受侵犯，瘤体活动度差（该病例PET-CT提示恶性，动态）；B.心尖四腔心切面CDFI显示瘤体遮挡二尖瓣瓣口造成二尖瓣相对狭窄（动态）；C.剑突下切面可见体遮挡下腔静脉右心房入口（箭头）；D.CDFI显示瘤体遮挡下腔静脉右心房入口，下腔静脉回流受阻（动态）。LIVER：肝脏；IVC：下腔静脉；RV：右心室；LV：左心室；RA：右心房；LA：左心房

图 26-1-3　原发性心脏肿瘤

同一个心腔或几个心腔相组合。虽然黏液瘤偶可发生在左心房后壁，但出现在这个部位的肿瘤须怀疑是恶性的。已报道存在二尖瓣和三尖瓣的黏液瘤。

心脏黏液瘤产生的临床症状和体征多为非特异性表现、栓塞和机械性干扰心脏功能。心脏黏液瘤产生的症状与其他多种心脏和非心脏情况相似的现象并不令人惊奇。

家族性黏液瘤约占全部黏液瘤的10%，且表现为常染色体显性遗传。部分心脏黏液瘤患者具有一种综合征，常称之为"黏液瘤综合征"或"Carney综合征"，也可由这些部分组成：①其他部位（乳腺或皮肤）的黏液瘤；②多斑的色素沉着（有色斑病、色素痣或二者兼有）；③内分泌过度活跃（垂体腺瘤、原发性色素性小结节状肾上腺皮质疾病或睾丸肿瘤累及内分泌成分）。Carney综合征的患者较年轻（平均年龄为20岁），黏液瘤多半的部位不在左心房，有时为双侧肿瘤，很可能反复发作。单个黏液瘤和黏液瘤综合征的临床特点比较见表26-2-1。

表 26-2-1　单个黏液瘤和黏液瘤综合征的临床特点比较

特点	单个黏液瘤	黏液瘤综合征
年龄（岁，范围）	56（39～82）	25（10～56）
女/男比例	2.7∶1	1.8∶1
患者数（例）	70	44
房/室	100/0	87/13
单个/多个	99/1	50/50
双心房	0	23
复发	0	18
家族性	0	27
雀斑（%）	0	68
非心脏肿瘤	0	57
内分泌肿瘤		30

黏液瘤呈胶状（常称为黏液样），质地光滑且为圆形，表面有光泽，或是易碎的，既可不规则，也可呈息肉状，这些肿瘤可以是无蒂的，也可以有一个宽窄不一的独特的蒂。约90%的病例起源于心房，基底部附着在房间隔，常在卵圆窝的边缘部。10%的病例起源点在心房的后壁或是心耳，瓣膜黏液瘤较为罕见。心脏黏液瘤可以是多中心的，常见多处出血区域。肿瘤直径平均为4～8 cm，其范围从直径<1 cm至大到15 cm不等。

虽然黏液瘤或其他良性肿瘤可以导致因冠状动脉栓塞或脑栓塞而死亡，偶有报道提示黏液瘤可能为恶性肿瘤的相似物，可局部侵犯房间隔，出现复发或转移。然而，有些所谓恶性肿瘤的病例可能是恶性肿瘤的其他类型伴有广泛部位的黏液样变性。许多机化附壁血栓的形态学表现类似于黏液瘤，有时要从形态学上鉴别某些黏液瘤和不同阶段机化的附壁血栓尤为困难。

二、二维超声心动图

二维超声心动图是检查心脏肿瘤的有效方法，对于临床完全无心血管疾病症状和体征的患者，超声心动图仍可检出心脏肿瘤。特别是经食管超声心动图更为敏感，且可提供相当多的涉及心脏肿瘤的附着部位、肿瘤的活动形式和大小的信息。许多中心认为由二维超声心动图、CT和MRI提供的信息足以直接进行外科手术，而无须行心导管检查和心血管造影。但在技术上二维超声心动图无法全部清晰显示4个心腔，心导管检查和心血管造影术还不可省略。每当考虑诊断心脏肿瘤时，非创伤性评估，尤其是二维超声心动图、CT、MRI等检查要在心导管检查前进行。此外，因心脏肿瘤可以是多个和存在于一个以上的腔室，无论何时，只要有可能，在心导管检查前必须用非创伤性方法观察全部4个腔室。

1. 经胸超声心动图

经胸超声心动图在诊断和术前评估心内肿瘤方面提供了临床诊治所需的重要信息。在大多数心脏肿瘤患者中，二维超声心动图提供的信息包括有关肿瘤的大小、附着点和活动度的充分信息，二维超声心动图可敏感地检出心脏肿瘤，且对检出的左心室肿瘤和不通过二尖瓣和三尖瓣瓣口脱垂的肿瘤特别有用。超声心动图依据左心房黏液瘤的外貌可将其进行分类：Ⅰ级肿瘤小而脱垂，通过二尖瓣；Ⅱ级肿瘤小而不脱垂；Ⅲ级肿瘤大而脱垂（图26-2-1）；Ⅳ级肿瘤大而不脱垂。二维超声心动图可提高对新生儿和子宫内诊断心脏肿瘤的可能性。

二维超声心动图便于鉴别左心房血栓和黏液瘤，因为前者典型地呈现分层的外貌且一般位于心

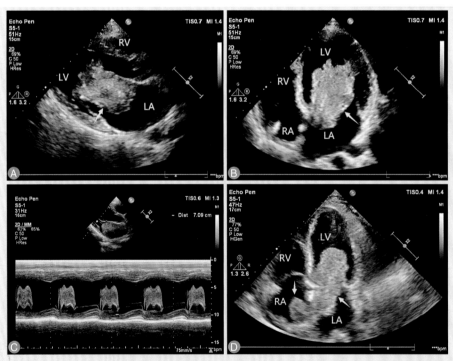

A、B.左心室长轴切面、心尖四腔心切面显示黏液瘤呈高回声附着于左心房侧（箭头），舒张期部分瘤体经二尖瓣瓣口进入左心室（手术病理：黏液瘤）；C.M型超声心动图显示二尖瓣瓣尖水平舒张期左心室内可见黏液瘤高回声；D.心尖四腔心切面显示左心房、右心房内可见高回声黏液瘤（箭头），分别附着于房间隔左心房侧及右心房侧（手术病理：黏液瘤）；

图 26-2-1　黏液瘤

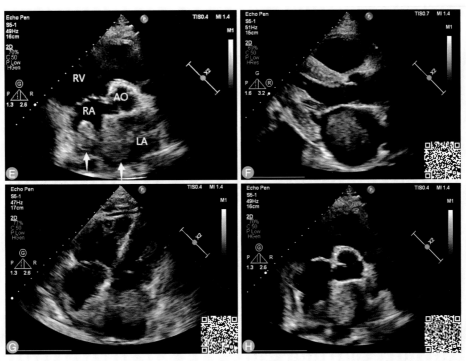

E.心底短轴切面左心房、右心房内可见黏液瘤（箭头，手术病理：黏液瘤）；F.心尖四腔心切面CDFI显示舒张期部分瘤体经二尖瓣瓣口进入左心室，遮挡二尖瓣瓣口造成相对狭窄，瘤体与瓣叶间可见五彩镶嵌血流束（动态）；G.心尖四腔心切面显示左、右心房内黏液瘤分别附着于房间隔左心房侧及右心房侧（手术病理：黏液瘤，动态）；H.主动脉水平短轴切面均可见黏液瘤（动态）。AO：主动脉；RV：右心室；RA：右心房；LA：左心房

图 26-2-1　黏液瘤（续）

房的后壁，而后者常呈现斑点状且很少发生在心房后壁，有些心房黏液瘤在肿瘤团块中可见到回声透亮区与肿瘤内出血部位相符合。因为这些回声透亮区在血栓形成或感染性病变中均难以见到，故这种表现对心房内团块的鉴别具有诊断价值。频谱多普勒可用于评估由于心脏肿瘤造成的瓣膜堵塞或关闭不全的血流动力学的结果。

2. 经食管超声心动图

经食管超声心动图可对两侧心房和房间隔提供清晰的图像，在许多患者中的显示优于经胸超声心动图。经食管超声心动图的优势包括提高肿瘤及其附着部位的分辨力，不仅可检出经胸超声心动图看不到的某些团块，还可提高对右心房肿瘤的检出率。经食管超声心动图已被用于引导对右心房黏液瘤的经皮活检。虽然经食管超声心动图并不作为常规检查，但当经胸超声心动图不适宜或难以显示可能病变时则应考虑行经食管超声心动图检查。

3. 超声造影

当需要判断心脏肿瘤血供或与心腔血栓相鉴别时，超声造影不失为一种可供选择的方法。

第三节　乳头状弹性纤维瘤

乳头状弹性纤维瘤是心脏瓣膜最常见的肿瘤，占心脏肿瘤的7%～8%。心脏瓣膜和邻近心内膜的乳头状弹性纤维瘤在尸体解剖中并不少见，为0.002%～0.330%。在患者生前亦可通过二维超声心动图加以识别。尽管乳头状弹性纤维瘤在3～86岁的患者中都有报道，但多发生在60岁以上的患者，乳头状弹性纤维瘤既往又称心脏乳头状瘤、乳头状纤维瘤、巨兰伯赘疣、乳头状心内膜肿瘤。临床表现：多数患者无明显的症状和体征，但有可能栓塞重要器官或引起瓣膜功能不全，在主动脉瓣上的肿瘤有时可部分阻塞一支冠状动脉，往往因冠状动脉栓塞导致心绞痛、心肌梗死或脑栓塞，进而导致一过性脑缺血发作、偏瘫，以及其他体循环栓塞的相应表现而引起重视。若合并心力衰竭表现或低热，易被误诊为感染性心内膜炎。

该病变具有独特的叶状外貌，类似一只海葵，可为单个或多个，直径可达3 cm或4 cm，可发生在任何瓣膜或乳头肌、腱索或心内膜上，常附有一个短蒂。最常见的是影响半月瓣的心室面和房室瓣的心房面。在儿童中，最常累及三尖瓣，而在成人中则常累及主动脉瓣和二尖瓣。文献报道44%的肿瘤来自主动脉瓣（图26-3-1），其次为二尖瓣（35%）、三尖瓣（15%）和肺动脉瓣（8%）。其他不常见的部位包括腱索、乳头肌附件、左心室间隔、左心室流出道、左心室游离壁及左心房。组织学上，肿瘤有内皮细胞覆盖，其包绕着富含GAGs、胶原蛋白和弹力纤维，且含有平滑肌细胞的疏松结缔组织核心（常如同一种包绕着一个中央的胶原或致密的弹力纤维核心的精细网状组织）。乳头状弹性纤维瘤的发病原因未确定，但可继发于心内膜创伤和（或）附壁血栓的机化。其一般要与兰伯氏赘生物相鉴别，后者是由单层内皮细胞覆盖的血栓和结缔组织的非细胞沉积导致的，且在许多成人中发现其位于心脏瓣膜内皮损伤部位，特别是沿着主动脉瓣瓣尖的关闭缘。相反，乳头状弹性纤维瘤很少在瓣膜接触部位被发现。

经胸二维超声心动图对本病具有诊断价值，可提供更为清晰的图像和诊断信息（图26-3-1A，图26-3-1D）。CDFI和频谱多普勒可评估瓣膜功能的损害及其程度，从而为临床诊治提供依据。手术切除标本病理组织学检查是其诊断的"金标准"。

第四节　横纹肌瘤

横纹肌瘤是最常见的儿童良性肿瘤，通常发生于在一岁以前，常多发，发生在左、右心室或心房内的概率均等，未见发生在瓣膜上。大小从几毫米至几厘米不等，白色至黄色。横纹肌瘤常伴随结节性硬化症，*TSC2*基因突变的患者比*TSC1*基因突变的患者常见。虽然在青春期的患者中观察到肿瘤扩大和新的外观，但在儿童中横纹肌瘤可自然消退是被公认的（图26-4-1）。除非患者有症状，一般不需要外科手术。事实上，在儿童中常是偶然被发现心脏腔内的肿物提示为横纹肌瘤。尽管横纹肌瘤多发生于儿童，但偶有成人也可见到（图26-4-2）。

第五节　平滑肌瘤

平滑肌瘤为来源于平滑肌组织的肿瘤，一般为良性。平滑肌组织分布于子宫、消化道和膀胱等内脏器官，还广泛分布于皮下的立毛肌、汗腺周围的平滑肌及血管壁等器官。子宫平滑肌瘤是由子宫平滑肌组织增生形成的，30岁以上的妇女发病率大约为20%。子宫静脉内平滑肌瘤病（uterine intravenous

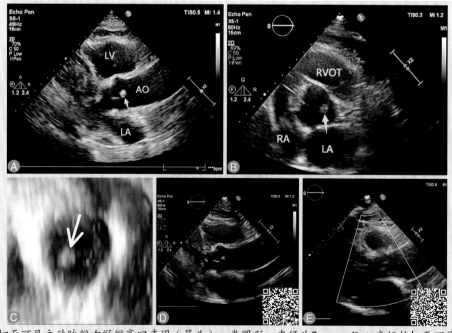

A.左心室长轴切面可见主动脉瓣右冠瓣高回声团（箭头），类圆形，直径为7 mm；B.心底短轴切面可见主动脉瓣右冠瓣高回声团（箭头）；C.三维超声心动图显示主动脉瓣侧观主动脉瓣右冠瓣高回声团（箭头），提示主动脉瓣乳头状弹性纤维瘤；D.左心室长轴切面二维超声心动图显示主动脉瓣右冠瓣高回声团始终于主动脉侧轻微摆动（动态）；E.左心室长轴切面CDFI显示主动脉瓣口未见明显异常血流（动态）。RVOT：右心室流出道；RA：右心房；LA：左心房；LV：左心室；AO：主动脉

图26-3-1　乳头状弹性纤维瘤

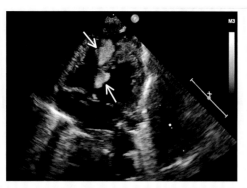

心尖四腔心切面可见左心室近基底部室间隔侧和右心室中部靠室间隔侧各见一实性高回声肿物（箭头），提示横纹肌瘤，6个月复查消失

图 26-4-1 男性患儿，出生两天，母亲患有结节性硬化症

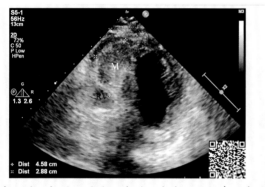

心尖四腔心切面可见右心室近心尖室间隔侧有一实性中等样回声（见测量标识），较为致密，欠均质，周边回声略高于内部回声，似为包膜，尚规整，基底宽，无明显活动性，随心脏舒缩略有伸缩性。手术病理诊断为右心室横纹肌瘤。M：肿块

图 26-4-2 女性患者，50岁，右心室横纹肌瘤（动态）

leiomyomatosis，UIL）是一种较为罕见的特殊类型的平滑肌瘤，1975年由Norris和Par mLey最先报道，两位学者发现子宫肌瘤可以沿静脉回流方向蔓延入右心系统，甚至进入肺动脉，引起肺栓塞、休克等严重的临床症状，甚至危及生命，具有潜在的致死性。该病在临床上发生率较低，国内外报道较少，子宫静脉内平滑肌瘤病好发于绝经前后的中年女性，平均年龄约45岁。该病的发病机制尚不明确，目前有两种假说：一种认为子宫平滑肌瘤病变侵袭入静脉系统；另一种认为病变直接来源于子宫或卵巢静脉血管的血管壁平滑肌组织的异常增殖。该肿瘤一旦进入静脉系统内，病灶可由下向上蔓延进入右心系统，甚至到达肺动脉，其路径有两条：①左、右子宫静脉→髂内静脉→髂总静脉→下腔静脉→右心系统；②左卵巢静脉→左肾静脉→下腔静脉→右心系统或右卵巢静脉→下腔静脉→右心系统。子宫静脉内平滑肌瘤病早期起病具有一定的隐匿性，通常当瘤体进入下腔静脉、右心系统甚至肺动脉内并继发一系列临床症状（如双下肢水肿、晕厥、呼吸困难、肺栓塞等）后才会引起患者的重视并就诊。侵犯右心系统的子宫右心房平滑肌瘤来源于女性生殖系统的转移，生长方式具有侵袭性，常通过下腔静脉延伸至右心房内，发病率占良性肿瘤的第二位，侵犯右心系统的子宫静脉内平滑肌瘤病行经胸心脏超声亦可发现下腔静脉内肿瘤蔓延至右心房（室）内，病灶呈延续的团块样不均质回声或中等偏低实性或无回声囊状包块，活动度较大，随心动周期摆动，剑突下切面可见下腔静脉与右心系统连续形如蛇头，即"蛇头征"，有研究报道瘤体活动度较大时还可进入肺动脉。CDFI显示右心系统及下腔静脉内肿瘤瘤体内有丰富的血流信号。

超声心动图多切面仔细观察后发现该病变无基底附着于心房壁，追溯起源可发现起自髂静脉或卵巢静脉（图26-5-1），结合病史即可明确诊断。

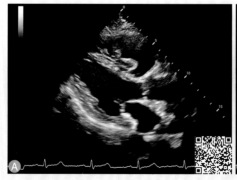 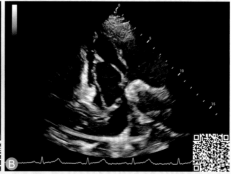

A.二维超声心动图于胸骨旁左心室长轴切面可见右心室内索条样囊实性结构回声，有活动性（动态）；B.二维超声心动图于非标准胸骨右心室流入道切面可见自下腔静脉、右心房，经过三尖瓣进入右心室腔内延续的索条样囊实样结构回声（动态）；

图 26-5-1 患者女性，53岁，因间歇性心悸、气短、胸闷半年，加重一月余就诊。5年前行子宫切除术

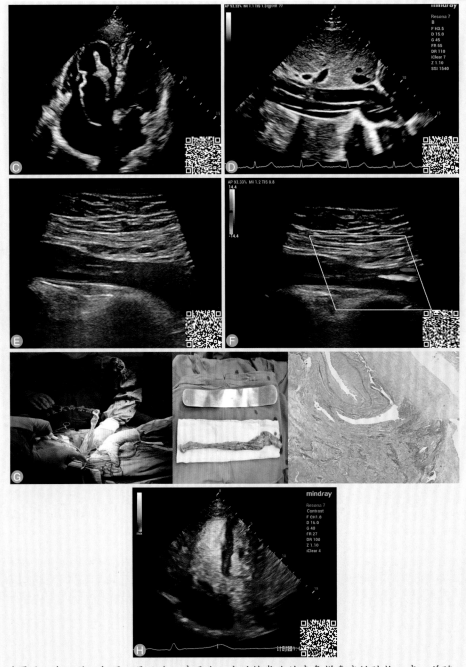

C.二维超声心动图于心尖四腔心切面可见从右心房至右心室延续卷曲的索条样囊实性肿物回声，并随心脏舒缩，经三尖瓣口往返于右心房和右心室，活动度较大，且在心腔内摆动，连续形如蛇头，即"蛇头征"，测量心腔内索条样囊实性回声的大小约8.5 cm×3.5 cm（动态）；D.二维超声心动图追踪至剑突下下腔静脉长轴切面，可见与右心内索条样囊实性肿物相延续的回声（动态）；E.二维超声心动图继续追踪至右髂总静脉长轴内，仍可见延续的索条样囊实性肿物（动态）；F.CDFI于右髂总静脉内，可见血流变细、走行迂曲，管腔内血流并有不规则充盈缺失（动态）；G.手术病理结果：肉眼观察在肌层内卷曲或结节状生长，旋绕进入子宫阔韧带内走行的子宫静脉或其他盆腔静脉内的"蚯蚓状"物（左图和中图），显微镜下观察（HE，×40）：肿瘤由形态学良性的平滑肌细胞组成，长在衬有内皮细胞的脉管内，表面为扁平内皮细胞所覆盖，且大多数有明显的纤维化或"玻璃样变"（右图）；H.超声造影显示自患者左前臂浅静脉建立静脉通道，缓慢推注超声造影剂（SONOVUE），4次均为1.0 mL，约13秒右心显影，19秒左右左心显影，右心异常结构回声区内见大量造影剂信号延迟灌注（峰值强度与心腔相近），超声造影提示：右侧髂内静脉、髂总静脉及下腔静脉延伸至右房、右室内囊实性肿物（囊性为主），内可见大量造影剂信号延迟灌注，考虑为肿瘤，良性可能性大，结合病史诊断为静脉平滑肌瘤病（动态）

图 26-5-1 患者女性，53 岁，因间歇性心悸、气短、胸闷半年，加重一月余就诊。5 年前行子宫切除术（续）

第六节　心脏肉瘤

一、概述

心脏肉瘤是成人中最常见的恶性心脏肿瘤，好发于30~50岁的男性。其中血管肉瘤最常见，其次是横纹肌肉瘤、纤维肉瘤和骨肉瘤。由于肉瘤通常发生于右侧心房或心包，临床上可表现为右心衰竭、心包疾病和腔静脉阻塞。如果存在肺转移，则肿瘤可以在肺活检时被诊断。心脏卡波西肉瘤是一种血管肉瘤，常在免疫功能低下的患者中被发现，如艾滋病患者。血管肉瘤经常发生于心脏外膜或心包表面。横纹肌肉瘤好发于所有的年龄组，以男性多见，是儿童最常见的恶性心脏肿瘤，其在心脏的左、右两侧的发生率相等，往往是多发、广泛渗透，并突入心腔或心包，有半数患者会累及瓣膜。骨肉瘤患者的发生年龄从24岁到67岁不等。骨肉瘤通常起源于左心房后壁靠近肺静脉入口处，可在壁内或腔内。骨肉瘤可以转移到甲状腺、皮肤和肺部，常表现出和骨肉瘤一样的外观和镜下特征。在心脏中，平滑肌肉瘤很少报道，其多发生于老年人（55岁以上），主要是在左心房后壁。原发性心脏脂肪肉瘤发生于年轻患者（28~37岁），主要在右心房、左心室和二尖瓣。心脏脂肪肉瘤可能源自转移。

PAS也称肺动脉内膜肉瘤，是一种临床极其罕见（0.001%~0.030%）的原发于肺血管壁的恶性间叶性肿瘤。PAS沿着管腔生长引起管腔狭窄、闭塞。最终患者因出现肺动脉高压、右心衰竭而死亡。PAS来源于肺动脉内膜原始的间充质细胞，可分为腔内型和壁内型。其中腔内型最常见，即血管内膜肉瘤，较多由分化不良的梭形细胞组成；壁内型多为平滑肌肉瘤，是由一种平滑肌细胞或向平滑肌细胞分化的间质细胞所组成的，好发于中老年人。PAS的临床特征无特异性，常表现为呼吸困难、胸痛、咯血、晕厥等，且超声心动图、肺血管CT、肺血管MRI等影像学表现类似于肺栓塞，因此极易被误诊为慢性或急性肺栓塞，使得早期确诊PAS极为困难。PAS极易被误诊为慢性血栓栓塞性肺动脉高压。

二、超声心动图检查

（1）可选择胸骨旁肺动脉长轴切面、右心室流出道切面及剑突下大动脉短轴或肺动脉长轴切面。

（2）PAS的超声心动图主要表现为沿肺动脉管腔膨胀性生长的病变，少数可呈分叶状、息肉状、团块状，肿瘤的基底宽，与心壁分解不清，一般无活动性（罕见报道伴有蒂、可活动）。主肺动脉和左、右肺动脉受累最常见（图26-6-1A，图26-6-1B），右心室流出道和肺动脉瓣也可受累。PAS内部回声以中等或低回声为主，欠均匀，边缘回声高于内部回声（图26-6-1C）。PAS组织具有堆积、膨胀、浸润的生物学行为，可以呈巨大的栓子，几乎占据全部肺动脉管腔，与肺血管树走行一致，瘤体朝向血流面的一头饱满、隆起。肿瘤呈膨胀性生长，边缘隆起，这是PAS最典型的影像学特征，也是超声心动图最多见的特点。偶有部分或完整的包膜，其可能是PAS起源于肺动脉中层或内膜，在发生浸润前具有完整的外膜包被。部分可引起不同程度的心包积液，积液多为血性。CDFI对显示肿瘤内血供帮助不大，可见肺动脉血流狭细或充盈缺损（图26-6-1C，图26-6-1D），频谱多普勒检测肺动脉血流呈高速湍流频谱（图26-6-1E，图26-6-1F）。

三、鉴别诊断

PAS需要与肺栓塞相鉴别，对于可疑肺血栓栓塞的患者，当存在放射影像学出现单侧肺动脉扩张、持续性软组织充盈的肺动脉、肺内肿块，临床经抗凝和溶栓治疗后病情依然恶化等情况时，超声发现病变段肺动脉扩张，内见不规则团块，回声不均匀，呈分叶状，有腔外侵犯，均高度提示PAS，此外肺动脉内栓塞虽多与血管壁附着紧密，偏心，但不累及肺动脉瓣及右心室流出道，血栓内部回声均匀，栓子70%~90%来源于下肢深静脉等信息也是二者鉴别的重要依据。

四、超声心动图的诊断价值和意义

（1）实时显示PAS与肺动脉及其左、右肺动脉干的关系。

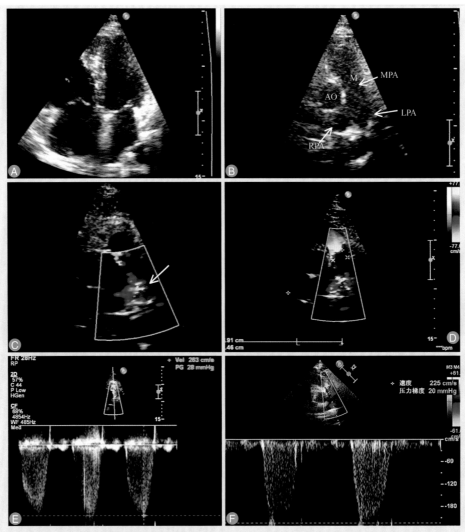

A.心尖四腔心切面显示右心轻度增大,右心室壁轻度增厚,三尖瓣少量反流,最大反流速度为274 cm/s,最大反流压差为30 mmHg;B.胸骨旁大动脉短轴、肺动脉长轴切面主肺动脉、右肺动脉及左肺动脉起始部可见实性低回声团块,回声较粗而欠均质,长度为6.9 cm,宽度为1.46 cm,与肺动脉管壁关系密切,分界不清;C.CDFI胸骨旁大动脉短轴、肺动脉长轴切面可见肺动脉管腔血流变细(箭头);D.CDFI胸骨旁大动脉短轴、肺动脉长轴切面可见肺动脉管腔血流充盈缺损(见测量标识);E.PW和CW检测胸骨旁大动脉短轴、肺动脉长轴切面最大血流为263 cm/s,最大压差为28 mmHg(见测量标识);F.术后5个月复查,CDFI胸骨旁大动脉短轴切面、肺动脉长轴切面可见肺动脉管腔大部分血流充盈,PW检测肺动脉内最大血流速度为225 cm/s,最大压差为20 mmHg(见测量标识)。MPA:主肺动脉;RPA:右肺动脉;LPA:左肺动脉;AO:主动脉;M:肿块

图26-6-1 女性患者,45岁,PAS

(2)二维超声成像可显示PAS的不均匀实质回声,有助于与肺栓塞新鲜血栓的均匀性低回声相区别。

(3)CDFI及频谱多普勒能显示狭窄处血流与肿瘤病变回声的关系,并可探及血流速度。彩色多普勒超声心动图对PAS的诊断、鉴别诊断及术后随访具有重要价值和临床意义。

第七节 其他心脏肿瘤

一、心脏脂肪瘤

心脏脂肪瘤在成人中是一种常见的良性心脏肿瘤,与乳头状弹性纤维瘤的发病率相似。心脏脂肪瘤的瘤体大小和重量不一,常单发,边界明显,有包膜。因为常无症状，所以大多是在尸体解剖时被发现的。典型的部位在左心室（心肌内、心内膜或外膜下）、右心房和房间隔。

二、心脏纤维瘤

大约有3/4的心脏纤维瘤发生于儿童，是儿童中第二位最常见的良性肿瘤。据报道，心脏纤维瘤患者的年龄在2～57岁。心脏纤维瘤多单发，可发生于任何心腔，最常见于心室的心肌，主要是左心室前壁、室间隔和右心室。这些肿瘤通常很大，直径为4～7 cm，有占位效应。心脏纤维瘤常伴有实性心律失常和心力衰竭，如果生长于室间隔，则常发生猝死。由于在心肌内心脏纤维瘤体积较大，因此常难以完全切除。

三、心脏错构瘤

心脏错构瘤是一种胚胎发育时期心脏血管发育异常所致的良性肿瘤，见于婴幼儿和儿童，发生于左心室的内膜或心外膜的表面，可表现为室性心律失常。大约50%的心脏错构瘤随时间而退化。保守治疗较为合适，如果在治疗上可控制心律失常，则不需要手术治疗。

四、心脏血管瘤

可发生在出生2周至65岁。心脏血管瘤可单发或者多发。可发生于任何心腔，常伴心律失常或猝死。

五、心脏淋巴瘤

淋巴瘤心脏转移可见于25%的淋巴瘤患者（尸检报告），原发性心脏淋巴瘤极罕见，可转移至心脏的任何部位，最多见于右心，特别是右心房。这种侵入性现象可以导致大量心包积液，甚至由于其限制性，导致充血性心力衰竭。

六、心脏恶性纤维组织细胞瘤

已有恶性纤维组织细胞瘤发生在心脏的报道，通常在左心房。恶性纤维组织细胞瘤是极具浸润性的肿瘤，术后复发率很高。

七、心包间皮瘤

这类心包肿瘤表现为心包炎、心脏压塞或缩窄。房室结的良性间皮瘤可产生心脏传导阻滞。男女发病率之比为2：1，多见于成人，大多数表现为弥漫性生长，涉及心包膜的壁层，并常蔓延至包括浅层心肌在内的邻近组织。与胸膜间皮瘤不同，心包间皮瘤与接触石棉无关。

八、心脏副神经节瘤

心脏副神经节瘤可以产生儿茶酚胺，增强交感神经活性。大多数肿瘤起源于左心房壁的内脏自主副神经节细胞，其血供来自多条血管，因此很难完整地切除。

（徐琨　郑敏娟　张全斌　陈力）

第二十七章

心腔内血栓

27

一、概述

心脏的本身疾病和全身性疾病均可导致心腔内血栓，心腔内血栓主要发生于左心房、左心室及右心房，右心室内血栓相对少见，主要发生于心肌梗死、风湿性心脏病、心肌病、心内膜炎、房性心律失常等。左心系统的血栓脱落后可导致相应部位的栓塞，右心系统的血栓脱落可导致肺栓塞，较大的血栓脱落后无法通过瓣口时，会滞留在心腔内形成活动性血栓。

二、超声检查方法

检查时要注意与心腔内肿瘤进行鉴别，要多切面、多角度观察，观察其活动性、与房室壁的关系、血流情况等。

三、声像图特征

1.二维超声心动图

当心腔内出现血流自发显影时提示存在血栓形成的可能性，新鲜血栓形成时，呈低回声，不易鉴别，随着时间的延长，血栓的回声逐渐增强，陈旧性或机化的血栓由于其纤维成分的增加，可表现为回声增强、不均匀、较为固定的实性团块。其中，左心房血栓最为常见（图27-1-1，图27-1-2），左心室血栓易附着在室壁运动减弱的区域，如心肌梗死时室壁瘤形成的部位（图27-1-3）和扩张型心肌病（图27-1-4～图27-1-6），左心房血栓最易附着在左心耳处，右心房可来源于外周静脉，若心房内有异物存在时，可附着于异物之上，如起搏器导线等。心腔内血栓可以呈类圆形团块，也可呈不规则团块，若为活动性血栓可随心腔的舒缩而运动（图27-1-4E，图27-1-4F，图27-1-7，图27-1-8）。

2.彩色多普勒超声

血栓处可见彩色血流充盈缺损，血栓内部无血流信号（图27-1-5C）。

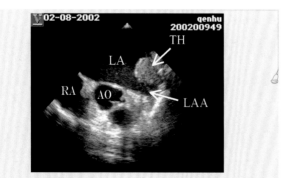

呈中等回声团块（箭头）。LA：左心房；TH：血栓；RA：右心房；AO：主动脉；LAA：左心耳

图 27-1-1　经食管超声心动图显示左心耳血栓

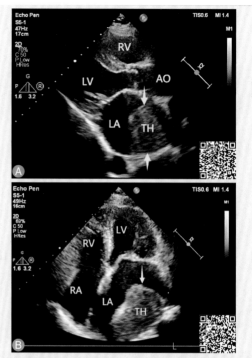

A.长轴切面显示风湿性心脏病左心房内等低回声血栓（箭头）；B.心尖四腔心切面显示风湿性心脏病左心房内等低回声血栓（箭头）。RV：右心室；LV：左心室；RA：右心房；LA：左心房；TH：血栓；AO：主动脉

图 27-1-2　风湿性心脏病（动态）

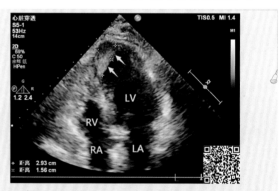

二维超声心动图显示心尖四腔心切面左心室心尖室壁瘤形成并附壁高回声血栓（箭头）。RV：右心室；LV：左心室；RA：右心房；LA：左心房

图 27-1-3　陈旧性心肌梗死（动态）

四、鉴别诊断

心腔内血栓与右心房黏液瘤、左心房黏液瘤相鉴别。右心房黏液瘤、左心房黏液瘤一般都有蒂，可以随血流出现摆动，活动度较大。还应与其他心脏肿瘤进行鉴别，如横纹肌瘤、纤维瘤、畸胎瘤等。

五、超声诊断的价值和意义

超声检查对心腔内血栓诊断的敏感性和特异性都很高，尤其是在出现部分组织或器官栓塞时，为寻找血栓的来源提供了重要线索，优于其他影像学检查，而且目前经食管超声、三维超声，以及超声造影等新技术的应用使更多细节及难以显示的部位更能清晰地显示，为临床提供了更精准的诊断。

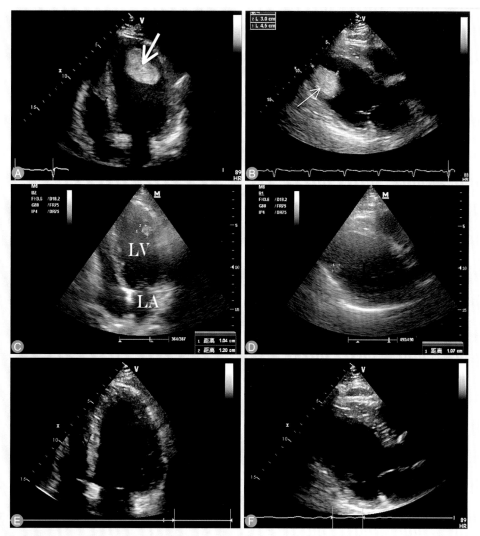

A.心尖四腔心切面可见左心室活动性血栓（箭头）；B.胸骨旁左心室长轴可见左心室后壁近心尖活动性血栓（箭头）；C.经抗血栓治疗一周，心尖四腔心切面显示左心室血栓明显减小；D.经抗血栓治疗一周，胸骨旁左心室长轴切面二维超声心动图显示左心室血栓明显减小；E.经抗血栓治疗两周，心尖四腔心切面二维超声心动图显示左心室血栓消失；F.经抗血栓治疗两周，胸骨旁左心室长轴切面二维超声心动图显示左心室血栓消失。LV：左心室；LA：左心房

图 27-1-4　患者男性，35 岁，扩张型心肌病，D- 二聚体 1.0 mg/L FEU，MRI 提示左心室血栓

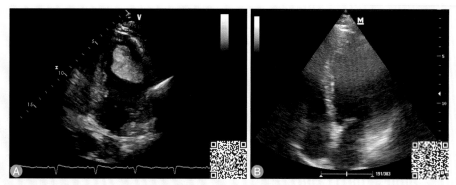

A.于心尖四腔心切面左心室内近心尖可见活动性血栓；B.经抗血栓治疗一周，左心室血栓明显减小

图 27-1-5　左心室血栓（动态）

第三篇

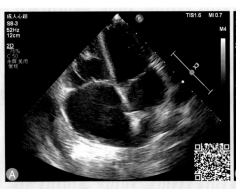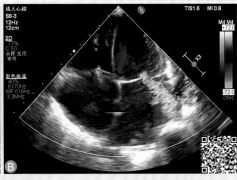

A.二维超声心动图心尖四腔心切面可见全心扩大，心室收缩功能减低，右心房内可见低回声团，随心动周期轻微运动；B.CDFI可见二尖瓣、三尖瓣瓣口蓝色反流信号，右心房低回声团块血流充盈缺损，低回声团块内未见明显血流信号

图 27-1-6　右心房血栓，患儿女性，10 岁，患血液系统疾病，卧床数年（动态）

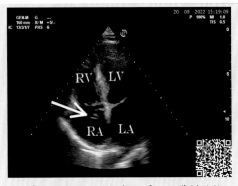

显示右心房内三尖瓣隔叶根部附着一飘带样结构，另一端游离，并随心脏舒缩飘动，提示右心房内血栓。RV：右心室；LV：左心室；RA：右心房；LA：左心房

图 27-1-7　心尖四腔心切面（动态）

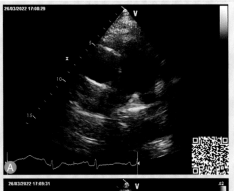

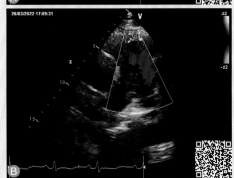

A.二维超声心动图显示肺动脉分叉部附着活动性血栓，随心脏舒缩而飘动；B.CDFI显示肺动脉分叉部飘动性血栓局部血流充盈缺损

图 27-1-8　胸骨旁主动脉水平短轴、肺动脉长轴切面（动态）

（张全斌　徐琨　杨秀玲　王军　董娟　刘晓蓉）

408

第二十八章

人工瓣膜异常

28

第一节　概述

自从1961年Starr和Edwards报告了世界上第一例二尖瓣球瓣置换术后，人工瓣膜置换术（prosthetic valve replacement，PVR）获得了越来越广泛的临床应用，特别是近年来兴起的经导管人工瓣膜置换术已受到临床的高度重视。超声心动图技术是无创评价人工瓣膜功能的重要方法。

一、人工瓣膜的类型

目前，人工瓣膜分为机械瓣和生物瓣，每种人工瓣的血流动力学特征、持久性等不尽相同。

（1）机械瓣指完全使用人造材料所制成的心脏瓣膜代用品，基本结构通常由架、阀体和缝环三部分组成。机械瓣的耐疲劳性能好，血流动力学状态良好，但致血栓形成作用较明显，患者术后须终身抗凝，会造成诸多不便和各种并发症。

机械瓣分为双叶瓣、倾斜碟瓣（单叶瓣）、笼球瓣，其中双叶瓣由于理想的血流动力学功能，已逐渐成为临床最常用的机械瓣，而笼球瓣目前已极少见到（图28-1-1）。

（2）生物瓣指完全或采用生物材料所制成的人工心脏瓣膜，属于中心血流型结构，血流动力学状态接近自体瓣，抗血栓形成作用良好，多数无须终身抗凝，在出现衰坏之前与瓣膜相关并发症的发生率明显较低，但耐久性较差，使用期限相对较短。

生物瓣主要有带支架异种生物瓣、无支架异种生物瓣、同种生物瓣，以及最近开始应用于临床的经导管置入主动脉生物瓣，异种生物瓣瓣膜一般由牛心包或猪瓣膜制作而成。

二、超声心动图在评价人工瓣膜中的作用

超声心动图是人工瓣膜随访、功能评价的主要方法。由于人工瓣膜与自然瓣膜在形态、回声、血流动力学等方面存在差异，必须综合运用超声心动图各项技术方法多方面分析，才能对人工瓣膜的功能进行准确评价。经胸超声心动图是评价人工瓣膜的常规方法，经食管超声心动图在很多方面克服了经胸超声心动图在显示人工瓣膜方面的不足，提高了超声心动图对人工瓣膜的诊断价值，对于考虑瓣膜功能异常，如存在瓣周漏、血栓形成、赘生物等的患者，均应行经食管超声心动图做进一步评价。

目前，超声心动图在经导管主动脉瓣置换术（transcatheter aortic valve replacement，TAVR）、经导管和经心尖二尖瓣夹合术、人工瓣膜瓣周漏封堵术等高难度瓣膜手术的术前患者筛选、术中监测和引导、术后评价方面起到了重要的作用。特别是

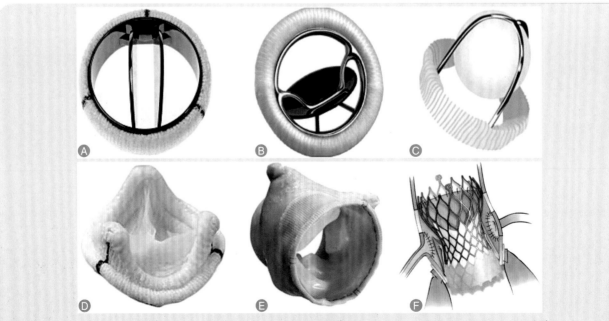

机械瓣类型：A.双叶瓣；B.单叶瓣；C.笼球瓣。生物瓣类型：D.带支架生物瓣；E.无支架生物瓣；F.经导管置入的主动脉生物瓣

图28-1-1　人工瓣膜的类型

对于有些极危重的患者，超声心动图为术前解剖评估起着举足轻重的作用，是目前其他检查手段难以媲美和取代的方法。

超声心动图评价人工瓣膜应主要包括以下几个方面。

（1）二维超声心动图多角度、多方位探查人工瓣瓣环是否固定，瓣叶回声、启闭是否正常，瓣叶或瓣环有无异常回声附着等。

（2）多普勒超声心动图对人工瓣膜血流动力学状态进行全面评价，包括人工瓣膜血流频谱的形态、流速、最大跨瓣压差、平均压差等，是否存在病理性反流、反流的部位及程度，是否存在瓣周漏，必要时测算人工瓣膜有效瓣口面积等。

（3）评价各房室的大小、功能、肺动脉压力，以及其他瓣膜的功能等。

（4）了解患者的临床基本信息，如手术时间，人工瓣膜位置、类型、型号，以及患者的临床症状、体征等。

（5）对于超声心动图评价结果要进行前后比较，综合评价。

三、人工瓣膜的并发症

外科心脏瓣膜置换术是一种替换受损或病变心脏瓣膜的传统开胸手术。术后患者除了可能出现急性左心衰竭、低心排血量综合征、左心室破裂、出血、心律失常和急性肾衰竭等各种并发症外，人工瓣膜自身还可出现以下各种异常情况。

（1）人工瓣膜失灵和功能障碍：人工瓣膜的功能障碍可由瓣膜本身或瓣膜以外的原因导致。内源性功能障碍由人工瓣膜本身导致，指人工瓣膜本身的结构损坏或发生变化，如机械瓣支架断裂、体或瓣片破裂、变形、退化、钙化等所导致的功能障碍。有的人工瓣膜可逐渐发生功能不良，而突然发生功能障碍往往引起严重的血流动力学障碍。外源性功能障碍由人工瓣膜以外的原因所致，包括遗留缝合线过长、心血管组织夹在瓣叶或瓣片之间、选择或操作不当引起瓣架变形等造成人工心脏瓣膜功能异常。人工瓣膜表面出现血栓或赘生物等，也可致功能不良。

卡瓣是人工心脏瓣膜严重的功能不良。人工瓣膜卡瓣可分为急性卡瓣与慢性卡瓣。急性卡瓣可出现在围手术期内，慢性卡瓣出现在术后远期随访中。突然卡瓣可造成血流动力学的严重障碍，在

临床上很少见，主要原因：①碟形瓣瓣片机械性故障，卡在中间部位，引起严重的阻塞和关闭不全；②瓣周血栓形成，使人工瓣膜瓣口变窄，瓣叶活动不灵活；③感染性心内膜炎等瓣周赘生物阻塞人工瓣膜口，造成瓣失灵，但相当少见；④人工瓣膜有血管翳膜样组织形成，造成瓣膜功能障碍，约占全部卡瓣阻塞患者的11%，但有此因素参与的约占全部瓣失灵的46%。

（2）人工瓣膜狭窄：人工瓣膜狭窄的临床表现与自然瓣膜狭窄相似，超声心动图检查可以明确人工瓣膜狭窄诊断及评价狭窄程度。结合经食管超声心动图检查，绝大部分可以明确病因、各位置人工瓣膜狭窄的诊断，超声心动图评价方法和参数详见下文。

（3）瓣膜关闭不全和瓣周漏。

1）跨瓣反流：为维持机械瓣正常功能所需要，所有机械瓣瓣环内瓣叶间均存在微量或少量反流，也称为机械瓣"生理性"反流。微、少量反流也可能出现在正常生物瓣中。但当瓣环内跨瓣出现中量或中量以上反流，应考虑人工瓣膜功能异常。人工瓣膜反流多为偏心性，加上人工瓣膜超声声影的影响，准确评价反流程度有时较为困难，应综合多种方法全面分析判断。

2）瓣周反流：也称为瓣周漏，指人工瓣瓣环与周围组织间发生分离而导致的反流。多发生于手术早期，多见于钙化严重的瓣膜置换、重复瓣膜手术、老龄患者等。对于瓣周漏，无论轻重均为异常，应密切观察、及时处理。

（4）血栓形成和血栓栓塞：瓣膜血栓多见于人工机械瓣，三尖瓣位人工瓣最常见，其次为二尖瓣位人工瓣，主动脉瓣位人工瓣最少见，常为术后抗凝不充分所致。血栓脱落可导致相应部位的血栓栓塞，瓣膜血栓还可以导致人工瓣膜功能异常，如狭窄和（或）关闭不全等。

（5）感染性心内膜炎：可发生于任何人工瓣膜，随着瓣膜置换术的推广和围手术期抗生素的应用，严重的急性早期人工瓣膜心内膜炎的发生率<1%。晚期发生的心内膜炎和自然病程心内膜炎相似，感染性心内膜炎可形成赘生物和瓣周脓肿，导致人工瓣膜功能严重障碍。

第二节 人工二尖瓣的评价

目前，二尖瓣瓣膜置换术主要经外科手术进行，经导管二尖瓣置换术较少应用于临床。

一、人工二尖瓣瓣膜功能超声心动图评价内容及参数（图28-2-1～图28-2-8）

（1）于胸骨旁和心尖切面对人工二尖瓣瓣环、瓣叶回声、运动，以及有无异常回声附着等进行多角度探查（图28-2-1，图28-2-2A，图28-2-2B，图28-2-2C，图28-2-6，图28-2-7A，图28-2-8），多普勒技术评价其血流动力学特点（图28-2-2D，图

28-2-2E，图28-2-3B，图28-2-4A，图28-2-4B，图28-2-5A，图28-2-5B，图28-2-7B），了解有无狭窄、反流或瓣周漏等。必要时可进一步行经食管超声心动图检查（图28-2-3C），测量各房室大小，评价心脏功能等。近年来，三维超声心动图技术的发展，提高了超声对人工二尖瓣的诊断应用价值（图28-2-6）。

（2）舒张早期血流速度：（E峰速度）于心尖四腔心切面利用频谱多普勒测得。生物二尖瓣瓣膜正常一般为1.0～2.7 m/s，机械二尖瓣瓣膜正常一般<2 m/s。

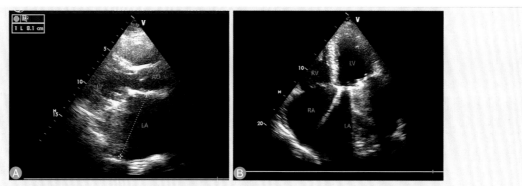

A.二维超声心动图于胸骨旁左心室长轴切面显示二尖瓣位机械瓣强回声；B.二维超声心动图于心尖四腔心切面显示二尖瓣位机械瓣强回声伴声影

图28-2-1 二尖瓣位机械瓣

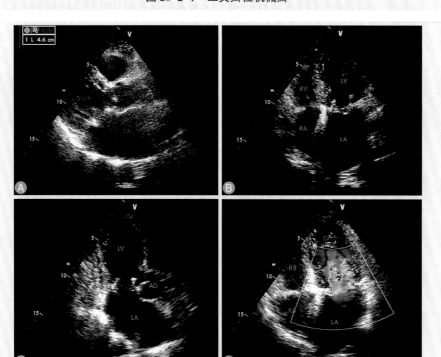

A.胸骨旁左心室长轴显示二尖瓣位生物瓣回声；B.心尖四腔心切面显示二尖瓣位生物瓣回声；C.心尖左心室长轴切面显示二尖瓣位生物瓣回声；D.于心尖四腔心切面，CDFI显示舒张期经二尖瓣彩色血流信号；

图28-2-2 二尖瓣位生物瓣

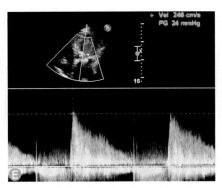

E.CW于舒张期心尖四腔心切面显示二尖瓣血流速度频谱

图28-2-2　二尖瓣位生物瓣（续）

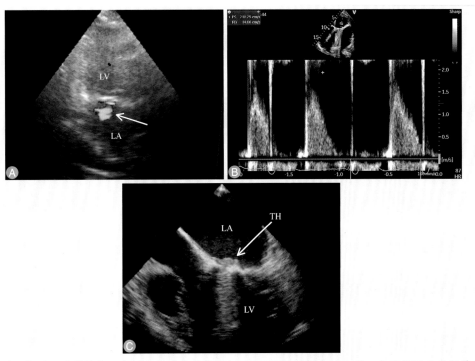

A.经胸心尖二腔心切面可见收缩期二尖瓣少量反流（箭头）；B.PW和CW于心尖四腔心切面显示二尖瓣前向血流频谱正常；C.经食管超声心动图可见二尖瓣位人工机械瓣上附着血栓回声。LA：左心房；TH：血栓；LV：左心室

图28-2-3　二尖瓣位人工机械瓣血栓

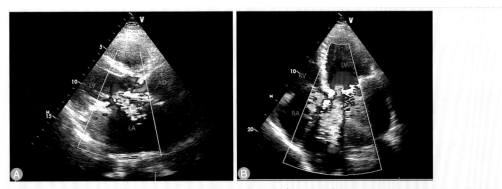

A.CDFI 于收缩期胸骨旁左心室长轴切面显示二尖瓣位机械瓣主动脉侧有少量彩束反流信号，提示瓣周漏；B.CDFI 于收缩期心尖四腔心切面显示二尖瓣位机械瓣房间隔侧有少量彩束反流信号，提示瓣周漏

图28-2-4　二尖瓣机械瓣瓣周漏

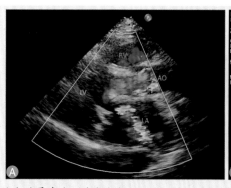
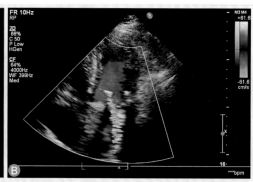

A.CDFI于收缩期胸骨旁左心室长轴切面显示二尖瓣生物瓣瓣根部主动脉侧少量彩束反流信号，提示瓣周漏；B.CDFI于收缩期心尖四腔心切面显示二尖瓣生物瓣前叶瓣根部房间隔侧少量彩束反流信号，提示瓣周漏

图 28-2-5　二尖瓣位生物瓣瓣周漏

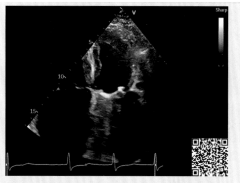

心尖四腔心切面显示二尖瓣位人工机械瓣结构及功能正常

图 28-2-6　心房纤颤（动态）

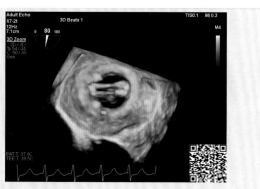

图 28-2-8　实时三维超声心动图对机械二尖瓣的评估（动态）

（3）平均跨瓣压差：是评价人工二尖瓣瓣膜功能的重要参数之一。正常一般<5～6 mmHg。

（4）压力减半时间：一般<130 ms，明显增加提示人工二尖瓣梗阻。

（5）有效瓣口面积：根据连续方程可以计算人工二尖瓣瓣膜有效瓣口面积，计算公式：EOA_{prMV}=每搏量/VTI_{prMV}（EOA_{prMV}：人工二尖瓣瓣膜有效瓣口面积；VTI_{prMV}：人工二尖瓣舒张期血流速度时间积分），在无明显二尖瓣和主动脉瓣反流时，每搏量等于通过左心室流出道的血流量。

（6）多普勒流速指数（Doppler velocity index，DVI）：人工二尖瓣瓣膜血流速度时间积分与左心室流出道血流速度时间积分比值（VTI_{prMV}/VTI_{LVOT}）。人工二尖瓣瓣膜功能超声心动图评价内容及参数主要包括：左心室、右心室大小及功能，左心房大小，肺动脉压力，舒张早期流速（E峰），平均压差，压力减半时间，DVI（VTI_{prMV}/VTI_{LVOT}），有效瓣口面积，有无反流及反流的位置及程度。

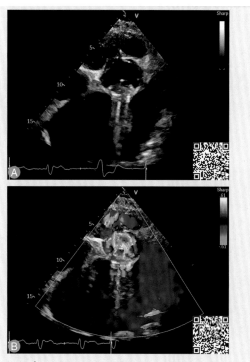

A.二维超声心动图显示二尖瓣位人工机械瓣结构及功能正常；B.CDFI显示二尖瓣位人工机械瓣结构及血流动力学未见异常

图 28-2-7　胸骨旁二尖瓣水平短轴切面（动态）

二、超声心动图对人工二尖瓣瓣膜狭窄的评估

超声心动图检查发现人工二尖瓣舒张期血流增快，应考虑狭窄的可能。全面超声心动图检查可以明确人工二尖瓣有无狭窄、狭窄程度，以及导致狭窄的原因，经食管超声心动图可以更好地了解人工瓣的结构及瓣叶运动，明确诊断狭窄的病因。人工二尖瓣狭窄的多普勒参数的参考指标见表28-2-1。

表28-2-1　人工二尖瓣狭窄多普勒参数

参数	正常	可疑狭窄	狭窄
E值（m/s）	< 1.9	1.9 ~ 2.5	≥ 2.5
平均跨瓣压差（mmHg）	≤ 5	6 ~ 10	> 10
DVI（VTI人工瓣/VTI$_{LVOT}$）	< 2.2	2.2 ~ 2.5	> 2.5
EOA（cm²）	≥ 2.0	1 ~ 2	< 1
PHT（ms）	< 130	130 ~ 200	> 200

引自：中华医学会心血管病学分会心血管影像学组，北京医学会心血管病学会影像学组.中国成人心脏瓣膜病超声心动图规范化检查专家共识[J].中国循环杂志，2021，36（2）：17.
注：DVI，多普勒流速指数；EOA，有效瓣口面积；PHT，压力减半时间

三、超声心动图对人工二尖瓣瓣膜反流的诊断

超声心动图评价方法大致同自然瓣膜反流的评价，对于中度以上的反流，应进一步行经食管超声心动图检查以确定反流量、明确反流原因等。超声心动图评价人工二尖瓣反流常用参数见表28-2-2。另外，反流分数、有效反流口面积等参数理论上可以评价反流程度，但由于实际应用计算复杂，多种因素影响其准确性及重复性，临床并不常用。

第三节　人工主动脉瓣的评价

目前，主动脉瓣狭窄的治疗主要分成3种治疗方案：保守的药物治疗、外科主动脉瓣置换术（surgical aortic valve replacement，SAVR），以及TAVR。对于轻度和中度的病例，可给予保守的药

物治疗，通过药物来减轻症状，进行随访。但如果症状进一步加重，则建议患者进行手术治疗，包括SAVR和TAVR两种形式。SAVR通常适用于开胸手术风险较低的患者。TAVR则是一种非手术性选择，适用于医师评估认为患者年龄较高，身体基础情况和体能较差的患者，超声心动图在TAVR中的应用详见下册第十章第二节超声心动图在经导管主动脉瓣置换术中的应用，此处不再赘述，本章着重介绍超声心动图在SAVR术后人工主动脉瓣膜的评价。

一、外科主动脉瓣置换术术后人工主动脉瓣的评价

1.超声心动图对SAVR评价内容及参数

（1）二维超声心动图多切面、多角度对人工主动脉瓣瓣环、瓣叶回声及启闭运动进行探查（图28-3-1~图28-3-5）。测量各房室大小，评价心脏功能等。

（2）收缩期流速和压差，一般于心尖五腔心切面以连续波多普勒测量。正常人工主动脉瓣膜收缩期流速轻度增快，与自然瓣膜轻度狭窄相似，一般为2~3 m/s。根据血流频谱测算瞬时最大跨瓣压差和平均跨瓣压差。跨瓣平均压差是评价瓣膜有无狭窄的重要指标。注意心功能及血流动力学状态对测量结果的影响。

（3）加速时间：人工主动脉瓣瓣膜频谱起始至最高流速的时间，狭窄致使加速时间增加。

（4）有效瓣口面积：根据连续方程，应用以下公式计算人工主动脉瓣的有效瓣口面积。EOA$_{prAV}$=CSA$_{LVOT}$×VTI$_{LVOT}$/VTI$_{prAV}$（EOA$_{prAV}$：人工主动脉瓣瓣膜的有效瓣口面积，VTI$_{LVOT}$：左心室流出道血流的速度时间积分，VTI$_{prAV}$：人工主动脉瓣血流的速度时间积分）。有效瓣口面积准确性评估受左心室流出道直径测量和血流流速测量误差的影响。

表28-2-2　人工二尖瓣反流多普勒参数

参数	轻度反流	中度反流	重度反流
人工二尖瓣	通常正常	异常	异常
左心室大小	正常	正常或扩大	扩大
反流束大小（CDFI）	较小，面积< 4 cm²或<左心房面积	两者之间	较大，面积> 8 cm²或>左心房面积的40%
肺静脉血流	收缩期为主	收缩期血流减少	收缩期逆流

引自：中华医学会心血管病学分会心血管影像学组，北京医学会心血管病学分会影像学组.中国成人心脏瓣膜病超声心动图规范化检查专家共识[J].中国循环杂志，2021，36（2）：17.

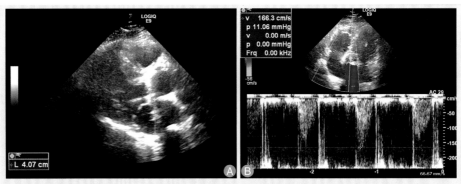

A.二维超声心动图于胸骨旁左心室长轴切面显示主动脉瓣位机械瓣强回声，可见瓣膜支架，瓣膜及其支架上未见异常附着物；B. CDFI于心尖五腔心切面显示收缩期前向血流正常，PW检测主动脉瓣口最大前向流速为163 cm/s，最大压差为11 mmHg，舒张期未见瓣周漏血流信号

图 28-3-1　主动脉瓣位机械瓣

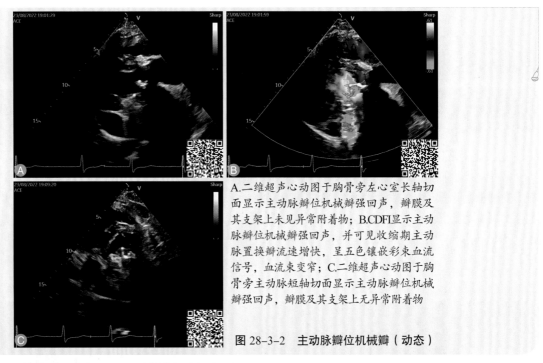

A.二维超声心动图于胸骨旁左心室长轴切面显示主动脉瓣位机械瓣强回声，瓣膜及其支架上未见异常附着物；B.CDFI显示主动脉瓣位机械瓣强回声，并可见收缩期主动脉置换瓣流速增快，呈五色镶嵌彩束血流信号，血流束变窄；C.二维超声心动图于胸骨旁主动脉短轴切面显示主动脉瓣位机械瓣强回声，瓣膜及其支架上无异常附着物

图 28-3-2　主动脉瓣位机械瓣（动态）

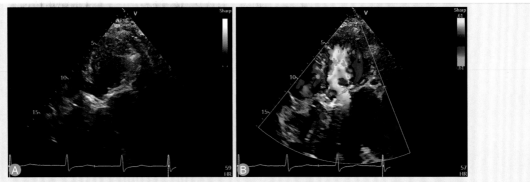

A.二维超声心动图于心尖五腔心切面显示主动脉瓣位机械瓣强回声，瓣膜及其支架上未见异常附着物；B：CDFI于心尖五腔心切面显示主动脉瓣位机械瓣强回声，并可见收缩期主动脉置换瓣前向流速增快，呈五色镶嵌彩束血流信号

图 28-3-3　心尖五腔心切面（动态）

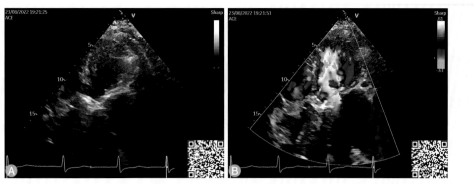

A.二维超声心动图于心尖五腔心切面显示主动脉瓣位机械瓣强回声，可见瓣膜支架和瓣膜，二者均未见异常附着物；
B.CDFI于心尖五腔心切面可见收缩期通过主动脉置换瓣流速增快，呈五色镶嵌彩束血流信号，变细

图 28-3-4　心尖五腔心切面（动态）

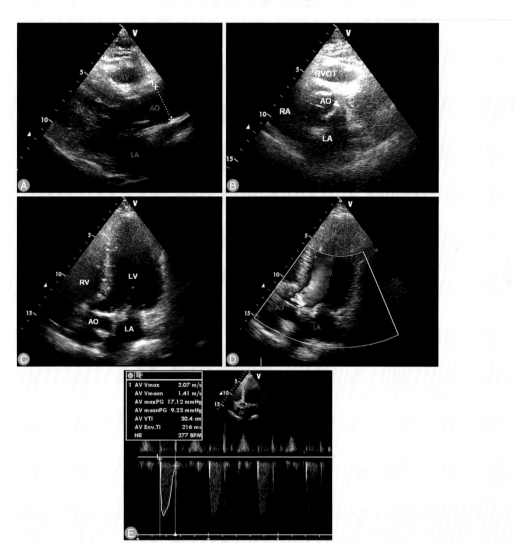

A.二维超声心动图于胸骨旁左心室长轴切面显示主动脉瓣位生物瓣回声；B.二维超声心动图于胸骨旁主动脉瓣短轴切
面显示主动脉瓣位生物瓣回声；C.二维超声心动图于心尖五腔心切面显示主动脉瓣位生物瓣回声；D.CDFI 于心尖五腔
心切面显示收缩期经主动脉瓣位生物瓣前向蓝色血流信号；E.频谱多普勒于心尖五腔心切面主动脉瓣位生物瓣口测及血
流频谱信号。RVOT：右心室流出道；RA：右心房；AO：主动脉；LA：左心房；RV：右心室；LV：左心室

图 28-3-5　患者男性，59 岁，主动脉瓣位生物瓣术后超声评估

（5）多普勒流速指数：为左心室流出道血流流速（v_{LVOT}）与人工主动脉瓣瓣膜流速（v_{prAV}）的比值，即$DVI = v_{LVOT} / v_{prAV}$。一般>0.3，减小提示人工主动脉瓣瓣膜狭窄。

2.人工主动脉瓣瓣膜狭窄

人工主动脉瓣瓣膜狭窄的超声心动图首先表现为收缩期流速增快，因此对于超声心动图检查流速增快和压差增加的患者，应结合超声心动图其他参数明确有无狭窄、狭窄程度，以及导致狭窄的原因（图28-3-6，图28-3-7）进行判断。超声心动图诊断人工主动脉瓣瓣膜狭窄的多普勒参数总结见表28-3-1。

3.人工主动脉瓣瓣膜反流

人工主动脉瓣瓣膜反流程度评价参照自体瓣反流。但由于人工瓣膜，尤其是机械瓣声影的影响，准确评价人工瓣膜反流程度有时较为困难，需要多切面、综合多种方法进行全面评价（图28-3-7）。超声心动图评价人工主动脉瓣瓣膜反流程度常用参数见表28-3-2。

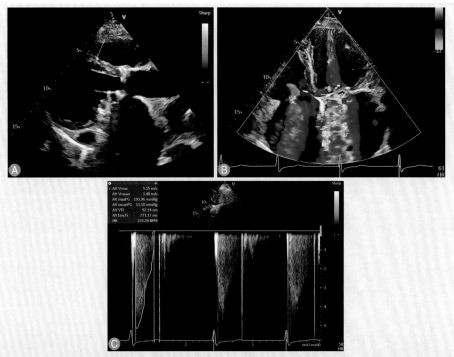

A.胸骨旁左心室长轴切面可见主动脉瓣位和二尖瓣位均为机械瓣强回声；B.CDFI于心尖五腔心切面发现除二尖瓣和三尖瓣存在少量反流，并可见收缩期主动脉瓣前向血流呈湍流信号；C.采用CW检测主动脉瓣上最大流速为515 cm/s，最大压差为105.96 mmHg，提示主动脉瓣狭窄

图28-3-6　患者女性，68岁，主诉主动脉瓣位和二尖瓣位机械瓣置换术18年，近日心悸

表 28-3-1　评价人工主动脉瓣瓣膜狭窄的多普勒参数

参数	正常	可疑狭窄	狭窄
峰值流速（m/s）	<3	3～4	>4
平均压差（mmHg）	<20	20～35	>35
DVI（VTI_{LVOT}/VTI人工瓣）	≥0.30	0.29～0.25	<0.25
EOA（cm²）	>1.2	1.2～0.8	<0.8
CW血流频谱形态	三角形、早期达峰	过渡	圆钝、对称
AT（ms）	<80	80～100	>100

引自：中华医学会心血管病学分会心血管影像学组，北京医学会心血管病学会影像学组.中国成人心脏瓣膜病超声心动图规范化检查专家共识[J].中国循环杂志，2021，36（2）：17.

注：DVI，多普勒流速指数；EOA，有效瓣口面积；AT，加速时间

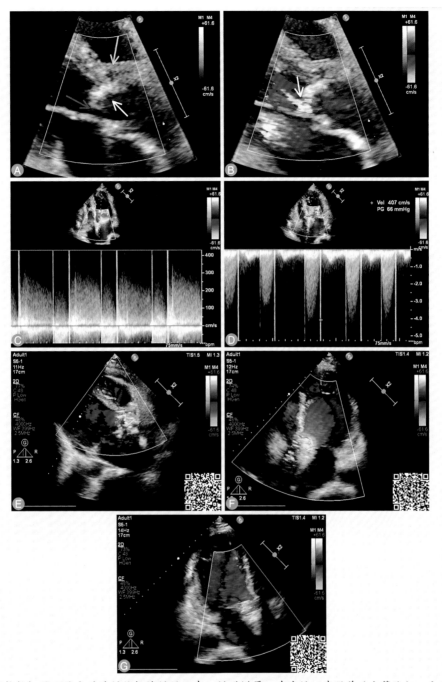

A.胸骨旁左心室长轴切面可见主动脉瓣位机械瓣强回声，瓣膜增厚，有实性回声附着（白箭头），主动脉瓣环前壁增厚回声不均质，中央回声减低（黄箭头），提示感染性心内膜炎，瓣膜赘生物合并瓣周脓肿形成，主动脉瓣后方可见瓣周裂隙（红箭头）；B.CDFI于胸骨旁左心室长轴切面可见主动脉瓣位机械瓣周反流信号（瓣后方，箭头），提示瓣周漏；C.CW于心尖五腔心切面主动脉瓣下测得最大反流速度为350 cm/s，最大反流压差为49 mmHg；D.CW于心尖五腔心切面主动脉瓣上测得前向最大流速为407 cm/s，最大反流压差为66 mmHg（见测量标识），提示合并主动脉瓣狭窄；E.CDFI于非标准胸骨旁左心室长轴切面显示主动脉瓣周彩色反流信号（动态）；F.CDFI于心尖五腔心切面显示主动脉瓣周彩色反流信号（动态）；G.CDFI于心尖左心室长轴切面显示主动脉瓣周彩色反流信号（动态）

图 28-3-7　人工主动脉瓣瓣膜反流

表 28-3-2 评价人工主动脉瓣瓣膜反流的常用参数

参数	轻度反流	中度反流	重度反流
人工瓣膜结构和运动（机械瓣或生物瓣）	正常	异常	异常
左心室大小	正常	正常或轻度扩大	扩大
反流束宽度（LVOT，%）	窄（成 25%）	中等（26% ~ 64%）	宽（65%）
反流下降速率（PHT，ms）	缓慢（> 500）	轻重度之间（200 ~ 500）	快速（< 200）
LVOT 异常血流	微、少量增加	中度增加	明显增加
降主动脉舒张期回流	无或舒张早期短暂回流	中度	显著，持续整个舒张期

引自：中华医学会心血管病学分会心血管影像学组，北京医学会心血管病学会影像学组.中国成人心脏瓣膜病超声心动图规范化检查专家共识[J].中国循环杂志，2021，36（2）：17.

注：LVOT，左心室流出道；PHT，压力减半时间

TAVR术后人工主动脉瓣的评价（详见下册第十章第二节超声心动图在经导管主动脉瓣置换术中的应用）

第四节 人工三尖瓣的评价

临床上三尖瓣功能异常多行三尖瓣成形术，经导管球囊扩张或瓣膜置换术尚未完全成熟。因此对于人工三尖瓣功能的评价缺乏相关的临床研究数据支持，多参照瓣膜自体评价方法。对于以下多普勒参数异常，应考虑狭窄存在舒张期血流速度 >1.7 m/s；平均跨瓣压差≥6 mmHg；压力减半时间≥230 m/s。

第五节 人工肺动脉瓣的评价

肺动脉狭窄绝大部分为先天性心脏病，经导管球囊扩张是治疗单纯肺动脉瓣狭窄的首选方法，而不需要瓣膜置换。对于复杂性先天性心脏病合并肺动脉发育不良或闭锁，常行人工肺动脉瓣植入或置换术，考虑年龄因素植入的人工瓣膜多为同种生物瓣。评价人工肺动脉瓣功能的方法大致同自体瓣膜。

超声心动图评估人工瓣膜狭窄的注意事项

（1）因最大流速和瞬时压差受到所选瓣膜口径的影响，所以对于同一患者，系列检查和动图观察瓣膜置换术后的湍流、压差和面积是十分重要的。当这些指标出现明显的变化时，则表明存在功能异常。

（2）在应用简化的伯努利方程计算跨瓣压差时，须注意人工瓣膜反流对狭窄瓣口前向流速的影响。在这些患者中，应常规测量瓣口两端的最大流速。如果狭窄瓣口前流速 > 1 m/s，则须采用 $\Delta P = 4 \times (v_2^2 - v_1^2)$ 公式计算跨瓣压差，狭窄瓣口前速度 v_1 则不能省略。

（3）由于人工瓣膜的惰性 > 正常人体瓣膜，血流最大峰值流速往往升高，但瓣膜一经开放，流速即迅速下降，因此所计算的最大瞬时压差常常会高估狭窄程度，对于这些患者应常规测量平均压差和瓣口面积。

（4）对于二尖瓣置换瓣术后的患者，压差减半时间法估测的二尖瓣瓣口有效面积与心导管测量的瓣口面积高度一致，可以作为定量评价二尖瓣位人工瓣膜狭窄程度的常用方法。

（5）对于无明显瓣膜反流的患者，亦可应用连续性方程的原理计算人工瓣膜的有效面积，这对于主动脉瓣位的人工瓣膜狭窄程度的定量评价是较压差计算更为准确的指标。

（6）生物瓣狭窄时瓣膜增厚，瓣口开放幅度减小。在亚临床性生物瓣退行性变时也可见瓣口开放略小，生物瓣轻度增厚。文献报道生物瓣瓣膜厚度≥3 mm，瓣膜开口 < 7 mm，支持生物瓣狭窄的诊断，并可用于鉴别显著的生物瓣狭窄和亚临床退行性病变。

超声心动图评估人工瓣膜反流的注意事项

（1）需要排除人工瓣膜关闭所产生的血流逆向运动的影响。

（2）机械瓣对于血流信号具有掩盖作用，例如在心尖四腔心切面测量二尖瓣反流束的大小时，金属球或碟位于探头和反流束之间。超声信号的大部分能量将在人工瓣膜水平被反射回来，因此所显示的反流信号十分微弱，心腔中的反流导致反流程度被严重低估。在这种情况下，应从多个切面探查反流束的大小，尽量避免人工瓣膜反射的影响。

（3）在定量诊断中，应用二维超声心动图的左心室容量测定和多普勒超声心动图的体积血流测定技术，可以计算出反流量和反流分数，这对于反流程度的动态观察和疗效随访是较半定量诊断技术更为准确的方法。

（4）如果与换瓣后测定的基础资料相比，压力减半时间并未延长，有效瓣口面积也未减小，仅仅是血流速度加快，则支持人工瓣反流的诊断。

（5）脉冲式多普勒技术难以鉴别瓣膜关闭不全与瓣环脱位造成的反流。此种情况下，采用CDFI技术可直观地显示这两种反流束的不同起源、途径和分布范围，从而将这两种反流进行鉴别。

（6）要考虑到机械瓣膜对于血流信号的掩盖作用可使所显示的反流信号十分微弱，心腔中的反流束将明显减小，导致反流程度的严重低估。在此种情况下，应从多个切面探查反流束大小，尽量避免人工瓣膜反射的影响。

第六节　瓣周漏

一、概述

瓣周漏是心脏瓣膜置换后特有的严重并发症，发生率为0.75%～2.30%，是最常见的换瓣后再手术的原因。国外报道二尖瓣发生瓣周漏的比例高于主动脉瓣（12.6%＞2.3%），很少发生在三尖瓣和肺动脉瓣。对于生物瓣的瓣周漏发生率是否高于机械瓣，目前仍有争议。瓣周漏发生的原因主要与瓣环组织的病理改变（如退行性变、风湿性或老年性钙化、急性感染性心内膜炎侵犯瓣环或产生瓣周脓肿）、外科缝合固定技术不当、人工瓣膜与瓣环大小不匹配、人工瓣膜心内膜炎有关（图28-3-7）。

二、瓣周漏的分类

按照瓣膜的种类不同可分为机械瓣瓣周漏、生物瓣瓣周漏、支架瓣瓣周漏。按发生部位分为二尖瓣瓣周漏、主动脉瓣瓣周漏、三尖瓣瓣周漏、肺动脉瓣瓣周漏。Genoni等按照漏口的大小（以手术所见为准）将二尖瓣人工瓣瓣周漏（periprosthetic leaks，PPL）分为小型（1～2 mm）、中型（3～5 mm）和大型（6～15 mm）。Ralph等根据瓣周漏口形态将瓣周漏分为瓣周多孔型、新月型、单一小孔伴高速反流束型。根据经食管超声心动图检查，将二尖瓣PPL分为4度：①微量反流，瞬时反流量＜1 mL，反流束靠近瓣口；②轻度反流，瞬时反流量＜1～5 mL，反流束占左心房长轴的1/3以内，宽度＜25 px；③中度反流，瞬时反流量＞10 mL，反流束占左心房长轴的1/3～1/2，宽度为1～50 px；④重度反流，瞬时反流量为5～10 mL，反流束＞左心房长轴的1/2，宽度＞50 px。而对于主动脉瓣PPL，则根据反流束达二尖瓣瓣叶边缘视为轻度，达二尖瓣瓣叶边缘与乳头肌之间为中度，达乳头肌以下至心尖为重度。

三、超声评估

（1）经胸超声心动图检查是发现瓣周漏的常用方法。CDFI比较敏感，能清楚地显示瓣周高速反流信号。二维超声图像敏感性较低，仅部分病例能清楚地显示瓣周裂隙（图28-3-6，图28-3-7）。

（2）经食管超声心动图比经胸超声心动图可更清楚地显示漏口大小、位置及微小反流束（见下册第三章第五节图）。

（3）三维超声心动图可较清楚地识别瓣周漏与瓣叶之间的关系、瓣周漏与周围组织的结构，对瓣周漏封堵前后有一定作用。

（4）可评价瓣叶功能、漏口和人工瓣膜的位置关系，确定瓣膜是否合并血栓、赘生物及感染性心内膜炎。另外，超声还能指导瓣周漏的介入治疗。

瓣周漏没有自发闭合的倾向性，且随着人工瓣膜活动，特别是左心房显著扩大与瓣环有病变时，有扩大的趋势，此外，瓣周漏容易并发人工瓣膜心内膜炎，所以应积极采取治疗。

第三篇

以往对瓣周漏的治疗以外科手术为主，手术方式包括修补术和再次人工瓣膜置换术两种。1992年以来，已有报道经股动脉穿刺放置封堵器闭合PPL成功的病例。封堵器的选择主要取决于瓣周漏的位置、大小、形态及离瓣叶的距离。

1. 瓣周漏封堵的禁忌证

（1）近期置换瓣膜的瓣周漏。

（2）不稳定、摇摆的置换瓣膜。

（3）活动性感染性心内膜炎。

（4）瓣周漏周围有赘生物。

（5）感染部位或操作部位有新鲜血栓。

（6）近期发生过动脉系统栓塞。

2. 介入治疗的并发症

主要为人工瓣膜开裂、血栓形成、感染性心内膜炎、人工瓣叶功能损伤、溶血性贫血、动脉系统栓塞及封堵器脱落栓塞等。

第七节　人工瓣膜血栓

机械人工瓣膜容易导致血栓形成，超声心动图，特别是经食管超声心动图技术可检出血栓，并可明确其位置、数目大小，采用经颅多普勒超声技术可检出由人工瓣膜血栓所造成的脑动脉栓塞。

第八节　人工瓣膜心内膜炎

由于继发感染性心内膜炎可使人工瓣附着赘生物，经食管超声心动图技术可检出小至2～3mm的赘生物。感染性心内膜炎可导致主动脉根部脓肿（图28-3-6）、生物瓣膜的动脉瘤形成及穿孔，这些疾患均可用经食管超声心动图检查诊断，但对于生物瓣的后瓣或瓣的联合部的病变，经食管超声心动图检查有时可有假阳性。有关感染性心内膜炎更详细的内容，详见本篇第二十四章第五节感染性心内膜炎的介绍。

第九节　主动脉或冠状动脉心室瘘

主动脉瓣置换术后，有个别病例出现术后的冠状动脉左前降支与主动脉移植处的瘘管、左前降支-左心室瘘、主动脉根部-右心室瘘等，对此，超声心动图有一定诊断价值。

（郝常娟　徐琨　张全斌　于静）

附录1 中国成人经胸心血管超声正常参考值

表1-1 根据性别及年龄分层的研究人群的左心房参数测量（95%参考值范围）

参数	男性													
	总数 （n=678）		18～29岁 （n=128）		30～39岁 （n=118）		40～49岁 （n=138）		50～59岁 （n=106）		60～69岁 （n=105）		70～79岁 （n=83）	
	下限	上限	下限	上限	下限	上限	下限	上限	下限	上限	下限	上限	下限	上限
LA-ap（mm）	23.5	38.7	21.9	36.7	23.8	37.2	24.2	38.8	23.7	39.3	24.6	39.2	25.5	40.3
LA-l（mm）	35.2	58.4	33.2	56.4	34.7	57.1	35.0	57.0	36.9	58.9	37.5	58.7	37.1	61.7
LA-t（mm）	26.7	44.7	26.0	44.0	26.0	45.6	26.9	44.1	27.3	44.5	26.2	44.6	28.6	45.8
LAA（cm²）	8.4	21.0	8.3	19.7	8.4	20.2	8.8	19.4	8.6	22.0	8.5	21.9	9.9	22.9
LAV（mL）	15.3	60.7	14.9	57.7	15.6	57.2	18.3	54.7	13.5	64.1	13.1	65.7	19.5	65.3

参数	女性													
	总数 （n=716）		18～29岁 （n=116）		30～39岁 （n=139）		40～49岁 （n=135）		50～59岁 （n=141）		60～69岁 （n=97）		70～79岁 （n=88）	
	下限	上限	下限	上限	下限	上限	下限	上限	下限	上限	下限	上限	下限	上限
LA-ap（mm）	22.0	36.8	21.0	34.4	21.3	34.7	22.1	37.3	22.7	36.5	23.5	38.3	24.0	38.6
LA-l（mm）	33.7	56.5	31.9	53.9	33.1	54.7	33.4	57.0	35.4	55.8	36.8	57.2	34.9	59.3
LA-t（mm）	26.2	43.0	26.1	42.1	25.5	41.1	26.5	44.1	25.9	43.1	26.3	43.1	27.7	44.1
LAA（cm²）	8.4	19.4	8.0	17.8	7.7	18.3	8.4	19.4	8.6	20.0	9.6	19.8	9.1	21.3
LAV（mL）	13.8	55.8	12.9	49.3	10.7	53.1	16.3	54.3	15.4	55.8	17.3	57.3	15.1	62.9

注：LA-ap，左心房前后径；LA-l，左心房长径；LA-t，左心房横径；LAA，左心房面积；LAV，左心房容积

表1-2 根据性别及年龄分层的研究人群的左心室参数测量（95%参考值范围）

参数	男性													
	总数 （n=678）		18～29岁 （n=128）		30～39岁 （n=118）		40～49岁 （n=138）		50～59岁 （n=106）		60～69岁 （n=105）		70～79岁 （n=83）	
	下限	上限	下限	上限	下限	上限	下限	上限	下限	上限	下限	上限	下限	上限
LVOT（mm）	13.6	25.0	13.9	25.3	12.8	25.4	13.9	24.9	14.1	24.7	13.4	24.8	13.3	24.3
IVSd（mm）	6.4	11.4	6.3	10.7	6.2	11.2	6.4	11.4	6.6	11.4	6.8	11.6	7.0	11.8
IVSs（mm）	9.0	16.0	8.7	14.9	8.8	15.4	9.0	15.6	9.6	16.2	9.0	16.8	10.1	16.3
LVPWd（mm）	6.3	11.1	5.9	10.7	6.2	10.6	6.3	11.1	6.2	11.2	6.5	11.3	6.7	11.7
LVPWs（mm）	8.8	16.2	8.7	15.7	8.5	15.9	8.9	15.5	9.4	16.4	8.9	16.7	9.6	17.0
LVEDD（mm）	38.4	54.0	38.9	54.1	39.4	54.0	38.4	53.6	38.9	54.5	37.9	53.9	36.9	53.3
LVESD（mm）	22.6	38.6	24.0	38.8	24.1	38.7	23.5	38.3	21.8	39.4	21.7	37.7	20.2	37.8
LVEDV（mL）	45.9	127.5	50.9	133.7	49.2	133.0	50.7	127.5	41.6	126.2	42.8	118.0	43.7	116.3
LVESV（mL）	12.4	50.0	16.2	52.6	15.6	50.8	14.8	49.2	7.8	54.0	12.1	43.5	11.0	42.8
LVEF（%）	52.6	76.2	51.2	74.4	52.1	74.5	53.0	75.8	52.8	77.4	54.6	76.2	53.0	79.2
LVM（g）	77.6	194.0	75.1	183.7	85.3	178.3	75.7	192.9	73.4	206.6	79.7	201.7	81.4	201.4

参数	女性												
	总数 (n=716)		18～29岁 (n=116)		30～39岁 (n=139)		40～49岁 (n=135)		50～59岁 (n=141)		60～69岁 (n=97)		70～79岁 (n=88)	
	下限	上限	下限	上限	下限	上限	下限	上限	下限	上限	下限	上限	下限	上限
LVOT（mm）	12.0	23.0	11.2	23.4	12.1	23.1	12.4	23.0	12.2	22.8	12.1	23.1	12.1	23.1
IVSd（mm）	5.6	10.6	5.3	9.3	5.4	10.2	7.7	8.5	5.6	11.0	6.2	11.2	6.6	11.0
IVSs（mm）	8.0	15.0	7.5	13.7	7.9	14.1	8.3	14.5	8.7	14.9	8.9	15.5	8.8	15.8
LVPWd（mm）	5.5	10.3	5.4	9.0	5.5	9.5	5.5	10.3	5.4	10.4	6.2	10.6	6.2	11.0
LVPWs（mm）	8.2	15.2	7.5	14.5	7.7	14.7	8.5	14.7	8.5	15.1	8.6	15.6	9.1	16.1
LVEDD（mm）	36.7	49.7	36.7	48.5	37.6	49.4	37.0	50.8	36.6	50.4	36.8	49.4	35.0	49.6
LVESD（mm）	20.8	35.4	21.6	33.8	21.7	35.5	21.1	35.9	21.1	35.3	20.8	35.4	18.1	36.5
LVEDV（mL）	37.7	106.7	41.0	106.4	42.0	103.2	40.9	111.5	38.0	104.2	37.4	104.0	25.6	109.0
LVESV（mL）	8.4	43.6	7.6	45.6	9.7	43.1	10.2	45.0	9.9	40.9	8.6	41.6	3.1	45.9
LVEF（%）	52.8	77.2	52.5	77.1	52.3	76.9	53.1	75.9	52.2	77.6	54.5	78.1	53.5	77.1
LVM（g）	57.1	157.5	55.9	127.7	59.5	145.3	61.2	158.0	55.4	167.2	68.3	165.1	62.8	168.2

注：LVOT，左心室流出道内径；IVSd，室间隔舒张末期厚度；IVSs，室间隔收缩末期厚度；LVPWd，舒张末期左心室后壁厚度；LVPWs，收缩末期左心室后壁厚度；LVEDD，舒张末期左心室内径；LVESD，收缩末期左心室内径；LVEDV，舒张末期左心室容积；LVESV，收缩末期左心室容积；LVEF，左心室射血分数；LVM，左心室质量

表1-3　根据性别、年龄分层的研究人群的右心房及右心室参数测量（95%参考值范围）

参数	男性												
	总数 (n=678)		18～29岁 (n=128)		30～39岁 (n=118)		40～49岁 (n=138)		50～59岁 (n=106)		60～69岁 (n=105)		70～79岁 (n=83)	
	下限	上限	下限	上限	下限	上限	下限	上限	下限	上限	下限	上限	下限	上限
RA-l（mm）	35.2	53.6	34.5	50.9	34.4	52.4	35.8	52.2	35.5	54.7	35.7	55.7	37.6	54.8
RA-t（mm）	26.4	44.4	27.0	44.6	26.4	45.2	26.9	44.1	25.2	44.8	25.7	43.7	26.6	43.8
RV-awt（mm）	2.1	6.1	2.3	5.5	2.2	5.8	2.3	5.9	2.3	5.9	2.2	6.6	2.6	6.2
RV-fwt（mm）	2.2	6.6	2.2	6.6	2.2	6.6	2.5	6.5	2.3	6.7	2.3	6.7	2.2	6.6
RVOT（mm）	15.0	31.8	14.4	30.8	15.9	31.1	15.0	31.4	15.2	32.0	14.2	32.6	16.0	32.8
RV-ap（mm）	14.7	29.9	14.1	28.9	14.2	28.8	15.0	29.8	14.9	30.9	15.0	30.2	14.9	31.3
RV-l（mm）	37.1	75.1	37.5	77.5	38.3	79.5	37.7	73.3	37.5	73.1	36.9	72.1	35.3	72.1
RV-m（mm）	16.5	36.9	16.4	38.4	17.1	37.1	17.7	36.1	16.8	35.2	15.6	37.6	15.3	36.5
RV-b（mm）	22.2	42.2	21.6	42.4	21.4	42.6	22.6	41.0	21.9	42.7	22.4	42.4	23.5	42.3

续表

参数	女性												
	总数 （n=716）		18～29岁 （n=116）		30～39岁 （n=139）		40～49岁 （n=135）		50～59岁 （n=141）		60～69岁 （n=97）		70～79岁 （n=88）	
	下限	上限	下限	上限	下限	上限	下限	上限	下限	上限	下限	上限	下限	上限
RA-l（mm）	32.3	50.7	29.7	48.9	32.0	48.8	31.3	51.3	34.2	50.6	35.3	50.5	34.4	52.4
RA-t（mm）	23.9	40.7	23.8	39.4	23.5	39.9	23.7	41.3	25.3	40.5	23.8	41.0	23.8	41.8
RV-awt（mm）	2.2	5.8	2.1	5.3	2.0	5.6	2.0	6.0	2.1	6.1	2.6	5.8	2.5	6.5
RV-fwt（mm）	2.2	6.2	2.0	6.0	2.1	6.1	2.1	6.1	2.1	6.5	2.3	6.7	2.1	6.5
RVOT（mm）	14.6	29.8	14.2	28.8	15.0	29.6	14.9	29.7	14.3	31.1	13.4	30.2	14.7	30.7
RV-ap（mm）	14.0	28.2	13.5	26.1	13.6	27.4	14.2	29.0	15.4	28.0	14.8	28.6	13.7	29.3
RV-l（mm）	34.8	68.6	36.1	68.3	35.1	68.5	34.9	70.5	34.1	70.1	34.1	67.1	34.8	65.4
RV-m（mm）	14.8	33.6	14.8	34.0	15.3	34.1	14.8	34.0	13.6	34.0	14.9	32.5	15.3	32.5
RV-b（mm）	19.6	39.2	18.2	38.2	18.6	40.2	19.7	39.3	20.0	39.2	21.8	37.8	20.9	39.7

注：RA-l，右心房长径；RA-t，右心房横径；RV-awt，右心室前壁厚度；RV-fwt，右心室游离壁厚度；RVOT，右心室流出道内径；RV-ap，右心室前后径；RV-l，右心室长径；RV-m，右心室中份横径；RV-b，右心室基底横径

表1-4 根据性别及年龄分层的研究人群的大动脉参数测量（95%参考值范围）

参数	男性												
	总数 （n=678）		18～29岁 （n=128）		30～39岁 （n=118）		40～49岁 （n=138）		50～59岁 （n=106）		60～69岁 （n=105）		70～79岁 （n=83）	
	下限	上限	下限	上限	下限	上限	下限	上限	下限	上限	下限	上限	下限	上限
Ao-a（mm）	16.4	26.2	16.7	25.3	16.6	26.0	16.6	26.4	16.6	26.8	16.7	26.5	16.9	26.7
Ao-s（mm）	23.8	36.4	22.9	34.3	23.3	34.7	24.5	36.3	24.2	37.6	25.0	36.8	24.2	38.0
Ao-asc（mm）	20.4	35.0	19.9	31.3	20.5	32.7	21.0	35.2	21.3	35.5	21.9	36.1	22.7	36.5
Ao-ar（mm）	17.1	31.7	15.8	29.2	17.5	29.7	17.6	31.0	17.7	32.5	18.8	32.6	18.7	32.9
Ao-d（mm）	12.8	27.0	12.1	25.1	12.7	25.7	12.5	27.1	12.3	28.3	14.3	28.1	13.9	27.7
PV-a（mm）	13.8	26.4	13.5	25.3	14.3	25.3	13.5	26.5	13.7	26.7	13.8	26.8	14.3	27.7
MPA（mm）	15.2	26.2	15.2	25.4	15.3	25.1	15.4	26.0	15.1	27.3	14.8	27.4	15.6	27.8
RPA（mm）	7.6	17.4	7.7	16.3	7.4	16.0	7.9	16.9	7.4	18.4	7.5	18.1	7.8	20.0
LPA（mm）	8.0	17.4	8.0	16.2	8.1	16.7	7.7	17.5	7.9	17.7	8.5	17.5	8.8	19.4

参数	女性												
	总数 （n=716）		18～29岁 （n=116）		30～39岁 （n=139）		40～49岁 （n=135）		50～59岁 （n=141）		60～69岁 （n=97）		70～79岁 （n=88）	
	下限	上限	下限	上限	下限	上限	下限	上限	下限	上限	下限	上限	下限	上限
Ao-a（mm）	15.1	24.1	14.5	23.5	15.2	23.4	14.8	24.6	15.5	24.1	15.5	24.9	15.4	24.8
Ao-s（mm）	21.3	33.5	19.7	31.5	20.6	32.8	21.1	34.5	22.7	33.3	22.9	33.9	22.0	35.4
Ao-asc（mm）	19.0	32.8	16.5	30.3	18.9	30.7	19.3	33.1	20.2	32.8	21.2	33.8	21.1	34.1
Ao-ar（mm）	16.4	29.4	15.9	26.5	16.5	28.3	16.7	29.7	17.2	30.2	18.0	31.4	18.1	31.1
Ao-d（mm）	12.4	25.0	11.5	22.5	12.0	23.8	13.0	24.4	12.9	25.5	14.1	25.9	14.0	26.2
PV-a（mm）	13.1	25.3	12.6	24.8	13.1	24.5	13.7	25.9	13.2	25.4	13.6	25.8	13.7	25.9
MPA（mm）	14.3	26.1	14.2	24.8	14.1	24.7	14.6	26.4	14.2	26.4	14.5	27.1	15.5	26.9
RPA（mm）	7.0	16.8	6.8	15.4	7.0	15.6	7.1	16.5	7.4	16.8	6.8	18.2	7.6	18.6
LPA（mm）	7.5	16.9	6.8	15.8	7.6	15.8	7.5	16.9	8.1	16.7	8.0	17.4	8.5	18.3

注：Ao-a，主动脉瓣环径；Ao-s，主动脉窦部内径；Ao-asc，近端升主动脉内径；Ao-ar，主动脉弓内径；Ao-d，降主动脉内径；PV-a，肺动脉瓣环径；MPA，肺动脉主干内径；RPA，右肺动脉主干内径；LPA，左肺动脉主干内径

表1-5 按照性别和年龄分组的二尖瓣和右上肺静脉多普勒参数测值（95%参考值范围）

参数	男性													
	总数 (n=678)		18～29岁 (n=128)		30～39岁 (n=118)		40～49岁 (n=138)		50～59岁 (n=106)		60～69岁 (n=105)		70～79岁 (n=83)	
	下限	上限	下限	上限	下限	上限	下限	上限	下限	上限	下限	上限	下限	上限
E（m/s）	0.44	1.18	0.52	1.26	0.54	1.20	0.42	1.16	0.41	1.15	0.42	1.12	0.42	1.08
A（m/s）	0.28	1.06	0.28	0.82	0.33	0.83	0.29	0.95	0.32	1.06	0.40	1.18	0.51	1.25
E/A	0.42	2.22	0.81	2.57	0.85	2.23	0.59	2.07	0.48	1.90	0.33	1.75	0.29	1.51
DT（ms）	79	264	71	257	75	261	80	256	86	265	92	256	73	290
A-d（ms）	61	240	66	224	60	239	39	271	73	238	74	230	74	221
Ar-d（ms）	60	163	51	164	-51	76	60	158	74	154	68	158	66	164
Ar-A（ms）	-131	52	-124	46	-132	56	-158	65	-121	40	-117	43	-114	50
参数	女性													
	总数 (n=716)		18～29岁 (n=116)		30～39岁 (n=139)		40～49岁 (n=135)		50～59岁 (n=141)		60～69岁 (n=97)		70～79岁 (n=88)	
	下限	上限	下限	上限	下限	上限	下限	上限	下限	上限	下限	上限	下限	上限
E（m/s）	0.48	1.30	0.63	1.33	0.55	1.33	0.56	1.30	0.47	1.25	0.44	1.18	0.34	1.24
A（m/s）	0.27	1.17	0.22	0.92	0.28	0.94	0.37	0.99	0.34	1.16	0.43	1.33	0.43	1.45
E/A	0.36	2.36	0.88	2.76	0.80	2.40	0.61	2.25	0.44	2.00	0.30	1.64	0.24	1.54
DT（ms）	81	254	72	247	82	240	86	241	85	254	90	258	82	286
A-d（ms）	49	262	65	219	27	296	44	285	48	271	73	227	79	226
Ar-d（ms）	64	160	49	159	57	165	67	160	72	155	76	153	68	165
Ar-A（ms）	-151	63	-116	43	-183	80	-179	73	-145	53	-120	48	-118	48

注：E，舒张早期二尖瓣E峰速度；A，舒张晚期二尖瓣A峰速度；DT，E峰减速时间；A-d，A峰持续时间；Ar-d，右上肺静脉收缩期反向血流Ar持续时间；Ar-A，Ar持续时间与A峰持续时间的差值

表1-6 按照性别和年龄分组的大动脉收缩期峰值流速测值（95%参考值范围）

参数	男性													
	总数 (n=678)		18～29岁 (n=128)		30～39岁 (n=118)		40～49岁 (n=138)		50～59岁 (n=106)		60～69岁 (n=105)		70～79岁 (n=83)	
	下限	上限	下限	上限	下限	上限	下限	上限	下限	上限	下限	上限	下限	上限
LVOT-v（m/s）	0.56	1.42	0.59	1.33	0.59	1.37	0.55	1.37	0.50	1.40	0.58	1.52	0.57	1.55
AV-v（m/s）	0.79	1.65	0.82	1.60	0.80	1.58	0.78	1.60	0.73	1.67	0.81	1.79	0.83	1.73
RVOT-v（m/s）	0.41	1.07	0.46	1.08	0.43	1.09	0.38	1.08	0.43	0.97	0.36	1.18	0.39	1.01
PV-v（m/s）	0.63	1.37	0.67	1.37	0.65	1.35	0.59	1.33	0.57	1.35	0.63	1.45	0.64	1.34
参数	女性													
	总数 (n=716)		18～29岁 (n=116)		30～39岁 (n=139)		40～49岁 (n=135)		50～59岁 (n=141)		60～69岁 (n=97)		70～79岁 (n=88)	
	下限	上限	下限	上限	下限	上限	下限	上限	下限	上限	下限	上限	下限	上限
LVOT-v（m/s）	0.57	1.43	0.55	1.33	0.57	1.39	0.55	1.37	0.59	1.45	0.54	1.52	0.60	1.54
AV-v（m/s）	0.84	1.74	0.86	1.60	0.78	1.76	0.86	1.68	0.84	1.70	0.90	1.84	0.80	1.90
RVOT-v（m/s）	0.43	1.05	0.46	1.08	0.43	1.05	0.46	0.96	0.43	1.05	0.41	1.11	0.40	1.02
PV-v（m/s）	0.62	1.32	0.66	1.28	0.64	1.30	0.64	1.26	0.59	1.33	0.59	1.41	0.64	1.34

注：LVOT-v，左心室流出道收缩期峰值流速；AV-v，主动脉瓣收缩期峰值流速；RVOT-v，右室流出道收缩期峰值流速；PV-v，肺动脉瓣收缩期峰值流速

表 1-7 按照性别和年龄分组的三尖瓣血流与三尖瓣环组织多普勒测值（95% 参考值范围）

参数	男性 总数（n=678）		18～29岁（n=128）		30～39岁（n=118）		40～49岁（n=138）		50～59岁（n=106）		60～69岁（n=105）		70～79岁（n=83）	
	下限	上限	下限	上限	下限	上限	下限	上限	下限	上限	下限	上限	下限	上限
E-tv（m/s）	0.31	0.81	0.38	0.88	0.35	0.85	0.33	0.77	0.29	0.79	0.29	0.73	0.28	0.72
A-tv（m/s）	0.20	0.64	0.18	0.58	0.22	0.58	0.19	0.63	0.19	0.67	0.19	0.73	0.22	0.66
E/A-tv	0.6	2.2	0.9	2.5	0.8	2.4	0.8	2.0	0.5	2.1	0.4	2.0	0.4	2.0
s'-tv（cm/s）	8.1	17.9	8.6	18.0	8.7	17.3	8.5	17.1	8.1	17.5	7.9	18.9	8.2	19.6
e'-tv（cm/s）	5.4	18.4	7.9	20.1	7.0	19.2	6.2	17.2	4.4	18.2	5.2	16.2	3.7	16.3
a'-tv（cm/s）	5.3	20.5	5.1	15.7	5.3	17.9	5.8	18.8	5.9	22.3	7.1	22.7	7.2	23.2
e'/a'-tv	0	2.0	0.5	2.5	0.6	1.8	0.4	1.6	0.1	1.7	0.2	1.4	0.1	1.3
E/e'-tv	1.9	8.1	2.0	7.4	1.7	7.9	2.0	7.8	1.5	8.9	2.0	8.2	1.8	9.2

参数	女性 总数（n=716）		18～29岁（n=116）		30～39岁（n=139）		40～49岁（n=135）		50～59岁（n=141）		60～69岁（n=97）		70～79岁（n=88）	
	下限	上限	下限	上限	下限	上限	下限	上限	下限	上限	下限	上限	下限	上限
E-tv（m/s）	0.32	0.86	0.45	0.95	0.37	0.87	0.34	0.84	0.34	0.78	0.33	0.77	0.27	0.75
A-tv（m/s）	0.19	0.67	0.17	0.65	0.16	0.66	0.20	0.60	0.20	0.68	0.19	0.73	0.22	0.72
E/A-tv	0.5	2.5	0.8	2.8	0.8	2.4	0.7	2.3	0.6	2.2	0.7	1.9	0.4	2.0
s'-tv（cm/s）	8.1	17.5	8.7	17.7	8.2	17.6	8.7	16.9	8.0	17.0	7.2	17.4	8.3	17.7
e'-tv（cm/s）	5.4	20.0	8.7	22.1	8.3	20.5	6.3	19.3	5.6	18.6	4.5	15.5	3.8	16.8
a'-tv（cm/s）	5.7	20.3	5.0	15.2	5.8	16.8	6.5	19.1	7.0	21.2	8.4	21.8	8.3	22.9
e'/a'-tv	0.1	2.1	0.6	2.6	0.5	2.1	0.3	1.9	0.3	1.5	0.1	1.3	0.1	1.3
E/e'-tv	1.9	8.1	2.4	7.2	2.0	7.0	2.2	7.6	1.9	8.1	2.2	9.6	1.8	8.8

注：E-tv，三尖瓣舒张早期峰值流速；A-tv，三尖瓣舒张晚期峰值流速；E/A-tv，三尖瓣E/A比值；s'-tv，三尖瓣侧壁瓣环收缩期速度；e'-tv，三尖瓣侧壁瓣环舒张早期速度；a'-tv，三尖瓣侧壁瓣环舒张晚期速度；e'/a'-tv，e'-tv与a'-tv比值；E/e'-tv，E-tv与e'-tv比值

表 1-8 按照性别和年龄分组的二尖瓣环组织多普勒测值（95% 参考值范围）

参数	男性 总数（n=678）		18～29岁（n=128）		30～39岁（n=118）		40～49岁（n=138）		50～59岁（n=106）		60～69岁（n=105）		70～79岁（n=83）	
	下限	上限	下限	上限	下限	上限	下限	上限	下限	上限	下限	上限	下限	上限
s'-s（cm/s）	5.5	12.1	6.4	11.8	5.6	12.6	5.1	12.5	5.3	11.9	5.2	12.2	5.0	11.6
e'-s（cm/s）	4.0	15.8	8.3	16.9	6.5	15.9	4.4	15.4	3.5	14.9	4.0	11.8	2.2	12.8
a'-s（cm/s）	5.3	13.5	4.9	11.5	5.1	12.5	5.8	12.8	5.8	14.0	6.2	14.0	6.2	14.4
e'/a'-s	0.1	2.1	0.8	2.4	0.5	2.1	0.5	1.7	0.4	1.6	0.2	1.4	0	1.6
E/e'-s	3.2	14.2	3.9	10.5	4.1	11.9	3.5	13.3	3.3	14.7	4.3	16.1	4.5	17.1
s'-l（cm/s）	5.7	15.9	6.7	16.9	6.4	16.6	6.0	15.4	5.9	14.9	4.7	15.7	4.9	14.7
e'-l（cm/s）	5.4	20.6	10.3	22.9	7.4	21.6	6.9	18.7	5.8	18.4	5.4	16.0	3.2	16.2

续表

参数	女性												
	总数（n=716）		18～29岁（n=116）		30～39岁（n=139）		40～49岁（n=135）		50～59岁（n=141）		60～69岁（n=97）		70～79岁（n=88）	
	下限	上限	下限	上限	下限	上限	下限	上限	下限	上限	下限	上限	下限	上限
s'-s（cm/s）	5.1	11.7	5.4	12.0	5.4	12.0	5.6	11.8	5.2	11.4	4.9	11.1	4.3	11.3
e'-s（cm/s）	3.8	16.4	7.9	18.1	6.6	16.8	5.3	15.9	4.3	14.5	2.4	12.6	2.7	11.7
a'-s（cm/s）	4.8	13.0	4.3	10.5	4.2	12.0	5.0	13.2	5.3	13.5	6.6	13.2	5.7	13.9
e'/a'-s	0.2	2.2	0.8	2.8	0.7	2.3	0.4	2.0	0.4	1.6	0.2	1.4	0.2	1.4
E/e'-s	3.2	15.8	3.8	12.0	3.7	13.1	3.7	14.7	4.1	15.5	4.5	18.3	4.3	19.1
s'-l（cm/s）	5.5	15.3	5.7	17.5	6.5	15.9	5.9	14.5	5.9	14.5	4.9	13.9	5.1	12.9
e'-l（cm/s）	5.2	21.2	9.4	25.0	9.2	21.4	7.5	19.7	6.4	17.4	4.4	15.8	3.8	14.4

引自：中华医学会超声医学分会超声心动图学组.中国成年人超声心动图检查测量指南[J].中华超声影像学杂志，2016，25（8）：645-666.

注：s'-s，二尖瓣间隔瓣环收缩期速度；e'-s，二尖瓣间隔瓣环舒张早期速度；a'-s，二尖瓣间隔瓣环舒张晚期速度；e'/a'-s，e'-s与a'-s比值；E/e'-s，E与e'-s比值；s'-l，二尖瓣侧壁瓣环收缩期速度；e'-l，二尖瓣侧壁瓣环舒张早期速度

附录2　儿童经胸心血管超声正常参考值

表 2-1　不同年龄组正常儿童的超声心动图测值

年龄（岁）	例数	主动脉前后径 均值	标准差	主动脉内径 均值	标准差	主动脉壁运动幅度 均值	标准差	左房内径 均值	标准差	左室内径 均值	标准差	左室流出道 均值	标准差	右房内径 均值	标准差	右室内径 均值	标准差
新生儿	52	9.7	0.7	8.7	0.6	3.7	0.7	9.7	1.0	19.0	2.0	12.3	1.7	18.6	1.8	9.3	1.6
1 月～	37	11.4	1.3	10.4	1.2	5.3	0.6	11.6	1.3	23.5	2.0	13.7	1.8	24.3	3.3	9.7	2.2
4 月～	33	12.9	1.2	11.9	1.2	5.3	0.6	13.0	1.6	25.9	1.8	14.9	2.0	24.3	3.8	9.5	1.8
7 月～	40	14.1	1.0	13.1	1.1	5.9	0.6	14.8	2.1	27.8	1.9	15.6	1.8	27.4	3.0	10.6	2.2
1 岁～	53	15.2	1.0	14.2	1.0	7.0	0.8	16.6	2.1	29.5	1.7	16.8	2.1	29.8	3.1	10.8	2.4
2 岁～	35	16.2	0.9	15.1	0.9	7.4	1.1	17.9	2.1	30.9	1.9	18.7	2.1	31.8	2.2	11.3	2.8
3 岁～	34	16.6	1.3	15.4	1.2	7.8	1.0	17.5	2.2	30.8	1.8	17.7	2.0	31.4	2.7	11.6	2.0
4 岁～	42	18.4	1.8	16.8	1.3	9.0	1.9	17.9	2.2	31.5	2.6	19.3	2.5	30.0	3.3	11.1	1.0
5 岁～	44	20.0	1.7	17.9	1.5	10.1	1.4	19.4	1.7	32.5	2.7	20.8	1.9	31.4	4.6	12.1	1.7
6 岁～	48	20.6	1.7	19.7	1.7	10.1	1.6	19.8	1.7	35.8	3.1	21.5	2.7	33.9	3.4	12.5	1.3
7 岁～	45	21.3	1.9	19.4	1.3	10.4	1.7	20.7	2.1	37.7	2.2	22.6	2.5	33.2	4.0	11.9	1.4
8 岁～	46	21.6	1.6	19.8	1.4	10.5	1.4	21.2	1.6	38.6	2.6	22.1	2.2	35.7	5.7	12.6	0.8
9 岁～	46	21.6	1.7	20.3	1.7	9.7	1.5	20.9	2.0	39.7	2.3	22.1	2.2	35.8	3.0	12.3	1.4
10 岁～	49	22.3	1.7	19.8	1.7	10.0	1.4	21.5	2.3	40.9	2.6	22.7	2.6	36.9	1.8	12.9	1.5
11 岁～	44	23.5	1.9	22.6	1.9	10.9	1.1	22.6	2.5	42.8	3.4	24.5	2.8	40.4	2.6	14.1	2.0
12 岁～	68	24.3	2.1	22.3	1.4	10.9	1.4	23.9	2.4	43.6	3.0	25.6	2.2	39.6	3.6	13.4	1.4
13 岁～	62	24.7	2.8	23.0	2.0	11.0	1.3	23.8	4.1	44.7	3.0	25.6	3.7	41.7	3.9	13.7	1.6
14 岁～	37	25.2	2.0	24.1	2.1	10.5	1.5	25.7	2.9	45.2	3.7	27.5	2.8	41.0	3.6	14.5	2.6
15 岁～	30	26.8	1.7	25.8	1.7	10.8	1.2	27.1	2.0	45.6	3.4	27.9	3.0	42.8	2.7	15.8	2.4
16 岁～	32	26.4	1.8	25.4	1.8	10.9	1.1	27.3	2.1	46.5	3.5	28.8	3.2	43.4	3.0	14.7	2.6
17～18 岁	32	27.8	2.4	26.8	2.4	11.3	1.3	27.7	2.7	47.0	3.0	29.1	3.1	44.0	3.6	15.7	2.7

注：表内所测各数值单位为mm

表 2-2　不同年龄组正常儿童的超声心动图测值

年龄（岁）	例数	右室流出道 均值	标准差	室间隔厚度 均值	标准差	室间隔幅度 均值	标准差	左室后壁厚度 均值	标准差	左室后壁幅度 均值	标准差	二尖瓣CE幅度 均值	标准差	二尖瓣DE幅度 均值	标准差	三尖瓣CE幅度 均值	标准差	三尖瓣DE幅度 均值	标准差
新生儿	52	14.2	1.8	1.8	0.3	2.4	0.5	1.6	0.4	3.8	0.9	8.5	1.7	5.6	1.5	11.9	1.9	8.1	1.4
1 月～	37	17.2	1.8	2.6	0.5	2.9	0.8	2.6	0.5	6.1	0.7	8.8	2.1	4.9	1.4	14.3	2.7	9.0	1.7
4 月～	33	18.2	1.8	2.7	0.3	3.3	0.6	2.7	0.4	6.6	1.0	9.3	2.4	5.2	1.8	15.1	2.7	8.6	1.6
7 月～	40	20.1	1.9	3.3	0.4	3.8	0.6	3.3	0.4	8.0	0.9	10.1	2.6	6.0	1.4	15.7	2.5	8.8	2.4
1 岁～	53	20.9	1.9	3.7	0.4	3.9	0.8	3.7	0.4	8.7	1.0	10.9	2.6	6.5	2.0	17.6	2.1	10.2	2.0
2 岁～	35	19.9	2.6	3.9	0.4	4.4	0.4	3.8	0.4	8.7	0.9	13.2	2.4	8.4	2.4	19.6	2.5	11.2	2.7

续表

年龄（岁）	例数	右室流出道 均值	标准差	室间隔厚度 均值	标准差	室间隔幅度 均值	标准差	左室后壁厚度 均值	标准差	左室后壁幅度 均值	标准差	二尖瓣CE幅度 均值	标准差	二尖瓣DE幅度 均值	标准差	三尖瓣CE幅度 均值	标准差	三尖瓣DE幅度 均值	标准差
3岁~	34	20.3	2.1	3.8	0.4	4.4	0.8	3.8	0.4	8.4	0.8	11.5	1.8	7.5	1.6	19.9	2.7	11.6	2.0
4岁~	42	20.4	3.5	4.4	0.6	4.5	0.9	4.4	0.5	8.8	1.2	13.7	2.7	8.5	2.4	21.4	4.6	11.9	2.7
5岁~	44	21.5	3.3	4.4	0.5	5.1	0.8	4.5	0.5	9.4	1.2	15.5	3.1	9.4	2.6	21.7	2.9	11.6	2.1
6岁~	48	21.0	3.7	5.1	0.5	5.5	0.6	4.7	0.5	10.3	0.7	16.9	2.0	10.4	2.5	23.5	2.9	13.1	2.1
7岁~	45	22.1	3.1	5.2	0.4	5.4	0.7	5.0	0.5	10.6	1.0	16.2	2.8	10.3	2.5	22.3	3.1	12.9	2.3
8岁~	46	21.2	3.5	4.9	0.6	5.4	0.7	5.0	0.6	10.5	1.1	15.3	3.0	9.7	2.7	21.4	1.5	12.8	1.8
9岁~	46	22.3	2.8	4.8	0.8	5.5	0.7	5.0	0.7	10.7	1.1	15.2	1.2	9.9	2.1	22.9	3.5	13.0	2.7
10岁~	49	22.4	2.7	5.1	0.7	5.4	0.9	5.1	0.5	10.9	0.9	17.4	3.5	10.8	1.8	24.1	3.1	14.0	2.6
11岁~	44	23.6	3.9	5.7	0.7	5.6	0.9	5.7	0.9	11.0	1.2	17.6	2.4	11.1	3.2	25.5	3.0	14.3	3.3
12岁~	68	23.8	3.1	5.7	0.8	5.7	1.0	5.6	0.8	11.2	1.0	17.5	2.6	10.9	2.4	24.4	3.4	15.5	3.2
13岁~	62	25.9	4.0	5.8	0.8	5.9	0.8	5.8	0.8	11.4	1.3	18.7	3.5	12.5	3.0	26.9	3.2	15.6	3.4
14岁~	37	26.8	3.6	6.9	0.8	6.4	1.1	6.8	0.7	12.1	1.3	20.9	2.8	14.0	3.1	29.6	3.6	16.0	3.5
15岁~	30	28.2	3.9	7.2	0.8	6.4	1.0	7.2	0.8	12.0	1.4	20.3	3.8	13.2	3.7	28.7	3.4	16.0	2.8
16岁~	32	28.1	3.4	7.8	0.8	6.4	1.1	7.8	0.8	11.7	1.2	20.9	2.9	13.7	3.7	29.6	2.9	18.0	3.3
17~18岁	32	29.5	3.6	8.4	0.8	6.3	1.1	8.4	0.8	11.6	1.2	20.9	4.4	13.6	3.8	29.8	3.2	18.4	3.2

注：表内所测各数值单位为mm

表2-3 不同体表面积正常儿童的超声心动图测值

体表面积（平方米）	例数	主动脉前后径 均值	标准差	主动脉内径 均值	标准差	主动脉幅度 均值	标准差	左房内径 均值	标准差	左室内径 均值	标准差	左室流出道 均值	标准差	右房内径 均值	标准差	右室内径 均值	标准差
0.1~	19	9.6	0.6	8.6	0.6	3.4	0.5	9.4	1.2	18.6	2.1	11.8	1.2	19.7	0.6	9.1	1.5
0.2~	45	10.2	1.0	9.2	1.0	4.3	0.9	10.4	1.3	20.6	2.6	12.8	1.7	20.9	4.2	9.6	1.6
0.3~	64	12.7	1.3	11.7	1.3	5.5	0.8	12.9	1.6	25.4	2.0	14.7	1.7	25.2	3.7	9.8	2.0
0.4~	71	14.8	1.1	13.8	1.1	6.5	1.0	15.8	2.1	29.0	1.8	16.4	1.9	28.9	3.1	10.7	2.2
0.5~	43	16.0	1.1	15.0	1.1	7.6	1.0	17.7	2.2	30.4	1.9	17.9	2.3	30.5	2.9	11.1	2.4
0.6~	57	17.6	2.1	15.7	1.7	8.4	1.5	17.5	2.5	31.2	2.4	18.5	2.2	30.4	3.0	10.9	2.7
0.7~	61	19.6	1.8	17.3	1.6	9.7	1.9	19.1	2.0	33.6	2.7	20.7	2.3	31.5	4.2	10.7	2.7
0.8~	92	21.2	1.9	18.5	1.9	10.6	2.0	20.2	2.5	36.3	3.7	21.7	2.5	32.9	2.6	9.8	3.4
0.9~	66	22.0	2.1	19.1	1.7	10.8	2.1	21.2	2.2	39.1	2.4	22.6	2.5	37.4	4.2	10.5	3.0
1.0~	68	22.7	2.2	19.9	1.9	11.0	2.3	21.5	2.5	40.5	2.8	22.3	2.5	36.4	2.4	10.1	3.8
1.1~	48	23.9	2.1	20.7	2.5	11.4	2.1	22.8	2.7	41.9	2.9	24.1	2.4	37.8	1.9	11.2	3.3
1.2~	43	24.9	2.9	21.4	2.3	12.2	2.8	23.9	2.8	44.1	3.1	25.1	1.8	39.8	4.9	11.2	3.3
1.3~	56	25.0	2.7	22.7	2.2	12.2	2.8	24.8	2.8	44.6	2.6	26.3	3.0	40.7	2.5	12.0	3.0
1.4~	43	25.5	1.6	23.8	2.2	11.1	2.8	25.9	2.2	45.3	3.0	26.6	2.5	41.7	2.9	14.0	2.9
1.5~	55	26.4	3.0	25.2	2.6	11.5	1.7	26.9	2.9	46.3	2.9	27.7	3.1	43.5	3.1	14.9	2.8
1.6~	29	27.9	1.7	26.8	1.8	11.3	1.0	27.9	1.9	47.7	3.0	30.0	2.7	43.8	3.8	15.5	2.1
1.7~	14	27.9	1.8	26.9	1.8	11.6	1.3	28.4	2.6	48.0	2.5	30.1	2.5	42.8	3.2	15.7	3.1
1.8~1.9	5	28.8	2.5	27.8	2.5	11.8	0.5	30.0	0	51.8	1.7	32.5	2.5	47.3	2.5	17.0	2.0

注：表内所测各数值单位为mm，个别小儿体格测量数据不全，未统计在内

表 2-4 不同体表面积正常儿童的超声心动图测值

体表面积（平方米）	例数	右室流出道		室间隔厚度		室间隔幅度		左室后壁厚度		左室后壁幅度		二尖瓣CE幅度		二尖瓣DE幅度		三尖瓣CE幅度		三尖瓣DE幅度	
		均值	标准差	均值	标准差	均值	标准差	均值	标准差	均值	标准差	均值	标准差	均值	标准差	均值	标准差	均值	标准差
0.1 ~	19	13.4	2.2	1.7	0.3	2.2	0.4	1.4	0.3	3.5	1.0	8.2	1.8	5.3	1.4	10.5	1.7	7.5	1.3
0.2 ~	45	15.6	1.9	2.0	0.5	2.7	0.6	1.9	0.6	4.7	1.3	9.0	1.6	5.6	1.5	13.4	2.0	8.5	1.3
0.3 ~	64	18.4	2.1	2.8	0.4	3.2	0.7	2.8	0.4	6.7	1.0	9.2	2.4	5.2	1.7	14.7	2.6	8.5	2.0
0.4 ~	71	20.3	1.8	3.5	0.5	3.8	0.7	3.6	0.5	8.4	1.0	10.6	2.4	6.3	1.7	16.8	2.4	9.9	2.1
0.5 ~	43	20.6	2.6	3.8	0.4	4.3	0.7	3.8	0.4	8.7	1.1	12.4	2.9	7.9	2.5	18.9	2.7	10.8	1.9
0.6 ~	57	19.8	3.0	3.9	0.5	4.5	0.8	4.0	0.4	8.8	1.0	12.3	2.3	8.1	2.0	19.8	2.6	11.1	1.6
0.7 ~	61	20.6	3.8	4.7	0.7	5.0	0.8	4.5	0.6	9.7	1.5	14.8	2.6	9.0	2.6	22.9	3.2	12.9	2.7
0.8 ~	92	21.6	3.7	5.0	0.6	5.3	0.7	4.9	0.5	10.6	1.4	16.4	2.7	10.4	2.4	22.6	2.9	12.9	2.2
0.9 ~	66	22.3	3.7	4.9	0.6	5.3	0.8	4.9	0.6	10.7	1.2	16.4	2.5	10.2	2.3	23.1	2.5	13.3	1.8
1.0 ~	68	22.5	3.6	5.1	0.8	5.5	0.8	5.2	0.7	11.0	1.0	16.5	3.1	10.1	1.6	23.9	3.1	13.6	2.6
1.1 ~	48	22.8	4.5	5.5	0.8	5.4	0.8	5.3	0.7	10.8	1.4	18.1	2.6	12.6	3.0	25.4	2.7	14.6	3.7
1.2 ~	43	23.0	4.1	5.8	0.8	5.9	0.9	5.7	0.9	11.4	1.2	17.8	2.9	12.2	3.2	27.1	3.3	16.1	3.4
1.3 ~	56	25.6	4.8	5.9	1.0	6.0	0.9	6.0	0.9	11.6	1.3	18.5	3.0	12.2	2.9	26.9	4.1	15.7	3.5
1.4 ~	43	26.6	3.9	6.7	1.1	6.2	0.9	6.7	1.1	11.9	1.5	19.2	3.0	12.6	2.9	27.7	3.8	16.7	3.2
1.5 ~	55	27.7	4.0	7.3	1.1	6.2	1.2	7.3	1.0	11.8	1.3	20.1	3.7	12.8	3.5	28.7	3.2	16.2	2.6
1.6 ~	29	28.6	3.0	7.9	0.9	6.7	1.0	7.8	0.7	11.9	1.3	22.3	4.0	15.4	4.3	30.4	2.8	17.8	4.0
1.7 ~	14	31.6	2.6	7.8	1.4	6.0	0.8	7.8	1.4	11.6	1.2	21.7	2.7	14.1	3.4	29.2	3.7	17.5	3.2
1.8 ~ 1.9	5	33.5	1.3	8.0	0.8	6.5	1.3	8.0	0.8	13.5	1.9	23.8	3.4	12.3	4.2	32.8	2.6	18.8	4.8

引自：秦柔嘉，刘汉英，韩慧悌，等.909名正常小儿超声心动图测量[J].中华儿科杂志，1981，19（2）：92-95.

注：表内所测各数值单位为mm，个别小儿体格测量数据不全，未统计在内

附表 2-5 正常小儿常用超声心动图参数及其与年龄的关系

年龄	例数	AO	LA	LVD	LVS	IVS	LVPW	MPA	LA/AO	MPA/AO	IVS/LVPW	△D%
~ 28天	48	0.80 ± 0.11	0.96 ± 0.17	1.73 ± 0.24	0.97 ± 0.20	0.24 ± 0.06	0.24 ± 0.06	0.83 ± 0.13	1.21 ± 0.21	1.04 ± 0.13	1.03 ± 0.27	44.2 ± 6.4
~ 3个月	36	0.96 ± 0.11	1.21 ± 0.19	2.11 ± 0.29	1.22 ± 0.23	0.27 ± 0.06	0.29 ± 0.05	0.96 ± 0.12	1.27 ± 0.18	1.00 ± 0.08	0.95 ± 0.18	42.5 ± 5.1
~ 12个月	28	1.13 ± 0.18	1.46 ± 0.35	2.42 ± 0.27	1.47 ± 0.33	0.31 ± 0.05	0.34 ± 0.07	1.15 ± 0.15	1.30 ± 0.21	1.05 ± 0.14	0.94 ± 0.19	39.7 ± 8.8
~ 3岁	92	1.28 ± 0.13	1.71 ± 0.23	2.95 ± 0.28	1.83 ± 0.28	0.39 ± 0.07	0.38 ± 0.06	1.31 ± 0.12	1.35 ± 0.19	1.03 ± 0.11	1.06 ± 0.21	37.6 ± 7.5
~ 6岁	182	1.49 ± 0.17	1.95 ± 0.24	3.37 ± 0.28	2.15 ± 0.29	0.46 ± 0.08	0.40 ± 0.07	1.54 ± 0.20	1.33 ± 0.21	1.04 ± 0.14	1.17 ± 0.19	36.3 ± 7.0
~ 10岁	142	1.68 ± 0.23	2.15 ± 0.23	3.70 ± 0.29	2.43 ± 0.29	0.51 ± 0.08	0.44 ± 0.06	1.71 ± 0.22	1.31 ± 0.19	1.04 ± 0.15	1.12 ± 0.16	34.4 ± 6.7
~ 14岁	27	1.88 ± 0.26	2.36 ± 0.30	4.09 ± 0.37	2.66 ± 0.46	0.57 ± 0.10	0.49 ± 0.08	1.88 ± 0.18	1.27 ± 0.21	1.00 ± 0.11	1.17 ± 0.21	35.0 ± 8.0
r 值		0.956	0.925	0.939	0.940	0.933	0.865	0.950	0.127	−0.001	0.840	−0.845
P 值		< 0.01	< 0.01	< 0.01	< 0.01	< 0.01	< 0.05	< 0.01	> 0.05	> 0.05	< 0.05	< 0.05

引自：黄国英，丘玲，林其珊，等.各年龄组正常小儿超声心动图参数测量值[J].中国超声医学杂志，1993，9（5）：370-371.

注：表中各项参数用均值表示，单位为cm

附录3　经胸超声心动图检查报告专家共识（2024版）

完整的经胸超声心动图报告应包括以下几部分内容：①基本信息（详见表1）；②声像图；③经胸超声心动图检查内容（详见表2）。其中经胸超声心动图检查内容包括心脏定量测值（通常采用表格形式）、心脏结构和功能描述及超声提示或超声诊断。

【要点提示】

1.超声心动图报告中，应描述患者的声窗条件和图像质量。

2.应注明检查时间，复查报告中可注明复查间期，以便动态随访观察。

3.除常规经胸超声心动图报告内容外，重要阳性结果应重点描述，并结合临床和其他影像学检查综合分析。

4.超声心动图检查中如发现危急值情况，应及时与临床医师沟通联系。危急值指当出现某种结果时，患者的临床情况有可能正处于有生命危险的临界状态。此时临床医师如能准确获知信息，可对患者进行快速有效干预或治疗，全力保证患者生命安全，否则会因错过宝贵的治疗时机而危及患者生命。超声心动图检查危急值包括：首次发现心功能减退（左心室射血分数<35%）、心包积液合并心脏压塞、主动脉夹层、主动脉瘤破裂、心脏破裂、心脏游离血栓、瓣膜置换术后卡瓣等。

表1　患者临床相关资料

一般信息	姓名：　　　　性别：男□ 女□ 年龄：　岁 / 月 / 天，身高：　　cm，体重：　　kg 血压：　/ mmHg，心率：　　次 / min，其他：
临床症状	胸闷 □ 胸痛 □ 心悸 □ 气促 □ 咯血 □ 发绀 □ 晕厥 □ 水肿 □ 其他：
临床症状	高血压 □ 高血脂 □ 冠心病 □ 糖尿病 □ 心脏手术史 □ 其他：
家族史	高血压 □ 高血脂 □ 冠心病 □ 糖尿病 □ 心肌病 □其他：

表2　经胸超声心动图检查内容

一、心脏定量测值	1. 心脏结构定量测值 （1）主动脉（左心室流出道、主动脉瓣环、主动脉窦部、窦管交界处及升主动脉内径） （2）肺动脉（肺动脉主干及左、右肺动脉分支内径） （3）左心房（前后径） （4）左心室（舒张末期内径、收缩末期内径） （5）室间隔、左心室下侧壁舒张末期厚度（心肌肥厚或变薄时需要加测相应部位的室壁厚度） （6）右心室（前后径、左右径） （7）右心房（左右径、上下径） （8）右心室游离壁舒张末期厚度 2. 血流动力学参数 （1）二尖瓣口血流：E峰、A峰峰值速度、峰值压差、反流速度及反流压差 （2）主动脉瓣口血流：峰值速度、峰值压差、反流速度及反流压差 （3）三尖瓣口血流：E峰峰值速度、反流速度与反流压差 （4）肺动脉瓣口血流：峰值速度、峰值压差、反流速度及反流压差 3. 左心室功能 （1）左心室收缩功能测值：射血分数（LVEF），短轴缩短率（LVFS） （2）左心室舒张功能测值：E, A, E/A, e'（二尖瓣环间隔壁）、e'（二尖瓣环侧壁），E/e'，三尖瓣反流峰速，左房容积指数（LAVI） 4. 右心室功能 右心室收缩功能测值：右心室面积变化率（RVFAC），三尖瓣环收缩期位移（TAPSE），三尖瓣环收缩期运动速度（S'）

二、心脏结构和血流的声像图描述	1. 心脏房室腔位置及内径 2. 心室壁的厚度与心肌运动状态 3. 房室瓣及半月瓣厚度、活动度、钙化程度、瓣口面积 4. 大动脉结构、位置及形态 5. 房间隔、室间隔完整性 6. 房室瓣与心室的连接关系（二尖瓣与左心室的连接关系、三尖瓣与右心室的连接关系） 7. 大血管与心腔的连接关系（主动脉与左心室的关系、肺动脉与右心室的关系、下腔静脉与右心房的关系、肺静脉与左心房的关系） 8. 心包及心包腔（心包积液及其程度、心包厚度、粘连程度、钙化程度） 9. 瓣膜口血流状态、心腔内异常通道血流状态
三、超声诊断提示	1. 心脏结构是否异常 2. 心内血流状态 3. 心脏功能

引自：中华医学会超声医学分会超声心动图学组,国家超声诊断专业医疗质量控制中心专家委员会. 经胸超声心动图检查规范化应用中国专家共识（2024版）[J]. 中华超声影像学杂志，2024，33（1）：1-13.

参考文献

[1] LEESON P., AUGUSTINDE D., MITCHELL A.R.J., et al.Echocardiography[M].2nd ed.London: Oxford University Press, 2012.

[2] 张运.多普勒超声心动图学[M].青岛：青岛出版社，1988.

[3] 王新房.超声心动图学（第3版）[M].北京：人民卫生出版社，1999.

[4] KACHARAVA A.G., GEDEVANISHVILI A.T., IMNADZE G.G., et al.Pocket Guide to Echocardiography[M].State of New Jersey: Wiley-Blackwell, 2012.

[5] LANG R.M., BIERIG M., DEVEREUX R.B., et al.Devereux recommendations for chamber quantification: a report of the American Society of Echocardiography Guidelines and Standards Committee and the Chamber Quantification Writing Group, developed in conjunction with the European Association of Echocardiography[J].J Am Soc Echocardiogr, 2005, 18（12）: 1440-1463.

[6] LANG R.M., BADANO L.P., MOR-AVI V., et al.Recommendations for cardiac chamber quantification by echocardiography in adults: an update from the American Society of Echocardiography and the European Association of Cardiovascular Imaging[J].J Am Soc Echocardiogr, 2015, 28（1）: 1-39.

[7] RUDSKI L.G., LAI W.W., AFILALO J., et al.Guideline for the echocardiographic assessment of the right heart in adults: a report from the American Society of Echocardiography Endorsed by the European Association of Echocardiography, a registered branch of the European Society of Cardiology, and the Canadian Society of Echocardiography[J].J Am Soc Echocardiogr, 2010, 23（7）: 685-713.

[8] BOE E., SKULSTAD H., SMISETH O.A.Myocardial work by echocardiography: a novel method ready for clinical testing[J].Eur Heart J Cardiovasc Imaging, 2019, 20（1）: 18-20.

[9] CHAN J., EDWARDS N.F.A., KHANDHERIA B.K., et al.A new approach to assess myocardial work by non-invasive left ventricular pressure-strain relations in hypertension and dilated cardiomyopathy[J].Eur Heart J Cardiovasc Imaging, 2019, 20（1）: 31-39.

[10] MANGANARO R., MARCHETTA S., DULGHERU R., et al.Echocardiographic reference ranges for normal non-invasive myocardial work indices: results from the EACVI NORRE study[J].Eur Heart J Cardiovasc Imaging, 2019, 20（5）: 582-590.

[11] 中华医学会超声医学分会超声心动图学组.中国成年人超声心动图检测测量指南[J].中华超声影像学杂志，2016，25（8）: 645-666.

[12] 中国医师协会超声医师分会.超声心动图检查指南[M].北京：人民军医出版社，2016.

[13] 张全斌，刘望彭，张青兰，等.定量组织速度成像对正常人不同年龄组左心室心肌运动特点的研究[J].中华超声影像学杂志，2006，15（5）: 393-395.

[14] 董娟，张全斌，刘望彭.二维应变与组织多普勒速度成像对正常人心肌应变的初步研究[J].山西医科大学学报，2009，40（5）: 460-463.

[15] YAO G.H., DENG Y., LIU Y., et al.Echocardiographic measurements in normal Chinese adults focusing on cardiac chambers and great arteries: a prospective, nationwide, and multicenter study[J].J Am Soc Echocardiogr, 2015, 28（5）: 570-579.

[16] YAO G.H., ZHANG M., YIN L.X., et al.Doppler Echocardiographic measurements in normal Chinese adults（EMINCA）: a prospective, nationwide, and multicentre study[J].J Am Soc Echocardiogr, 2016, 17（5）: 512-522.

[17] ZHANG Q.B., SUN J.P., GAO R.F., et al.Feasibility of single-beat full-volume capture real-time three-dimensional echocardiography for quantification of right ventricular volume: validation by cardiac magnetic resonance imaging[J].Int J Cardiol, 2013, 168（4）: 3991-3995.

[18] ZHANG Q.B., SUN J.P., GAO R.F., et al.Novel single-beat full-volume capture real-time three-dimensional echocardiography and auto-contouring algorithm for quantification of left ventricular vol-

ume：validation with cardiac magnetic resonance imaging[J].Int J Cardiol，2013，168（3）：2946-2948.

[19] SAITO K.，OKURA H.，WATANABE N.，et al.Comprehensive evaluation of left ventricular strain using speckle tracking echocardiography in normal adults：comparison of three-dimensional and two-dimensional approaches[J].J Am Soc Echocardiogr，2009，22（9）：1025-1030.

[20] 高瑞锋，张全斌，蔚俊丽，等.实时三维超声心动图测量左心室容积与射血分数的应用价值[J].中西医结合心脑血管病杂志，2019，17（16）：2525-2531.

[21] ROEMER S.，JAGLAN A.，SANTOS D.，et al.The utility of myocardial work in clinical practice[J].J Am Soc Echocardiogr，2021，34（8）：807-818.

[22] SUGA H.Total mechanical energy of a ventricle model and cardiac oxygen consumption[J].Am J Physiol，1979，236（3）：H498-505.

[23] RUSSELL K.，ERIKSEN M.，AABERGE L.，et al.A novel clinical method for quantification of regional left ventricular pressurestrain loop area：a non-invasive index of myocardial work[J].Eur Heart J，2012，33（6）：724-733.

[24] MANGIMOTO R.，MARCHETTA S.，CIMINO S.，et al.Echocardiographic reference range for normal non-invasive myocardial work indices：results from the EACVI NORRE study[J].Eur Heart J Cardiovasc Imaging，2019，20（5）：582-590.

[25] JAIN R.，BAJWA T.，ROEMER S.，et al.Myocardial work assessment in severe aortic stenosis undergoing transcather aorticvalve replacement[J].Eur Heart J Cardiovasc Imaging，2012，22（6）：715-721.

[26] 杨浣宜，张继革，李建蓉，等.国人超声心动图心脏结构与功能系列正常值——797例M型和B型计算机测值[J].中国循环杂志，1990，5（3）：184-186，262-272.

[27] 吴雅芬，张桂珍.实用心脏超声诊断学[M].北京：中国医药科技出版社，1996.

[28] VAHANIAN A.，BEYERDORF F.，PRAZ F.，et al.2021 ESC/EACTS Guidelines for the man-agement of valvular heart disease[J].Eur Heart J，2022，43（7）：561-632.

[29] DONALD D.E.，HARSHBARGER H.G.，KIRK-LIN J.W.，et al.Surgical correction of ventricular septal defect：anatomic and technical consider-ations[J].J Thorac Surg，1957，33（1）：45-59.

[30] ARMSTRONG W.F.，RYAN T.Feigenbaum's Echocardiography[M].7th ed.Philadelphia：Lippincott Williams&Wilkins，2010.

[31] HOFBECK M.，DEEG K.H.，RUPPRECHT T.Doppler Echocardiography in Infancy and Childhood[M].Tubingen：Springer-Verlag，2017.

[32] AMINDE L.N.，DZUDIE A.，TAKAH N.F.，et al.Current diagnostic and treatment strategies for Lutembacher syndrome：the pivotal role of echocardiography[J].Cardiovasc Diagn Ther，2015，5（2）：122-132.

[33] 徐恩多.局部解剖学（第4版）[M].北京：人民卫生出版社，1995.

[34] 张新春，李国敏，金虹，等.246例正常儿童下腔静脉和上腔静脉超声心动图测量[J].中国超声医学杂志，1989，5（3）：160-162.

[35] SUGENG L.，SHERNAN S.K.，SALGO I.S.，et al.Live 3-dimensional transesophageal echocardiography initial experience using the fully-sampled matrix array probe[J].J Am Coll Cardiol，2008，52（6）：446-449.

[36] POTHINENI K.R.，INAMDAR V.，MILLER A.P.，et al.Initial experience with live/real time three-dimensional transesophageal echocardiography[J].Echocardiography，2007，24（10）：1099-1104.

[37] GREWAL J.，MANKAD S.，FREEMAN W.K.，et al.Real-time three-dimensional transesophageal echocardiography in the intraoperativeassessment of mitral valve disease[J].J Am Soc Echocardiogr，2009，22（1）：34-41.

[38] SUGENG L.，SHERNAN S.K.，WEINERT L.，et al.Real-time three-dimensional transesophageal echocardiography in valve disease：comparison with surgical findings and evaluation of prosthetic valves[J].J Am Soc Echocardiogr，2008，21（12）：1347-1354.

[39] AHMED S.，NANDA N.C.，MILLER A.P.，et

al.Usefulness of transesophageal three-dimensional echocardiography in the identification of individual segment /scallop prolapse of the mitral valve[J].Echocardiography，2003，20（2）：203-209.

[40] MEHMOOD F.，VENGALA S.，NANDAN N.C.，et al.Usefulness o f live three-dimensional transthoracic echocardiog raphy in the characterization of atrial septal defects in adults[J].Echocardiography，2004，21（8）：707-713.

[41] JEAN W.H.，KANG T.J.，LIU C.M.，et al.Transcatheter occlusion of ruptured sinus of valsalva aneurysm guided by three-dimensional transesophageal echocardiography[J].J Formos Med Assoc，2004，103（12）：948-951.

[42] KIM M.S.，KLEIN A.J.，GROVES B.M.，et al.Left ventricular outflow tract obstruction in the presence of asymmetric septal hypertrophy and accessory mitral valve tissue treated with alcohol septal ablation[J].Eur J Echocardiogr，2008，9（5）：720-724.

[43] SALUSTRI A.，BECKER A.E.，VAN HERWERDEN L.，et al.Three-dimensional echocardiograpy of normal and pathology mitral valve：a comparison with two-dimensional transesopageal echocardiograpy[J].J Am Coll Cardiol，1996，27（6）：1502-1510.

[44] 王林林，何怡华，李治安.经食管实时三维超声心动图的临床应用研究[J].中华医学超声杂志（电子版），2011，8（10）：2220-2227.

[45] LITTLE S.H.，IGO S.R.，PIRAT B.，et al.In vitro validation of real-time three-dimensional color doppler echocardiography for direct measurement of proximal isovelocity surface area in mitral regurgitation[J].Am J Cardiol，2007，99（10）：1440-1447.

[46] AGUSTIN J.A.，MARCOS-ALBERCA P.，FERNANDEZ-GOLFIN C.，et al.Direct measurement of proximal isovelocity surface area by single-beat three-dimensional color doppler echocardiography in mitral regurgitation：a validation study[J].J Am Soc Echocardiogr，2012，25（8）：815-823.

[47] THAVENDIRANATHAN P.，LIU S.，RAJAGO-PALAN S.，et al.Quantification of chronic functional mitral regurgitation by automated 3-dimensional peak and integrated proximal isovelocity surface area and stroke volume techniques using real-time 3-dimensional volume color doppler echocardiography：in vitro and clinical validation[J].Circ Cardiovasc Imaging，2013，6（1）：125-133.

[48] NEWTON J.，SABHARWAL N.，MYERSON S.，et al.OSH Valvular Heart Disease[M].Oxford：Oxford University Press，2011.

[49] LANCELLOTTI P.，TRIBOUILLOY C.，HAGENDORFF A.，et al.Recommendations for the echocardiographic assessment of native valvular regurgitation：an executive summary from the European Association of Cardiovascular Imaging[J].Eur Heart J Cardiovasc Imaging，2013，14（7）：611-644.

[50] CARPENTIER A.，CHAUVAUD S.，MACE L.，et al.A new reconstructive operation for Ebstein's anomaly of the tricuspid valve[J].J Thorac Cardiovasc Surg，1988，96（1）：92-101.

[51] 霍夫贝克，迪格，著.张全斌，王浩，译.婴幼儿多普勒超声心动图学[M].北京：科学技术文献出版社，2020.

[52] FREEDOM R.M.，BENSON L.N.Ebstein's malformation of the tricuspid valve[M].London：Springern，1992.

[53] LINDINGER A.，SCHWEDLER G.，HANS H.W.Prevalence of congenital heart defects in newborns in Germany：results of the first registration year of the PAN study（July 2006 to June 2007）[J].Klin Padiatr，2010，222（5）：321-326.

[54] SCHWEDLER G.，LINDINGER A.，LANGE P.E.，et al.Frequency and spectrum of congenital heart defects among live births in Germany：a study of the competence network for congenital heart defects[J].Clin Res Cardiol，2011，100（12）：1111-1117.

[55] SHARLAND G.，TINGAY R.，JONES A.，et al.Atrioventricular and ventriculoarterial discordance（congenitally corrected transposition of

the great arteries）：echocardiographic features，associations，and outcome in 34 fetuses[J].Heart，2005，91（11）：1453-1458.

[56] KERST G.，KAULITZ R.，SIEVERDING L.，et al.Images in cardiovascular medicine.Ebstein's malformation with imperforate tricuspid valve[J]. Circulation，2007，115（6）：e177-e178.

[57] CELERMAJER D.S.，CULLEN S.，SULLIVAN I.D.，et al.Outcome in neonates with Ebstein's anomaly[J].J Am Coll Cardiol，1992，19（5）：1041-1046.

[58] CELERMAJER D.S.，DODD S.M.，GREEN-WALD S.，et al.Morbid anatomy in neonates with Ebstein's anomaly of the tricuspid valve：patho-physiologic and clinical implications[J].J Am Coll Cardiol，1992，19（5）：1049-1053.

[59] CELERMAJER D.S.，BULL C.，TILL J.A.，et al.Ebstein's anomaly：presentation and outcome from fetus to adult[J].J Am Coll Cardiol，1994，23（1）：170-176.

[60] FREEDOM R.M.，JAEGGI E.，PERRIN D.，et al.The "wall-to-wall" heart in the patient with pul-monary atresia and intact ventricular septum[J]. Cardiol Young，2006，16（1）：18-29.

[61] KAPUSTA L.，EVELEIGH R.M.，POULINO S.E.，et al.Ebstein's anomaly：factors associ-ated with death in childhood and adolescence：a multi-centre，longterm study[J].Eur Heart J，2007，28（21）：2661-2666.

[62] SHARLAND G.K.，CHITA S.K.，ALLAN L.D. Tricuspid valve dysplasia or displacement in intra-uterine life[J].J Am Coll Cardiol，1991，17（4）：944-949.

[63] KNOTT-CRAIG C.J.，GOLDBERG S.P.，BALL-WEG J.A.，et al.Surgical decision making in neonatal Ebstein's anomaly：an algorithmic ap-proach based on 48 consecutive neonates[J].World J Pediatr Congenit Heart Surg，2012，3（1）：16-20.

[64] YETMAN A.T.，FREEDOM R.M.，MCCRIN-DLE B.W.Outcome in cyanotic neonates with Eb-stein's anomaly[J].Am J Cardiol，1998，81（6）：749-754.

[65] PFLAUMER A.，EICKEN A.，AUGUSTIN N.，et al.Symptomatic neonates with Ebstein anoma-ly[J].J Thorac Cardiovasc Surg，2004，127（4）：1208-1209.

[66] MARTINEZ R.M.，O'LEARY P.W.，Anderson R.H.Anatomy and echocardiography of the normal and abnormal tricuspid valve[J].Cardiol Young，2006，16（3）：4-11.

[67] ROBERSON D.A.，SILVERMAN N.H.Ebstein's anomaly：echocardiographic and clinical features in the fetus and neonate[J].J Am Coll Cardiol，1989，14（5）：1300-1307.

[68] SCHREIBER C.，COOK A.，HO S.Y.，et al.Morphologic spectrum of Ebstein's malfor-mation：revisitation relative to surgical repair[J].J Thorac Cardiovasc Surg，1999，117（1）：148-155.

[69] GUSSENHOVEN E.J.，STEWART P.A.，BECK-ER A.E.，et al. "Offsetting" of the septal tri-cuspid leaflet in normal hearts and in hearts with Ebstein's anomaly.Anatomic and echographic cor-relation[J].Am J Cardiol，1984，54（1）：172-176.

[70] SHIINA A.，SEWARD J.B.，EDWARDS W.D.，et al.Two-dimensional echocardiographic spec-trum of Ebstein's anomaly：detailed anatomic assessment[J].J Am Coll Cardiol，1984，3（2 Pt 1）：356-370.

[71] DEARANI J.A.，OLEARY P.W.，DANIELSON G.K.Surgical treatment of Ebstein's malforma-tion：state of the art in 2006[J].Cardiology in the Young，2006，16（3）：12-20.

[72] KNOTT-CRAIG C.J.，GOLDBERG S.P.Manage-ment of neonatal Ebstein's anomaly[J].Semin Thorac Cardiovasc Surg Pediatr Card Surg Annu，2007，10（1）：101-108.

[73] NAGDYMAN N.，EWERT P.，KOMODA T.，et al.Modified repair in patients with Ebstein's anomaly[J].J Heart Valve Dis，2010，19（3）：364-369.

[74] HIGGINS C.B.Congenital heart disease：Echocar-diography and Magnetic Resonance Imaging[M]. New York：Lippincott Williams & Wikins，1990.

[75] SMALLHORN J.F.，IZUKAWA T.，BENSON L.，et al.Noninvasive recognition of functional pulmonary atresia by echocardiography[J].Am J Cardiol，1984，54（7）：925-926.

[76] ALTUN G.，BABAO LU K.，BINNETO LU K.，et al.Functional pulmonary atresia in newborn with normal intracardiac anatomy：successful treatment with inhaled nitric oxide and pulmonary vasodilators[J].Ann Pediatr Cardiol，2013，6（1）：83-86.

[77] LIN M.C.，CHEN C.H.，FU Y.C.，et al.Functional pulmonary atresia：in a critically ill premature infant[J].Tex Heart Inst J，2010，37（4）：494-495.

[78] 姚瑶，谢立，王欣，等.食道超声辅助下室间隔缺损封堵术与室间隔缺损直视修补术输血及住院时间分析[J].中国医师杂志，2013（2）：186-189.

[79] 张敏，田丽，聂红军.左心耳封堵术中经食道超声的应用[J].当代医学，2019，25（6）：1-4.

[80] GIBSON D.G.，LENNOX S.C.Cor Triatriatum diagnosis by echocardiography[J].Br Heart J，1974，36（8）：835-838.

[81] 邓东安，侯传举.先天性心脏病影象诊断学[M].沈阳：辽宁科学技术出版社，1988.

[82] VEINOT J.P.，HARRITY P.J.，GENTILE F.，et al.Anatomy of the normal left atrial appendage：a quantitative study of age-related changes in 500 autopsy hearts：implications for echocardiographic examination[J].Circulation，1997，96（9）：3112-3115.

[83] GOLDMAN J.H.，FOSTER E.Transesophageal Echocardiographic（TEE）evaluation of intracardiac and pericardial masses[J].Cardiol Clin，2000，18（4）：849-860.

[84] CUMMISFORD K.，SUNDAR S.，HAGBERG R.，et al.Real-time three-dimensional transesophageal echocardiography and a congenital bilobar left atrial appendage[J].J Cardiothorac Vasc Anesth，2010，24（3）：475-477.

[85] MIZUGUCHI K.A.，BURCH T.M.，BULWER B.E.，et al. Thrombus or bilobar left atrial appendage? diagnosis by real-time three-dimensional transesophageal echocardiography[J].Anesth Analg，2009，108（1）：70-72.

[86] COWBURN P.J.，CLELAND J.G.，COATS A.J.，et al.Risk stratification in chronic heart failure[J].Eur Heart J，1998，19（5）：696-710.

[87] SIU S.C.，RIVERA J.M.，GUERRERO J.L.，et al.Three-dimensional echocardiography. In vivo validation for left ventricular volume and function[J].Circulation，1993，88（4 Pt 1）：1715-1723.

[88] 张运.三维超声心动图：从静态、动图到实时[J].中华超声影像学杂志，2003，12（2）：69-70.

[89] 章朝霞，潘翠珍，舒先红，等.实时三维超声心动图定量评价左心室容积及其收缩功能的研究[J].中国超声医学杂志，2004，20（4）：265-269.

[90] 中华医学会心血管病学分会，中国成人肥厚型心肌病诊断与治疗指南编写组，中华心血管病杂志编辑委员会.中国成人肥厚型心肌病诊断与治疗指南[J].中华心血管病杂志，2017，45（12）：1015-1032.

[91] 邹玉宝，宋雷.中国成人肥厚型心肌病诊断与治疗指南解读[J].中国循环杂志，2018，33（z1）：68-73.

[92] 中华医学会超声医学分会超声心动图学组，中国超声医学工程学会超声心动图专业委员会.肥厚型心肌病超声心动图检查规范专家共识[J].中华医学超声杂志（电子版），2020，17（5）：394-408.

[93] MAKARYUS A.N.，AND PETERS M.R.Clinical images：congenital left ventricular diverticulum diagnosed by 64-detector CT imaging[J].J Invasive Cardiol，2008，20（7）：372-373.

[94] OHLOW M.A.Congenital left ventricular aneurysms and diverticula：definition，pathophysiology，clinical relevance and treatment[J].Cardiology，2006，106（2）：63-72.

[95] PRADHAN M.，DALAL A.，KAPPOR A.，et al.Fetal left ventricular diverticulum presenting as dysrhythmia：diagnosis and management[J].Fetal Diagn Ther，2008，23（1）：10-14.

[96] OKEREKE O.U.I.，COOLEY D.A.，FRAZIER

O.H.Congenital diverticulum of the ventricle[J]. J Thorac Cardiovasc Surg，1986，91（2）：208-214.

[97] HEAD H.D.，JUE K.L.，ASKREN C.C.Aortic subannular ventricular aneurysm[J].Ann Thorac Surg，1993，55（5）：1268-1272.

[98] TESKE D.W.，MCGOVERN J.J.，Allen H.D. Congenital fibrous left ventricular diverticulum[J]. Am Heart J，1993，126（5）：1233-1235.

[99] NAKAZONO T.，JEUDY J.，WHITE C.S.Left and right ventricular diverticula;incidence and imaging findings on 256-lice mulidetector computed tomography[J].J Thorac Imaging，2012，27（3）：179-183.

[100] 雷亚莉，熊峰.心室憩室的诊治进展[J].心血管病学进展，2019，40（8）：1154-1157.

[101] YAZICI M.，DEMIRCAN S.，DURNA K.，et al.Left ventricular diverticulum two adult patients[J].Int Heart J，2005，46（1）：161-165.

[102] HUANG G.，PAVAN D.，ANTONINI-CANTERIN F.，et al.Asymptomatic isolated congenital left ventricular muscular diverticulum in an adult：a case report[J].Echocardiography，2003，20（2）：191-195.

[103] 杨跃进，尤士杰，高润霖，等.中国人成人先天性孤立性左室憩室的临床和影像诊断特点[J].中华内科杂志，2000，39（2）：85-87.

[104] CRESTI A.，CANNARILE P.，ALDI E.，et al. Multimodality imaging and clinical signif- cance of congenital entricular outpouchings：recesses，diverticula，aneurysms，clefis，and crypts[J].J Cardiovasc Echogr，2018，28（1）：9-17.

[105] HAEGELI L.M.，ERCIN E.，STEFFEL J.，et al.Incidence and prognosis of ventricular arrhythmias in patients with congenital left ventricular aneurysms or diverticula [J].Am J Med，2015，128（6）：653（e1-e6）.

[106] SHARMA A.，KUMAR S.Overview of left ventricular outpouchings on cardiac magnetic resonance imaging[J].Cardiovasc Diagn Ther，2015，5（6）：464-470.

[107] YAO M.，WANG R.，YE W.，et al.Surgical treatment of congenital left ventricular diverticulum[J].J Thorac Dis，2021，13（1）：291-298.

[108] 蔚俊丽，高瑞锋，张园园，等.心室射血分数自动测量法评价心肌梗死患者左室整体收缩功能的可行性研究[J].临床超声医学杂志，2015，17（3）：159-163.

[109] FAVA A.M.，MEREDITH D.，DESAI M.Y. Clinical applications of echo strain imaging：a current appraisal[J].Curr Treat Options Cardiovasc Med，2019，21（10）：50.

[110] 张全斌，刘望彭，王新房，等.组织追踪显像对冠心病运动异常的初步研究[J].中华超声影像学杂志，2002，11（10）：581-584.

[111] 任俊红，张全斌，刘望彭，等.定量组织速度显像技术评价犬心肌缺血再灌注局部心室壁运动[J].中华超声影像学杂志，2004，13（12）：935-938.

[112] 张全斌，刘望彭，梁峰，等.组织追踪法定量评价急性心肌梗死左心室局部收缩功能的实验研究[J].中华超声影像学杂志，2005，14（2）：140-143.

[113] MIREA O.，DUCHENNE J.，VOIGT J.U.Recent advances in echocardiography：strain and strain rate imaging[J].F1000Res，2016，5：787.

[114] VOIGT J.U.，CVIJIC M.2-and 3-Dimensional myocardial strain in cardiac health and disease[J].JACC Cardiovasc Imaging，2019，12（9）：1849-1863.

[115] 高瑞锋，张全斌，刘丰，等.实时三平面超声心动图评价心肌梗死患者左心室总体收缩功能的研究[J].中华医学超声杂志（电子版），2012，9（2）：117-121.

[116] 段利科，李玲，谢明星，等.三维斑点追踪技术评价正常人左心室心肌应变的初步研究[J].中华医学超声杂志（电子版），2010，7（5）：803-810.

[117] 何慧，张全斌，张园园，等.实时三维斑点追踪成像评价心肌梗死左心室整体收缩功能的可行性和重复性研究[J].中国医疗前沿，2013，8（23）：4-7.

[118] 高瑞锋，张全斌，蔚俊丽，等.实时三维斑点追踪成像检测冠状动脉狭窄患者左心室整体心肌应变[J].中国超声医学杂志，2016，32（3）：201-204.

[119] NABESHIMA Y.，SEO Y.，TAKEUCHI M.A review of current trends in three-dimensional analysis of left ventricular myocardial strain[J]. Cardiovasc Ultrasound，2020，18（1）：23.

[120] URBANO-MORAL J .A.，PATEL A.R.，MARON M.S.，et al.Three-dimensional speckle-tracking echocardiography：methodological aspects and clinical potential[J].Echocardiography，2012，29（8）：997-1010.

[121] BISWAS M.，SUDHAKAR S.，NANDA N.C.，et al.Two-and three-dimensional speckle tracking echocardiography：clinical applications and future directions[J].Echocardiography，2013，30（1）：88-105.

[122] ANCEDY Y.，EDERHY S.，JEAN M.L.，et al.Does layer-specific strain using speckle tracking echocardiography improve the assessment of left ventricular myocardial deformation? a review[J].Arch Cardiovasc Dis，2020，113（11）：721-735.

[123] 孙传青，苏雁欣，成亚男 .分层应变技术评估心脏疾病研究进展 [J].中华医学超声杂志（电子版），2017，14（12）：899-902.

[124] 冯津虹 .心肌分层应变技术在临床中的应用进展 [J].中国医疗器械信息，2021，27（5）：44-45.

[125] NEGISHI K.，NEGISHI T.，HARE J.L.，et al.Independent and incremental value of deformation indices for prediction of trastuzumab induced cardiotoxicity[J].J Am Soc Echocardiogr，2013，26（5）：493-498.

[126] NEGISHI T.，NEGISHI K.How to standardize measurement of global longitudinal strain[J].J Med Ultrason，2022，49（1）：45-52.

[127] RUSSELL K.，ERIKSEN M.，AABERGE L.，et al.A novel clinical method for quantification of regional left ventricular pressure-strain loop area：a non-invasive index of myocardial work[J].Eur Heart J，2012，33（6）：724-733.

[128] 姬冰，袁建军 .超声压力 - 应变环技术评估心肌做功研究进展 [J].中国医学影像技术，2020，36（10）：1579-1583.

[129] 顾瑜，曲绍辉，郭子鸿，等 .超声左心室压力 -

应变环对非 ST 段抬高型心肌梗死患者的定量研究 [J]. 中国超声医学杂志，2021，37（4）：402-405.

[130] 郑哲岚，蒋冰倩 .超声斑点追踪技术在评估心脏功能中的临床应用及进展 [J].浙江医学，2022，44（11）：1125-1138.

[131] 中华医学会超声医学分会超声心动图学组 .中国成年人超声心动图检查测量指南 [J].中华超声影像学杂志，2016，25（8）：645-666.

[132] POTTER E.，MARWICK T.H.Assessment of left ventricular function by echocardiography：the case for routinely adding global longitudinal strain to ejection fraction[J].JACC Cardiovasc Imaging，2018，11（2 Pt 1）：260-274.

[133] TSCHOPE C.，SENNI M.Usefulness and clinical relevance of left ventricular global longitudinal systolic strain in patients with heart failure with preserved ejection fraction[J].Heart Fail Rev，2020，25（1）：67-73.

[134] KATO T.，HARADA T.，KAGAMI K.，et al.The roles of global longitudinal strain imaging in contemporary clinical cardiology[J].J Med Ultrason，2022，49（2）：175-185.

[135] SMISETH O.A.，TORP H.，OPDAHL A.，et al.Myocardial strain imaging：how useful is it in clinical decision making? [J].Eur Heart J，2016，37（15）：1196-1207.

[136] KLAEBOE L.G.，EDVARDSEN T.Echocardiographic assessment of left ventricular systolic function[J].J Echocardiogr，2019，17（1）：10-16.

[137] 陈小果，舒先红 .超声心动图心肌分层应变的临床应用进展 [J].中华超声影像学杂志，2016，25（7）：638-640.

[138] 陈莹，刘昕，王建华 .实时三维斑点追踪成像技术评价无节段性室壁运动异常的不同程度冠状动脉病变患者的心肌应变 [J].中国医学影像技术，2014，30（10）：1495-1499.

[139] LIU H.，POZIOS I.，HAILESELASSIE B.，et al.Role of global longitudinal strain in predicting outcomes in hypertrophic cardiomyopathy[J].Am J Cardiol，2017，120（4）：670-675.

[140] 李雪洁，舒先红 .超声心动图评价心肌作功的

研究进展 [J]. 中国临床医学，2021，28（1）：111-115.

[141] 何金梅，尹立雪. 心肌做功技术评价心血管疾病左心室功能的研究进展 [J]. 实用医院临床杂志，2021，18（3）：188-191.

[142] 王新房，李治安. 动图三维（四维）超声心动图的临床应用 [J]. 医学研究通讯，2000，29（12）：15-16.

[143] POTHINENI K.R.，INAMDAR V.，MILLER A.P.，et al. Initial experience with live /real-time three dimensional transesophageal echocardiography[J].Echocardiography，2007，24（10）：1099-1104.

[144] FISCHER G.W.，SALGO I.S.，ADAMS D.H. Real-time three-dimensional transesophageal echocardiography：the matrix revolution[J].J Cardiothorac Vasc Anesth，2008，22（6）：904-912.

[145] JIANG L.，SIU S.C.，HANDSCHUMACHER M.D.，et al.Three-dimensional echocardiography. In vivo validation for right ventricular volume and function[J].Circulation，1994，89（5）：2342-2350.

[146] 寇敏，张全斌. 二维超声心动图采用内缘 - 内缘方法测量健康成人主动脉根部直径 [J]. 中国超声医学杂志，2018，34（6）：512-515.

[147] 程亚沙，陈金丽，吴治湘. 多发性大动脉炎的彩色多普勒超声诊断 [J]. 临床超声医学杂志，2003，5（4）：254-255.

[148] NUMANO F.，OKAWARA M.，INOMATA H.，et al.Takayasu＇s arteritis[J].Lancet，2000，356（9234）：1023-1025.

[149] 宋金松，刘玉清，凌坚. 大动脉炎及其血管造影综合分析 [J]. 中国医学影像学杂志，2000，8（2）：118-120.

[150] 钟兴，黄君，李建初. 多发性大动脉炎的超声诊断进展 [J]. 中国医学影像学杂志，2005，13（4）：295-297.

[151] 王玉琦，叶建荣. 血管外科治疗学 [M]. 上海：上海科学技术出版社，2003.

[152] MAEDA H.，HANDA N.，MATSUMOTO M.，et al.Carotid lesions detected by B mode ultrasonography in Takayasu＇s arteritis："Macaroni sign" as an indicator of the disease[J].Ultrasound Med Biol，1991，17（7）：695-701.

[153] POLAK J.F.Peripheral vascular sonography[M].Philadelphia：Lippincott Williams & Wilkins.2004.

[154] TANIGUCHI N.，ITOH K.，HONDA M.，et al.Comparative ultrasonographic and angiographic study of carotid arterial lesions in Takayasu＇s arteritis[J].Angiology，1997，48（1）：9-20.

[155] SUN Y.，YIP P.K.，JENG J.S.，et al.Ultrasonographic study and long-term follow-up of Takayasu＇s arteritis[J].Stroke，1996，27（12）：2178-2182.

[156] 段云友，曹铁生，杨炳昂，等. 超声诊断多发性大动脉炎心脏及外周血管病变 [J]. 中国超声医学杂志，1999，15（8）：581-584.

[157] 王静毅，刘美负，潘咏梅. 超声多普勒对大动脉炎的诊断价值 [J]. 中国超声医学杂志，1994，10（2）：22-23.

[158] HATA A.，NODA M.，MORIWAKI，et al.Angiographic findings of Takayasu arteritis：new classification[J].Int J Cardiol，1996，54（Suppl）：S155-S163.

[159] KAWASAKI T.Acute febrile mucocutaneous syndrome with lymphoid involvement with specific desquamation of the fingers and toes in children[J].Arerugi.1967，16（3）：178-222.

[160] KATO H.，SUGIMURA T.，AKAGI T.，et al.Long-term consequences of Kawasaki disease. A 10-to 21-year follow-up study of 594 patients[J].Circulation.1996，94（6）：1379-1385.

[161] DAJANI A.S.，TAUBERT K.A.，GERBER M.A.，et al.Diagnosis and therapy of Kawasaki disease in children[J].Circulation，1993，87（5）：1776-1780.

[162] 王雷，夏焙. 超声心动图在川崎病诊断、治疗及长期随访中的应用进展：2017 年 AHA 指南的解读 [J]. 中华医学超声杂志（电子版），2019，16（3）：161-165.

[163] Fukazawa R.，Kobayashi J.，Ayusawa M.，et al.JCS/JSCS 2020 guideline on diagnosis and management of cardiovascular sequelae in Kawasaki disease[J].Circ J，2020，84（8）：1348-1407.

参考文献

[164] 范舒旻，夏焙，陈伟玲，等.川崎病患儿超声心动图冠状动脉内径 Z 值分析 [J]. 中华医学超声杂志（电子版），2014（7）：531-536.

[165] 姜小云，张丽珊.儿童川崎病发生冠状动脉损伤的危险因素分析及预测指标评价 [J]. 中国卫生检验杂志，2020，30（12）：1485-1487.

[166] 黄国日.川崎病合并冠状动脉损伤的诊治及危险因素研究进展 [J]. 医学理论与实践，2022，35（5）：761-763.

[167] XIE P., ZHUANG X., LIU M., et al.An appraisal of clinical practice guidelines for the appropriate use of echocardiography for adult infective endocarditis-the timing and mode of assessment（TTE or TEE）[J].BMC Infect Dis，2021，21（1）：1-10.

[168] LU Y., GUO Y., SI F., et al.Predictive value of heart rate deceleration capacity on coronary artery lesion in acute phase of Kawasaki disease[J].Sci Rep，2020，10（1）：10211.

[169] 《中国心血管健康与疾病报告》编写组.《中国心血管健康与疾病报告 2020》要点解读 [J]. 中国心血管杂志，2021，26（3）：209-218.

[170] CAPANARI T.E., DANIELS S.R., MEYER R.A., et al.Sensitivity, specificity and predictive value of two-dimensional echocardiography in detecting coronary artery aneurysms in patients with Kawasaki disease[J].J Am Coll Cardiol，1986，7（2）：355-360.

[171] 金虹，梁翊常，张新春.正常儿童冠状动脉超声心动图研究 [J]. 中华儿科杂志，1988，26（5）：257-260.

[172] 王婧，霍梦月.川崎病并发冠脉损伤的高危因素及不典型川崎病早期诊断的研究进展 [J]. 内蒙古医科大学学报，2019，41（S1）：260-264.

[173] OGAWA S., CHEN C.C., HUBBARD F.E., et al.A new approach to visualize the left coronary artery using apical cross sectional echocardiography[J].Am J Cardiol，1980，45（2）：301-304.

[174] YOSHIDA H., FUNABASHI T., NAKAY S., et al.Mucocutaneous lymph node syndrome：a cross sectional echocardiographic diagnosis of coronary aneurysms[J].Am J Dis Child，1979，133（12）：1244-1247.

[175] 郑淋，杜忠东，金兰中，等.超声心动图评价儿童冠状动脉内径正常参考值范围及其临床意义 [J]. 中华儿科杂志，2013，51（5）：371-376.

[176] 夏焙，许娜，何学智，等.儿童超声心动图冠状动脉正常参考值及临床意义 [J]. 中华医学超声杂志（电子版），2013，10（1）：42-51.

[177] WEYMAN A.E., FEIGENBAUM H., DILLON J.C., et al.Noninvasive visulazation of the left main coronary artery by cross-sectional echocardiography[J].Circulation，1976，54（2）：169-174.

[178] OGAWA S., CHEN C.C., HUBBARD F.E., et al.A new approach to visualize the left main coronary artery using apical cross-sectional echocardiography[J].A J Cardiol，1980，45（2）：301-304.

[179] YOSHIDA H., FUNABASHI T., NAKAYA S., et al.Mucocutaneous Lymph Node Syndrome：A Cross-sectial Echocardiographic Diagnosis of Coronary Aneurysms[J].Am J Dis Child，1979，133（12）：1244-1247.

[180] CHANDRARARUA P.A., ARONOW W.S.Left main coronary arterial patency assessed with cross-sectional echocardiography[J].Am J Cardiol，1980，46（1）：91-94.

[181] ROGERS E.W., FEIGENBAUM H., WEYMAN A.E., et al.Evaluation of left coronary artery anatomy in vitro by cross-sectional echocardiogrphy[J].Circulation，1980，62（4）：782-787.

[182] 金兰中，李国敏，马桂琴，等.川崎病的超声心动图检查 [J]. 中华心血管病杂志，1996，24（1）：38-40.

[183] HACHIYA A., MOTOKI N., AKAZAWA Y., et al.Left ventricular non-compaction revealed by aortic regurgitation due to Kawasaki disease in a boy with LDB3 mutation[J].Pediatr Int，2016，58（8）：797-880.

[184] NEWBURGER J.W., TAKAHASHI M., GERBER M.A., et al.Diagnosis, treatment, and long-term management of Kawasaki disease：a statement for health professionals from the committee on rheumatic fever, endocarditis and

Kawasaki disease，council on cardiovascular disease in the young，American Heart Association[J].Circulation，2004，110（17）：2747-2771.

[185] YANCY C.W.，JESSUP M.，BOZKURT B.，et al.2017 ACC/AHA/HFSA focused update of the 2013 ACCF/AHA guideline for the management of heart failure：a report of the American College of Cardiology/American Heart Association task force clinical practice guideline and the Heart Failure Society of America[J].Circulation，2017，136（6）：e137-e161.

[186] CRYSTAL M.A.，MANLHIOT C.，YEUNG R.S.M.，et al.Coronary artery dilation after Kawasaki disease for children within the normal range[J].Int J Cardiol，2009，136（1）：27-32.

[187] MANLHIOT C.，MILLAR K.，GOLDING F.，et al.Improving classification of coronary artery abnormalities based only on coronary artery z-scores after Kawasaki disease[J].Pediatr Cardiol，2010，31（2）：242-249.

[188] LIVER L.，ARLING B.，FRIBERG M.，et al.Coronary artery Z score regression equations and calculations derived from a large heterogeneous population of children undergoing echocardiography[J].J Am Soc Echocardiogr，2009，22（2）：159-164.

[189] DALLAIRE F.，DAHDAH N.NEW equations and a critical appraisal of coronary artery Z score in healthy children[J].J Am Soc Echocardiogr，2011，24（1）：60-74.

[190] LOPEZ L.，COLAN S.D.，FROMMELT P.C.，et al.Recommendations for quantification methods during the performance of a pediatric echocardiogram：a report from the pediatric measurements writing group of the American Society of Echocardiogaphy Pediatric and Congenital Heart Disease Council[J].J Am Soc Echocardiogr，2010，23（5）：465-495.

[191] 中华医学会心血管病学分会心血管影像学组，北京医学会心血管病学会影像学组.中国成人心脏瓣膜病超声心动图规范化检查专家共识[J].中国循环杂志，2021，36（2）：109-125.

[192] 黄国英，丘玲，林其珊，等.各年龄组正常小儿超声心动图参数测量值[J].中国超声医学杂志，1990，9（5）：370-371.

[193] 金红，程战庆，唐静，等.彩色多普勒超声心动图测定儿童冠状动脉内径正常值[J].中国心血管杂志，2003，8（1）：75-76.

[194] 北京地区超声心动图协作组.超声心动图规范检测心脏功能与正常值[J].临床超声医学杂志，2012，14（3）：217.

[195] 许娜，夏焙，周蔚，等.儿童超声心动图测量指标正常参考值的建立及临床意义[J].中华医学超声杂志（电子版），2012，9（1）：40-49.

[196] 林洲，夏焙，许娜，等.新生儿超声心动图正常参考值及Z值回归方程式的研究[J].中华医学超声杂志（电子版），2014，11（2）：142-154.

[197] ZHAO Q.M.，LIU F.，WU L.，et al.Prevalence of congenital heart disease at live birth in China[J].J Pediatr，2019，204：53-58.

[198] LINDINGER A.，SCHWEDLER G.，HENSE HW.Prevalence of congenital heart defects in newborns in Germany：results of the first registration year of the PAN study（July 2006 to June 2007）[J].Klin Padiatr，2010，222（5）：321-326.

[199] 秦柔嘉，刘汉英，韩慧悌，等.909名正常小儿超声心动图测量[J].中华儿科杂志，1981，19（2）：92-95.

[200] HABIB G.，BADANO L.，TRIBOUILLOY C.，et al.Recommendations for the practice of echocardiography in infective endocarditis[J].Eur J Echocardiogr，2010，11（2）：202-219.

[201] Durack D.T.，Lukes A.S.，Bright D.K.，et al.New criteria for diagnosis of infective endocarditis：utilization of specific echocardiographic findings[J].Am J Med，1994，96（3）：200-209.

[202] MURPHY D.J.，DIN M.，HAGE F.G.，et al.Guidelines in review：comparison of ESC and AHA guidance for the diagnosis and mangement of infective endocarditis in adults[J].J Nucl Cardiol，2019，26（1）：303-308.

[203] GAEMPERLI O.Are the differences clinically relevant? the European perspective[J].J Nucl

Cardiol，2018，25（2）：521-525.

[204] 赵博文，任卫东，王建华.美国超声心动图学会《小儿超声心动图操作指南和标准》简介与解读 [J].中华超声医学杂志（电子版），2015，12（3）：177-183.

[205] LAI W.W.，GEVA T.，SHIRALI G.S.，et al.Guidelines and standard for performance of a pediatric echocardiogram：a report from the task force of the pediatric council of the American Society of Echozardiography[J].J Am Soc Echocardiogr，2006，19（12）：1413-1430.

[206] 陈玲，何小乔.正常学龄前儿童超声心动图测值 [J].广东医学，1995，16（3）：185-186.

[207] 裴蕾，杨建立，李京雨，等.先天性冠状动脉畸形 1 例 [J].中国医学影像技术，2005，21（5）：706.

[208] YAMANAKA O.，HOBBS R.E.Coronary artery anomalies in 126，595 patients undergoing coronary arteriography[J].Cathet Cardiovasc Diagn，1990，21（1）：28-40.

[209] GARG N.，TEWARI S.，KAPOOR A.，et al.Primary congenital anomalies of the coronary arteies：a coronary arteriographic study[J].Int J Cardiol.2000，74（1）：39-46.

[210] 马春燕，唐力，任卫东，等.经胸超声心动图诊断冠状动脉起源异常的临床价值 [J].中国医学影像技术，2005，21（10）：1500-1502.

[211] 阿瑟，韦曼，著.杨宗瑞，张鸿铭，唐永中，等，译.切面超声心动图学 [M].重庆：重庆嘉陵印制厂，1984.

[212] GOLDSCHLAGER A.，GOLDSCHLAGER N.，BREWSTER H.，et al.Catheter entrapment in a chiari network involving an atrial septal defect[J].Chest，1972，62（3）：345-346.

[213] WERNER J.A.，CHEITLIN M.D.，GROSS B.W.，et al.Echocardiographic appearance of the Chiari network：differentiation from right-heart pathology[J].Circulation，1981，63（5）：1104-1109.

[214] SCHNEIDER B.，HOFMANN T.，JUSTEN M.H.，et al.Chiari's network：normal anatomic variant or risk factor for arterial embolic events[J].J Am Coll Cardiol，1995，26（1）：203-210.

[215] KHOURI H.，PUTMAN D.，RUTKOWSKI M.Unusual case of prominent Chiari network trapped in the left atrium[J].J Am Soc Echocardiogr，1998，11（1）：71-73.

[216] COOKE J.C.，GELMAN J.S.，HARPER R.W.Chiari network entanglement and herniation into the left atrium by an atrial septal defect occluder device[J].J Am Soc Echocardiogr，1999，12（7）：601-603.

[217] 刘灿，李丽霞，唐丽玮，等.关于下腔静脉瓣的超声分型 [J].中国医疗前沿，2009，4（15）：95.

[218] 殷军，秦乾元，盛明洪，等.希阿里氏网的超声诊断及临床意义 [J].中华超声影像学杂志，2003，12（12）：759-760.

[219] 吕发勤，段云友，曹铁生，等.正常成年人上腔静脉的二维超声检测 [J].中国超声医学杂志，2001，17（6）：439-441.

[220] 朱晓东.心脏外科基础图解 [M].北京：中国协和医科大学出版社，2002.

[221] 王廉一，李越，温朝阳.17 例永存左上腔静脉畸形的超声检查与手术对比分析 [J].中国超声医学杂志，1998，14（9）：53-55.

[222] 裘法祖.外科学（第 4 版）[M].北京：人民卫生出版社，1995.

[223] KROGER K.，ANSASY M.，RUDOFSKY G.Postoperative thrombosis of the superior caval vein in a patient with primary asymptomatic Behcet's disease a case report[J].Angiology，1997，48（7）：649-653.

[224] 段云友，吕发勤，曹铁生，等.上腔静脉综合征的超声诊断 [J].中华超声影像学杂志，2001，10（11）：30-33.

[225] LIN C.T.，KUO C.T.，LIN K.H.，et al.Superior vena cava syndrome as a complication of transvenous permanent pacemaker implantation[J].Jpn Heart J，1999，40（4）：477-480.

[226] YANO S.，SHIMADA K.Changes in superior vena cava pulsed Doppler flow patterns：possible indicator of improvement of superior vena cava syndrome due to lung cancer[J].J Ultrasound Med，1997，16（10）：707-710.

[227] OCHMANSKI W.Current capabilities and pro-

cedures for diagnosing lung neoplasms[J].Przegl Lek，1997，54（2）：126-134.

[228] CICHOŃ S.，BARCZYŃSKI M.，ROGULA T.Intrathoracic goiter as a cause of superior vena cava syndrome[J].Przegl Lek，1998，55（11）：626-628.

[229] 徐忠立，王修己，王颖勃，等.Budd-Chiari 综合征的病因诊断分型和处理 [J]. 肝胆外科杂志，1994，2（3）：154-159.

[230] 徐忠立. 巴德 - 恰瑞综合征 [M]. 郑州：河南医科大学出版社，2001.

[231] 汪忠镐，吴庆华，李泽坚，等 . 布加氏综合征的诊断和治疗（附 50 例报告）[J]. 中华医学杂志，1987，67（2）：72-75.

[232] 周殿云，周正端 . 现代临床疾病诊断学 [M]. 北京：人民军医出版社 .1997.

[233] 赵昶，赵青，崔复霞，等 . 超声对布加氏综合征诊断分型的临床价值 [J]. 临床超声医学杂志，2002，4（5）：278-281.

[234] SCHREVE-STEENSMA A.M.，VAN DER VALK P.H.M.，TEN KATE J.B.L.，et al.Discovery of a persistent left superior vena cava during pacemaker implantation[J].Neth Heart J，2008，16（7/8）：272-274.

[235] GUENTHER M.，KOLSCHMANN S.，RAU-WOLF T.P.，et al.Implantable cardioverter defibrillator lead implantation in patients with a persistent left superior vena cava：feasibility，chances，and limitations：representative cases in adults[J].Europace，2013，15（2）：273-277.

[236] RATLIFF H.L.，YOUSUFUDDIN M.，LIEVING W.R.，et al.Persistent left superior vena cava：case reports and clinical implications[J].Int J Cardiol，2006，113（2）：242-246.

[237] AZIZOVA A.，ONDER O.，ARSLAN S.，et al.Persistent left superior vena cava：clinical importance and differential diagnoses[J].Insights Imaging，2020，11（1）：110.

[238] GRUS T.，LAMBERT .L，GRUSOVÁ G.，et al.Budd-Chiari syndrome[J].Prague Med Rep，2017，118（2-3）：69-80.

[239] GAVRIILIDIS P.，MARANGONI G.，AHMAD J.，et al.State of the art，current perspectives，

and controversies of Budd-Chiari syndrome：a review[J].J Clin Med Res，2022，14（4）：147-157.

[240] DERO I.，DE PAUW M.，BORBATH I.，et al.Carcinoid heart disease-a hidden complication of neuroendocrine tumours[J].Acta Gastroenterol Belg，2009，72（1）：34-38.

[241] 吴美华，熊向阳 . 类癌性心脏病 [J]. 中国实用内科杂志，2010，30（1）：73-75.

[242] 蔚俊丽，张全斌，高瑞锋，等 . 单心动周期实时三维超声心动图评价健康成人右心室容积与射血分数 [J]. 中华超声影像医学杂志，2015，24（9）：747-752.

[243] 王勇，张运，杨印楼，等 . 经胸二维和多平面经食管三维超声心动图测量慢性肺心病右心室收缩功能的对比研究 [J]. 中华超声影像学杂志，1999，8（3）：133-136.

[244] 中华医学会呼吸病学分会肺栓塞与肺血管病学组，中国医师协会呼吸医师分会肺栓塞与肺血管病工作委员会，全国肺栓塞与肺血管病防治协作组，等 . 中国肺动脉高压诊断与治疗指南（2021 版）[J]. 中华医学杂志，2021，101（1）：11-51.

[245] 中华医学会呼吸学分会肺栓塞与肺血管病学组，中国医师协会呼吸医师分会肺栓塞与肺血管病工作委员会，全国肺栓塞与肺血管病防治协作组 . 肺血栓栓塞症诊治与预防指南 [J]. 中华医学杂志，2018，98（14）：1060-1087.

[246] TORBICKI A.，VAN BEEK E.J.R.，CHARBONNIER B.，et al.Guidlines on diagnosis and management of acute pulmonary embolism.Task Force on Pulmonary Embolism，European Society of Cardiology[J].European Heart Journal，2000，21（16）：1301-1336.

[247] 程显声 . 进一步提高肺动脉栓塞诊断与处理水平 [J]. 中华结核和呼吸杂志，2000，23（9）：517-518.

[248] 洪昭光，张维君，房芳 . 肺栓塞的流行病学 [J]. 中华心血管病杂志，2001，29（5）：260-261.

[249] KONSTANTINIDES S.V.，MEYER G.，BECATTINI C.，et al.2019 ESC guidelines for the diagnosis and management of acute pulmonary embolism developed in collaboration with the

European Respiratory Society（ERS）: the task force for the diagnosis and management of acute pulmonary embolism of the European Society of Cardiology(ESC)[J].Eur Respir J，2019，54(3)：1-68.

[250] 中华医学会心血管病学分会，中国医师协会心血管内科医师分会肺血管疾病学组，中国肺栓塞救治团队（PERT）联盟 . 急性肺栓塞多学科团队救治中国专家共识 [J]. 中华心血管病杂志，2022，50（1）：25-35.

[251] YUSUF H.R.，TSAI J.，ATRASH H.K.，et al.Venous thromboembolism in adult hospitalizations-United State，2007-2009[J].MMWR Morb Mortal Wkly Rep，2012，61（22）：401-404.

[252] BECATTINI C.，AGNELLI G.，LANKEIT M.，et al.Acute pumonary embolism：mortality prediction by the 2014 European Society of Cardiology risk stratification model[J].Eur Respir J，2016，48（3）：780-786.

[253] TORBICKI A.，TRAMARIN R.，MORPURGO M.，et al.Role of Echo/Doppler in the diagnosis of pulmonary embolism[J].Clin Cardiol，1992，15（11）：805-810.

[254] 栾姝蓉，李治安，陈小珠，等 . 超声检查在急性肺栓塞诊断中的价值 [J]. 中华超声影像学杂志，2002，11（4）：199-202.

[255] 杨浣宜 . 心血管超声 [M]. 北京：人民军医出版社，2009.

[256] ROY P.M.，COLOMBET I.，DURIEUX P.，et al.Systematic review and meta-analysis of strategies for the diagnosis of suspected pulmonary embolism[J].BMJ，2005，331（7511）：259.

[257] GRIFONI S.，OLIVOTTO I.，CECCHINI P.，et al.Short-term clinical outcome of patients with acute pulmonary embolism，normal blood pressure，and echocardiographic right ventricular dysfunction[J].Circulation，2000，101（24）：2817-2822.

[258] TORBICKI A.，KURZYNA M.，CIURZYNSKI M.，et al.Proximal pulmonary emboli modify right ventricular ejection pattern[J].Eur Respir J，1999，13（3）：616-621.

[259] BOVA C.，GRECO F.，MISURACA G.，et al.Diagnostic utility of echocardiography in patients with suspected pulmonary embolism[J].Am J Emerg Med，2003，21（3）：180-183.

[260] KURNICKA K.，LICHODZIEJEWSKA B.，GOLISZEK S.，et al.Echocardiographic pattern of acute pulmonary embolism：analysis of 511 consecutive patients[J].J Am Soc Echocardiogr，2016，29（9）：907-913.

[261] KURZYNA M.，TORBICKI A.，PRUSZCZYK P.，et al.Disturbed right ventricular ejection pattern as a new doppler echocardiographic sign of acute pulmonary embolism[J].Am J Cardiol，2002，90（5）：507-511.

[262] CASAZZA F.，BONGARZONI A.，CAPOZI A.，et al.Regional right ventricular dysfunction in acute pulmonary embolism and right ventricular infarction[J].Eur J Echocardiogr，2005，6（1）：11-14.

[263] MCCONNELL M.V.，SOTT SD，RAYAN M.E.，et al.Regional right ventricular dysfunction detected by echocardiography in acute pulmonary embolism[J].Am J Cardiol，1996，78（4）：469-473.

[264] LE GAL G.，RIGHINI M.，SANCHEZ O.，et al.A positive compression ultrasonography of the lower limb veins is highly predictive of pulmonary embolism on computed tomography in suspected patients[J].Thromb Haemost，2006，95（6）：963-966.

[265] DA COSTA RODRIGUES J.，ALZUPHAR S.，COMBESCURE C.，et al.Diagnostic characteristics of lower limb venous compression ultrasonography in suspected pulmonary embolism：a meta-analysis[J].Thromb Haemost，2016，14（9）：1765-1772.

[266] PRUSZCZYK P.，GOLISZEK S.，LICHODZIEJEWSKA B.，et al.Prognostic value of echocardiography in normotensive patients with acute pulmonary embolism[J].JACC Cardiovascular Imaging，2014，7（6）：553-560.

[267] LOBO J.L.，HOLLEY A.，TAPSON V.，et al.Prognostic significance of tricuspid annular displacement in normotensive patients with acute

symptomatic pulmonary embolism[J].Thromb Haemost，2014，12（7）：1020-1027.

[268] PLATZ E.，HASSANEIN A.H.，SHAH A.，et al.Regional right ventricular strain pattern in patients with acute pulmonary embolism[J].Echocardiography，2012，29（4）：464-470.

[269] SUGIURA E.，DOHI K.，ONISHI K.，et al.Reversible right ventricular regional non-uniformity quantified by speckle-tracking strain imaging in patients with acute pulmonary thromboembolism[J].J Am Soc Echocardiogr，2009，22（12）：1353-1359.

[270] HULL R.D.，HIRSH J.，CARTER C.J.，et al.Pulmonary angiography，ventilation lung scanning，and venography for clinically suspected pulmonary embolism with abnormal perfusion lung scan[J].Ann Intern Med，1983，98（6）：891-899.

[271] BERNARD T.，YVES P.Ultrasonography of leg veins in patients suspected of having pulmonary embolism[J].Ann Intern Med，1998，128（3）：244.

[272] KEARON C.，GINSBERG J.S.，HIRSH J.The role of venous ultrasonography in the diagnosis of suspected deep venous thrombosis and pulmonary embolism[J].Ann Intern Med，1998，129（12）：1044-1049.

[273] RIGHINI M.，LE GAL G.，AUJESKY D.，et al.Diagnosis of pulmonary embolism by multidetector CT alone or combined with venous ultrasonography of the leg：a randomised non-inferiority trial[J].Lancet，2008，371（9621）：1343-1352.

[274] COUTANCE G.，CAUDERLIER E.，EHTISHAM J.，et al.The prognostic value of markers of right ventricular dysfunction in pulmonary embolism：a meta-analysis[J].Critical Care，2011，15（2）：R103.

[275] SANCHEZ O.，TRINQUART L.，COLOMBET I.，et al.Prognostic value of right ventricular dysfunction in patients with haemodynamically stable pulmonary embolism：a systematic review[J].Eur Heart J，2008，29（12）：1569-

1577.

[276] KONSTANTINIDES S.，GEIBEL A.，KASPER W.，et al.Patent foramen ovale is an important predictor of adverse outcome in patients with major pulmonary embolism[J].Circulation，1998，97（19）：1946-1951.

[277] BARRIOS D.，ROSA-SALAZAR V.，MORILLO R.，et al.Prognostic significance of right heart thrombi in patients with acute symptomatic pulmonary embolism：systematic review and meta-analysis[J].Chest，2017，151（2）：409-416.

[278] DOYEN D.，CASTELLANI M.，MOCERI P.，et al.Patent foramen ovale and stroke in intermediate-risk pulmonary embolism[J].Chest，2014，146（4）：967-973.

[279] GOLISZEK S.，WISNIEWSKA M.，KURNICKA K.，et al.Patent foramen ovale increases the risk of acute ischemic stroke in patients with acute pulmonary embolism leading to right ventricular dysfunction[J].Thromb Res，2014，134（5）：1052-1056.

[280] 沈成兴.2019 年欧洲心脏病学会急性肺栓塞诊治指南解读[J].上海医学，2019，42（12）：724-728.

[281] 孙宏涛，于存涛，常谦，等.肺动脉夹层的诊断与治疗[J].中国胸心血管外科临床杂志，2011，18（1）：45-48.

[282] WESTABY S.，EVANS B.J.，ORMEROD O.Pulmonary artery dissection in patients with Eisenmenger's syndrome[J].N Engl J Med，2007，356（20）：2110-2112.

[283] GUTHRIE W.，MACLEAN H.Dissecting aneurysm of arteries other than the aorta[J].J Pathol，1972，108（3）：219-235.

[284] 卢晓芳，谢明星，王新房，等.超声心动图诊断肺动脉夹层：附 3 例报告[J].中华超声影像学杂志，2006，15（3）：186-189.

[285] 李嵘娟，杨娅，李治安，等.超声心动图诊断肺动脉夹层：附 3 例报告及文献复习[J].临床超声医学杂志，2011，13（11）：776-778.

[286] GONDI B.，NANDA N.C.Two-dimensional echocardiographic features of atrial septal aneurysms[J].Circulation，1981，63（2）：452-457.

参考文献

[287] GUERON M., GUSSARSKY J.Lutembacher syndrome obsolete?a new modified concept of mitral valve disease and left-to-right at the level[J].Am Heart J, 1976, 91（4）: 535.

[288] LEWIN M.B., STOUT K.Echocardiography in Congenital Heart Disease: practical echocardiography series[M].Philadelphia: Elsevier（sauners）, 2012.

[289] CONRAD C., NEWBERRY D.Understanding the pathophysiology, implications, and treatment options of patent ductus arteriosus in the neonatal population[J].Adv Neonatal Care, 2019, 19（3）: 179-187.

[290] NOORI S., MCCOY M., Friedlich P., et al. Failure of ductus arteriosus closuer is associatrd with increased mortality in pretem infants[J].Pediatrics, 2009, 123（1）: e138-e144.

[291] 姜玉新，王志刚.医学超声影像学 [M].北京：人民卫生出版社，2010.

[292] 郭勇，刘晓伟，刘文旭，等.超声测量肺动脉内径及 McGoon 指数评估法洛四联症胎儿肺发育的研究 [J]. 中国超声医学杂志，2019，35（3）: 256-259.

[293] 贺新建，董凤群，魏九茹，等.超声估算左心室舒张末期容积指数、McGoon 比值和 Nakata 指数对法洛四联症术前评估的对比研究 [J]. 中国超声医学杂志，2010，26（8）: 716-719.

[294] 丁文祥，苏肇伉.小儿心脏外科学 [M].济南：山东科学技术出版社，2000.

[295] JONAS R.A.Comprehensive surgical management of congenital heart disease[M].Boca Raton: CRC Press, 2004.

[296] GARCÍA HERNÁNDEZ J.A., MONTERO VALLADARES C., MARTÍNEZ LÓPEZ A.I., et al.Risk factors associated with arterial switch operation for transposition of the great arteries[J].Revista Española de Cardiología, 2005, 58（7）: 815-821.

[297] SHERWIN E.D., ABRAMS D.J. Ebstein anomaly[J]. Card Electrophysiol Clin, 2017, 9（2）: 245-254.

[298] GATZOULIS M.A., SOUKIAS N., Ho S.Y., et al.Echocardiographic and morphological correlations in tetralogy of Fallot[J].Eur Heart J, 1999, 20（3）: 221-231.

[299] GEVA T., AYRESN A., PAC F.A., et al.Quantitative morphometric analysis of progressive infundibular obstruction in tetralogy of Fallot. A prospective longitudinal echocardiographic study[J].Circulation, 1995, 92（4）: 886-892.

[300] FLANAGAN M.F., FORAN R.B., VAN PRAAGH R., et al.Tetralogy of Fallot with obstruction of the ventricular septal defect: spectrum of echocardiographic findings[J].J Am Coll Cardiol, 1988, 11（2）: 386-395.

[301] MUSEWE N.N., SMALLHORN J.F., MOES C.A., et al.Echocardiographic evaluation of obstructive mechanism of tetralogy of Fallot with restrictive ventricular septal defect[J].Am J Cardiol, 1988, 61（8）: 664-668.

[302] ACTON Q.A.Tetralogy of Fallot[M].London: ScholarlyMedia LLC, 2012.

[303] MACKIE A.S., GAUVREAU K., PERRY S.B., et al.Echocardiographic predictors of aortopulmonary collaterals in infants with tetralogy of Fallot and pulmonary atresia[J].J Am Coll Cardiol, 2003, 41（5）: 852-857.

[304] HOFBECK M., KAULITZ R., RAUCH R., et al.Tetralogy of Fallot with right pulmonary arteryorigin from the ascending aorta: noninvasive diagnosis and surgical correction in a 7-week-old infant[J].Z Kardiol, 2002, 91（9）: 710-714.

[305] MARINO B., DIGILIO M.C., GRAZIOLI S., et al.Associated cardiac anomalies in isolated and syndromic patients with tetralogy of Fallot[J].Am J Cardiol, 1996, 77（7）: 505-508.

[306] RAUCH R., HOFBECK M., ZWEIER C., et al.Comprehensive genotype-phenotype analysis in 230 patients with tetralogy of Fallot[J].J Med Genet, 2010, 47（5）: 321-331.

[307] VERGARA P., DIGILIO M.C., DE ZORZI A., et al.Genetic heterogeneity and phenotypic anomalies in children with atrioventricular canal defect and tetralogy of Fallot[J].Clin Dysmorphol, 2006, 15（2）: 65-70.

[308] HRASKA V., MURIN P., PHOTIADIS J., et

al.Surgery for tetralogy of Fallot-absent pulmonary valve syndrome.Technique of anterior translocation of the pulmonary artery[J].Multimed Man Cardiothorac Surg，2010，2010（415）：mmcts.

[309] YONG M.S.，YIM D.，BRIZARD C.P.，et al.Long-term outcomes of patients with absent pulmonary valve syndrome：38 years of experience[J].Ann Thorac Surg，2014，97（5）：1671-1677.

[310] GOLDMUNTZ E.，CLARK B.J.，MITCHELL L.E.，et al.Frequency of 22q11 deletions in patients with conotruncal defects[J].J Am Coll Cardiol，1998，32（2）：492-498.

[311] MOMMA K.Cardiovascular anomalies associated with chromosome 22q11.2 deletion syndrome[J].Am J Cardiol，2010，105（11）：1617-1624.

[312] MOMMA K.，KONDO C.，MATSUOKA R.Tetralogy of Fallot with pulmonary atresia associated with chromosome 22q11 deletion[J].Am J Coll Cardiol，1996，27（1）：198-202.

[313] RAUCH R.，RAUCH A.，KOCH A.，et al.Laterality of the aortic arch and anomalies of the subclavian artery-reliable indicators for 22q11.2 deletion syndromes?[J].Eur J Pediatr，2004，163（11）：642-645.

[314] ELZENGA N.J.，VON SUYLEN R.J.，FROHN-MULDER I.，et al.Juxtaductal pulmonary artery coarctation.An underestimated cause of branch pulmonary artery stenosis inpatients with pulmonary atresia or stenosis and a ventricular septal defect[J].J Thorac Cardiovasc Surg，1990，100（3）：416-424.

[315] LUHMER I.，ZIEMER G.Coarctation of the pulmonary artery in neonates.Prevalence, diagnosis, and surgical treatment[J].J ThoracCardiovasc Surg，1993，106（5）：889-894.

[316] MOMMA K.，TAKAO A.，ANDO M.，et al.Juxtaductal left pulmonary artery obstruction in pulmonary atresia[J].Br Heart J，1986，55（1）：39-44.

[317] MARINO B.，BALLERINI L.，MARCELLETTI C.，et al.Right oblique subxiphoid view

for two dimensional echocardiographic visualization of the right ventricle in congenital heart disease[J].Am J Cardiol，1984，54（8）：1064-1068.

[318] SANDERS S.P.，BIERMAN F.Z.，WILLIAMS R.G.Conotruncal malformations：diagnosis in infancy using subxiphoid 2-dimensional echocardiography[J].Am J Cardiol，1982，50（6）：1361-1367.

[319] CULLEN S.，SHORE D.，REDINGTON A.Characterization of right ventricular diastolic performance after complete repair of tetralogy of Fallot.Restrictive physiology predicts slow postoperative recovery[J].Circulation，1995，91（6）：1782-1789.

[320] GROTHOFF M.，SPORS B.，ABDUL-KHALIQ H.，et al.Evaluation of postoperative pulmonary regurgitation after surgical repair of tetralogy of Fallot：comparison between doppler echocardiography and MR velocity mapping[J].Pediatr Radiol，2008，38（2）：186-191.

[321] LI W.，DAVLOUROS P.A.，KILNER P.J.，et al.Doppler-echocardiographic assessment of pulmonary regurgitation in adults with repaired tetralogy of Fallot：comparison with cardiovascular magnetic resonance imaging[J].Am Heart J，2004，147（1）：165-172.

[322] MAHLE W.T.，PARKS W.J.，FYFE D.A.，et al.Tricuspid regurgitation in patients with repaired Tetralogy of Fallot and its relation to right ventricular dilatation[J].Am J Cardiol，2003，92（5）：643-645.

[323] SILVERSIDES C.K.，VELDTMAN G.R.，CROSSIN J.，et al.Pressure half-time predicts hemodynamically significant pulmonary regurgitation in adult patients with repaired tetralogy of fallot[J].J Am Soc Echocardiogr，2003，16（10）：1057-1062.

[324] THERRIEN J.，PROVOST Y.，MERCHANT N.，et al.Optimal timing for pulmonary valve replacement in adults after tetralogy of Fallot repair[J].Am J Cardiol，2005，95（6）：779-782.

[325] 唐秀杰，王春燕，潘广玉，等.经食管超声心动图在三尖瓣下移手术中的应用价值 [J].中华超声影像学杂志，2010，19（6）：468-470.

[326] 布朗威，著.陈灏珠，译.心脏病学：心血管内科学教科书（第 5 版）[M].北京：人民卫生出版社，1999.

[327] 陈思佳，郑春华，任军，等.超声心动图诊断完全性肺静脉异位引流的价值 [J].中国超声医学杂志，2015，31（10）：910-913.

[328] SEALE A.N.，UEMURA H.，WEBBER S.A.，et al.Total anomalous pulmonary venous connection：morphology and outcome from an international population-based study[J].Circulation，2010，122（25）：2718-2726.

[329] HUSAIN S.A.，MALDONADO E.，RASCH D.，et al.Total anomalous pulmonary venous connection：factors associated with mortality and recurrent pulmonary venous obstrctuction[J].Ann Thorac Surg，2012，94（3）：825-831.

[330] 吴清玉.心脏外科学 [M].济南：山东科学技术出版社，2003.

[331] 李军，张军，段云燕，等.超声心动图诊断肺静脉异位引流的方法学及应用研究 [J].中国超声医学杂志，2002，18（10）：755-759.

[332] 刘咏芳，姜淑英，吴道珠，等.超声结合 CTA 诊断心下型完全性肺静脉异位引流畸形 [J].中国超声医学杂志，2013，29（3）：218-221.

[333] FEIGENBAUM H.Feigenbaum's Ecchocardiography[M].6th ed.Philadelphia：Williams&Wilkins，2005.

[334] 栾姝蓉，孙琳，李治安，等.部分型肺静脉异位引流的超声诊断与手术结果对比分析 [J].中国医学影像技术，2001，7（5）：405-407.

[335] 袁国珍，隋桂玲，胡军利，等.超声心动图对部分型肺静脉异位引流的诊断价值 [J].临床超声医学杂志，2017，19（9）：642-643.

[336] AMMASH N.M.，SEWARD J.B.，WARNES C.A.，et al.Partial anomalous pulmonary venous connection：diagnosis by transesophageal echocardiohraphy[J].J Am Coll Cardiol，1997，29（6）：1351-1358.

[337] 张志芳，孙玉奇，孙锟，等.多普勒超声心动图诊断部分性肺静脉异位引流 [J].医学影像学杂志，2007，17（6）：567-570.

[338] 刘延龄，熊鉴然.临床超声心动图学 [M].北京：科学出版社，2001.

[339] 李虹，马小静，王静静.心内膜垫缺损的超声诊断分析 [J].临床超声医学杂志，2005，7（4）：235-237.

[340] ZHAO Q.M.，MA X.J.，JIA B.，et al.Prevalence of congenital heart disease at live birth：an accurate assessment by echocardiographic screening[J].Acta Paediatr，2013，102（4）：397-402.

[341] SNARR B.S.，KERN C.B.，WESSELS A.Origin and fate of cardiac mesenchyme[J].Deve Dyn，2008，237（10）：2804-2819.

[342] BRIGGS L.E.，KAKARLA J.，WESSELS A.The pathogenesis of atrial and atrioventricular septal defects with special emphasis on the role of the dorsal mesenchymal protrusion[J].Differentiation，2012，84（1）：117-130.

[343] CRAIG B.Atrioventricular septal defect：from fetus to adult[J].Heart，2006，92（12）：1879-1885.

[344] 宋治远，张志辉.室间隔膜部瘤破裂与室间隔缺损伴发的膜部瘤 [J].局解手术学杂志，2007，16（6）：371-372.

[345] 屈朝阳，叶琼，林乌拉，等.超声心动图在心内膜垫缺损诊断中的应用 [J].中国超声诊断杂志，2004，5（12）：900-902.

[346] 吴丹，任卫东，肖杨杰，等.超声心动图在心内膜垫缺损分型中的诊断价值及应用 [J].中国临床医学影像杂志，2015，26（6）：395-399.

[347] LANG R.M.，BIERIG M.，DEVEREUX R.B.，et al.Recommendations for chamber quantification[J].Eur J Echocardiogr，2006，7（2）：79-108.

[348] GANAU A.，DEVEREUX R.B.，ROMAN M.J.，et al.Patterns of left ventricular hypertrophy and geometric remodeling in essential hypertension[J].J Am Coll Cardiol，1992，19（7）：1550-1558.

[349] MANCIA G.，FAGARD R.，NARKIEWICZ K.，et al.2013 ESH/ESC Guidelines for the management of arterial hypertension：the task force for

the management of arterial hypertension of the European Society of Hypertension（ESH）and of the European Society of Cardiology（ESC）[J].J Hypertens，2013，31（7）：1281-1357.

[350] MESSERLI F.H.，RIMOLDI S.F.，BANGA-LORE S.The transition from hypertension to heart failure：contemporary update[J].JACC Heart Fail，2017，5（8）：543-551.

[351] 杨娅，房芳，李嵘娟，等.超声掌中宝心血管系统（第2版）[M].北京：科学技术文献出版社，2017.

[352] NAGUEH S.F.，SMISETH O.A.，APPLETON C.P.，et al.Recommendations for the evaluation of left ventricular diastolic function by echocardiography：an update from the American Society of Echocardiography and the European Association of Cardiovascular Imaging[J].J Am Soc Echocardiogr，2016，29（4）：277-314.

[353] GALDERISI M.，LOMORIELLO V.S.，SANTORO A.，et al.Differences of myocardial systolic deformation and correlates of diastolic function in competitive rowers and young hypertensives：a speckle-tracking echocardiography study[J].J Am Soc Echocardiogr.2010，23（11）：1190-1198.

[354] 高瑞锋，张全斌，蔚俊丽，等.实时三维超声心动图和脉冲多普勒技术评价原发性高血压右心室形态及功能[J].中国超声医学杂志，2015，31（7）：602-604.

[355] KUNUUTI J.，WIJNS W.，SARASTE A.，et al.2019 ESC guidelines for the diagnosis and management of chronic coronary syndromes[J].Eur Heart J，2020，41（3）：407-477.

[356] DA MLUJI A.A.，VAN DIEPEN S.，KATZ J.N.，et al.Mechanical complications of acute myocardial infarction：a scientific statement from the American Heart Association[J].Circulation，2021，144（2）：e16-e35.

[357] 李小鹰.慢性冠状动脉综合征与老年冠心病[J].中华老年心脑血管病杂志，2020，22（1）：1-3.

[358] 中华医学会，中华医学会杂志社，中华医学会全科医学分会，等.稳定性冠心病基层诊疗指南（2020年）[J].中华全科医师杂志，2021，20（3）：265-273.

[359] 《中国冠状动脉血流储备分数测定技术临床路径专家共识》专家组.中国冠状动脉血流储备分数测定技术临床路径专家共识[J].中国介入心脏病学杂志，2019，27（3）：121-133.

[360] 李国微，张宇，李磊.冠心病患者常规超声心动图的特征表现与诊断分析[J].当代医学，2017，23（4）：41-42.

[361] 中华医学会，中华医学会杂志社，中华医学会全科医学分会，等.冠心病心脏康复基层指南（2020年）[J].中华全科医师杂志，2021，20（2）：150-165.

[362] 中国医师协会急诊医师分会，国家卫健委能力建设与继续教育中心急诊学专家委员会，中国医疗保健国际交流促进会急诊急救分会.急性冠脉综合征急诊快速诊治指南（2019）[J].中华急诊医学杂志，2019，28（4）：421-428.

[363] 毛其勋，邵力飞，刘秧，等.心脏超声检查在冠心病节段性室壁运动异常鉴别诊断中的应用价值[J].中国基层医药，2019，26（15）：1838-1841.

[364] 马金辉.扩张型心肌病的诊治进展[J].中国心血管病研究，2016，14（7）：581-584.

[365] 张蕴涛.超声对冠心病和扩心病的临床指导意义[J].首都医药，2013（12）：28.

[366] 刘丽，白雪明.多普勒组织成像、二维超声诊断心肌梗死临床应用价值分析[J].中国现代医师，2022，60（13）：134-137.

[367] 刘昕，徐伟仙.心肌声学造影在冠心病中的应用[J].中国医学前沿杂志（电子版），2022，14（4）：54-58.

[368] 吴现化，郭贞公，陈冬冬.血管内超声技术在冠心病经皮冠状动脉介入治疗中的临床应用分析[J].实用医学影像杂志，2022，23（4）：409-412.

[369] 卜婕.三维超声心动图对老年冠心病患者左心室功能的评估[J].影像研究与医学应用，2022，6（1）：34-36.

[370] 黄卫飞，杨林仙，冯芝娅.三维斑点追踪成像在冠状动脉粥样硬化性心脏病中的应用进展[J].临床超声医学杂志，2019，21（1）：46-48.

[371] 尤立蕊，唐梅，王宇鹏，等.心尖球囊样综合

征 [J]. 临床和实验医学杂志，2013，12（23）：1941-1944.

[372] KAWAI S.，SUZUKI H.，YMAGUCHI H.，et al.Ampulla cardiomyopathy（Takotsubo´cardiomyopathy）reversible left ventricular dysfunction：with ST segment elevation[J].Jpn Cire J，2000，64（2）：156-159.

[373] KURISU S.，KIHARA Y.Tako-tsubo cardiomyopatny：Clinical presentation and underlying mechanism[J].J Cardiol，2012，60（6）：429-437.

[374] CACCIOTTI L.，PASSASEO I.，MAZZIRA G.，et al.Observational study on Takotsubo-like cardiomyopathy：clinical features，diagnosis，prognosis and follow-up[J].BMJ Open，2012，2（5）：e001165.

[375] LEVA R.，SANTORO F.，FERRARETTI A.，et al.Hyper-acute precipitating mechanism of Tako-Tsubo cardiomyopathy：in the beginning was basal hyperkinesis?[J]Int J Cardiol，2013，167（3）：e55-e57.

[376] MANSENCAL N.，PELLERINell D.，LAMAR A.，et al.Diagnostic value of contrast echocardiography in Tako-Tsubo cardiomyopathy[J].Arch Cardiovasc Dis，2009，134（3）：e132-e134.

[377] 段江波.浸润性心肌病：心脏结节病 [J]. 中华心脏与心律电子杂志，2015，3（3）：8-11.

[378] HABERSBERGER J.，MANINS V.，TAYLOR A.Cardiac sarcoidosis [J].Intern Med J，2008，38（4）：270-277.

[379] BIRNIE DH，SAUER WH，BOGUN F.，et al.HRS expert consensus statment on the diagnosis and management of arrhythmias associated with cardiac sarcoidosis[J].Heart Rhythm，2014，11（7）：1305-1323.

[380] 中华医学会，中华医学会杂志社，中华医学会全科医学分会，等.慢性肺源性心脏病基层诊疗指南（2018 年）[J]. 中华全科医师杂志，2018，17（12）：959-965.

[381] 周赵良，朱文军，庄延兵，等. 斑点追踪成像与实时三维超声评价肺源性心脏病患者右心室收缩功能 [J]. 中华医学超声杂志（电子版），2013，10（6）：449-454.

[382] 田甜，赵蓉，杨倩玫，等.超声心动图对不同病程的慢性肺源性心脏病患者右心功能改变的评估 [J]. 中国超声医学杂志，2018，34（3）：228-231.

[383] 王浩，张茗卉.超声心动图在肺动脉高压诊治中的应用与展望 [J]. 中华医学超声杂志（电子版），2016，13（3）：16l-164.

[384] 吐尔逊纳依·纳孜尔，任静，帕力达·克立木.超声诊断肺源性心脏病不同阶段左心室收缩期形变的应用价值 [J]. 中西医结合心脑血管病杂志，2019，17（12）：1843-1845.

[385] 黄敬垣，郑哲岚，叶萌.超声二维斑点追踪显像评价肺源性心脏病患者左心室心肌扭转的临床价值 [J]. 浙江大学学报（医学版），2013，42（5）：573-577.

[386] 郭万学.超声医学（第 6 版）[M]. 北京：人民军医出版社，2011.

[387] BEATON A.，OKELLO E.，RWEBEMBERA J.，et al.Secondary antibiotic prophylaxis for latent Rheumatic Heart Disease[J].N Engl J Med，2021，386（3）：230-240.

[388] KUMAR R.K.，ANTUNES M.J.，BEATON A.，et al.Contemporary diagnosis and management of Rheumatic Heart Disease：implications for closing the gap：a scientific statement from the American Heart Association[J].Circulation，2020，142（20）：e337-e357.

[389] ROTH G.A.，MENSAH G.A.，JOHNSON C.O.，et al.Global burden of cardiovascular diseases and risk factors.1990-2019：update from the GBD 2019 study[J].J Am Coll Cardiol，2020，76（25）：2982-3021.

[390] REMENYI B.，ELGUINDY A.，SMITH S.C.JR，et al.Valvular aspects of rheumatic heart disease[J].Lancet，2016，387（10025）：1335-1346.

[391] ZÜHLKE L.，ENGEL M.E.，KARTHIKEYAN G.，et al.Characteristics，complications，and gaps in evidence-based interventions in rheumatic heart disease：the Global Rheumatic Heart Disease Registry（the REMEDY study）[J].Eur Heart J，2015，36（18）：1115a-1122a.

[392] REMÉNYI B.，WILSON N.，STEER A.，et

al.World Heart Federation criteria for echocardiographic diagnosis of rheumatic heart disease：an evidence-based guideline[J].Nat Rev Cardiol，2012，9（5）：297-309.

[393] 中国医师协会超声分会超声心动图专业委员会，中华医学会超声医学分会超声心动图学组，中华医学会心血管病分会结构性心脏病学组，等.二尖瓣反流介入治疗的超声心动图评价中国专家共识[J].中华超声影像学杂志，2019，28（1）：1-6.

[394] ZOGHBI W.A.，ADAMS D.，BONOW R.O.，et al.Recommendations for noninvasive evaluation of native valvular regurgitation：a report from the American Society of Echocardiography developed in collaboration with the Society for Cardiovascular Magnetic Resonance[J].J Am Soc Echocardiogr，2017，30（4）：303-371.

[395] STONE G.W.，VAHANIAN A.S.，ADAMS D.H.，et al.Mitral Valve Academic Research Consortium（MVARC）.ClinicalTrial design principles and endpoint definitions for transcatheter mitral valve repairand replacement：part 1：clinical trial design principles：a consensus document from the mitral valve academic research consortium[J].J Am Coll Cardiol，2015，66（3）：278-307.

[396] O'GARA P.T.，GRAYBURN P.A.，BADHWAR V.，et al.2017 ACC Expert consensus decision pathway on the management of mitral regurgitation：a report of the American College of Cardiology task force on expert consensus decision-pathways[J].J Am Coll Cardiol，2017，70(19)：2421-2449.

[397] WATKINS D.A.，JOHNSON C.O.，COLQUHOUN S.M.，et al.Global，regional，and national burden of rheumatic heart disease，1990-2015[J].N Engl J Med，2017，377（8）：713-722.

[398] VON REYN C.F.，LEVY B.S.，ARBEIT R.D.，et al.Infective endocarditis：an analysis based on strict case definitions[J].Ann Intern Med，1981，94（4 pt 1）：505-518.

[399] LI J.S.，SEXTON D.J.，MICK N.，et al.Proposed modifications to the duke criteria for the diagnosis of infective endocarditis[J].Clin Infect Dis，2000，30（4）：633-638.

[400] 布朗威，著.陈灏珠，译.心脏病学[M].北京：人民卫生出版社，2000.

[401] 张运.介入性超声心动图学[M].济南：山东科学技术出版社，2001.

[402] 克若沃德，著.孙静平，译.心血管病最新诊断和治疗（第3版）[M].北京：人民军医出版社，2011.

[403] HABIB G.，LANCELLOTTI P.，ANTUNES M.J.，et al.2015 ESC guidelines for the management of infective endocarditis：the task force for the management of infective endocarditis of the European Society of Cardiology（ESC）.endorsed by：European Association for Cardio-Thoracic Surgery（EACTS），the European Association of Nuclear Medicine（EANM）[J].Eur Heart J，2015，36（44）：3075-3128.

[404] NAKATANI S.，OHARA T.，ASHIHARA K.，et al.JCS 2017 guideline on prevention and treatment of infective endocarditis[J].Circ J，2019，83（8）：1767-1809.

[405] HABIB G.，DERUMEAUX G.，AVIERINOS J.F.，et al.Value and limitations of the duke criteria for the diagnosis of infective endocarditis[J].J Am Coll Cardiol，1999，33（7）：2023-2029.

[406] MURPHY D.J.，BSC M.D.，HAGE F.G.，et al.Guidelines in review：comparison of ESC and AHA guidance for the diagnosis and management of infective endocarditis in adults[J].J Nucl Cardiol，2019，26（1）：303-308.

[407] JUNEAU D.，GOLFAM M.，HAZRA S.，et al.Molecular imaging for the diagnosis of infective endocarditis：a systematic literature review and meta-analysis[J].Int J Cardiol，2018，253：183-188.

[408] 国家老年医学中心，中国老年医学会心电与心功能，北京医学会心血管病学分会，等.新型冠状病毒感染相关心肌损伤、心肌炎和感染后状态 管理专家共识（第二版）[J].中国循环杂志，2023，38（2）：105-115.

[409] AMMIRTI E.，FRIGERIO M.，ADLER ED，et al.Management of acute myocarditis and chronic inflammatory cardiomyopathy：an expert consen-

sus document[J].Circ Heart Fail, 2020, 13（11）: e007405.

[410] MüLLER M., COOPER LT, HEIDECKER B.Diagnosis, risk stratification and management of myocarditis[J].Heart, 2022, 108（18）: 1486-1497.

[411] 中华医学会心血管病学分会精准医学学组, 中华心血管病杂志编辑委员会, 成人暴发性心肌炎工作组.成人暴发性心肌炎诊断与治疗中国专家共识[J].中华心血管病杂志, 2017, 45（9）: 742-752.

[412] SZEKELY Y., LICHTER Y., TAIEB P., et al.Spectrum of cardiac manifestations in COVID-19: a systematic echocardiographic study[J].Circulation, 2020, 142（4）: 342-353.

[413] LANG R.M., BIERIG M., DEVEREUX R.B., et al.Recommendations for chamber quantification: a report from the American Society of Echocardiography's Guidelines and Standards Committee and the chamber quantification writing group, developed in conjunction with the European Association of Echocardiography, a branch of the European Society of Cardiology[J].J Am Soc Echocardiogr, 2005, 18（12）: 1440-1463.

[414] MARON B.J., SPIRITO P., ROMAN M.J., et al.Prevalence of hypertrophic cardiomyopathy in a population-based sample of American Indian aged 51 to 77 years（the Strong Heart Study）[J].Am J Cardiol, 2004, 93（12）: 1510-1514.

[415] MARON B.J., GARDIAN J.M., FLACK J.M., et al.Prevalence of hypertrophic cardiomyopathy in a general population of young adults.echocardiographic analysis of 4111 subjects in the cardia study coronary arery risk develoment in（young）alduts[J].Circulation, 1995, 92（4）: 785-789.

[416] ZOU Y., SONG L., WANG Z., et al.Prevalence of idiopathic hypertrophic cardiomyopathy in China: a population-based echocardiographic analysis of 8080 adults[J].Am J Med, 2004, 116（1）: 14-18.

[417] 王心房, 谢明星.超声心动图学（第5版）[M].北京: 人民卫生出版社, 2016.

[418] 中华医学会心血管病学分会, 中国心肌炎心肌病协作组.中国扩张型心肌病诊断和治疗指南[J].临床心血管病杂志, 2018, 34（5）: 421-434.

[419] OMMEN S.R., MITAL S., BURKE M.A., et al.2020 AHA/ACC guideline for the diagnosis and treatment of patients with hypertrophic cardiomyopathy: executive summary: a report of the American College of Cardiology/American Heart Association Joint Committee on clinical practice guidelines[J].Circulation, 2020, 142（25）: e533-e557.

[420] 周立明, 郭瑞强, 周青, 等.彩色多普勒超声对缩窄性心包炎和限制性心肌病的鉴别诊断[J].中华超声影像学杂志, 2003, 12（5）: 272-274.

[421] 施月芳, 姜楞, 等.肥厚型心肌病二维超声心动图的形态特征分析[J].上海医科大学学报, 1993, 20（1）: 77-80.

[422] 中华医学会超声医学分会超声心动图学组, 中国医师协会心血管内科分会超声心动图委员会.超声心动图诊断心肌病临床应用指南[J].中华超声影像学杂志, 2020, 29（10）: 829-845.

[423] POPESCU B.A., BELADAN C.C., CALIN A., et al.Left ventricular remodeling and torsional dynamics in dilated cardiomyopathy: reversed apical rotation as a marker of disease severity[J].Eur J Heart Fail, 2009, 11（10）: 945-951.

[424] AMORIM S., RODRIGUES J., CAMPELO M., et al.Left ventricular reverse remodeling in dilated cardiomyopathy-maintained subclinical myocardial systolic and diastolic dusfunction[J].Int J Cardiovasc Imaging, 2017, 33（5）: 605-613.

[425] NAGUEH S.F., SMISETH O.A., APPLETON C.P., et al.Recommendations for the evaluation pf left ventricular diastolic function by echocardiography: an update from the American Socirty of Echocardiography and the European Association of Cardiovascular Imaging[J].J Am Soc Echocardiogr, 2016, 29（4）: 277-314.

[426] HONG J.A., KIM M.S., CHO M.S., et al.Clinical features of idiopathic restrictive cardiomyoparthy: a retrospective muliticenter cohort

study over 2 decades[J].Medicine，2017，96（36）：e7886.

[427] JENNI R.，OECHSLIN E.，SCHNEIDER J.，et al.Echocardiographic and pathoanatomical characterisitics of isolated left ventricular non-compaction：a step towards classification as a distinct cardiomyopathy[J].Heart，2001，86（6）：666-671.

[428] WEISSLER-SNIR A.，CREAN A.，RAKOWSKI H.The role of imaging in the diagnosis and management of hypertrophic cardiomyopathy[J].Expert Rev Cardiovasc Ther，2016，14（1）：51-74.

[429] 高晖，张桂珍，吴雅峰，等.心脏肿瘤的超声心动图诊断及分析[J].中国超声医学杂志，1994，10（5）：49-50.

[430] 侯传举，邓东安，朱鲜阳，等.原发心房肿瘤超声心动态图像特征及规律性研究（附 200 例病理对照和术后随访）[J].中国临床医学影像志，2005，16（11）：614-617.

[431] 沈学东，朱慧君，姜楞，等.二维超声心动图诊断心脏肿瘤及其对手术的贡献[J].中国超声医学杂志，1990，6（A1）：70.

[432] 庄静，朱文军，全丽娟，等.经食管超声心动图系统性评估二尖瓣脱垂的价值[J].心电与循环，2021，40（3）：296-299.

[433] 侯传举，邓东安，韩风娇，等.原发心脏肿瘤超声心动图诊断（附 100 例手术对照分析）[J].中国医学影像学杂志，2000，8（1）：14.

[434] 张棣，龙伟吟，朱性威，等.心脏黏液瘤的超声诊断[J].中华超声影像学杂志，2001，10（2）：103-104.

[435] 谷颖，车正兰.心脏黏液瘤的超声心动图诊断价值[J].临床超声医学杂志，2004，6（3）：185，191.

[436] GU X.，HE Y.，LI Z.，et al.Intracardiac leiomyomatosis：clinical findings and detailed echocardiolographic features-a Chinese institutional experience[J].Am Soc Echocardiogr，2014，27（9）：1011-1016.

[437] NORRIS H.J.，PAR MLEY T.Mesenchymal tumors of uterus v.intravenous leiomyomatosis：a clinical and pathologic study of 14 cases[J].Cancer，1975，36（6）：2164-2178.

[438] SHI T.，SHKRUM M.J.A case report of sudden death from intracardiac leiomyomatosis[J].Am J Forensic Med Pathol，2018，39（2）：119-122.

[439] 杨晓雪，刘雯，董典宁，等.静脉内平滑肌瘤彩色多普勒超声诊断价值探讨[J].医学影像学杂志，2017，27（4）：718-720.

[440] 李嵘娟，蒲利红，刘国文，等.超声心动图在心房肿瘤中的诊断价值[J].中国超声医学杂志，2018，34（11）：997-1000.

[441] 张枢书，张启川，龚明福，等.CT 联合超声检查诊断侵犯右心系统的子宫静脉内平滑肌瘤病的价值[J].医学影像学杂志，2019，29（12）：2055-2058.

[442] 马慧，杨自豪，牛义翠，等.右心房肿瘤的超声心动图影像学特征及病理结果分析[J].中国超声医学杂志，2021，37（7）：771-775.

[443] 王菲，曹士考，刘宏，等.心脏继发性肿瘤超声心动图特点分析[J].临床误诊误治，2022，35（6）：106-109.

[444] 李治安.临床超声影像学[M].北京：人民卫生出版社，2003.

[445] TAVORA F.，MIETTINEN M.，FANBURG-SMITH J.，et al.Pulmonary artery sarcoma：a histolothoracgic and follow-up study with emphasis on a subset of low-grade myofibroblastic sarcomas with a good long-term follow-up[J].Am J Surg Pathol，2008，32（12）：1751-1761.

[446] MUSSOT S.，GHIGNA M.R.，MERCIER O.，et al.Retrospective institutional study of 31 patients treated for pulmonary artery sarcoma[J].Eur J Cardio Surg，2013，43（4）：787-793.

[447] 姜维，杨媛华，李一丹，等.肺动脉肉瘤的超声心动图表现并文献回顾[J].中国超声医学杂志，2019，35（11）：1048-1051.

[448] 唐红.肺动脉栓塞的超声检测[J].西部医学，2008，20（1）：207-208.

[449] 孙石芬.超声心动图在鉴别心脏肿瘤与心内血栓及赘生物中的应用[J].影像研究与医学应用，2019，3（16）：112-113.

[450] 郭聪敏.超声心动图诊断心脏占位性病变与手术病理结果的一致性研究[J].实用心电学杂志，2019，28（3）：199-201.

[451] 王志斌，何香芹.人工心脏瓣膜功能的超声心动图评价 [J].青岛大学医学院学报，2009，45（3）：307-308，312.

[452] HEIN R., WUNDERLICH N., ROBERTSON G., et al. Catheter closure of paravalvular leak[J]. EuroIntervention, 2006, 2（3）: 318-325.

[453] GENONI M., FRANZEN D., TAVAKOLI R., et al. Does the morphology of mitral paravalvular leaks influence symptoms and hemolysis[J].J Heart Valve Dis, 2001, 10（4）: 426-430.

[454] 王琦光.瓣周漏介入治疗现状与展望 [J].心血管病学进展，2011，32（2）：208-211.

[455] 许燕，何亚乐，黄新胜，等.人工机械瓣功能障碍的超声诊断 [J].中国心血管杂志，2002，7（5）：347-348.

[456] 周维新，李建蓉，刘汉英，等.多普勒超声评价人工瓣功能异常的限制 [J].中国超声医学杂志，1996，（10）：45-48.

[457] 葛均波，周达新，潘文志.经导管心脏瓣膜术（第2版）[M].上海：上海科学技术出版社，2019.

[458] 蔡用之.人造心脏瓣膜与瓣膜置换术 [M].北京：人民卫生出版社，1986.

[459] 王海杰，谭玉珍.实用心脏解剖学 [M].上海：复旦大学出版社，2007.

[460] 朱天刚，霍勇，张运.超声心动图规范化培训教材 [M].北京：人民卫生出版社，2012.

[461] BAUMGARTNER H., FALK V., BAX J.J., et al.2017 ESC/EACTS guidelines for the management of valvular heart disease[J].J Rev Esp Cardiol, 2018, 71（2）: 110.

[462] VAHANIAN A., BAUMGARTNER H., BAX J., et al.Guidelines on the management of valvular heart disease: the task force on the management of valvular heart disease of the European Society of Cardiology[J].Eur Heart J, 2007, 28（2）: 230-268.

[463] VAHANIAN A., BEYERSDORF F., PRAZ F., et al.2021 ESC/EACTS guidelines for the management of valvular heart disease: developed by the task force for the management of valvular heart disease of the European Society of Cardiology（ESC）and the European Association for Cardio-Thoracic Surgery（EACTS）[J].Rev Esp Cardiol, 2022, 75（6）: 524.

[464] NISHIMURA R.A., OTTO C.M., BONOW R.O., et al.2017 AHA/ACC focused update of the 2014 aha/acc guideline for the management of patients with valvular heart disease: a report of the American College of Cardiology/American Heart Association task force on clinical practice guidelines[J].Circulation, 2017, 135（25）: e1159-e1195.

[465] JOINT TASK FORCE ON THE MANAGEMENT OF VALVULAR HEART DISEASE OF THE EUROPEAN SOCIETY OF CARDIOLOGY（ESC）, EUROPEAN ASSOCIATION FOR CARDIO-THORACIC SURGERY（EACTS）, VAHANIAN A., et al.Guidelines on the management of valvular heart disease（version 2012）[J].European Heart Journal, 2012, 33（19）: 2451-2496.

[466] REEVES S.T., FINLEY A.C., SKYBAS N.J., et al.Basic perioperative transesophageal echocardiography examination: a consensus statement of the American Society of Echocardiography and the Society of Cardiovascular Anesthesiologists[J].J Am Soc Echocardiogr, 2013, 26（5）: 443-456.

[467] 经食管超声心动图临床应用中国专家共识专家组.经食管超声心动图临床应用中国专家共识 [J].中国循环杂志，2018，33（1）：11-23.

[468] 中华医学会超声医学分会超声心动图学组，国家超声诊断专业医疗质量控制中心专家委员会.经胸超声心动图检查规范化应用中国专家共识（2024 版）[J].中华超声影像学杂志，2024，33（1）：1-13.

中英文名词对照索引

英文缩略词	英文全称	中文全称
2D	two-dimensional	二维
3D	three-dimensional	三维
A	A-wave velocity	A 波速度
a'	annular diastolic A wave	舒张期瓣环 A 波
A2C	apical 2 chambers	心尖二腔
A4C	apical 4 chambers	心尖四腔
AA	aortic area	主动脉面积
AO	aorta	主动脉
AR	aortic regurgitation	主动脉瓣反流
ASD	atrial septal defect	房间隔缺损
ACS	acute coronary syndrome	急性冠状动脉综合征
AT	acceleration time	加速时间
AVA	aortic valve area	主动脉瓣口面积
BSA	body surface area	体表面积
CA	coronary artery	冠状动脉
CAA	coronary artery aneurysm	冠状动脉瘤
CAD	coronary artery disease	冠状动脉疾病
CAL	coronary artery lesion	冠状动脉病变
CABG	coronary artery bypass graft	冠状动脉搭桥术
CE	clinical examination	临床检查
CDFI	color Doppler flow imaging	彩色多普勒血流成像
CHD	congenital heart disease	先天性心脏病
CMR	cardiovascular magnetic resonance	心血管磁共振
CO	cardiac output	心输出量

英文缩略词	英文全称	中文全称
CRT	cardiac resynchronization therapy	心脏再同步化治疗
CS	coronary sinus	冠状静脉窦
CSA	cross-sectional area	横断面面积
CT	computed tomography	计算机断层扫描
CW	continuous wave	连续波
D	diastole	舒张期
DBP	diastolic blood pressure	舒张压
DT	deceleration time	减速时间
DSE	dobutamine stress test	多巴酚丁胺负荷试验
DTI	Doppler tissue imaging	多普勒组织成像
E	E-wave velocity	E 波速度
e'	diastolic E wave	舒张期瓣环 E 波
ECG	electrocardiogram	心电图
ED	end of diastole	舒张末期
EF	ejection fraction	射血分数
ERO	effective regurgitant orifice	有效反流口
EROA	effective regurgitant orifice area	有效反流口面积
ESE	exercise stress echocardiography	运动负荷超声心动图
ET	ejection time	射血时间
FS	fractional shortening	缩短分数
HFNEF	heart failure with a normal ejection fraction	保留射血分数的心力衰竭
Hb	hemoglobin	血红蛋白
HR	heart rate	心率
HTN	hypertension	高血压
HV	hepatic vein	肝静脉
Hz	hertz	赫兹
IAS	interatrial septum	房间隔

英文缩略词	英文全称	中文全称
ICE	intracardiac echocardiography	心腔内超声心动图
IVC	inferior vena cava	下腔静脉
IVRT	isovolumic ventricular relaxation time	等容舒张时间
JVP	jugular venous pressure	颈静脉压
IVS	interventricular septum	室间隔
LA	left atrium	左心房
LAA	left atrial appendage	左心耳
LAD	left anterior descending artery	左前降支
LAP	left atrial pressure	左心房压力
LAX	long axis	长轴
LMCA	left main coronary artery	左主冠状动脉
LCX	left circumflex artery	左回旋支
LIPV	left inferior pulmonary vein	左下肺静脉
LPA	left pulmonary artery	左肺动脉
LSPV	left superior pulmonary vein	左上肺静脉
dp/dt	dp/dt	内压力上升速率
LV	left ventricle	左心室
LVEDD	left ventricular end diastolic diameter	左心室舒张末直径
LVEDP	left ventricular end diastolic pressure	左心室舒张末压
LVEDVI	left ventricular end diastolic volume index	左心室舒张末期容积指数
LVESD	left ventricular end systolic diameter	左心室收缩末直径
LVESVI	left ventricular end systolic volume index	左心室收缩末期容积指数
LVID	left ventricular internal diameter	左心室内径
LVOT	left ventricular outflow tract	左心室流出道
LVPW	left ventricular posterior wall	左心室后壁
MAC	mitral annular calcification	二尖瓣瓣环钙化

英文缩略词	英文全称	中文全称
MHz	megahertz	兆赫
MI	myocardial infarction	心肌梗死
MPA	main pulmonary artery	主肺动脉
MR	mitral regurgitation	二尖瓣反流
MS	mitral stenosis	二尖瓣狭窄
MV	mitral valve	二尖瓣
MVA	mitral valve area	二尖瓣瓣口面积
MVP	mitral valve prolapse	二尖瓣脱垂
MRV	mitral regurgitant volume	二尖瓣反流量
MW	myocardial work	心肌做功
PA	pulmonary artery	肺动脉
PADP	pulmonary artery diastolic pressure	肺动脉舒张压
PAP	pulmonary artery pressure	肺动脉压
PCWP	pulmonary capillary wedge pressure	肺毛细血管楔压
PDA	patent ductus arteriosus	动脉导管未闭
PFO	patent foramen ovale	卵圆孔未闭
PISA	proximal isovelocity surface area	近端等速表面积
PHT	pressure half time	压力减半时间
PLAX	parasternal long axis view	胸骨旁长轴切面
PR	pulmonary regurgitation	肺动脉瓣反流
PRF	pulse repetition frequency	脉冲重复频率
PS	pulmonary stenosis	肺动脉瓣狭窄
PSAX	parasternal short axis view	胸骨旁短轴切面
PV	pulmonary valve	肺动脉瓣
PVR	pulmonary vascular resistance	肺血管阻力
PW	pulse wave	脉冲波
RA	right atrium	右心房

英文缩略词	英文全称	中文全称
RAP	right atrial pressure	右心房压力
RCA	right coronary artery	右冠状动脉
RIPV	right inferior pulmonary vein	右下肺静脉
RPA	right pulmonary artery	右肺动脉
RSPV	right superior pulmonary vein	右上肺静脉
RV	right ventricle	右心室
RVOT	right ventricular outflow tract	右心室流出道
RVSP	right ventricular systolic pressure	右心室收缩压力
RWT	relative wall thickness	相对室壁厚度
RWMA	regional wall movement abnormality	局部室壁运动异常
S	systole	收缩期
S'	systolic mitral annular velocity	收缩期二尖瓣瓣环速度
SAM	systolic anterior motion	收缩期前向运动
SAX	short axis	短轴
SBP	systolic blood pressure	收缩期血压
SFR	systolic flow reversal	收缩期血流反转
Sn	sensitivity	敏感度
Sp	specificity	特异度
SV	stroke volume	每搏量
SVC	superior vena cava	上腔静脉
VR	vascular resistance	收缩期血管阻力
SWMA	segmental wall motion abnormalities	节段性室壁运动异常
TAPSE	tricuspid annular plane systolic excursion	三尖瓣瓣环收缩期位移
TAVI	transcatheter aortic valve implantation	经导管主动脉瓣植入术
TG	trans gastric	经胃
TGC	time gain compensation	时间增益补偿
TEE	trans-esophageal echocardiography	经食管超声心动图

英文缩略词	英文全称	中文全称
TR	tricuspid regurgitation	三尖瓣反流
TRV	tricuspid regurgitation velocity	三尖瓣反流速度
TS	tricuspid stenosis	三尖瓣狭窄
TTE	transthoracic echocardiography	经胸超声心动图
TV	tricuspid valve	三尖瓣
TVA	tricuspid valve area	三尖瓣瓣口面积
Vp	flow propagation velocity	血流传播速度
VSD	ventricular septal defect	室间隔缺损
VT	ventricular tachycardia	室性心动过速
VTI	velocity time integral	速度时间积分
WMSI	wall motion score index	室壁运动评分指数